Infektionskrankheiten

In vier Bänden

Herausgegeben von

O. Gsell und W. Mohr

Band III

Mykosen
Aktinomykosen und Nocardiosen
Pneumokokken- und Klebsiellenerkrankungen

Bearbeitet von

G. H. Arzt · O. Gsell · M. Hartung
K. Klütsch · U. Krech · H. Modde · K. Salfelder
H. P. R. Seeliger · W. Sonnabend · T. Wegmann

Mit 73 Abbildungen

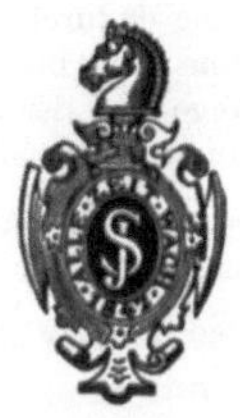

Springer-Verlag Berlin Heidelberg New York 1969

ISBN 978-3-642-49548-9 ISBN 978-3-642-49839-8 (eBook)
DOI 10.1007/978-3-642-49839-8

 Library of Congress Catalog Card Number 66-27982.
Softcover reprint of the hardcover 1st edition 1969

Titel-Nr. 6017

Vorwort

In den letzten Jahren sind im deutschsprachigen Schrifttum eine Reihe von kurzgefaßten Übersichten der Infektionskrankheiten erschienen, sei es als selbständige „Fibeln", sei es als Abschnitte in den Lehrbüchern der Inneren Medizin und Kinderheilkunde. Für den Arzt in der Klinik und Praxis aber, wie für den Mikrobiologen sind sie vielfach unbefriedigend, da manche dieser Darstellungen nur kompendiumartig die Historie, die Epidemiologie, die Besonderheiten der Mikroben, ihre Beziehung zum befallenen Organismus, die Klinik und die zahlreichen Komplikationen des Grundleidens berühren und auch die modernen Forschungsergebnisse nur teilweise Berücksichtigung finden. In diesem III. Band der „Infektionskrankheiten" des Springer-Verlages, der an die IV. Auflage des Handbuchs der Inneren Medizin aus dem Jahre 1952 anschließt, haben wir uns deshalb bemüht, die Besonderheiten der zu besprechenden mikrobiell-bedingten Leiden in einer gewissen Breite und damit monographisch darzulegen. Nur so erscheint es uns möglich, auch für den praktisch tätigen Arzt die Auskunft zu geben, die er am Krankenbett in der Begegnung mit diesen Krankheiten notwendig braucht.

Die Anordnung der Beiträge erfolgte wieder gleichmäßig. Definition, Geschichte, Erreger, pathologische Anatomie, Pathogenese, Epidemiologie, klinisches Bild mit Prognose und Therapie wurden in diesem Band für das ausgedehnte Gebiet der *Mykosen*, die an Bedeutung stark zugenommen haben, dargestellt. Die allgemeine Mykologie, sofern sie den Arzt betrifft, wurde der Wiedergabe der zahlreichen klinischen Krankheitsbilder vorangestellt. Eigene Abschnitte sind der *Histoplasmose* und der *Coccidioidomykose* gewidmet. Eine bewußt ausführliche Schilderung betrifft *Aktinomykose* und *Nokardiose* mit ihren bakteriellen Erregern und ihrem mykoseartigen Krankheitsbild. Die im Band II noch nicht behandelten *Krankheiten durch Pneumokokken und durch Klebsiellen* werden hier von mikrobiologischer Seite aus erläutert, da die wesentliche Manifestation dieser bakteriellen Infektionen, die Pneumonie, als solche meist nicht als kontagiöse Krankheit auftritt und deshalb in den pulmonologischen Handbüchern ihre Besprechung findet. Hier kam es mehr darauf an, diese Erreger im Rahmen des Infektionsgeschehens darzustellen.

10 Autoren, Mikrobiologen und Kliniker, haben es unternommen, diese Probleme zu schildern, so daß auch Band III den Forschern und Ärzten den heutigen Stand der Kenntnisse auf diesem Gebiet der Infektionskrankheiten zu vermitteln versucht.

Basel und Hamburg, im Oktober 1969 — O. Gsell W. Mohr

Inhaltsverzeichnis

Mitarbeiterverzeichnis von Band III

ARZT, G. H., Dr., Oberarzt am Hamburgischen Krankenhaus Wintermoor, 3041 Wintermoor-Krankenhaus/über Soltau.

GSELL, O., Prof. Dr., Medizinische Universitäts-Poliklinik, CH-4056 Basel, Hebelstraße 1.

HARTUNG, M., Prof. Dr., Universidad de Los Andes, Facultad de Medicina, Catedra de Clinica Neumonologica, Apartado 75, Mérida/Venezuela.

KLÜTSCH, K., Prof. Dr., Medizinische Universitätsklinik, Luitpold-Krankenhaus, 8700 Würzburg.

KRECH, U., Privatdozent, Dr., Chefarzt des Bakteriologischen Instituts des Kantons St. Gallen, CH-9000 St. Gallen, Frohbergstraße 3.

MODDE, H., Dr. Bakteriologisches Institut des Kantons St. Gallen, CH-9000 St. Gallen, Frohbergstraße 3.

SALFELDER, K., Prof. Dr., Director Department of Pathology, Universidad de Los Andes, Mérida/Venezuela.

SEELIGER, H. P. R., Prof. Dr., Direktor des Instituts für Hygiene und Mikrobiologie der Universität, 8700 Würzburg, Josef-Schneider-Straße 2.

SONNABEND, W., Dr., Bakteriologisches Institut des Kantons St. Gallen, CH-9000 St. Gallen, Frohbergstraße 3.

WEGMANN, T., Dr., Chefarzt der Medizinischen Klinik des Kantonsspital St. Gallen, CH-9006 St. Gallen.

Mykosen der inneren Organe

A. Definition und Taxonomie der tiefen Mykosen (Adnex: seltene tiefe Mykosen)

Von OTTO GSELL, Basel

Pilze sind nach der *Definition*, wie sie EMIL MUELLER und WOLFGANG LOEFFLER im Grundriß der Mykologie 1968 gegeben haben, *chlorophyllose, eukaryontische Thallophyten*. Mit den übrigen Thallophyta (Lagerpflanzen) stehen die Pilze innerhalb des Pflanzenreiches den Kormophyta (Sproßpflanzen, Gefäßpflanzen) gegenüber. Der Vegetationskörper der Pilze (Thallus) weist selbst dort, wo er gewebeartig ausgebildet ist, keine Gliederung in Wurzel und Sproß auf, vor allem fehlen ihm besondere Leitelemente (Gefäße). Pilze sind Eukaryonten. Sie besitzen im Gegensatz zu den Prokaryonten (Bakterien und Blaualgen) echte, d. h. von Kernmembranen umgebene, je mehrere Chromosomen enthaltende Zellkerne. Als chlorophyllfreie Organismen sind die Pilze im Gegensatz zu den grünen Pflanzen (Samen-, Farn-, Moospflanzen und Algen) zur Photosynthese nicht befähigt, sondern auf die Zufuhr organisch gebundenen Kohlenstoffs angewiesen. Kohlendioxid als einzige C-Quelle genügt zu ihrem Gedeihen nicht.

Mykosen sind die durch Pilze hervorgerufene Infektionskrankheiten. Pilzerkrankungen werden in *oberflächliche und tiefe*, respektive tiefsitzende oder systematische *Mykosen* unterschieden. Oberflächlich werden Pilzerkrankungen genannt, wenn die Pilze nur in der Epidermis und deren Anhangsgebilde (Haare und Nägel) oder in der epithelialen Oberfläche der Schleimhäute lokalisiert sind. *Tiefe Mykosen* umfassen alle Krankheiten, in denen die ursächlichen Pilze in das subepitheliale Gewebe eindringen. Die systematischen oder tiefen Pilzerkrankungen umfassen die Mykosen der Dermis und tiefer gelegenen Gewebe. Sie schließen Infektionen wie Sporotrichosis, cutane Chromomycosis, die verschiedenen Formen der Mycetoma, dann die visceralen und hämatogenen Infektionen wie Histoplasmose, Cryptococcose und die verschiedenen Pilzsepticämien ein. Umstritten ist die Zugehörigkeit der aeroben und anaeroben Actinomyceten wie Actinomyces, Nocardia und Streptomyces. Eindeutig sind diese als filamentöse Bakterien zu bewerten und werden hier gesondert besprochen, obgleich deren klinische Manifestationen denen der Pilzerkrankungen ähnlich sind. Tiefe Mykosen werden nur ausnahmsweise durch direkten Kontakt übertragen, meistens werden sie aus exogenen Quellen acquiriert, wenige davon durch Wundinfektionen, die Mehrzahl auf dem Atmungswege. Die Pilze sporulieren auf dem Erdboden oder haben als Saprophyten ein anderes Habitat außerhalb von Mensch oder Tier.

Die *Nomenklatur* der Pilze erfolgt nach den international vereinbarten Nomenklaturregeln für das Pflanzenreich. Die Abteilung Mycota (Fungi)-Pilze, wird in Klassen und diese wiederum in Ordnungen unterteilt. Jede Pilzart trägt einen Doppelnamen, dessen erste Komponente die Gattung bezeichnet, in die die betreffende Art zu stellen ist, während die zweite Komponente das spezifische Epitheton darstellt. Man hat niedere und höhere Pilze unterschieden. Letztere umfassen allein fast 98% aller bekannten Pilze. In den folgenden Ausführungen halten wir uns an das Referat von R.D. BAKER und die Zusammenstellungen des Symposiums über systematische Mykosen der CIBA-Foundation 1967.

Für den Kliniker ist die Unterscheidung zwischen *opportunischen und pathogenen Pilzinfektionen* wichtig. Bezeichnungen, die sich nach anfänglicher Opposition nun allgemein durchsetzen. Opportunisch oder sekundär werden Infektionen bezeichnet, die auf Grundlage entweder eines prä-disponierenden Einflusses anderer Krankheiten (vor allem Erkrankungen des lymphoretikulären Systems, Leukämien, chronische Anämien und metabolische Störungen) oder der Anwendung von Therapeutica wie cytotoxische Substanzen und Corticosteroide, auftreten. Pathogene Pilzinfektionen sind Krankheiten bei zuvor gesunden Personen. H.P.R. SEELIGER hat auch von obligat- und fakultativ-pathogenen Pilzen gesprochen.

Pathogenetisch bewirken Pilze eine lokale Entzündung und zwar meist eine chronische Entzündung, da sie von geringer Virulenz sind und wie ein Fremdkörper einwirken, weder vom Körper zerstört noch das Gewebe zerstörend. Pilze bewirken keine Exotoxine. Auch Endotoxine scheinen relativ unbedeutend zu sein. Wichtiger sind allergische Nekrosen, wenn der Organismus auf Pilzproteine sensibilisiert wird. Die Intensität der Entzündung ist verschieden. Es kommen Nekrosen, Fibrosen und Verkalkungen vor. Typisch sind chronische Rundzellenherde, dann

Tabelle 1. *Die tiefen Mykosen und ihre ursächlichen Mikroorganismen*

Mykose	Mikroorganismus
1. Histoplasmose	*Histoplasma capsulatum*
2. Coccidioidomykose	*Coccidioides immitis*
3. Afrikanische Histoplasmose	*Histoplasma duboisii*
4. Kryptococcose	*Cryptococcus neoformans* (manchmal opportunistisch)
5. Nordamerikanische Blastomykose	*Blastomyces dermatitidis*
6. Südamerikanische Blastomykose	*Paracoccidioides brasiliens*
7. Lobo's Krankheit	*Loboa loboi*
8. Aktinomykose	*Actinomyces israelii* (falsche Pilze, höhere Bakterien)
9. Nocardiose	*Nocardia asteroides* (falsche Pilze, höhere Bakterien, manchmal opportunistisch)
10. Candidiose (Candidiase)	*Candida albicans* und *Candida spp.* (opportunistische Pilze, gewöhnlich nicht pathogene Pilze, die Wirte mit verminderter Resistenz infizieren)
11. Aspergillose	*Aspergillus fumigatus* und *Aspergillus spp.* (opportunistische Pilze, gewöhnlich nicht pathogene Pilze, die Wirte mit verminderter Resistenz infizieren)
12. Phykomykose (Mucormykosen)	*Rhizopus spp.*, *Mucor spp.* (opportunistische Pilze, gewöhnlich nicht pathogene Pilze, die Wirte mit verminderter Resistenz infizieren)
13. Subcutane Phykomykose	*Basidiobolus meristosporus* und *Entomophthora coronata*
14. Mycetoma	*Nocardia brasiliensis, N. cariae, Streptomyces spp.; Allescheria boydii, Cephalosporium spp., Pyrenochaeta romeroi, Leptosphaeria senegalensis*
15. Sporotrichose	*Sporothrix schenckii*
16. Chromoblastomykose	*Phialophora verrucosa, Cladosporium carrionii, Fonsecaea spp.*
17. Cladosporiose oder cerebraler, chromoblastomykotischer Absceß	*Cladosporium trichoides*
18. Subcutaner chromoblastomykotischer Absceß	*Phialophora gougerotii*
19. Rhinosporidiose	*Rhinosporidium seeberi*
20. Geotrichose	*Geotrichum candidum*
21. Tiefe Dermatophytose	*Trichophyton rubrum, T. schoenlenii*

chronische Eiterungen wie diese bei Blastomykosen, Coccidioidomykose, Mycetoma, Aktinomykose charakteristisch sind, vor allem aber granulomatöse Entzündungen mit Makrophagen und Riesenzellen, Lymphocyten und Eosinophilen, eventuell auch mit käsigen Nekrosen. Verkalkungen kommen bei Histoplasmose und Coccidioidomykosen in den Lungen und in den peribronchialen Lymphknoten vor, selten auch bei der nordamerikanischen Blastomykose. Es kommt zu Antikörperproduktion und Hypersensitivität, welche die Intensität der Alterationen ändern. Diskutiert wird auch die Möglichkeit, ob vom Aflatoxin des Aspergillus Neoplasien bedingt werden können.

Die initiale Läsion kann in Form eines Primärkomplexes auftreten, wenn Pilze einen lokalen Entzündungsfokus bewirken und von dort aus auf dem Lymphweg in den benachbarten Lymphknoten eine zusätzliche Entzündung bewirken.

Vorkommen: Pilze kommen überall in der Natur vor, sei es als Saprophyten, sei es als Parasiten. Sie finden sich im Boden in Form von Sporen. Sie kommen in den Nahrungsmitteln vor und finden sich im Innern der Därme und der Bronchien. Im menschlichen Körper müssen antifungale Faktoren vorhanden sein, welche die Vermehrung der Pilze im Blut und in den Geweben hindern. Ein guter Nährboden für Pilze sind tote Gewebe. „Fungi are all about and within us", wie R. D. BAKER sich ausdrückt. Menschliche Pilzinfektionen werden durch Staub, Erde oder pflanzliches Material übermittelt.

In den menschlichen Organismus gelangen die Pilze entweder durch Aspiration in die Lungen oder durch Stichwunden in die Haut, vereinzelt direkt in die Nasenschleimhaut. Die Pilzläsionen sind gewöhnlich lokalisiert in Haut und Lunge, doch kann jedes Organ befallen werden, so besonders Gehirn, Nieren, Nebennieren, Milz.

Über die tiefen Mykosen des Menschen und die sich verursachenden Mikroorganismen gibt beiliegende Tab. 1, aufgestellt von R. D. BAKER (1966), Auskunft.

In den folgenden Kapiteln werden von Tab. 1 eingehend behandelt.

1. und 3. Histoplasmose, siehe S. 79
2. Coccidioidomykose, siehe S. 128
4. Kryptococcose, siehe S. 41
5. Nordamerikanische Blastomykose, siehe S. 62
6. Südamerikanische Blastomykose, siehe S. 70
10. Candidiose, siehe S. 47
11. Aspergillose, siehe S. 16
12. Mucormykosen, siehe S. 35
15. Sporotrichose, siehe S. 58
20. Geotrichose, siehe S. 55

Hier seien als Adnex nur kurze Bemerkungen zu den in besonderen parasitologischen Werken näher besprochenen, bei uns seltenen Pilzerkrankungen, wie sie auch im Symposium der CIBA-Foundation 1968 angeführt sind, erwähnt, und zwar von Tabelle 1, die Nummern 12—14, 16—19 und 21.

Nr. 12: Phykomykose

Diese menschliche Pilzaffektion durch *Rhizopus* und *Mucor-Arten* umfaßt nur opportunistische Erkrankungen. Die synonyme Bezeichnung ist *Mucormycosis*, bedingt durch Pilze der Gattung Mucorales (STRAATSMA et al., GLOOR et al.). Bei Patienten mit erniedrigter Resistenz, so vor allem bei metabolischen Störungen (Diabetes, Ketose), dann mit immunologischer Inkompetenz, kann es zu Mucorwucherungen in den verschiedensten Organen des Körpers kommen, oft rasch progredient und innert 2—3 Wochen mit ungünstigem Ausgang. Die initiale Infektion erfolgt meist an der Nasenschleimhaut und geht von da aus weiter in Orbita, an die Carotisarterien und ins Gehirn, durch Aspiration auch in die Lungen. Es kann zu Pneumonien, Abscessen und durch Übergreifen auf die Gefäße zu Thrombosen und Infarkten kommen.

Nr. 13: Subcutane Phykomykose

Sie kann durch *Basidiobolus meristosporus* bedingt sein, der eine ausgedehnte subcutane granulomatöse Phykomykose bewirkt, die gewöhnlich nach einem Jahr oder mehr verschwindet und nur selten ungünstig ausgeht. Sie wurde zuerst 1956 in Indonesien, später in Asien und Afrika, in tropischen und subtropischen Regionen beschrieben. Vor allem Kinder unter 10 Jahren sind betroffen. Dieser Pilz wird in verwesenden Vegetationen im Boden und im Gastrointestinaltrakt der Reptilien gefunden.

Die *Entomophthora coronata*, öfters in tropischen Regionen gesehen, bewirkt die Rhinophykomykose, genauer bezeichnet als Rhino-entomopthoromykose (Literatur siehe B.M. Clark, 1967). Zuerst ist sie bei Pferden in Texas gefunden worden. Die meisten der beschriebenen Fälle stammen aus dem tropischen Regenwaldgebiet von Nigeria, einige aus Südamerika (siehe C.W. Emmons, 1967). Befallen sind Personen über 20 Jahre. Die Mykose dringt von der Nasenschleimhaut in die paranasalen Sinus, in Pharynx und in das subcutane Fett und Muskelgewebe des Gesichts. Der Erreger ist pathogen in Insekten, isoliert aus Boden und in Verwesung begriffener Vegetation, aber nicht in Reptilien. Die Infektion erfolgt wahrscheinlich durch Inhalation von Sporen.

Nr. 14: Mycetoma

Dessen typische Form ist der *Madurafuß*, eine chronische Pilzgranulomatose mit Wucherungen, Fisteln und Geschwüren, in die Tiefe dringend bis in die Knochen, was zu Deformationen führen kann. Die sog. Aktinomycetome sind durch Nocardia brasiliensis, Nocardia cariae oder Streptomyces spp. bedingt. Sie infizieren durch Stichwunden vor allem die Füße, aber auch andere Partien. Die Pilze reizen zur Produktion von Eiter und führen zur Bildung von Körnern oder Körnchen, sog. Grana. Die entstehenden Abscesse dringen in weiches Gewebe, aber auch in Knochen ein. Durch Entstehung von Fisteln kommt es zur Entleerung von Eiter und Körnchen auf die Hautoberfläche.

Echte Pilze wie Madurella spp., Allescheria boydii, Cephalosporium spp., Leptosphaeria senegalensis und Pyrenochaeta romeroi bedingen genau gleiche Läsionen, ebenfalls durch Stichwunden inokuliert. Die erste Beschreibung eines Mycetoma erfolgte 1860 in Indien, wo es noch heute öfters vorkommt.

Nr. 16: Chromoblastomykose oder Chromomykose

Sie ist die erste der drei tiefen Mykosen durch braune Pilze. Folgende drei braungefärbte Pilze: Phialophora verrucosa, Cladosporium carrionii und Fonsecaea spp., welche durch Stichwunden eindringen in Beine oder andere Partien, produzieren kleine Abscesse mit Riesenzellen, dann ein Narbengewebe, welches durch Hypertrophie der Epidermis zu sogenannter verrucöser Dermatitis führt. Häufig ist die Chromomykose in Madagaskar gesehen. Spezifische präcipidierende Antikörper auf Phialophora sind von I.G. Murray gefunden worden. P.N. Kashkin hat diese Infektion im Norden Rußlands gesehen.

Nr. 17: Cladosporosis

Der braune Pilz Cladosporium bantianum bedingt cerebrale Abscesse. Der Pilz gelangt wahrscheinlich von unbekannten Lungenläsionen in das Gehirn. Verwechslung mit tuberkulöser Meningitis, mit cerebraler Erweichung oder mit Cryptococcosis ist bekannt geworden.

Nr. 18: Subcutaner chromoblastomykotischer Absceß

Der braune Pilz Phialophora gougerotti dringt durch Stichwunden in das subcutane Gewebe und bewirkt kleine Abscesse, klinisch leicht zu verwechseln mit sog. Baker'schen Cysten oder Sehnenscheidenganglion.

Nr. 19: Rhinosporidiosis

Der Pilz Rhinosporidium seeberi dringt durch kleine Wunden in die Schleimhaut der Nase oder Conjunctiva und bedingt Polypen mit großen und kleinen Cysten, manche gefüllt mit Endosporen, die operativ zu entfernen sind. Die Erkrankung kommt vor allem in Asien vor, besonders in Indien und Ceylon, wird aber vereinzelt auch in anderen Erdteilen gesehen.

Nr. 21: Tiefe Dermatophytosen

Sie sind eingehend in dermatologischen Lehrbüchern beschrieben. Selten einmal kann eine Infektion durch Trichophyton rubrum, (S. C. DESAI,) und Trichophyton schoenleinii, (E. DROUHET), eine tiefe Mykose bedingen, also bei der bekannten Tinea barbae und Tinea corporis. E. HADIDA und A. SCHOUSBOE (1959) sprachen von einer „maladie dermophytique" mit hämatogener Aussaat (Pilzisolation aus dem Blut), wobei hier eine auffallend gute Reaktion auf Grisofulvin besteht.

All diese seltenen tiefen Mykosen verlangen als Therapie chirurgische Excision, wenn dies geht, Chemotherapie (siehe S. 32), evtl. lokale Injektion von Amphotericin B, weiteres siehe mykotische Fachliteratur.

Literatur

Baker, R. D.: Organ distribution and pathogenesis in the deep mycoses. In: Systemic Mycosis. CIBA-Foundation Symposium. J. and A. Churchill Ltd., 104 Gloucester Place, London, W.I. 1968.

Clark, B. M.: The epidemiology of phycomycosis. In: Systemic Mycosis. CIBA-Foundation Symposium. J. and A. Churchill Ltd., 104 Gloucester Place, London, W.I. 1968.

Desai, S. C.: Diskussionsbemerkung zu R. D. Baker, Seite 21.

Drouhet, E.: Diskussionsbemerkung zu R. D. Baker, Seite 21.

Emmons, C. W.: Diskussionsbemerkung zu R. D. Baker, Seite 21.

Gloor, F., A. Loeffler, and H. I. Scholer: Mucormykosen. Path. et Microbiol. (Basel) **24**, 1043 (1961).

Hadida, E., u. A/ Schousboe: Algér. méd. **63**, 303—336 (1959); siehe auch R. D. Baker, Seite 21.

Kashkin, P. N.: Diskussionsbemerkung zu B. M. Clark, Seite 204.

Mueller, E., u. W. Loeffler: Mykologie, Grundriß für Naturwissenschaftler und Mediziner. Stuttgart: Georg Thieme 1968.

Murray, I. G.: Laboratory aspects of mycetoma. In: Systemic Mycosis. CIBA-Foundation Symposium. J. and A. Churchill Ltd., 104 Gloucester Place, London, W.I. 1968.

Seeliger, H. P. R.: Diskussionsbemerkung zu R. D. Baker, Seite 21 und Dokumenta Geigy 1968.

Straatsma, B. R., L. E. Zimmerman, and J. D. M. Gass: Phycomycosis. Lab. Invest. **11**, 903 (1963).

B. Diagnostik und Therapie der Mykosen innerer Organe

Von T. WEGMANN, St. Gallen

I. Allgemeine klinische Mykologie

Vor der Einführung der Antibiotica hatten sich lediglich die Dermatologen mit den Pilzaffektionen der Haut beschäftigt. Die Kenntnisse über die *Pilzerkrankungen der inneren Organe* gingen kaum über diejenigen des oralen Soors hinaus. Diese Verhältnisse haben sich grundlegend geändert. Seither wurde man gezwungen, sich mit dem Problem der Pilzerkrankungen der inneren Organe auseinanderzusetzen, weil eine zunehmende Anzahl von Patienten mit Pilzaffektionen beobachtet wurde. Bei der systematischen Suche nach Pilzelementen hat man festgestellt, daß eine große Anzahl gesunder Individuen Pilzträger sind, ohne klinisch erkrankt zu sein. Die *Schwierigkeiten,* die sich dem Kliniker bei der Diagnose einer Mykose entgegenstellen, sind ganz verschiedener Art:

1. Es gibt keine für einen entsprechenden Pilz typische Erkrankung der inneren Organe.

2. An den Erregernachweis müssen ganz bestimmte Forderungen gestellt werden, so daß die Diagnose einer Pilzerkrankung oft nur per exclusionem gestellt werden kann.

3. Die Forschung in der Chemotherapie von Pilzerkrankungen hat nur langsame Fortschritte gemacht.

Es erhebt sich die Frage, warum die Pilzerkrankungen seit der Einführung der Antibiotica zugenommen haben? Daß solche Pilzerkrankungen in den letzten beiden Dezennien zugenommen haben, steht zweifellos fest und wird in allen Ländern bestätigt. In erster Linie handelt es sich um die *Zunahme von Candida-Mykosen.* Aus der umfangreichen, sich z. T. widersprechenden Literatur zeichnen sich auch heute noch im wesentlichen *3 Mechanismen* ab, die zur Entstehung solcher Pilzkomplikationen führen:

1. Direkte *wachstumsstimulierende Wirkung der Antibiotica auf Pilze.* Sie wurde besonders bekannt für die Tetracycline auf Candida albicans. In verschiedenen Versuchsanordnungen tierexperimenteller und anderer Art konnte nachgewiesen werden, daß die Soor-Infektionen bei Laboratoriumstieren durch Breitbandantibiotica aktiviert werden (FISCHER). Penicillin und Streptomycin weisen auch in hoher Dosierung diesen Effekt nicht auf. Durch Tetracycline hervorgerufene Aktivierung wirkt sich aus wie eine Vergrößerung der Infektionsdosis. Besonders ungünstig wirkt sich dabei eine Leukocytensperre aus, d. h. die Leukocyten werden in weniger größerem Maße in den Abwehrkampf eingesetzt bei Anwesenheit von Tetracyclinen. Entsprechende wachstumsfördernde Wirkungen konnten auch beim Pflanzenwachstum nachgewiesen werden. Für das Tierwachstum hat man die Antibiotica zu industriellen Zwecken verwendet: Geflügel- und Schweinezucht. Solche unter geringen Dosen von Breitspektrumantibiotica aufgezogenen Tiere wachsen rascher und setzen rascher Fleisch an. Ferner hat diese Art der Aufzucht den Vorteil, daß die sog. Kümmerer ausgeschieden werden. Die Dosierung ist in solchen Fällen allerdings gering, so daß keine Sterilisierung des Tierdarmes eintritt. Bis heute sind nach Genuß von Fleisch solcher Tiere auch keine allergischen Zwischenfälle bekannt geworden.

2. Durch Breitspektrumantibiotica werden *physiologische Darmkeime zugunsten von Antibiotica resistenten Soorpilze vernichtet.* Es kommt deshalb zur Störung des physiologischen Gleichgewichtes der Körperflora. Es scheint, daß durch den Wegfall antibiotisch sensibler Darmkeime das Gleichgewicht zwischen Pilzen und Bakterien so stark gestört wird, daß die Pilze unkontrolliert überhand nehmen können.

3. Dies führt durch einen *Vitaminmangel* zur Resistenzverminderung des Makroorganismus. Der Coli-Aerogenes-Flora kommt die biologische Funktion zu, im unteren Dünndarm und im Abschnitt des anschließenden Kolons die Synthese der verschiedenen Vitamine des B-Komplexes: B 12, Folsäure, Biotin, Lactoflavin, Nikotinsäure, Pantothen-Säure, Paraaminobenzoesäure und des Vitamin K zu gewährleisten. Durch den Ausfall der an der Hämatopoese angreifenden Vitamine B 12 und Folsäure kann man sich auch die mit antibiotischer Behandlung auftretenden Anämien erklären. Ferner sind die klinisch als B-Avitaminose imponierenden Glossitiden, Perlèches, Stomatitiden, Rhagaden, schwarze Zunge usw. als B-Komplex-Mangelerscheinungen aufzufassen. Auch die im Gefolge von antibiotischer Therapie beobachteten hartnäckigen Diarrhoen und Anorexien könnten auf diese Weise eine Erklärung finden. Es ist bekannt, daß noch lange Zeit nach Absetzen der antibiotischen Therapie Neigung zu Diarrhoen, Koliken und Gasbildung persistiert. Oft werden solche Patienten irrtümlicherweise weiterhin mit Antibioticis behandelt, um die vermeintliche Darminfektion zu beheben, was zu einer Unterstützung des Circulus vitiosus führt.

Auffallend ist ferner, daß nicht nur Patienten, welche mit hohen Dosen von Breitspektrumantibioticis während längerer Zeit behandelt wurden, sondern besonders solche, welche zusätzlich noch Steroide und Cytostatica erhielten, zu solchen Pilzkomplikationen neigen. Die Steroide als starke antiphlogistische Hormone hemmen die Abwehrmechanismen des Makroorganismus, so daß eine Pilzinfektion besser angehen kann. Besonders die Modellversuche an der Hornhaut ließen diesen Mechanismus beweisen (Literatur vgl. bei Hoffmann). Es ist aber auch möglich, daß bereits kleine Mengen von Pilzen, die sonst keine Bedeutung haben, unter der „Mesenchymnarkose“ an und für sich nicht pathogene Pilze zu gefährlichen Erregern werden lassen.

Allgemein bekannt für das Angehen von Pilzerkrankungen ist ferner die Disposition gewisser chronischer Krankheiten: Haemoblastosen, Hodgkin, Lebercirrhose, Diabetes und Carcinom.

4. Von den Pilzen, die folgendermaßen in Klassen (s. S. 1) eingeteilt werden: Ascomyceten (Schlauchpilze), Basidiomyceten (Basidienpilze) und Fungi imperfecti (Fadenpilze), gehören die für die Humanpathologie wichtigsten Vertreter lediglich zwei Untergruppen an, nämlich den Schizomyceten, Bakterien (Actinomyces und Nocardien) sowie den *Fungi imperfecti*. Mit Ausnahme der einzelligen Hefen sind die Pilze mehrzellig. Die einzelnen Pilze sind rund, oval und pflanzen sich durch Sprossung fort. Die mehrzelligen Pilze sind aus septierten Hyphen zusammengesetzt, welche zusammen ein Mycelium bilden. Bereits makroskopisch erkennt man solche Mycelien, welche durch wachsende Pilzkolonien gebildet werden. Das makroskopische Aussehen einer Kolonie sowie die Form der Sporen, welche vom Mycelium produziert werden, können bereits für die Erkennung eines Pilzes maßgebend sein.

II. Diagnostik der Pilzkrankheiten

Die Schwierigkeit bei der Diagnostik von Pilzkrankheiten liegt in der Entscheidung, ob ein beim Patienten nachgewiesener Pilz primär pathogen ist oder ob er lediglich eine Superinfektion verursacht. Einfach liegen die Verhältnisse bei den tropischen Mykosen. Wenn dort der Erregernachweis gelingt, ist die Diagnose einer primären oder exogenen Mykose gesichert. Ganz im Gegensatz dazu stehen die sekundären Pilzerkrankungen, mit denen wir uns hier in Mitteleuropa zu beschäftigen haben. Das klinische Bild ist nicht spezifisch, der Pilznachweis allein niemals bindend. Saprophytäre Pilze erlangen nur ausnahmsweise krankmachende Eigenschaften, so z. B. im Anschluß an schwere kachektisierende Erkrankungen (Haemoblastosen, Neoplasien, Tuberkulosen) oder bei Langzeitbehandlung mit Breitspektrumantibiotica, besonders in Kombination mit Steroiden und Cytostatica.

Aus diesem Grunde sind bei Verdacht auf eine sekundäre Mykose in diagnostischer Hinsicht ganz strenge Kriterien anzulegen. Die *Diagnose einer sekundären Mykose* sollte deshalb *nur per exclusionem* gestellt werden. Wenn man von diesem Prinzip ausgeht, unterlaufen wenig Fehldiagnosen. Die meisten Patienten, die mir als Mykosen zugewiesen wurden, waren keine, sondern wiesen in der Regel irgendein banales Leiden auf, welches eben noch nicht diagnostiziert wurde. Solche Fehldiagnosen beruhen auf der Überwertung von Pilznachweisen.

Zur Diagnose einer Organmykose ist der dauernde *Nachweis von massenhaft Pilzelementen* aus entsprechenden Untersuchungsmaterialien (Sputum, besser Bronchussekret, Exsudate, Stuhl, Liquor, Urin etc.) zu fordern. Wir stehen hier vor einem ähnlichen Problem wie bei der Diagnostik der chronischen Harnwegsinfektionen. Möglicherweise werden wir auch soweit kommen, daß wir mit einer sog. *Keimzahl* arbeiten müssen. Ähnliche Überlegungen haben SCHIRREN, RIETH und KOCH gemacht, die den Begriff der *Toleranzgrenze* eingeführt haben. Sie verstehen darunter die Grenzdosis von inokulierten Blastosporen, die der Organismus ohne äußere Krankheitszeichen vernichten kann. Wird diese Toleranzgrenze überschritten, kommt es zum Angehen der Infektion.

Ich möchte expressis verbis davor warnen, einen positiven Pilzbefund im Sputum schon als pathologisch zu interpretieren. Bei Reihenuntersuchungen von hospitalisierten Patienten fanden wir in ungefähr 10% der Sputa Soorpilze und in absteigender Häufigkeit Penicillien, Aspergillen und Geotrichen. Dieser Prozentsatz wechselt sehr stark, je nach der Zusammensetzung des Krankengutes und wird bei Sanatoriumspatienten noch wesentlich höher (20—60%).

Die klinische *Diagnostik primärer Mykosen* stützt sich auf das *klinische Bild sowie* auf den *Erregernachweis*. Das gleiche gilt im Prinzip auch für sekundäre Mykosen, besonders dann, wenn vorgängig eine Langzeittherapie mit Breitspektrumantibiotica, Cortison oder Cytostatica erfolgte. Auch der therapeutische Effekt von Fungistatica kann diagnostisch verwertet werden. Besonders eindrucksvoll ist die direkte Sicht des Pilzwachstums, z. B. in der Mundhöhle, bei der Bronchoskopie oder bei der Cystoskopie. In solchen Fällen können dann auch bei der Bronchuslavage oder im Urin massenhaft Pilzelemente nachgewiesen werden. Oft gibt bereits der eigenartige fade Geruch des Untersuchungsmaterials nach Hefen einen entsprechenden Hinweis.

Die *mykologische Diagnostik* soll hier nur ganz kurz gestreift werden, damit der Kliniker eine Übersicht über die ihm zur Verfügung stehenden Möglichkeiten erhält.

1. Nativpräparate von Sputum, Magensaft, Faeces, Liquor, Exsudaten, Abstrichen, Stuhl etc. Bei spärlichem Pilzvorkommen, wie z. B. im Liquor, ist ein Sedimentierungsverfahren und eine anschließende mikroskopische Betrachtung des Standsedimentes erforderlich. Ein Pilzbefund in einem Sammelsputum sagt nie so viel aus wie ein bronchoskopisch entnommenes Sekret, das zudem noch gewaschen wurde.

In der mikroskopischen Direktuntersuchung bewährt sich besonders die Verwendung von Kali- oder Natronlauge in 10—20%iger Lösung. Das Untersuchungsmaterial wird zwischen Objektträger und Deckglas mit der entsprechenden Lauge aufgehellt und das Präparat über kleiner Flamme vorsichtig erwärmt. Am besten sind die Resultate, wenn man erst nach $^1/_2$ Std mikroskopiert. Ölimmersion ist nur bei Strahlenpilzen notwendig.

2. Spezialfärbungen. An Spezialfärbungen stehen zur Verfügung: Färbung nach Giemsa, Gram, Ziehl, Methylenblau und für die Darstellung von kapselhaltigen Pilzen Tusche. Spezielle Färbemethoden sind dann erforderlich, wenn bei den üblichen Färbeverfahren die Pilze nicht zur Darstellung gelangen. In solchen Fällen bewährt sich die Perjodsäure-Schiff-Färbung nach HOTCHKISS und MCMANUS, die sog. *PAS-Färbung* (Periodic Acid Schiff). Durch die Modifikation nach GRIDLEY wurde die PAS-Färbung noch weiterhin verbessert. Die morphologische Diagnostik bietet insofern eine gewisse Schwierigkeit, als die Pilze je nach ihrer Umgebung ihre Form stark variieren, so daß ein und derselbe Pilz ganz verschieden aussehen kann.

3. Kulturelle Verfahren. Für die Diagnose einer Pilzaffektion sind kulturelle Identifikationen des Erregers unbedingt erforderlich. Wegen des langsamen Wachstums verschiedener Pilze haben die Kulturverfahren für den Kliniker den großen Nachteil, daß eine Diagnose erst nach einer Zeit von 3—4 Wochen gestellt werden kann, also eine Zeit die viel zu lange ist, um therapeutisch unbenutzt verstreichen zu lassen. Schon am Krankenbett sollten Primärkulturen auf Pilze angelegt werden. Für die meisten Zwecke genügen Schrägagarröhrchen mit Sabouraud-Agar, die bei Zimmertemperatur und solche mit Brain-Heart-Infusion-Blut-Agar, dei bei 37°C bebrütet werden (SCHOLER).

Einfache Nährböden zur Erstisolierung von Lungenmykose-Erregern. (Schrägagar-Röhrchen; Sputumprobe auf möglichst viele Röhrchen verteilen, evtl. nach Homogenisieren mit 1% Pancreatin Wilson Lab., *Chicago*)

Sabouraud-Glucose-Agar (Zimmertemperatur)		*Brain-Heart-Infusion-Blutagar* (Brutschrank 37°)
Glucose	20,0	Basisnährböden von Difco
Pepton	10,0	(B 418) ca. 10% Blut
Agar	25,0	(z. B. humanes Konservenblut)
Aqua dest. ad .	1000,0	

Zugabe entweder von 100 E Penicillin und 200 γ Streptomycin/ml (vor Erstarrenlassen) oder von 40 γ Chloramphenicol/ml (kann autoklaviert werden). *Kein Actidion!* (auch keine Verwendung von Mycobiotic Agar Difco oder Mycosel BBL). — Wenn nicht nur Pilze, sondern auch die zu den Bakterien gehörigen *Nocardia*-Arten erfaßt werden sollen, sind auch Penicillin-Streptomycin bzw. Chloramphenicol unbedingt wegzulassen. Die Kultivierung von *Actinomyces israelii*, ebenfalls einem Bakterium, setzt überdies anaerobe Bedingungen voraus.

4. Histologische Verfahren: Das Biopsiematerial sollte zur einen Hälfte histologisch, zur anderen Hälfte mykologisch untersucht werden. Im allgemeinen führen Pilzinfektionen zu ganz uncharakteristischen Granulationen mit Lymphocyten, Epitheloid- und Riesenzellen vom Fremdkörper- oder Langhans-Typ. Außer der chronisch-entzündlichen sind auch akut-entzündliche Reaktionsformen mit Leukocyten- und Absceßbildung bekannt. Spezifische histologische Befunde, die auf einen ganz bestimmten Pilz schließen lassen, gibt es nicht. Es ist am einfachsten, wenn man die im Gewebe durch Pilze hervorgerufenen Reaktionen als sog. *Pilzgranulome* bezeichnet.

5. Hautteste. Zur Verfügung stehen gruppenspezifische polyvalente Antigene und artspezifische monovalente Antigene. Solche Antigenlösungen werden in der Dosis von 0,1 ml intracutan gespritzt, ähnlich wie bei der Mantouxreaktion.

Tabelle 1. *Intracutanteste bei Mykosen* (nach WILSON)

Krankheit	Antigen	Verdünnung	Grad der Spezifität	Wertvoll zur Bestimmung der		
				Diagnose	Prognose	allergische Überempfindlichkeit
Alle Arten von Dermatophytose	Trichophytin (identisch bei allen Arten)	1:30 1:50	gut	nie	gelegentlich	gelegentlich
Pilzbedingte Allergie (z. B. Asthma, Ekzem)	verschieden, je nach Art	verschieden	gut	oft	oft	oft
Moniliasis	Oidiomycin	1:30 1:50	zweifelhaft	nie	nie	nie
Coccidioidomykose	Coccidioidin	1:100 1:1000	gut	gelegentlich	immer	oft
Nordamerikanische Blastomykose	Blastomycin	1:100 1:1000	ziemlich gut	oft	gewöhnlich	oft
Südamerikanische Blastomykose	Lutziomycin	1:100 1:1000	ziemlich gut	gelegentlich	wahrscheinlich ?	?
Histoplasmose	Histoplasmin	1:100 1:1000	ziemlich gut	gelegentlich	gewöhnlich	gelegentlich
Sporotrichose	Sporotrichin	1:100	gut	oft	wahrscheinlich ?	gelegentlich
Kryptococcose	Torulin	?	zweifelhaft	zweifelhaft	zweifelhaft	zweifelhaft
Aktinomykose	Aktinomycin	?	zweifelhaft	zweifelhaft	zweifelhaft	zweifelhaft
Nocardiose	Nocardin	1:100	gut	gelegentlich	wahrscheinlich ?	gelegentlich

Spezifisch sind nur Reaktionen, die später als nach 48 Std oder nach 3—5 Tagen auftreten, d. h. sog. *Spätreaktionen*. Frühreaktionen sind häufig und bedeutungslos. Bei unseren einheimischen Pilzerkrankungen ist ein großer Prozentsatz der Intracutanteste positiv. In Reihenuntersuchungen konnte nachgewiesen werden, daß infolge Anwendung der Antibiotica die Intracutanteste häufiger positiv werden. Auch für die Hautteste liegen die Verhältnisse für die exogenen Mykosen viel einfacher.

6. Serologische Reaktionen. Da die tropischen Pilze viel stärkere Antigene darstellen als unsere einheimischen, sind Seroreaktionen fast nur für den Nachweis von primären Mykosen geeignet. Der Nachweis von Agglutininen, komplementbindenden Antikörpern und Präcipitinen ergibt für die einheimischen Mykosen außerordentlich niedrige Werte. Bei Verdacht auf Lungencandidiasis und Lungenaspergillose sollen Agglutinationstest, Komplementbindungsreaktion und Präcipitintest dennoch angewandt werden.

7. Tierversuche. Die meisten Pilze sind für ganz verschiedene Labortiere pathogen. Tierversuche haben zur Diagnose von einheimischen Mykosen praktisch keinen Wert, weder zur Erstisolierung der Erreger noch zur Feststellung ihrer Pathogenität (SCHOLER). Die Pathogenität für bestimmte Labortiere gehört zu den Arteigenschaften dieser Pilze, die sich bei Stämmen, die von leblosen Substraten kultiviert worden sind, ebensogut vorfinden wie bei solchen, die eine tödliche Mykose verursachen. Der Tierversuch erlaubt daher nicht zu entscheiden, ob vom pathologischen Material isolierte Stämme in den betreffenden Krankheitsfällen Erreger, harmlose Begleitkeime oder gar „Contaminants" gewesen sind (SCHOLER).

III. Therapie

Die Behandlung richtet sich einerseits nach dem Erreger, in dem es relativ spezifische pilzwirksame Antibiotica gibt sowie andererseits nach Lokalisation und Ausdehnung der Pilzinfektion. Bei circumscripter Herdbildung, z. B. beim Lungeninfiltrat, ist ein thoraxchirurgisches Vorgehen immer noch die Methode der Wahl, natürlich unter entsprechender Abschirmung mit gezielter fungistatischer oder fungicider Therapie.

Bei den sekundären Mykosen muß in erster Linie die Grundkrankheit behandelt werden, wobei speziell darauf zu achten ist, ob nicht die Möglichkeit besteht, Cytostatica, Antibiotica oder Corticosteroide abzustellen. Ferner soll der Makroorganismus mit Vitaminen der B- und K-Gruppe roboriert werden und zur Unterstützung der Abwehr kleine Bluttransfusionen und Gammaglobulin erhalten. Bei Lungenmykosen sind die pilzaktiven Substanzen durch Inhalationen an den Herd heranzubringen nach vorheriger Vorbereitung mit einem sog. Lungenöffner, wie z. B. Aleudrin.

Die Forschung hat bis heute zur Bekämpfung von Mykosen naturgemäß weit weniger beigetragen als zur Bekämpfung von bakteriellen Infektionen. Einen Umschwung hat erst die *Entdeckung neuerer Antibiotica*, wie das Amphotericin-B, das Nystatin, das Pimaricin und das Griseofulvin gebracht.

Griseofulvin (Fulcin Geistlich, Likuden Hoechst, Fulcin Rheinchemie, Fulvicin Schering, Grisovin Glaxo).

Das Antibioticum Griseofulvin wurde aus Penicillium griseofulvum isoliert. Griseofulvin ist ein geruchloses weißes thermostabiles Pulver. Es weist dem Colchicin ähnliche cytotoxische Eigenschaften auf. Bei peroraler Applikation wird die Substanz im Gastrointestinaltrakt teilweise resorbiert. Die fungistatische Wirkung wird durch Ablagerung in die Hornschicht der Epidermis, in die Haarfollikel, wo das neu gebildete Keratin infiltriert wird, und in die Nägel erklärt.

Es scheint, daß alle Griseofulvin-empfindlichen Pilze Chitin enthalten, resistente Stämme dagegen ein celluloseartiges Material. Bakterien, Actinomyceten und Hefen werden durch Griseofulvin nicht beeinflußt. Aus diesem Grunde wird auch keine Veränderung der Darmflora beobachtet. Die Applikation erfolgt peroral, die mittlere Tagesdosis beträgt 1 g per os, d. h. 4mal 1 Tablette zu 250 mg bei Erwachsenen und 25 mg pro kg Körpergewicht beim Kinde bis zu 12 Jahren. Die therapeutische Wirksamkeit erstreckt sich vor allem auf die Haarpilzerkrankungen und die Onychomykosen, welche durch Mikrosporum, Trichophyten und Epidermophyten hervorgerufen werden. Das Griseofulvin bewirkt eine eigenartige Deformierung von Pilzen, den sog. Curling-Faktor, welcher mikroskopisch beobachtet werden kann.

Für die Behandlung von Mykosen der inneren Organe ist die Substanz kaum geeignet, da sie nur auf Fadenpilze wirkt. Dennoch wurde das Griseofulvin erwähnt, da es in der Therapie der Pilzkrankheiten einen wesentlichen Fortschritt bedeutet.

Nystatin (Nystatin Squibb, Moronal Heyden). Die Substanz wurde im Jahre 1950 durch Hazel und Brown aus Streptomyces noursei gewonnen. Die Bezeichnung Nystatin stammt, wenn man die Anfangsbuchstaben nacheinander betrachtet, aus den New York States Laboratories. Seine Bruttoformel lautet: C 46 H 77 NO 19. Die Substanz ist sowohl fungistatisch wie auch fungicid. Sie ist in vitro gegen eine große Anzahl von Hefen und hefeähnlichen Pilzen wirksam. So verhindert sie das Wachstum von Candida, Cryptococcus neoformans, Histoplasma capsulatum, Blastomyces dermatitidis, brasiliensis sowie von Sporotrichen, Penicillien und Aspergillen.

Besonders wirksam ist die Behandlung bei folgenden Formen der Candidiasis: orale Soormykose, Vaginalmykose, Darmmykose. Die Verträglichkeit bei peroraler Applikation ist außerordentlich gut. Die Verabreichung von großen Dosen führt in der Regel nicht zu Nebenerscheinungen.

Leider ist die enterale Resorption äußerst schlecht, so daß auch bei hoher Dosierung im Serum kaum je ein wirksamer Titer nachgewiesen werden kann. Bei Lungenmykosen empfehlen sich Inhalationen mit 50000 Einheiten pro ml nach vorhergehender Verabreichung eines Lungenöffners. Die mittlere Dosis bei peroraler Therapie beträgt 2—5 Mill. Einheiten täglich. Die intravenöse sowie die intramusculäre Applikation können wegen der schlechten Verträglichkeit nicht angewendet werden.

Trichomycin. Das Trichomycin wurde im Jahre 1952 aus Streptomyces hachijoensis in Tokio gewonnen. In Deutschland wird es von der Firma Grünenthal als Trichosept in den Handel gebracht. Wie das Nystatin greift das Trichomycin nur Hefen an, während die Wirkung gegen Fadenpilze praktisch zu vernachlässigen ist. Therapeutisch wird das Trichomycin peroral in einer mittleren Dosis von 3mal 50000 bis 3mal 200000 Einheiten pro Tag verabreicht. Besonders bei der Behandlung des Trichomonaden bedingten Vaginalfluors ist das Trichomycin in Form von Vaginalovula indiziert. Von der peroralen Verabreichung ist nicht viel zu erwarten, da die Resorption ähnlich wie beim Nystatin eine schlechte ist.

Pimaricin (Mycofarm Delft). Pimaricin wurde aus Streptomyces natalis isoliert. Es stellt ein Fungicid dar ohne bactericide Eigenschaften. Die Resorption ist schlecht. Die Dosierung beträgt als Aerosol 3mal 2,5 mg und per os 4mal 100 mg pro die. Die mitgeteilten Resultate sind durchaus ermutigend. Patienten mit bronchopulmonalen Mykosen sollten in Zukunft auch bei uns mit Pimaricin behandelt werden. Besonders erfreulich ist der geringe Grad der Nebenwirkungen. Wir selbst verfügen bis heute nur über eine Beobachtung, bei der die Inhalation des Pimaricins durch Überdruckbeatmung eine Lungenaspergillose geheilt hat. Pimaricin hemmt *in vitro* Aspergillus fumigatus in Konzentrationen zwischen 1,2 und 20 γ/ml, Candida albicans in einer Konzentration zwischen 2,5 und 6 γ/ml. Es ist relativ untoxisch. Es bewirkt höchstens leichte Anorexie sowie Nausea und kann sowohl oral wie als Aerosol verabreicht werden. Erfreulich ist der geringe Grad der Nebenwirkungen, weniger erfreulich der hohe Preis des Medikamentes. Als Applikation kommt vor allem die Aerosol-Therapie in Betracht.

Besonders die Resultate von EDWARDS und LA TOUCHE sind ermutigend. Sie haben 14 Patienten mit pulmonalen Mykosen, wovon 9 mit Aspergillosen und 5 mit Soormykosen behandelt. Die Patienten erhielten das Pimaricin als Aerosol (0,1 ml Pimaricin 2,5% + 1,0 ml Alevaire) 3mal täglich, später 2mal täglich entsprechend 7,5, resp. 5,0 mg Pimaricin pro die.

Gentianaviolett. Für den Mundsoor hat sich Gentianaviolett in einer 5%igen Lösung als Pinselung außerordentlich gut bewährt. Es ist sicher dem Boraxglycerin weit überlegen. Als Nebenwirkungen sind oberflächliche Nekrosen der Mundschleimhaut bekannt. In solchen Fällen empfiehlt sich die Verwendung einer 1%igen Lösung. Wenn immer möglich soll man darauf verzichten, für einen unkomplizierten lokalisierten Mundsoor Amphotericin B oder Nystatin zu verwenden.

Die weniger bekannte Verabreichungsart ist die intravenöse Injektion von Gentianaviolett in $^1/_2$-‰-Lösung. Diese Therapie wenden wir vor allem bei sekundärer Mykose der Lunge an, welche zu massiven Sputummengen Anlaß geben. Wir gehen dabei wie folgt vor: Langsame intravenöse Injektion von zunächst 1 ml $^1/_2$-‰-Gentianaviolett, täglich steigernd bis total 10 ml intravenös. Die Dosis von 5 mg/kg Körpergewicht sollte nicht überschritten werden. Die Nebenwirkungen sind außerordentlich gering. Außer lokalen Venenthrombosierungen habe ich nie Nachteiliges gesehen. Die Abnahme der Sputummengen tritt schon nach wenigen Tagen ein.

Amphotericin B (Fungizone Squibb und Heyden). Das Amphotericin B wird aus Streptomyces nodosus gewonnen. Im Vordergrund steht die fungistatische Eigenschaft der Substanz, während die fungicide Wirkung weniger ausgeprägt ist. Der therapeutische Wirkungsbereich ist außerordentlich groß. Amphotericin B wirkt gegen süd- und nordamerikanische Blastomykosen, Kryptokokkosen, Kokzidiomykosen, generalisierte Candidiasis, Nocardiosen und Aspergillosen. Der große Nachteil der Substanz liegt in den Nebenwirkungen, besonders in der Nephrotoxizität. Schon die therapeutische Dosierung führt oft zu Nebenerscheinungen in Form von Kopfschmerzen, Schüttelfrösten, Temperatursteigerungen, Appetitlosigkeit, Übelkeit, Diarrhoe. Diese Erscheinungen treten fast immer in den ersten Tagen der Behandlung auf, sind aber oft nur vorübergehender Art. Sie können z. T. durch Antihistaminica behoben werden.

Während der Behandlung mit Amphotericin B sind Blutbild und Nierenfunktion dauernd zu überwachen.

Dosierung und Verabreichung von Amphotericin B: 5%ige Glucose-Infusion mit Maximum 0,1 pro ml Infusionslösung. Dauer der Infusion mindestens 6 Std. Tagesdosis 0,25 mg/kg Körpergewicht, steigend auf 1 mg/kg (1,5 mg!). Eventuell soll die Infusion jeden 2. Tag verabreicht werden.

Intrathecal beträgt die Höchstdosis 0,7 mg.

Trotz seiner Toxizität können wir heute nicht auf das Amphotericin B in der Behandlung generalisierter Mykosen verzichten. Es wirkt nicht nur überzeugend bei tropischen Mykosen, sondern vor allem auch bei generalisierten Soormykosen, die sonst jeder Therapie trotzen.

Parabene. Ester der Paraoxybenzoesäure. In Deutschland werden die Firmennamen Nipagin M für das Methylium paraoxybenzoicum und Nipasol für das Propylium paraoxybenzoicum verwendet. In der Pharmacopoea Helvetica V wird diese Substanz als Methylium paraoxybenzoicum und als Konservierungssubstanz in der United States Pharmacopoe als Methyl-, bzw. Propylparaben bezeichnet. Die Methylester sollen speziell gegen Schimmelpilze, die Propylester gegen Sproßpilze wirksam sein.

Wir verwenden die Parabene (Methyl- und Propylester $\overline{aa}$) speziell bei der oralen Soormykose als Aufschwemmung, ferner peroral in einer Dosierung von 3—5mal 0,2 g/Tag als Prophylacticum bei Langzeitbehandlungen von Hämoblastosen. Seither haben wir weit weniger Soorkomplikationen beobachtet.

Die Substanz wird außerordentlich gut vertragen und ist sehr billig. Ich glaube kaum, daß die Substanz genügend wirksam ist, um bei generalisierten Soormykosen Verwendung zu finden. Als Prophylacticum hingegen hat sie sich außerordentlich gut bewährt.

Jodide. Die Wirkungsweise des Jodes bei Pilzaffektionen ist bis heute nicht genau bekannt. Wahrscheinlich handelt es sich lediglich um unspezifische Wirkungen, indem die Gewebsreaktion des Makroorganismus gegenüber den Parasiten verändert wird. Bei den pulmonalen Mykosen sind Jodide wegen des exspektorativen Effektes günstig.

In therapeutischer Hinsicht wird Jod als gesättigte Lösung von Kalium jodidum verwendet. Peroral werden die Jodide in einer Dosierung von 3mal 10 bis 3mal 100 Tropfen verabreicht. Neuerdings werden sogar Behandlungen mit noch höheren Joddosen angegeben, die dann allerdings zu Elektrolytverschiebungen führen (Hypokaliämie, Hyponatriämie bei 30, resp. 24 g Jod innert $2^1/_2$, resp. $3^1/_2$ Wochen, UTZ et al.).

Bei Unmöglichkeit einer peroralen Applikation besteht die Möglichkeit der intravenösen Verabreichung einer halbprozentigen Lösung. Ähnlich wie beim Gentianaviolett injizieren wir anfänglich 1 ml/Tag, evtl. sogar 2mal, und steigern dann täglich um 1 ml bis maximal 2mal 10 ml täglich.

Steroide. Die Steroide als starke Antiphlogistica können sich ungünstig auf eine Pilzinfektion auswirken. Reagiert aber der Organismus übermäßig auf eine Pilzinfektion durch überschießende Schutzmechanismen, kann kurzfristig ein Steroidversuch gewagt werden. Es handelt sich hier um die gleiche Situation wie bei anderen Infektionskrankheiten.

Vitamine. Bei den sekundären Mykosen, welche in der Regel einen Vitaminmangel aufweisen, geben wir regelmäßig zusätzlich Vitamine des B-Komplexes und Vitamin-K.

Penicillin. Wenn eine chirurgische Behandlung der Aktinomykose unmöglich ist, soll immer auch Penicillin versucht werden, und zwar in einer hohen Dosierung von ca. 10—20 Mill. Einheiten pro Tag. Bei chirurgischer Intervention aktinomykotischer Herde soll ebenfalls ein Penicillin-Schutz erfolgen.

Vaccine-Therapie. Bei unseren einheimischen Mykosen kommt der Vaccinebehandlung keine Bedeutung zu. Hingegen können Vaccinen bei tropischen Mykosen, welche eine stark positive Hautreaktion aufweisen, angewendet werden.

Literatur

Bader, G.: Die viszeralen Mykosen. Jena: Gustav Fischer 1965.

Conant, N.F., D.S. Martin, D.T. Smith, R.D. Baker, and **J.L. Callaway**: Manual of Clinical Mycology. Philadelphia u. London: W.B. Saunders Co.. 1955.

Davis, E.F., B.L. Tuma, and **L.C. Lee**: Fungicides. In: Handbook of Toxicology, Vol. V. Philadelphia u. London: W.B. Saunders Co. 1959.

Drouhet, E.: Therapeutique de la Cryptococcose. Internationales Kolloquium über Medizinische Mykologie, Antwerpen, S. 85 (1963).

Edwards, G., and **C. J. P. La Touche**: Bronchopulmonary Mycoses with a new Antibiotic — Pimaricin. Lancet **I**, 1349 (1964).

Fischer, G. W.: Die Soorkomplikationen der Aureomycintherapie im Lichte tierexperimenteller Untersuchungen. Annales universitatis Saraviensis, Saarbrücken 1955.

Gaté, J., et **J. Coudert**: Traitement des Mycoses. Paris: G. Doin & Cie. 1958.

Graciansky, P., et **J. Delaporte**: Accidents à levures des traitements par les antibiotiques. Paris: Masson & Cie. 1956.

Greer, A. E.: Disseminating Fungous Diseases of the Lung. Springfield/Illinois: Charles C. Thomas Publisher 1962.

Hildick, G., **H. Blank**, and **J. Sarkany**: Fungus Diseases and their Treatment. Boston: Little, Brown & Company 1964.

Hoffmann, D. H.: Pilzinfektionen des Auges. Fortschr. Augenheilkunde, Vol. 16. Basel u. New York: S. Karger 1965.

Louria, D. B., and **P. Dineen**: Amphotericin B in Treatment of Disseminated Moniliasis. J. Amer. med. Ass. **174**, 273 (1960).

Mycologie Médicale: Communications et rapports présentés aux Journées de Mycologie 1956, Institut Médicale Paris.

Polemann, G., **T. Wegmann** u. **A. Stammler**: Klinik und Therapie der Pilzkrankheiten. Stuttgart: Georg Thieme 1961.

Salvin, S. B.: Current Concepts of Diagnostic Serology and Skin Hypersensitivity in the Mycoses. Amer. J. Med. **27**, 97 (1959) mit ausführlicher Literatur.

Schirren, C., **H. Rieth** u. **H. Koch**: Tierexperimentelle Untersuchungen zur Pathogenität von Hefepilzen. Arch. klin. exp. Derm. **210**, 86 (1960).

Seeliger, H. P. R.: Use of Serological methods for the Diagnosis of Cryptococcosis. Internationales Kolloquium über Medizinische Mykologie, Antwerpen, S. 69 (1963).

Siegenthaler, W., **G. Keiser** u. **H. U. Zollinger**: Besonderheiten im Verlauf der malignen Erkrankungen des hämatopoetischen- und lymphoretikulären Systems unter zytostatischer Behandlung. Z. klin. Med. **155**, 568 (1959).

Smith, D. T.: Fungus Diseases of the Lungs. Second edition. Springfield/Illinois: Charles C. Thomas Publisher 1963.

Utz, J. P., and **A. Treger**: The Current Status of Chemotherapy of Systemic Fungal Disease. Ann. intern. Med. **51**, 1220 (1959).

Wegmann, T.: Pilzerkrankungen der inneren Organe als Folge von Behandlung mit Antibiotica, unter besonderer Berücksichtigung des Respirationstraktes. Antibiotica et Chemotherapia, Fortschr. 1, 235. Basel/New York: S. Karger 1954.

— Die Pilzerkrankungen der Lunge. In: Handbuch der Inneren Medizin, 4. Aufl., IV. Band, 3. Teil, S. 629. Berlin-Göttingen-Heidelberg: Springer 1956.

— Mykosen der inneren Organe. Ergebnisse der inneren Medizin N. F. Bd. **8**, 457 (1957).

Wilson, J. W.: Clinical and Immunologic. Aspects of Fungus Diseases. Springfield/Illinois: Charles C. Thomas Publisher 1957.

— Intrakutanteste bei Mykosen. Triangel **4**, 30 (1959).

—, and **D. A. Phurkett**: The Fungous diseases of man. University of California Press 1965.

C. Einheimische Mykosen

Von T. Wegmann, St. Gallen

Mit 24 Abbildungen

I. Aspergillose

1. Definition

Die Aspergillose ist eine durch verschiedene *Kölbchenschimmel* verursachte Pilzerkrankung, die speziell den *Respirationstrakt*, die *Nebenhöhlen der Nase* und das *äußere Ohr* befällt. In seltenen Fällen wird auch das *Zentralnervensystem*, wahrscheinlich durch die Lamina cribrosa infolge rhinogener Durchwanderung, erreicht. Ferner sind *generalisierte Erkrankungen* mit Endokarditiden, besonders bei massiver Resistenzverminderung des Makroorganismus, nicht so selten.

Schimmelpilze sind *Opportunisten*. Es hängt vom Terrain ab, ob sie pathogen werden. Aspergillen sind *ubiquitär*. Besonders häufig sind sie auf Heu und siliertem Getreide anzutreffen, ferner bei Haustieren und ganz speziell bei *Wasservögeln*. Als *menschenpathogen* werden verschiedene Aspergillusarten wie A. *fumigatus*, A. *niger*, A. *nidulans* und A. *flavus* beobachtet. Der A. *fumigatus* ist der häufigste Erreger von Lungenerkrankungen. Exponiert sind landwirtschaftliche Berufe.

2. Geschichte

Die Aspergillose wurde zuerst bei den *Vögeln* als Bronchusaspergillose durch Meier im Jahre 1815 beschrieben. Erst 1840 wurde der erste Fall einer *humanen* Lungenaspergillose durch Benett bekannt. In Frankreich wurde diese Affektion durch Renon im Jahre 1897 als erste *Berufskrankheit* der *Taubenfütterer*, welche beim Füttern der Tauben die Körner im Mund zerkleinern und dann von der Lieblingstaube wegpicken lassen, sowie der *Perückenmacher*, welche die Haare zur Entfettung und zur Entstaubung durch den Mund ziehen, bezeichnet [75].

3. Epidemiologie

Die Aspergillose hat bei uns erst seit der Einführung der Antibiotica, also seit ungefähr 20 Jahren, deutlich zugenommen. Sie wird besonders bei kachektisierenden Krankheiten mit aplastischer Anämie, Bronchiektasen, Tuberkulose, Carcinomatosen, Histoplasmosen und speziell nach Behandlung mit Antibioticis, Cytostaticis und Corticosteroiden beobachtet.

Unter 1170 Autopsien von Krebskranken inkl. 274 mit akuten Leukämien am Bethesda-Spital wurden insgesamt 21 Fälle von Aspergillosen festgestellt. Es sind 1,7% aller Patienten mit Carcinom und 5,8% der Patienten mit akuter Leukämie [29].

Am häufigsten waren die Lungen befallen, nämlich in 21 von 22 Fällen, dann folgen Zentralnervensystem [5], Nieren- und Gastrointestinaltrakt [3], Herz, Leber und Thyreoidea [2] und die Milz [1]. 7 Fälle wiesen eine disseminierte Form auf, wovon 5 eine Beteiligung des Zentralnervensystems.

Häufig treten kurz vor dem Tode *Superinfektionen* auf (Septicämie mit Koli, Staphylokokken etc., Pneumonie mit Soor, Staphylokokken oder urogene Infektionen mit Coli, Staphylococcus, Candida oder Hautinfektionen). Solche Superinfektionen sowie die Aspergillose selbst tritt bei den allermeisten Fällen erst in der letzten Woche vor dem Tode auf.

Nach anderen Autoren sterben 50% der Leukämien an Mykosen, speziell an Soor, Aspergillus, Kryptokokken und Mucor (GRUHN und SANSON) [29].

4. Pathogenese

Es erhebt sich die Frage, wie die allgemein angeschuldigten Substanzen (Antibiotica, Steroide, Antimetaboliten) die Pilzinfektion begünstigen. Die Erklärung ist nicht ganz einfach. Die meisten Patienten mit einer Hämoblastose oder einem Carcinom erhalten diese Substanzen in den letzten Monaten ihres Lebens. Möglicherweise wirken diese Substanzen gar nicht direkt gegen die Abwehrkraft des Makroorganismus, sondern *erlauben der Neoplasie ein längeres Wachstum*, indem sie das Leben des Patienten verlängern und dadurch die Abwehrkraft reduziert wird. *Tierexperimentell* konnte nachgewiesen werden, daß Aspergillosen bei behandelten leukämischen Tieren häufiger vorkommen als wenn sie gar nicht behandelt werden (KICK). Die Antimetaboliten führen ja häufig zu einer Granulocytopenie. In den meisten Fällen liegt tatsächlich kurz vor dem Tod eine Leukopenie vor.

Aus *Tierversuchen* ist bekannt, daß Cortison die Empfänglichkeit von Mäusen Aspergillus- oder Candida-Infektion gegenüber steigert. Die Bedeutung der Antibiotica im Tierversuch und in der Klinik ist auch noch nicht ganz scharf umrissen. Möglicherweise bewahren sie den Organismus durch Schutz vor anderen Bakterien, so daß antibiotisch resistente Mikroorganismen Fuß fassen können. Das gilt nicht nur für Pilzinfektionen sondern z. B. auch für Pseudomonas-Infektionen, die ja bei Patienten mit neoplastischen Krankheiten auch häufiger gefunden werden.

Die ante morte Diagnose einer sekundären Aspergillose kann äußerst schwierig sein und wurde in der vorliegenden Serie von 22 Patienten nur 2mal gestellt. Das klassische *Mycetom* bildete sich nie aus, dafür der *septicämische* Typ. Auch ist das Sputum meistens negativ. In dieser Serie wurden 13 Sputumkulturen angelegt, wovon nur eine positiv war.

5. Klinik

a) Klinische Formen. *Klinische Einteilung der Aspergillosen*

1. *Aspergillom:*	primär selten, sekundär relativ häufig
2. *Pulmonale Aspergillose:*	Bronchopneumonien, akute miliare Form
3. *Bronchiale Aspergillose:*	allergische und nicht allergische Form
4. *Disseminierte Formen:*	Pilzsepsis, Endokarditis, ZNS etc.

1. Aspergillom

Das Aspergillom äußert sich durch oft *jahrelange, rezidivierende Blutungen* sowie durch einen charakteristischen *Röntgenbefund: kugelige Gebilde mit Luftsichel,* meistens im Oberfeld der Lunge [2, 3, 4, 22].

Über die *Pathogenese* herrscht noch keine einheitliche Auffassung. DÉVÉ [17] hat das Krankheitsbild im Jahre 1938 erstmals beschrieben unter der Bezeichnung *Mégamycetome intrabronchéctasique.* MONOD [vgl. 48] prägte 1952 die Bezeichnung *Aspergillome bronchéctasiant.* Er brachte damit zum Ausdruck, daß zuerst in einem Bronchus die Ansiedlung des Pilzes erfolgt, der dann sekundär durch sein Wachstum zur Erweiterung des Bronchus und zur umschriebenen Bronchiektasie führt. BRUNNER [9, 10] hat anhand von 2 Beobachtungen darauf hingewiesen, daß es sich auch um *angeborene Lungencysten* handeln könne, indem sich sekundär von den Luftwegen aus Schimmelpilze angesiedelt haben. Er konnte den Beweis erbringen, daß 4 Jahre vor dem Auftreten eines sog. Aspergilloms bei einem damals 7jährigen Kinde eine lufthaltige Lungencyste von gleicher Größe vorhanden war, die sekundär von Schimmelpilzen besiedelt wurde. Es gelang BRUNNER, an einer Röntgenserie nachzuweisen, daß in einer zartwandigen Cyste vom Bronchus her die Besiedlung der Höhle mit Schimmelpilzen erfolgt ist. Die Pilze blieben zunächst am Boden der Cyste und führten zu einer entzündlichen Reaktion in der Cystenwand. Dadurch kam es zu einer Verdickung der unteren

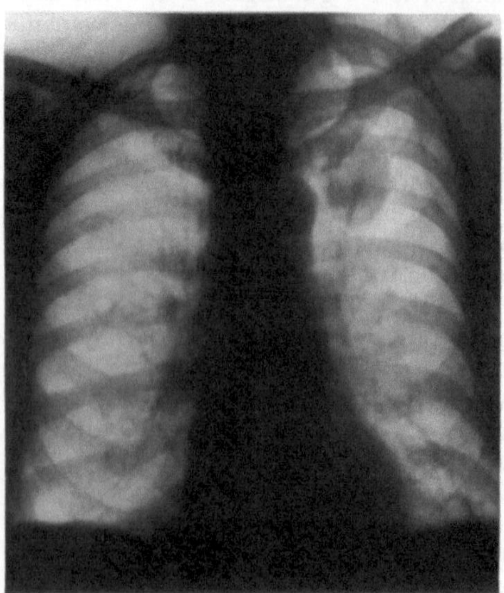

Abb. 1. H.E., 1876. Aspergillom, Übersicht

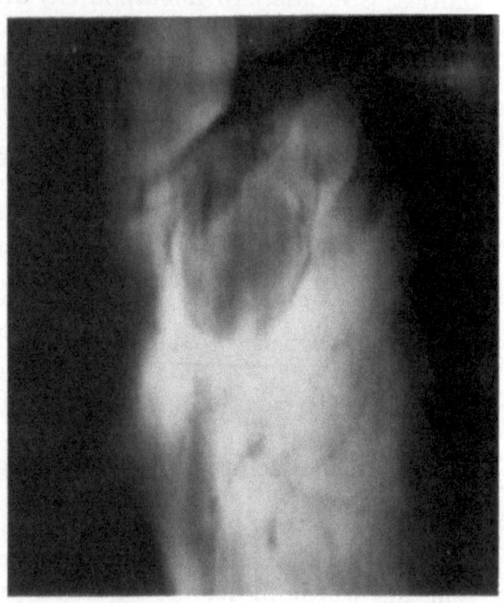

Abb. 2. Gleicher Fall, Tomogramm

Wand. In den folgenden 2 Jahren haben die gewucherten Pilzmassen das Innere der Cyste fast ganz ausgefüllt. Die entzündliche Reaktion in der Umgebung hat auch zugenommen. $^1/_2$ Jahr später war die Cyste bis auf einen schmalen Luftmantel ganz mit Schimmelpilzen ausgefüllt. Da die ursprüngliche Cyste schon die gleiche Größe hatte wie die spätere Pilzmasse, ist damit der Beweis erbracht, daß die Pilzrasen keine bronchiektasierenden Wirkungen ausüben, wie MONOD u. Mitarb. angenommen haben.

Es ist wohl am einfachsten, wenn man primäre und sekundäre Aspergillome unterscheidet: Die seltenen primären Aspergillome wären demnach auf einen intrapulmonalen Pilzball zu reservieren, währenddem die häufigen, sekundären Aspergillome nichts anderes darstellen als durch Aspergillen besiedelte präformierte Höhlenbildungen wie Cysten, tuberkulöse Kavernen, Infarktkavernen, Carcinomkavernen etc.

Die *Differentialdiagnose des Lungenaspergilloms* betrifft Lungenabsceß, zerfallendes Carcinom, Echinococcuscyste, Infarktkaverne, Bronchiektasen, Torulom, „Rundherde" (Paraffinom etc.).

Kasuistik

Fall 1: *Sch. R., 1901.* Lungenabsceß, besiedelt mit A. fumigatus.

Thoraxaufnahme: Obergeschoßtuberkulose rechts. Mehrmalige TV und Kulturen auf Tbc negativ. Im Sputum Aspergillus fumigatus nachgewiesen. Senkung 34/46 mm. Leukocyten 12000. Eosinophilie von 4,5%. Antibiotische Behandlung. Rückgang der Senkung.

Bei der 2. Hospitalisation Eosinophilie wiederum 4,5%. Keine Leukocytose mehr. Senkungsrückgang auf 8/16 mm.

Diagnose: Nicht spezifische Kavernenbildung in der rechten Spitze. *Superinfektion mit Aspergillus fumigatus.*

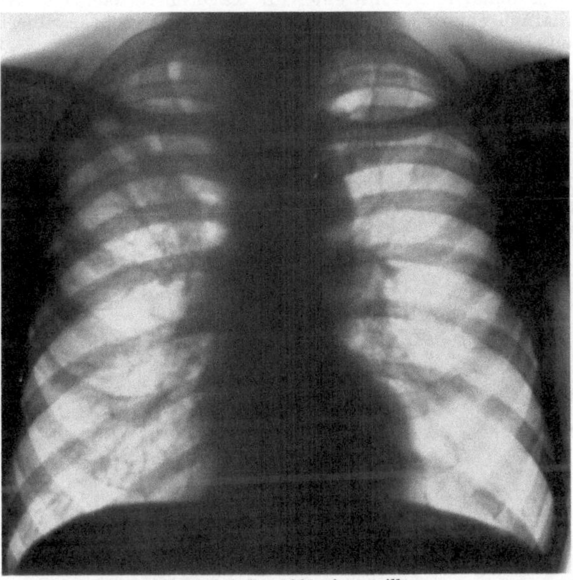

Abb. 3. Sch.R., 1901. Aspergillose

Fall 2: *Sch. L., 50jährig (Dr. Steinlin).*

Zufallsbefund bei einer Röntgenuntersuchung: Aspergillom. Nachweis von *Aspergillen nur im Magensaft.*

Operation (Dr. Amgwerd): Bronchiektatische Cyste bei einer stenosierenden Endobronchitis tuberculosa. In der Cyste ein typisches Aspergillom (Dr. R. Siebenmann).

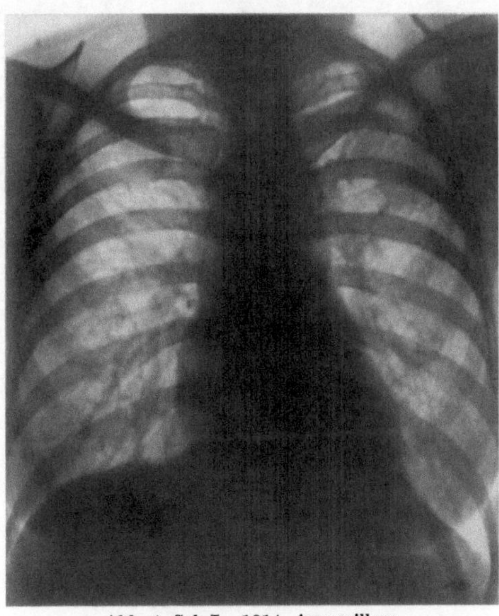

Abb. 4. Sch.L., 1914. Aspergillom

Fall 3: *D. S. L., 1923* (PD. Dr. Amgwerd, Chefarzt, Chirurgische Klinik).

Bronchiektatische Kavernen mit Aspergillom.

Bei dem 42jährigen Italiener wurde als Zufallsbefund eine Verschattung im rechten Lungenoberfeld festgestellt. Thorax und Tomogramme vom 17. August 1965: handtellergroße Verschattung infraclaviculär rechts mit einer für Kaverne verdächtigen Aufhellung.

Unter der Annahme einer chronischen Pneumonie im rechten Oberlappen erfolgte die Resektion desselben (Dr. Amgwerd).

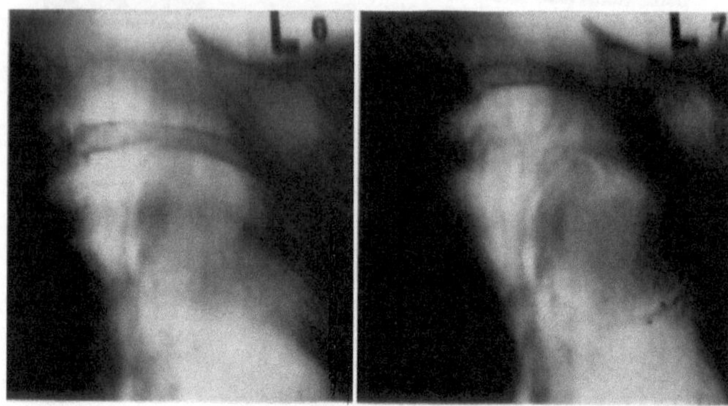

Abb. 5. Gleicher Fall, Tomogramm

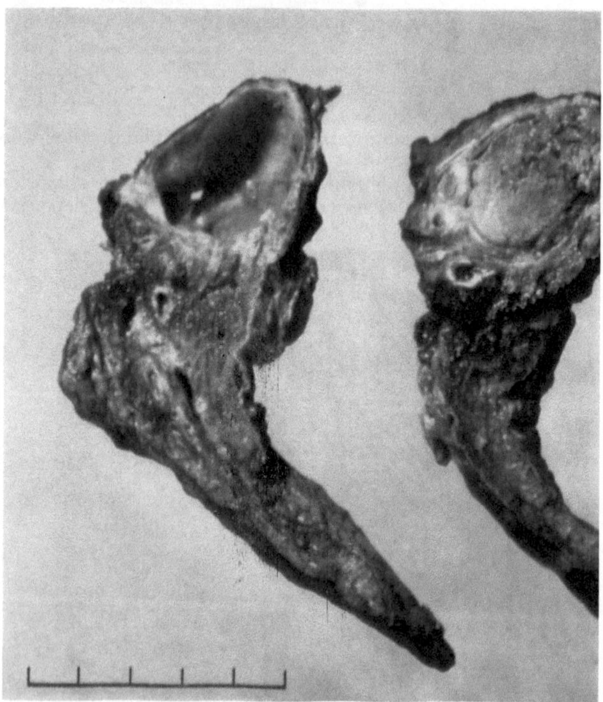

Abb. 6. Gleicher Fall, Präparat

Makroskopisch war im rechten Oberlappen ein gut hühnereigroßer knotiger Tumor zu tasten, der sich auf der Pleura vorbuckelt. Auf einem orientierenden Schnitt sieht man auf dem tumorartig verdichteten Gebiet eine Infiltration des Lungengewebes mit gefleckter, bräunlich-schwärzlicher Schnittfläche und mit bindegewebigen narbigen Zügen. Kirschgroße Kaverne, die mit bröckligen bräunlichen Massen ausgefüllt ist.

Mikroskopisch bestehen die bräunlichen Massen aus Fragmenten eines Aspergilloms.

Pathologisch-anatomische Diagnose: Unspezifische chronische Pneumonie mit eitrigen Bronchiektasen und Abscessen sowie unspezifischer, wahrscheinlich bronchiektatischer Kaverne mit Aspergillom (PD. Dr. R. SIEBENMANN, Chefarzt, Pathologisches Institut).

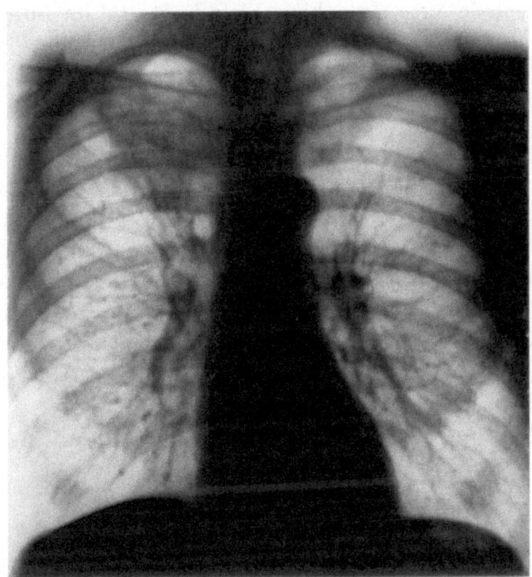

Abb. 7. D.S.L., 1923. Lungenaspergillose, Thoraxaufnahme 1. 9. 1965.

Fall 4: *L. J., 1923* (PD. Dr. Amgwerd, Chefarzt, Chirurgische Klinik).

Cystitische Bronchiektase mit Aspergillom.

1950 Lungentuberkulose des rechten Oberlappens. Pneumothoraxbehandlung. Spätere Sanatoriumsaufenthalte 1950, 1951, 1952, 1953.

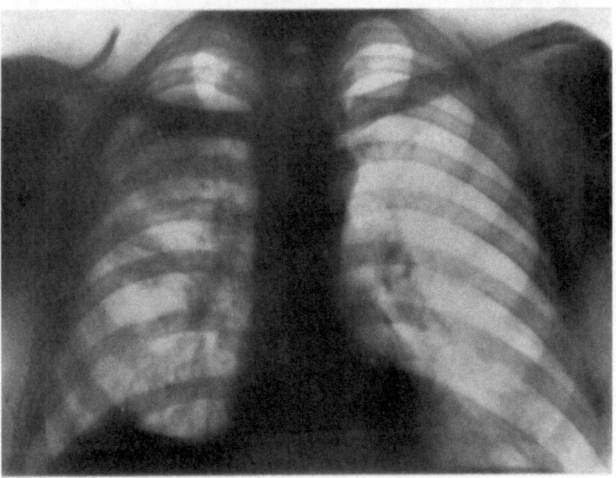

Abb. 8. L.J., 1923. Aspergillom

Seit 1955 Haemoptoe in unregelmäßigen Abständen. Sputum Tbc negativ. Pilze nie nachgewiesen.

Einweisungsdiagnose: Persistierende Lungenblutungen bei Tbc-Restkaverne des rechten Oberlappens.

Thoraxaufnahme und Tomogramme: Restkaverne in der Basis des rechten Lungenoberlappens.

Unter dieser Diagnose erfolgte die Resektion des posterioren Oberlappensegmentes rechts.

Histologisch fand man eine kirschgroße cystische Bronchiektase mit Aspergillom und unspezifischer Mantelpneumonie. Eine Tuberkulose war nicht nachzuweisen.

Mikroskopisch zeigte der Ableitungsbronchus lediglich eine unspezifische chronische Bronchitis, die Kaverne eine erhaltene sehr dünne homogene Basalmembran. Lumenwärts erkennt man größtenteils intakte Bronchialschleimhaut und im Lumen typische Aspergillusdrusen. Herdförmige adenomatöse Pneumonie und vereinzelte kleine Fettfremdkörpergranulome (PD. Dr. R. Siebenmann, Chefarzt, Pathologisches Institut).

2. *Pulmonale Aspergillosen*

Akute Bronchopneumonien habe ich nur kurz vor dem Exitus beobachten können. Da solche Pneumonien im Gegensatz zum Aspergillom weder in klinischer noch in röntgenmorphologischer Hinsicht irgendwelche Besonderheiten aufweisen, möchte ich lediglich das Bild einer ausgedehnten *hämorrhagischen Pneumonie* mit Aspergillus fumigatus bei einer Agranulocytose nach Irgapyrin zeigen (E. J., 1895). Bei der Autopsie fand man außerdem noch eine Aspergillus-Sepsis mit Herden in Leber, Nieren, Milz sowie agranulocytotischen Ulcera im unteren Ileum und im Zökum.

Gar nicht so selten sind *chronische Pneumonien.*

Wie schwierig die Diagnose einer *Aspergillose* sein kann, soll folgende Beobachtung darlegen:

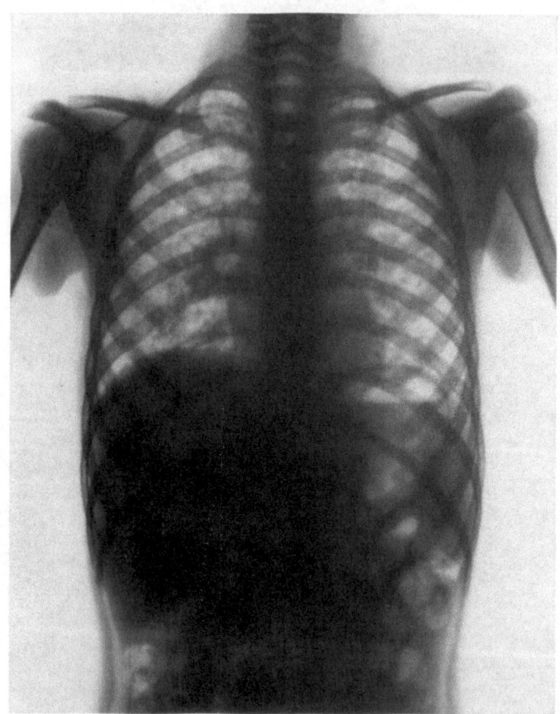

Abb. 9. W.E., 1954. Akute Lungenaspergillose, Thoraxaufnahme 5. 8. 1963

Fall 5: Der 1959 geborene Knabe mußte wegen subfebril bis febriler Temperaturen und gelegentlich trockenem Husten bei ungestörter Atmung und gutem subjektivem Befinden mehrmals im Kinderspital Zürich* hospitalisiert werden. Bei der 4. Hospitalisation im Jahre 1964 wurde ein Lungenbefund im Bereiche des rechten Oberfeldes (massive Verschattung)

* Herrn Prof. A. Prader, Direktor der Universitäts-Kinderklinik Zürich, danke ich für die fortlaufende Orientierung sowie für die Überlassung der Krankengeschichte.

sowie eine vermehrte Hiluszeichnung beidseits, besonders rechts, festgestellt*. Der Status zeigte außer einer Dämpfung im Bereiche der rechten Spitze, ohne Rasselgeräusche bei der Auskultation, nichts Besonderes. Die Senkung war stark erhöht auf 75/110 mm; ferner bestand eine Anämie von 50% und eine Leukocytose von 12000 mit einer Linksverschiebung von

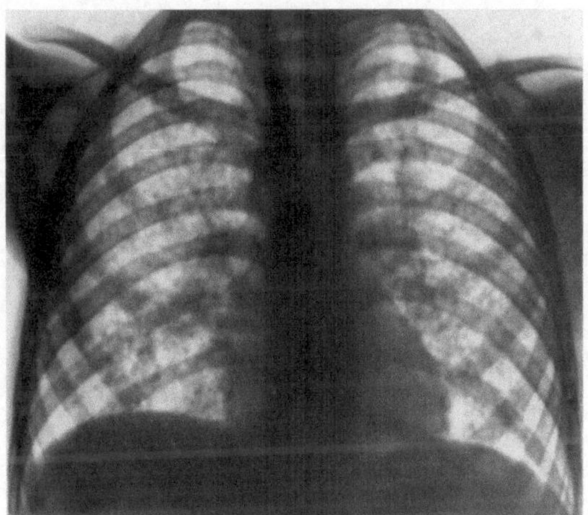

Abb. 10. Gleicher Fall, Thoraxaufnahme 16. 8. 1963

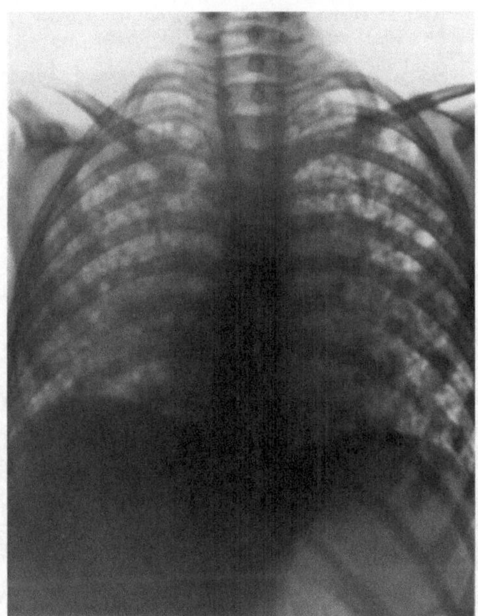

Abb. 11. Gleicher Fall, Thoraxaufnahme 24. 8. 1963

30% Stabkernigen. Außerdem konnte eine mäßige Hypoproteinämie mit Vermehrung der Alpha-1 und 2 und Gammafraktion nachgewiesen werden. In der Immunelektrophorese waren alle Immunglobuline gleichsinnig vermehrt.

---

* Herrn Prof. A. PRADER, Direktor der Universitäts-Kinderklinik Zürich, danke ich für die fortlaufende Orientierung sowie für die Überlassung der Krankengeschichte.

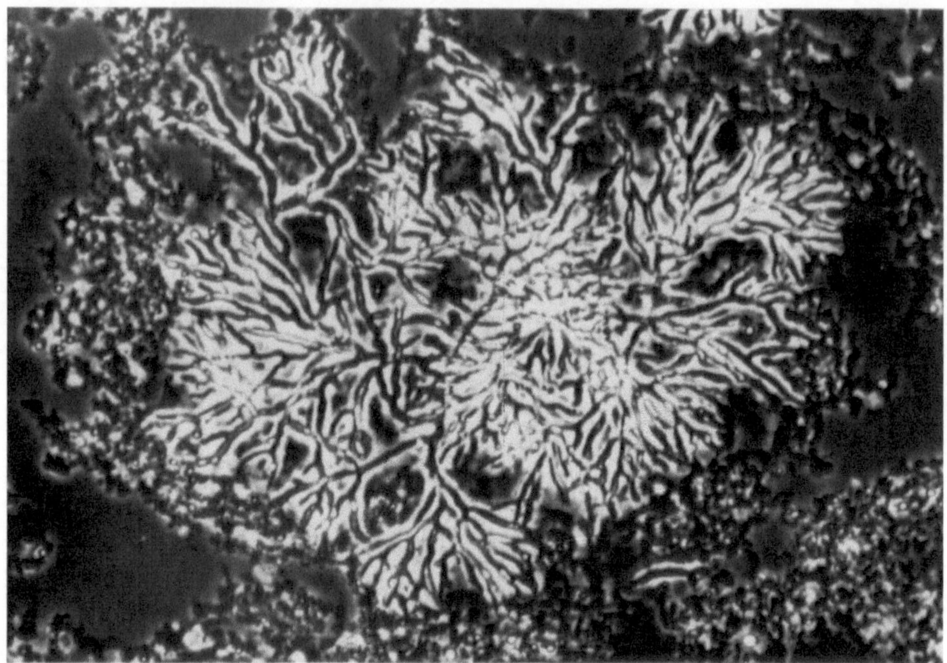

Abb. 12. Gleicher Fall, Pilzrasen aus den Lungen

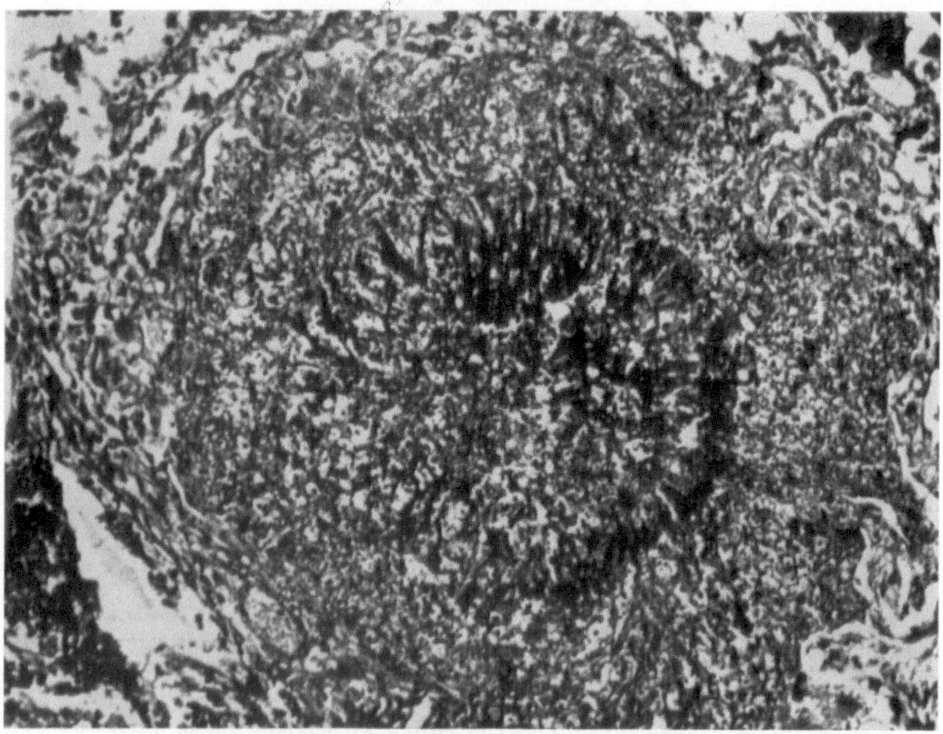

Abb. 13. Gleicher Fall, Pilzrasen im Zentrum eines Nekroseherdes

Nachdem schon seit der letzten Hospitalisation im Bronchialsekret *Aspergillus nidulans* gefunden worden war, wurde wiederum in dieser Richtung untersucht. Dieselbe Aspergillusart konnte wiederum im Bronchialsekret und zwei Lungenpunktaten sowie im Stuhl nachgewiesen werden, währenddem der Pilz weder im Urin noch in Sputumkulturen vorhanden war.

Es wurde eine Behandlung mit *Pimafucin* (Pimaricin) 3mal täglich 1 mg eingeleitet, ohne wesentliche Beeinflussung des Krankheitsbildes. Besonders hervorzuheben ist, daß dieser Knabe keine Vorbehandlung mit Prednison oder Cytostaticis erhielt. Es wurde lediglich einmal während einer kürzeren Periode Chloramphenicol verabreicht, das dann allerdings zu einer Knochenmarkhypoplasie führte. Eine zusätzliche Abwehrschwäche wurde aufgrund der Anamnese mit den verschiedenen Infekten wiederholt postuliert, war aber nie zu beweisen.

Leider ist der Knabe inzwischen gestorben, ohne daß eine Sektion erfolgte.

Fall 6: Noch größere diagnostische Schwierigkeiten bereitete uns ein Knabe mit einer *akuten Lungenaspergillose*. Der 1954 geborene Knabe trat erstmals im März 1962 wegen eines Status febrilis in unsere Klinik. Er gab an, seit 4 Wochen an Müdigkeit, Schlaflosigkeit und an Inappetenz zu leiden. Unter Temperatursteigerung kam es zu zunehmendem trockenem Reizhusten, später zu Stechen im Bereiche der rechten Thoraxseite. Bei dem blassen subfebrilen Knaben fanden wir einen pneumonischen Befund rechts basal. Die Thoraxaufnahme vom März 1962 ergab eine Hilusvergrößerung rechts sowie supradiaphragmal rechts einen weichen Herdschatten mit streifiger Verbindung zum zugehörigen Hilus. Die Senkung betrug 110/120 mm (Westergreen), Hämoglobin 67%, Leukocyten 10400 mit 28% Stabkernigen und 13% Monocyten. Die serologischen Untersuchungen waren alle negativ, ebenso die Tuberkulinproben. Die Lumbalpunktion ergab 4 Zellen. Magensaft direkt: Tuberkelbacillen negativ, Kulturen und Tierversuch auch im Magensaft negativ.

Wegen Verdachtes auf eine *tuberkulöse Primoinfektion* erfolgte eine Behandlung mit Isoniacid und Paraaminosalicylsäure. Verschwinden der Temperaturen, Rückgang der Senkung auf 19/43 mm. Die Thoraxaufnahme vom April 1962 zeigte lediglich noch einen vergrößerten Hilus rechts. Der Knabe wurde dann unter dieser Medikation zu einer Höhenkur entlassen.

Am 15. Juli 1963, d. h. 16 Monate nach der ersten Klinikaufnahme, erfolgte die zweite Hospitalisation wegen eines akuten Status febrilis mit grob-miliarem Lungenbild von weichen Fleckschatten. Aufgrund der Vorgeschichte wurde eine tuberkulöse Streuung angenommen. Unter der Behandlung mit der üblichen Dreierkombination PAS, Rimifon, Streptomycin kam es zu einer Entfieberung und Besserung des Allgemeinzustandes. Die Thoraxaufnahme vom 22. Juli ergab eine weitgehende Rückbildung der Veränderungen. Am 5. Juli kam es erneut zu einem massiven Temperaturanstieg trotz zusätzlicher Gabe von Corticosteroiden. Die intermittierenden Temperaturen hielten an und die neue Röntgenaufnahme zeigte überraschenderweise wieder doppelseitige ausgedehnte fein- bis mittelgrobfleckige Verschattungen. Leberpunktion, Biopsie eines Halslymphknotens. Sternalpunktion sowie sämtliche Agglutinationen einschließlich auf Toxoplasmose und Listeriose fielen negativ aus. Rheumaserologie negativ. Mantoux 1:100 negativ. Im Magensaft keine Tuberkelbacillen. Bronchoskopisch fand man miliare Knötchen, deren Biopsie nur eine unspezifische Entzündung ergab. Wegen des schlechten Allgemeinzustandes mußte auf eine Lungenbiopsie verzichtet werden. Wegen erneuter unbeeinflußbarer Temperaturen von untermittierendem Charakter wurde in der Annahme einer Tuberkulose mit völlig resistenten Keimen die tuberkulostatische Therapie auf Cycloserin und Viomycin umgestellt, jedoch ohne Erfolg. Eine Thoraxaufnahme vom 24. August, 3 Tage vor dem Exitus, ergab eine sehr massive doppelseitige grobknotige Herdbildung ohne Bevorzugung spezieller Lungenabschnitte.

Zu erwähnen ist noch, daß die Leukocyten am 16. August 13300 mit einer Linksverschiebung von 48% betrugen und am 21. August nur noch 150 und am 28. August 100 pro ccm. Es entwickelte sich eine schwerste asthmoide Bronchitis und Dekompensation eines Cor pulmonale mit Exitus an Kreislaufversagen.

Klinische Vermutungsdiagnose: Retikulosarkom der Lungen. Medikamentöse Agranulocytose.

Bei der *Autopsie* fand man eine ausgedehnte *doppelseitige Mykose der Lungen*, deren Erreger als Aspergillus fumigatus kulturell identifiziert werden konnte. Im rechten Lungenunterlappen fand sich eine bohnengroße ältere Kaverne, die durch Bronchusdrainage gereinigt war. Anhaltspunkte für einen tuberkulösen Prozeß waren ebensowenig vorhanden wie für einen anderen Grundmorbus im Sinne einer Collagenerkrankung oder eines Tumors.

Vom klinischen Standpunkt aus sind verschiedene *Fragen* ungeklärt.

1. Aus welchen Gründen kommt es ohne vorbestehendes Grundleiden, ohne Infekt und ohne Traumatisierung, zu einer pulmonalen Aussaat eines an und für sich saprophytären Erregers in den Bronchialbaum? Die früheren elektrophoretischen Befunde waren normal. Das kurz vor dem Tod entnommene Blut ergab ein partielles Antikörpermangelsyndrom, so daß wir annehmen müssen, daß es sich um einen *sekundär erworbenen Antikörpermangel* handelt. Es ist möglich, daß dieses partielle Antikörpermangelsyndrom Ursache der Resistenzvermin-

derung und dadurch der Manifestierung der Mykose war. Allerdings wäre dann eine generalisierte Aussaat zu erwarten, die nicht allein die Lunge betreffen würde.

2. War die Ersterkrankung im Frühjahr 1962, welche als tuberkulöse Primoinfektion gedeutet wurde, bereits der Ausdruck einer *Aspergillus-Primärinfektion.* Die aerogene Primoinfektion der Lungen mit Aspergillen ist bekannt bei gewissen Berufsgruppen. In solchen Fällen handelt es sich aber um fortgesetzte massive Expositionen gegenüber Aspergillen. In der Literatur sind keine Fälle bekannt geworden, in denen eine Primärinfektion der Lungen unter einem bipolaren Bild verläuft, ähnlich wie bei der Tuberkuloseprimoinfektion. Trotz negativer Tuberkulinproben entschlossen wir uns bei der Ersterkrankung zu einer tuberkulostatischen Therapie. Histologisch handelt es sich bei der erwähnten Kaverne im rechten Lungenunterlappen nicht um eine tuberkulöse Kaverne. Möglicherweise entspricht der Befund einer Restkaverne als Residuum der früher an dieser Stelle beobachteten Pneumonie mit sekundärer Besiedelung durch Aspergillen. Der akute Bronchialeinbruch, der zur bronchogenen Aussaat führte, erfolgte unter stürmischen klinischen Erscheinungen im Juli 1963. Gefäßeinbrüche, die bei der Aspergillose im allgemeinen rasch auftreten, sind bei unserem Knaben erst kurz vor dem Exitus erfolgt, wodurch das Fehlen von hämatogenen Streuherden erklärt wird.

3. Generalisierte Aspergillosen mit vorwiegender Lungenbeteiligung sind bei antibiotischer Behandlung in Kombination mit Steroiden allgemein bekannt. Besonders bei Agranulocytose sind solche Komplikationen gar nicht selten. In unserem Falle ist aber die *Agrunalocytose* erst wenige Tage vor dem Tod aufgetreten, während die Lungenveränderungen bereits bei durchwegs normalen hämatologischen Verhältnissen vorlagen.

4. Bis heute sind in der Literatur nur ganz vereinzelte *akute Lungenaspergillosen* beschrieben worden (Hertzog, Smith und Goblin; Hamil [vgl. 74].

5. Auffallend ist die Morphologie der letzten Röntgenaufnahme wenige Tage vor dem Tode. Röntgenmorphologisch muß es sich um ganz *peripher gelegene Aspergillusherde* gehandelt haben, wie sie auch bei pathologisch-anatomisch verifiziert werden konnten. Bei einer bronchogenen Streuung wird die Peripherie der Lungen im allgemeinen nur dann erreicht, wenn der Patient unter einer *Überdruckatmung* steht. In diesem Falle hatte allerdings der Knabe während seiner letzten Krankheitstage so forciert geatmet, daß ein solcher Mechanismus möglich wäre. Daß der Tod an Ateminsuffizienz erfolgte, beweisen die mikroskopischen Lungenpräparate, in welchen nur noch ganz wenige freie Alveolen vorhanden waren.

Trotz verschiedenster Überlegungen bleibt noch manche Frage offen. Wie so häufig bei Pilzaffektionen waren auch hier Kulturen von Magensaft und Bronchialsekret sowie das bronchoskopisch entnommene Biopsiepräparat negativ.

3. Bronchiale Aspergillose

Die *allergische Form* der Bronchusaspergillose mit flüchtigen Lungeninfiltraten und akuten Exazerbationen, Blut- und Sputumeosinophilie, Aspergillen im Auswurf, positiven Hauttesten und Serumreaktionen wurde von englischen Autoren genauestens beschrieben [11, 34]. Ich selbst verfüge über keine entsprechenden Beobachtungen.

Die *nicht-allergische Form* der Bronchitis aspergillina ist ganz unspezifisch. Wir treffen sie gar nicht so selten an bei kachektisierenden Krankheiten, die mit Antibioticis oder Antimetaboliten vorbehandelt wurden. In diagnostischer Hinsicht sind im Sputum und im bronchoskopisch entnommenen Sekret massenhaft Aspergillen nachzuweisen. Diese Form der spastischen, nicht allergischen Bronchitis aspergillina wird offenbar nur bei stark reduzierten Individuen angetroffen. Eine Sonderform stellt die *obstruierende mucomembranöse Form dar* [47a].

4. Disseminierte Formen

Die *Sepsis aspergillosa* kommt vor allem bei Kindern vor, und zwar besonders im Säuglingsalter [11]. Bei einer Zusammenstellung von Berkel u. Mitarb. [5] werden unter 29 Fällen von Kinderaspergillosen insgesamt 17 Leukämien als Grundkrankheit beobachtet. Hier werden also wieder die klassischen Vorbedingungen erfüllt, daß wegen einer schweren Grundkrankheit Steroide, Antibiotica und/oder Cytostatica verabreicht wurden.

Das gleiche gilt für die von uns beobachteten Fälle von Erwachsenen:

Fall 7: So konnten wir bei einem 1900 geborenen Mann (L. A., 1900), den wir wegen einer *Monocytenleukämie* mit symptomatischer sideroachrestischer Anämie mit Breitspektrumantibiotica und Steroiden sowie Desferal behandelten, autoptisch eine Aspergillus-Sepsis mit Pilzmyokarditis, Peri- und Endokarditis, Aspergillus infizierten Lungenembolien und infaktoiden Pilzpneumonien des rechten Oberlappens beobachten. Ferner waren embolische Pilzmetastasen in Hirn und Nerven vorhanden.

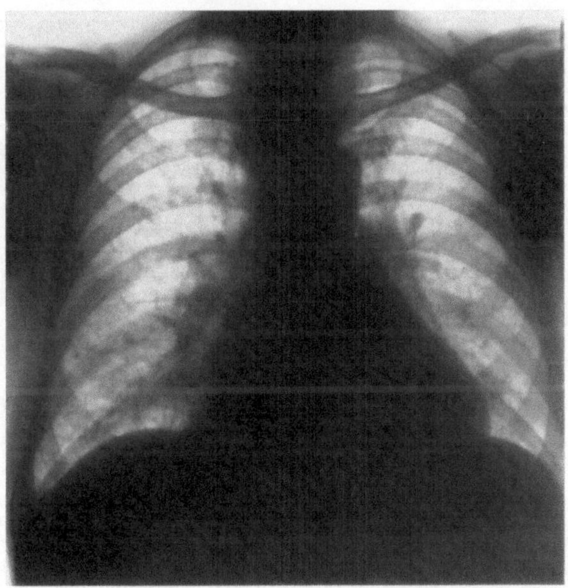

Abb. 14. L.A., 1900. Aspergillose

Fall 8: Bei einem anderen (E. J.), 1895 geborenen Mann entwickelte sich im Anschluß an eine Irgapyrin-Behandlung eine *Agranulocytose* mit schwerer nekrotisierender Angina sowie eine Staphylokokken-Enteritis. Autoptisch fand man eine Aspergillus-Sepsis mit Herden in Leber, Nieren und Milz sowie eine ausgedehnte hämorrhagische Pneumonie. Wie eingangs erwähnt, handelt es sich bei diesen Fällen um nichts Außergewöhnliches. Ein entsprechendes Grundleiden sowie eine entsprechende Vorbehandlung hat das Terrain für das Angehen der Aspergillus-Sepsis geschaffen, welche sich erst kurz vor dem Tode entwickelte. Charakteristischerweise hat sich sub fine noch eine bakterielle Superinfektion (Staphylokokken) entwickelt.

6. Aspergillose und Tuberkulose

Es ist auffallend, daß bei den Lungenaspergillosen, die im Anschluß an eine Lungentuberkulose auftreten, selten Tuberkelbacillen gefunden werden sobald Aspergillen vorhanden sind. Wir selbst verfügen über 3 solche Beobachtungen.

Janke [38] berichtet in seiner Arbeit: „Zur gegenseitigen Beeinflussung von Tuberkulose und Aspergillose“ (Mykosen 8, 77 (1965) über einen 6jährigen Knaben mit einer letalen Tuberkulosepsis und pulmonaler Aspergillose. Die Sektion ergab umschriebene Nekrosen in Lungen, Leber, Milz, Nebennieren und Gehirn mit massenhaft Tuberkelbacillen. In den Nekrosen der Lunge hingegen konnten keine Tuberkelbacillen nachgewiesen werden. Erklärung:

Fall 9: Besonders interessant in diesem Zusammenhang ist Frau E. B. (vgl. Abb. 14a—17), die im Anschluß an eine langdauernde Cortison- und Antibiotica-Therapie wegen *Lupus erythematodes disseminatus* eine *offene Lungentuberkulose* entwickelte. Als dann die Tuberkelbacillen aus dem Sputum verschwunden waren, traten rezidivierende Haemoptoen auf und an Ort und Stelle der alten tuberkulösen Erkrankung im rechten Mittelfeld konnte tomographisch ein typisches Aspergillom nachgewiesen werden. Die folgende Aufstellung zeigt den Verlauf:

1933—1956 Rezidivierende „rheumatische“ Beschwerden v. a. Fingergrundgelenke und große Gelenke.
1938 zusätzlich Perikarditis.

1957 Charakteristische Veränderungen einer PCP mit Fieber und Hepatosplenomegalie. Durch Nachweis von LE-Zellen im Blut Diagnose eines Lupus erythematodes visceralis und Therapie mit Penicillin und dauernd 10 mg Deltacortril.

1961 Kavernöse Lungentuberkulose rechtes Mittelfeld mit positiven Tbc-Kulturen aus dem Sputum. Therapie: PAS, Streptomycin, Rimifon und Dauermedikation von 10 mg Deltacortril. Bei Entlassung Juli 1961 Tbc-neg.

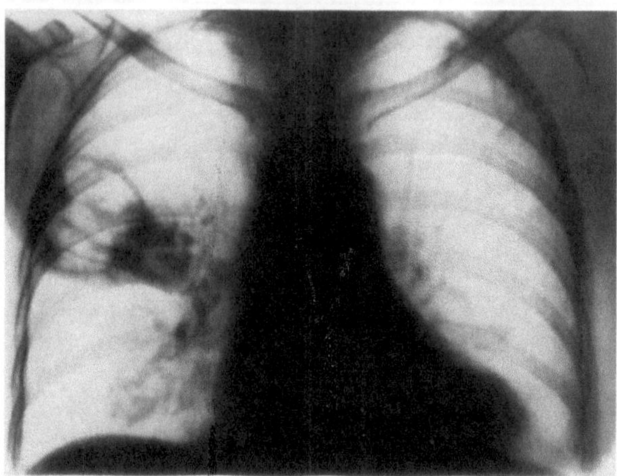

Abb. 14a. E. B., 1907. Tbc

1965 *Rezidivierende Haemoptoe.* Kein Nachweis einer aktiven Tuberkulose. Zunahme der Verschattung im Bereich der alten Tbc-Kavernen im Vergleich zu 1964. Therapie: Tebafen, kurzdauernd Chloromycetin und weiter Deltacortril 7,5 mg/Tag.

1966 Zeitweise starke Haemoptoe mit Verschlechterung des AZ. Tachykardie, Dyspnoe, Ödeme.
Röntgenologisch rundes Infiltrat rechter Mittellappen. Wegen der klassischen Vorgeschichte klinischer Verdacht auf bronchiektasierendes Aspergillom*. Tomogramm: Luftsichel.

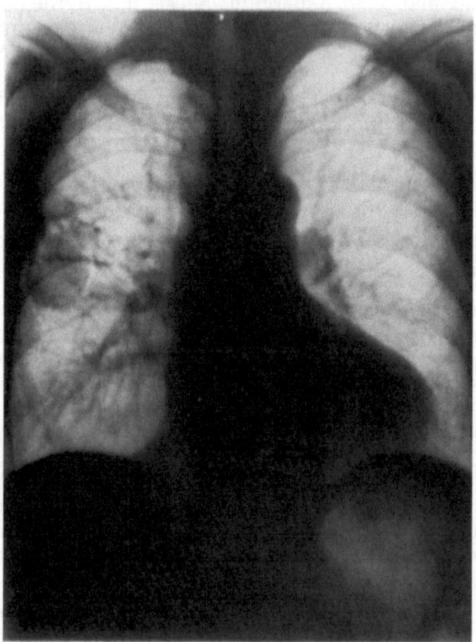

Abb. 15. E.B., 1907. Aspergillom

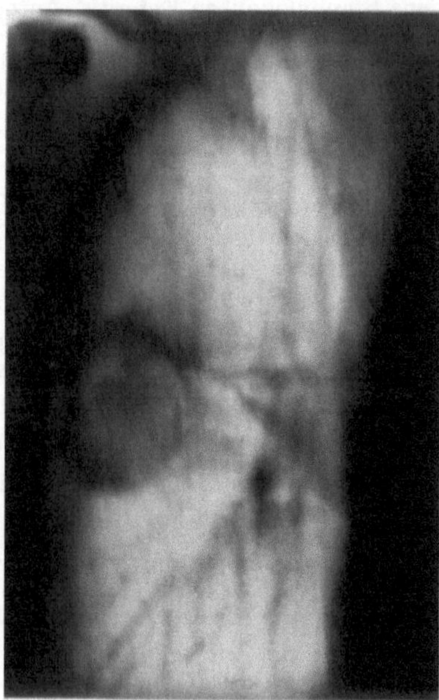

Abb. 16. Gleicher Fall, Tomogramm

Sputum: TB negativ, Aspergillen negativ.
Magensaft: TB negativ, Aspergillen negativ.
Hauttest mit Aspergillin negativ.
Agargelpräcipitation ++ (Dr. de Haller).
Thrombelastogramm: keine systemische Hyperfibrinolyse. Hämatologisch: Blutungs- und Gerinnungszeit im Bereiche der Norm. Quick 50%, Thrombocyten 95000.
Lungenscintigraphie: Mittels i. v. Injektion von 250 mikro Curie Serum Albumin Partikel (mit ^{131}J markiert).

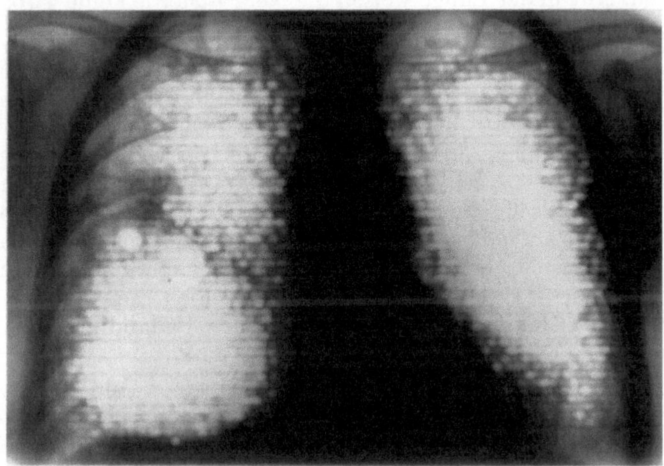

Abb. 17. Gleicher Fall, Szintigramm

Die totale Menge des injizierten Proteins betrug dabei ca. 0,5 mg die Zahl der Partikel, die die Mikroembolien in den Lungencapillaren bilden ca. 125000.
Die Zone der relativ geringeren Aktivität im Scintigramm, die zwischen dem Aspergillom und dem Hilus zu sehen ist (weniger dichte Druckmarken, bzw. Lichtimpulse im Photoscann), beweist eine verminderte capilläre Durchblutung dieser Lungenpartien (Narbenveränderungen? Vergrößerung der reg. Lymphknoten mit Kompression der segmentalen Lungenarterien?) (Dr. Bekier).
1967 Exitus letalis. Die Sektion bestätigte die Diagnose.

Unter Einwirkung einer prämortalen, bronchogenen Aspergillus-Infektion (Aspergillus fumigatus) bei fehlender cellulärer Abwehr des Wirtsorganismus waren die Tuberkelbacillen vernichtet worden. Die antibiotische Wirkung von Aspergillen auf Tuberkelbakterien ist schon lange bekannt. Gosio u. a. haben bereits vor der Jahrhundertwende einen Aspergillusextrakt erfolgreich zur Behandlung des *Milzbrandes* verwendet. Bei dem Fall Janke möchte ich nochmals besonders hervorheben, daß in den Lungenherden ausschließlich Schimmelpilze und *keine* Tuberkelbakterien nachweisbar waren. Wahrscheinlich haben die Schimmelpilzkolonien die Tuberkelbakterien in den Lungennekrosen an der Vermehrung gehindert und vernichtet. Die Vernichtung der Tuberkelbakterien fand bei den Fällen ohne jede Wirkung des Makroorganismus statt bei völlig darniederliegender cellulärer und serologischer Abwehr (Panmyelopathie). Nach Uehlinger [71] ist es: „Ein Kampf der Mikroorganismen unter sich. Der menschliche Körper dient nur als Kampfplatz." Nach Ansicht von Uehlinger ist die Wirkung der Pilzstoffwechselprodukte von ihrer Konzentration und Penetration abhängig, da nur in den pulmonalen Pilzkolonien offenbar jene hohen Konzentrationen erreicht wurden, die zur vollständigen Unterdrückung der Tuberkelbakterienkulturen geführt haben. Die antituberkulös wirkenden Stoffwechselprodukte wurden bei Übertritt ins Blut wahrscheinlich weitgehend bis zur Wirkungslosigkeit verdünnt. Weiterhin unterstützen die Gefäßlosigkeit der Nekrosen die Wirkungslosigkeit. Exogen zugeführte Antibiotica konnten die Vermehrung der Tuberkelbakterien nicht verhindern.

Im Schrifttum finden wir noch 3 weitere ähnliche Beobachtungen, und zwar von Uehlinger aus dem Jahre 1959, von Esser 1926 und von Siegmund aus dem Jahre 1933. Allen diesen 3 Beobachtungen und derjenigen von Janke sind schwere Knochenmarkschädigungen und herdförmige Nekrosen mit massenhaft Tuberkelbacillen eigen. Nur in der Lunge weisen die Nekroseherde keine Tuberkelbakterien sondern Schimmelpilze auf.

b) Diagnose. Das klinische Bild einer Aspergillose ist, abgesehen vom klassischen *Aspergillom*, uncharakteristisch. Eine sichere Diagnose kann nur dann gestellt werden, wenn wir den Nachweis erbringen können, daß die Pilze im Gewebe vitale Reaktionen ausgelöst haben. Hierzu ist Biopsiematerial nötig. Da für den Kliniker dieser Nachweis oft nur schwierig erbracht werden kann, ist er auf andere diagnostische Bausteine angewiesen, die aber keineswegs beweisend sind. Aus diesem Grunde darf die Diagnose nur mit größter Zurückhaltung gestellt werden, d. h. im Prinzip per exclusionem. und zwar erst nach Ausschluß häufiger Grundkrankheiten, wie z. B. Tuberkulose, Bronchiektasen, Malignomen, Hämoblastosen etc., besonders nach vorangegangener Behandlung mit Antibioticis, Cytostaticis und Corticoiden.

Das *Sputum* ist of *negativ* trotz Vorliegens einer Aspergillose, oder *falsch positiv* trotz Fehlens einer Aspergillose [27]. Einzig bei wiederholtem Nachweis größerer Mengen von Aspergillen im Sputum können gewisse Rückschlüsse auf die Pathogenität gezogen werden. Wir stehen hier vor einer ähnlichen Situation wie bei den chronischen Infektionen der Harnwege, wo wir mit einer Keimzahl operieren.

Ähnliche Überlegungen gelten für den Nachweis der Aspergillen im *Magensaft* sowie im *bronchoskopisch entnommenen Sekret.*

Hautteste mit Aspergillus fumigatus Extrakt sind nicht streng spezifisch. Sie können bei polyallergischen Individuen ebenfalls positiv ausfallen. Ferner kann ein Scarificationshauttest sowie ein intradermaler Test (mit der Nadel ausgeführter Hautantigentest) ausgeführt werden. *Sofortreaktionen* sind relativ häufig. Da aber auch *Spätreaktionen* bekannt sind, sollen die Reaktionen nach 24 und 48 Std wieder überprüft werden.

An *serologischen Nachweismethoden* bewährten sich in erster Linie der *Agargelpräcipitationstest*, der von Drouhet (Paris), Pepys (London) und de Haller (Davos) ausgeführt wird, ferner die *Immunelektrophorese*. Auf viele, z. T. in ihrer Wertigkeit schwierige Verfahren will ich absichtlich nicht eingehen, sondern verweise auf die Erfahrungen Seeligers [63].

Kulturen sind in jedem Falle anzulegen. Der kulturelle Nachweis gelingt eher als der direkt mikroskopische im Sputum.

Tierversuche sind wertlos, da sie nicht erlauben, die Pathogenität des Pilzes zu verifizieren.

Die *Eosinophilie* ist inkonstant. Sie ist vor allem dann vorhanden, wenn eine allergische Auseinandersetzung zwischen Makro- und Mikroorganismus stattgefunden hat.

Aufgrund der Literatur ergeben sich folgende diagnostische Konstellationen (Campbell und Clayton) [11].

Allergische Bronchusaspergillose: positive Sputumkultur, positive Scarificationsteste, Blut- und Sputumeosinophilie, flüchtige Lungeninfiltrate.

Aspergillom: Sputumkultur häufig positiv, ebenso Präcipitintest im Serum. Einschränkend muß hier bemerkt werden, daß bei fehlender Verbindung des Aspergilloms mit einem Bronchus oder nach Autolyse der Pilze das Sputum negativ wird.

Pulmonale Aspergillose und nicht-allergische Bronchusaspergillose: Wesentlich schwieriger liegen die Verhältnisse bei den pulmonalen Aspergillosen und nicht-allergischen Bronchusaspergillosen, bei denen wir weitgehend auf serologische Methoden angewiesen sind, wobei noch wenig über deren Aussagekraft bekannt ist. Bei aktiven und frischen Prozessen ist ein positiver Präcipitintest zu erwarten.

Folgende Tabelle stellt die wesentlichen Daten zusammen:

Diagnose der Lungenaspergillosen

	Aspergillom	Bronchitis aspergillom non allergica	Bronchitis aspergillom allergica
Klinik	Auswurf ±	uncharakteristisch	spastische Bronchitis oft mit flüchtigen Lungeninfiltraten und akuten Exazerbationen
Thoraxaufnahme	typisch	—	flüchtige Lungeninfiltrate
Aspergillen im Auswurf	+/—	++	++
Eosinophilie Blut + Sputum	selten	selten	++
Hauttest	meist negativ	negativ	+
Präcipitine	++	fakultativ	+

c) Therapie der Aspergillose. Der Therapieplan richtet sich nach Lokalisation und Ausdehnung der einzelnen Herde. *Lokalisierte* Formen sind nach Möglichkeit chirurgisch, z. B. thoraxchirurgisch oder neurochirurgisch, anzugehen. Da die meisten Formen sekundär entstanden sind, soll eine allgemeine Roborierung des Makroorganismus mit Vitaminen, besonders des B-Komplexes und von Vitamin K erfolgen. Selbstverständlich muß auch das zugrunde liegende Leiden saniert werden.

Chirurgische Behandlung. Von chirurgischer Seite wird darauf hingewiesen, daß bei thoraxchirurgischen Eingriffen *per-* und *postoperativ* unerwartet größere *Blutungen* auftreten. MONOD, der über 80 Aspergillome operierte, ist der Ansicht, daß diese Blutungen vor allem bei der Operation von sekundären Aspergillomen infolge ausgedehnter Adhäsionen und Gefäßbeteiligungen zu beobachten sind. In der Regel handelt es sich dabei um Operationen in stark verändertem Lungengewebe: alte Tuberkulose, Carcinom etc. Aus diesem Grunde empfiehlt MONOD bei sekundären Aspergillosen möglichst einfache Eingriffe. Ferner sollten Resthöhlen vermeiden werden, da nicht selten postoperativ eine Besiedelung solcher Höhlen mit Aspergillen erfolgt.

Diese dramatischen Blutungen haben dazu geführt, dieses Phänomen genauer zu analysieren. Die Gerinnungsfaktoren waren bei solchen Fällen normal. Hin und wieder hat man beobachtet, daß ein Blutgerinnsel in einem Kavum, das mit Aspergillen besiedelt wurde, aufgelöst war, so daß sich abundante Blutungen so erklären könnten. PESLE und TRIBOULET [54] haben die Hypothese aufgestellt, daß die Aspergillen eine *fibrinolytische Kinase* sezernieren, welche auf das *Plasminogen* wirkt und so die *Fibrinolyse* induziert. Sie konnten diese Hypothese an 3 Versuchsanordnungen bestätigen.

1. Bei Zugabe von steigenden Dosen Aspergilluskulturmilieu (1—12 Tropfen) zu einem Coagulum (entsprechend $^1/_2$ ml Plasma) erfolgte eine Lyse in 4—16 Std. Das Optimum betrug 4 Tropfen.

2. Wenn man von diesem Kulturmilieu steigende Mengen zu dekalzifiziertem Plasma gab, nachher wieder Calcium zusetzte, so daß sich ein Coagulum formieren konnte, kam es in der gleichen Zeit wie oben zu einer Auflösung des Coagulums.

3. Gibt man Epsilon-Amino-Capronsäure zum Aktivator, so persistiert das Coagulum, so daß anzunehmen ist, Epsilon-Amino-Capronsäure neutralisiere den Aktivator.

Aufgrund dieser Beobachtungen sollte der Chirurg vor, während und nach chirurgischen Eingriffen *Epsilon-Amino-Capronsäure* verabreichen, da während eines chirurgischen Eingriffes erhebliche Mengen von Aktivatoren in die Zirkulation gelangen können.

Zusammenfassend kann festgehalten werden, daß die Therapie der Wahl für das *Aspergillom* das *thoraxchirurgische* Vorgehen darstellt (lokalisierte Aspergillome im Bereiche der Sinus oder der Nieren sollten selbstverständlich ebenfalls chirurgisch angegangen werden). Die primären Aspergillome werden den Menschen immer wieder durch unvorhergesehene, z. T. letale Blutungen bedrohen. Darum besteht eine absolute Operationsindikation. Schwieriger liegen die Verhältnisse dann, wenn eine *Polyaspergillomatose* vorliegt oder bei den Aspergillomen in stark verändertem Lungengewebe. Die Seroreaktionen verschwinden in der Regel 3—5 Monate post operationem. Falls dies nicht eintritt, sollte nach weiteren Organmanifestationen, besonders im Bereiche der Sinus sowie des Pyelons, gesucht werden.

Chemotherapie. Die meisten Antimycotica sind nur lokal an Oberflächen wirksam. Das *Amphotericin B* das nicht nur *in vitro* sondern auch *in vivo* auf Aspergillen wirkt, ist sehr toxisch, vor allem nephrotoxisch. Trotzdem würde ich nicht zögern, bei einer generalisierten Aspergillose das Amphotericin B per infusionem unter Einhaltung der üblichen Vorsichtsmaßnahmen zu applizieren. Neuerdings wurde von SCHRÖDER et al. [68] angegeben, daß Amphotericin B auch in kleiner Dosierung (Nierenversagen bei Soorsepsis) wirksam sei. Sie applizierten nur 0,4 mg/kg Körpergewicht statt der üblichen Dosis von 1,0 mg und verlängerten die Intervalle zwischen den einzelnen Dosen auf 48—72 Std.

Um diese toxischen Nebenerscheinungen zu vermeiden, hat IKEMOTO [39, 40] das Amphotericin B in einer Einzeldosis von 10 mg durch *Trachealpunktion instilliert* und dann den Patienten entsprechend gelagert. Die Instillation erfolgte 3mal wöchentlich. Schon nach wenigen Tagen Therapie erfolgte die Expektoration von Teilen des Pilzballes. Nach der Behandlung konnten im Sputum keine Pilzelemente mehr nachgewiesen werden. Diese Methode scheint mir nicht zweckmäßig und nimmt den Patienten sicher mehr her als eine intravenöse Therapie oder sogar eine Thorakotomie. Die Behandlung ist umsoweniger überzeugend, als zusätzlich noch *Jodide* verabreicht wurden.

Trotz neuerer Fungistatica ist die Jodbehandlung noch nicht ganz verdrängt worden, z. B. *Lipiodol* intramusculär in einer Dosis von 3mal 0,5—2 g/Woche. Auch die intravenöse Verabreichung von *Kaliumjodid* in einer Verdünnung von $^1/_2 {}^0/_{00}$ kann versucht werden.

Das vom Streptomyces natalis abgeleitete Antibioticum *Pimaricin* weist fungicide Eigenschaften fast ohne jede bactericide Aktivität auf. Es ist wenig toxisch. Bei oraler Verabreichung kann Anorexie und Nausea beobachtet werden. Die Resorption vom Darm aus ist allerdings gering. Alkalische Lösungen können durch Aerosol verabreicht werden. Bei disseminierten Lungenaspergillosen scheint sich vor allem eine Überdruckbeatmung mit Aerosol in 2,5%iger Lösung zu bewähren, währenddem die orale Verabreichung wegen der schlechten Resorption kaum zum Erfolg führt.

In theoretischer Hinsicht ist vom *Nystatin* bei parenteraler Verabreichung kaum etwas zu erwarten wegen der schlechten Resorption. GEMEINHARDT und SCHÜTTMANN [27] berichten über eine erfolgreiche Behandlung einer akuten Lungenaspergillose mit Nystatin 500000 Einheiten, verteilt auf 3 Inhalationen, sowie zusätzlich 1 Tablette Nystatin täglich peroral, insgesamt 8 Mill. Einheiten. Bei dieser Beobachtung handelt es sich um eine akute Lungenaspergillose bei einem 26jährigen Mann mit chronischer Lungentuberkulose. Im Bronchialsekret konnte Aspergillus fumigatus in Reinkultur isoliert werden. Der Erkrankung ging eine Allergisierungsphase voraus, die sich klinisch durch eine Bluteosinophilie bis 49% und asthmatische Erscheinungen äußerte.

Interessant in diesem Zusammenhang ist die Bemerkung LINDAUS [41], wonach Nystatin im Kölner Zoo bei durch Aspergillose gefährdeten *Pinguinen* prophylaktisch und therapeutisch mit Erfolg angewendet wird. Ich bin überzeugt, daß Nystatin durch Aerosol Lungenherde direkt beeinflussen kann, währenddem von der peroralen Verabreichung nur bei Fällen mit Befall des Magendarmtraktes etwas zu erwarten ist.

Zusammenfassend ist festzuhalten, daß das Aspergillom in die Hand des Chirurgen, die übrigen Formen der Aspergillose zum Internisten gehören.

Literatur

1. ABD-ELAAL, M.S.: Zur Mumienkrankheit. Zbl. Arbeitsmed. **12**, 133 (1962).
2. ALIPERTA, A., e V. ROCCO: Su un caso di aspergillosi bronchopolmonare con disseminazione generalizzata. Arch. Tisiol. **17**, 125 (1962).
3. BALGAIRIES, E., J. AUPETIT, et L. LENOIR: Aspergillomes intracavitaires chez les pneumoconiotiques. Poumon **16**, 253 (1960).
4. BARIÉTY, M., J. POULET, O. MONOD, et J. DE BRUX: Aspergillose aigue, purement pulmonaire, à forme de cancer bronchique. Bull. Soc. méd. Hôp. Paris **73**, 397 (1957).
5. BERKEL, J. et al.: Lungenaspergillose bei einem Kind mit Leukämie. New Engl. J. Med. **269**, 893 (1963).
6. BLACK, J.M.: Pulmonary aspergillosis (two cases). Proc. roy. Soc. Med. **53**, 974 (1960).
7. BRAATELIEN, N.T., and H.M. PERLMUTTER: Aspergillosis of the lung. Dis. Chest **39**, 425 (1961).
8. BRUNNER, A.: Das sogenannte Aspergillom. Schweiz. med. Wschr. **88**, 559 (1958).
9. — Zur Pathogenese des sogenannten Aspergilloms. Thoraxchirurgie **7**, 274 (1959).
10. — Über den derzeitigen Stand der Behandlung der Lungentumoren. Arch. klin. Chir. **262**, 507 (1949).
11. CAMPBELL, M.J., and Y.M. CLAYTON: Bronchopulmonary aspergillosis. A correlation of the clinical and laboratory findings in 272 patients investigated for bronchopulmonary aspergillosis. Amer. Rev. resp. Dis. **89**, 186 (1964).
12. CARBONE, P.P., S.M. SABESIN, H. SIDRANSKY, and E. FREI: Secondary aspergillosis. Ann. intern. Med. **60**, 556 (1964).
13. CLAYTON, Y.M.: The occurrence of Aspergillus fumigatus in respiratory infections. Brompton Hosp. Rep. **27**, 251 (1958).
14. COMINGS, D.E., B.A. TURBOW, D.H. CALLAHAN, and S.S. WALDSTEIN: Obstructing Aspergillus cast of the renal pelvis. Report of a case in a patient having diabetes melitus and Addison's disease. Arch. intern. Med. **110**, 255 (1962).
15. DAVID, M., CHARLIN, MORICE et NAUDASCHER: Infiltration mycosique à Aspergillus amstelodami du lobe temporal simulant un abcès encapsulé. Ablation en masse. Guérison operatoire. Rev. neurol. **85**, 121 (1951).
16. DEFOORT, R., R. KAIVERS, et R. VANBREUSEGHEM: Aspergillose vésicale. Acta urol. belg. **23**, 100 (1955).
17. DÉVÉ, F.: Une nouvelle forme anatomo-radiologique de mycose pulmonaire primitive. Le mégamycétome intra-bronchectasique. Arch. méd.-chir. Appar. resp. **13**, 337 (1938).
18. DROUHET, E., G. SEGRETAIN, G. PESLE, et L. BIDET: Étude des précipitines sériques en milieu gélosé pour le diagnostic des aspergilloses bronchopulmonaires. Ann. Inst. Pasteur **105**, 597 (1963).
19. EASTCOTT, H.H., and W.H. HUGHES: Postoperative wound infection with Aspergillus fumigatus. A case report. Brit. J. Surg. **50**, 662 (1963).

20. Edwards, G., u. C.J.P. la Touche: Die Behandlung von Lungenmykosen mit einem neuen Antibiotikum — Pimaricin. Lancet I, 1349 (1964).
21. Enjalbert, L., G. Segretain, H. Eschapasse, G. Moreau, et M. Bourdin: Deux cas d'aspergillose pulmonaire. Étude anatomopathologique. Sem. Hôp. Paris **33**, 13/2, 830/SP.; 130—842/SP. 142 (1957).
22. Finegold, S.M., D. Will, and J.F. Murray: Aspergillosis. A review and report of twelve cases. Amer. J. Med. **27**, 463 (1959).
23. Frankland, A.W., and E.D. Hamilton: Allergic pulmonary aspergillosis. Allergie u. Asthma **4**, 202 (1958).
24. Fraumeni, J.F., and R.E. Fear: Purulent pericarditis in aspergillosis. Ann. intern. Med. **57**, 823 (1962).
25. Friedrich, E., u. L. Bergmann: Das Aspergillom in mikrobiologischer Sicht. Zbl. Bakt., I. Abt. Orig. **182**, 501 (1961).
26. Friedrich, W., u. H. Radl: Sepsis aspergillosa bei einem 10 Monate alten Mädchen. Münch. med. Wschr. **105**, 2066 (1963).
27. Gemeinhardt, H., u. P. Deicke: Terminale diffuse Lungen-Aspergillose durch Aspergillus fumigatus. Mykosen **8**, 45 (1965).
28. Gowing, N.F.C., and I.M.E. Hamlin: Tissue reactions to Aspergillus in cases of Hodgkin's disease and leukaemia. J. clin. Path. **13**, 396 (1960).
29. Gruhn, J.G., and J. Sanson: Mycotic Infections in Leukemic Patients at Autopsy. Cancer **16**, 61 (1963).
30. Guisan, M.: Sklerosierende posttraumatische Aspergillus-Meningitis. Schweiz. Arch. Neurol. Neurochir. Psychiat. **90**, 235 (1962).
31. Hadorn, W.: Aortenruptur durch Aspergillusinfektion nach Operation einer Aortenstenose. Endaortitis polyposa mycotica. Schweiz. med. Wschr. **90**, 929 (1960).
32. de Haller, R.: Le diagnostic des maladies pulmonaires dues aux aspergillus. Méd. et Hyg. (Genève) **736**, 559 (1966).
33. Hasche, E., u. V. Haenselt: Das Aspergillom der Lunge. Z. Tuberk. **114**, 29 (1959).
34. Hinson, K.F., A.J. Moon, and N.S. Plummer: Broncho-Pulmonary Aspergillosis. A Review and a Report of eight New Cases. Thorax **7**, 317 (1952).
35. Hoffmann, T.: Das Lungen-Aspergillom. Arch. klin. Chir. **292**, 723 (1959).
36. Hunt, W., A.C. Broders, J.C. Stinson, and R.J. Carabasi: Primary pulmonary aspergillosis. With invasion of the mediastinal contents and lymph nodes. Amer. Rev. resp. Dis. **83**, 886 (1961).
37. Iyer, S., P.R. Dodge, and R.D. Adams: Two cases of Aspergillus infection of the central system. J. Neurol. Psychiat. **15**, 152 (1952).
38. Janke, D.: Zur gegenseitigen Beeinflussung von Tuberkulose und Aspergillose. Mykosen **8**, 77 (1965).
39. Jkemoto, H.: Behandlung des Lungenaspergilloms mit Amphotericin-B. Arch. intern. Med. **115**, 598 (1965).
40. — Pulmonary Aspergilloma or intracavitary Fungus Ball. Sabouraudia **3**, 176 (1964).
41. Lindau, K.H.: Erfahrungen mit Moronal bei der Aspergillose von Pinguinen. Kleintier Prax. **7**, 214 (1962).
42. Lochard, J., R. Franquet, et P. Briquel: Remarques concernant l'aspergillome bronchectasiant. Bull. Soc. franç. Derm. Syph. **70**, 59 (1963).
43. Luke, J.L., R.P. Bolande, and S. Gross: Generalized aspergillosis and Aspergillus endocarditis in infancy. Report of a case. Pediatrics **31**, 115 (1963).
44. Mahoudeau, D., J.M. Lemoine, J. Poulet, et J. Dubrisay: Mycoses respiratoires pseudotumorales: aspergillose et géotrichose. J. franç. Méd. Chir. thor. **9**, 53 (1955).
45. Manning, L.K., and L. Robertson: A case of aspergillosis treated with nystatin. Brit. med. J. **1**, 345 (1959).
46. Martin-Lalande, J., et J. Lo: Aspergillome bronchectasiant associé à une tuberculose pulmonaire active. Résultats favorables d'un traitement médical antifungique. J. franç. Méd. Chir. thor. **40**, 77 (1957).
47. McDiarmid, A.: Aspergillus in freeliving wild Birds. J. comp. Path. **65**, 246 (1955).
47a. Meyer, A., et G. Rapaud: L'aspergillose bronchique à forme obstructive (bronchite aspergillaire muco-membraneuse). Bull. Soc. méd. Hôp. Paris **113**, 107 (1962).
48. Monod, O., G. Pesle, et A. Meyer: L'aspergillome bronchiéctasiant. Sem. Hôp. Paris **33**, 3587 (1957).
49. — Persönliche Mitteilung.
50. —, G. Pesle u. T. Hoffmann: Das bronchuserweiternde Aspergillom. Mykosen **2**, 39 (1959).
51. — —, et F. Triboulet: Aspergillome bronchiéctasiant. Presse méd. **59**, 1426 (1957).
52. Montes, M.: Pathologic study of a case of primary pulmonary aspergillosis. Amer. Rev. resp. Dis. **87**, 409 (1963).

53. LE NOUÈNE, ESQUIROL, et ARDILLOU: Aspergillome bronchiectasiant multiple (3 localisations). Presse méd. **64**, 974 (1956).
54. PESLE, G.D., u. F. TRIBOULET: Behandlung der Blutungen bei der Lungenaspergillose. Presse méd. **72**, 1059 (1964).
55. PESTALOZZI, C.: Febrile Gruppenerkrankungen in einer Modellschreinerei durch Inhalation von mit Schimmelpilzen kontaminiertem Befeuchterwasser („Befeuchterfieber"). Schweiz. med. Wschr. **89**, 710 (1959).
56. QUILLEC, P.: A propos d'un cas d'aspergillomes bilatéraux secondaires. J. franç. Méd. Chir. thor. **12**, 228 (1958).
57. REDMOND, AILEEN, I.J. CARRÉ, J.D. BIGGART, and D.W.R. MACKENZIE: Aspergillosis (Aspergillus nidulans) involving bone. J. Path. Bact. **89**, 391 (1965).
58. RILEY, E.A., and J. TENNENBAUM: Pulmonary aspergilloma or intracavitary fungus ball. Report of five cases. Ann. intern. Med. **56**, 896 (1962).
59. ROMINGER, L., u. F. BÖHM: Über einen Fall von generalisierender pyämischer Aspergillose. Beitr. Klin. Tuberk. **113**, 221 (1955).
60. SAEZ, H.: Quelques cas d'aspergillose aviaire observés au Parc Zoologique de Paris: le parasite et l'hôte. Ann. Parasit. hum. comp. **36**, 154 (1961).
61. SALIBA, A., L. PACINI, and O.A. BEATTY: Intracavitary fungus balls in pulmonary aspergillosis. Brit. J. Dis. Chest **55**, 65 (1961).
62. SEGRETAIN, G.: Infections by fungi that ordinarily are saprophytes. Lab. Invest. **11**, 1046 (1962).
63. SEELIGER, H.P.R.: Mykologische Serodiagnostik. Leipzig: J.A. BARTH 1958.
64. SIDRANSKY, H., and FRIEDMAN LORRAINE: The effect of cortisone and antibiotic agents on experimental pulmonary aspergillosis. Amer. J. Path. **35**, 169 (1959).
65. —, ETHEL VERNEY, and H. BEEDE: Experimental pulmonary aspergillosis. Arch. Path. **79**, 299 (1965).
66. SCHIRREN, C., u. H. RIETH: Hefepilze als Krankheitserreger bei Mensch und Tier. Berlin-Göttingen-Heidelberg: Springer 1963.
67. SCHOLER, H.J.: Epidemiologie und Laboratoriumsdiagnose einheimischer Lungenmykosen. Praxis **54**, 1118 (1965).
68. SCHRÖDER, E.H.G. et al.: Über die Anwendung von Oxacillin in hohen Dosen und von Amphotericin B bei akutem Nierenversagen. Dtsch. med. Wschr. **91**, 1035 (1966).
69. STAIB, F., u. S. ATA: Zur Lungenaspergillose (Pneumomycosis aspergillina Virchow, Würzburg 1856). Zbl. Bakt., I. Abt. Orig. **171**, 322 (1958).
70. STEINBERG, I.: Fatal fungus infection in sarcoidosis: report of two cases treated with antibiotic and cortisone. Ann. intern. Med. **48**, 1359 (1958).
71. UEHLINGER, E.: Tuberculose und Mykose. Schweiz. Z. Tuberk. **16**, 347 (1959).
72. VILLAR, T.G., J.C. PIMENTEL, E. FREITAS, and M. COSTA: The tumour-linke forms of aspergillosis of the lung (pulmonary aspergilloma). A report of five new cases and a review of the Portuguese literature. Thorax **17**, 22 (1962).
73. WAHNER, H.W., N.G. HEPPER, H.A. ANDERSEN, and L.A. WEED: Pulmonary aspergillosis. Ann. intern. Med. **58**, 472 (1963).
74. WEGMANN, T., u. H.U. ZOLLINGER: Akute Lungenaspergillose. Beitrag zur Differentialdiagnose miliarer Lungenveränderungen. Dtsch. med. Wschr. **89**, 334, 344, 358 (1964).
75. — Die Pilzerkrankungen der Lunge. In: Handbuch der Inneren Medizin, 4 Aufl., Bd. IV/3, S. 629—686 (1953).
76. WEINER, A.: Occupational bronchial asthma in a baker due to Aspergillus. A case report. Ann. Allergy **18**, 1004 (1960).
77. ZISKIND, J., P. PIZZOLATO, and E.E. BUFF: Aspergillosis of the brain. Report of a case. Amer. J. clin. Path. **29**, 554 (1958).

II. Mucormykosen

Diese äußerst seltene Pilzaffektion befällt ähnlich wie die Aspergillose die *Nebenhöhlen der Nase* sowie den *Respirationstrakt*. Besondere Aufmerksamkeit sind therapieresistenten *Sinusitiden bei Diabetikern* [4], speziell bei jugendlichen Diabetikern, mit acidotisch entgleister Stoffwechsellage zu schenken mit neurologischen Komplikationen und entzündlicher Orbitaschwellung. Solche Sinusitiden führen bei Exterrorisation zu Facialisparesen. Nur am Rande sei vermerkt, daß der Diabetes auch vermehrt zu Soorerkrankungen disponiert.

a) Erreger. Die *Erreger* der Mucormykose sind *thermophile Köpfchenschimmel* aus den Gattungen *Absidia, Rhizopus* und *Mucor*. Ihre Verbreitung ist kaum weniger allgemein als diejenige der Aspergillen. Auch das Habitat stimmt teilweise überein: Stroh und Heu, daneben aber auch Humus und Kompost sowie verderbendes Brot [25].

b) Klinische Formen. Die *Mucormykose* der *Nasenschleimhaut* äußert sich in einer grau-schwarzen Verfärbung (Pilzrasen). Bei Berührung bluten solche Schleimhautveränderungen leicht. Trotzdem ich seit vielen Jahren bei allen Diabetikern auf diese Komplikation achte, habe ich bis heute noch nie eine Mucorsinusitis beobachten können. Nach der Literatur gewinnt man den Eindruck, daß die schwarze Rasse tatsächlich häufiger von Mucorinfektion befallen wird. Auf der anderen Seite ist aber hervorzuheben, daß Mucormykosen auch bei Weißen beschrieben wurden, ohne disponierende Faktoren, wie z. B. Diabetes. Eggenschwiler [15] referiert über einen solchen Fall einer lokalisierten Mucormykose der Nasennebenhöhlen mit Knochendestruktion, ohne daß ein Diabetes vorgelegen hätte. Tabellarisch stellt er 39 Fälle der Literatur von sog. kranialer Form der Mucormykose zusammen.

In diesem Zusammenhang sind 2 Fälle von Mucormykosen bei Patienten mit *schweren Verbrennungen* zu erwähnen mit Destruktion der Nebenhöhlen der Nase [24].

Der erste dieser Fälle, ein 22jähriger Mann, starb 20 Tage nach der Verbrennung (64% der Körperoberfläche waren verbrannt). Man fand bei der Autopsie eine disseminierte Mucormykose mit ausgedehnter Zerstörung der Nebenhöhlen der Nase, Beteiligung der Meningen, des Gehirns, der Trachea, der Schilddrüse, des Magens, der Lunge, des Herzens und der Niere sowie zusätzlich eine Septicämie mit Pseudomonas aeruginosa. Der zweite, ein 20jähriger Neger, starb 18 Tage nach der Verbrennung. Bei ihm waren 45% der Körperoberfläche verbrannt. Die Autopsie ergab ebenfalls eine generalisierte Mucormykose. Bei beiden Fällen konnte kein Diabetes festgestellt werden, obschon gleich nach der Verbrennung eine leichte vorübergehende Glykosurie vorhanden war.

Die Autoren weisen darauf hin, daß nicht nur die Schleimhäute, sondern auch die Haut bei schwärzlicher Verfärbung und trockener Konsistenz suspekt sei auf eine Mucormykose.

Es scheint also, daß nicht nur Diabetes [3, 4], sondern auch andere Faktoren wie Unterernährung, schwere Verbrennungen [24], Leukämien [2], Therapie mit Cytostaticis und Antibiotica sowie Steroiden zu Mucormykosen disponiert. Von 10 sekundären Mykosen im Anschluß an eine antileukämische Therapie in Durham wurde 4mal eine Mucormykose gefunden, während nur in 2 Fällen eine Aspergillose, resp. eine kombinierte Mykose und in 3 Fällen eine Cryptococcose [4].

Beobachtungen über Mucorbefall des *Urogenitaltraktes* sind sehr selten. Am besten dokumentiert ist die Beobachtung von Prout und Goddard [23], wo bei einer Lungentuberkulose eine einseitige Nephrektomie erfolgen mußte. Die Diagnose einer Mucormykose der Niere und der zuführenden Gefäße konnte erst histologisch gestellt werden. Die spezifische Behandlung mit Amphotericin B wurde erst 11 Tage nach der Nephrektomie eingeleitet, führte aber zu einer dramatischen Verbesserung des Krankheitsbildes. Wegen Nebenerscheinungen mußte die Amphotericin-Behandlung 60 Tage nach der Operation abgestellt werden.

Im Bereiche des *Magendarmtraktes* wurden Mucormykosen des *Oesophagus* [19], des *Magens* [27], des *Duodenums*, des *Coecums* und der *Leber* [12] beschrieben. In sämtlichen Fällen wurde die Diagnose erst histologisch nach der Operation oder nach der Autopsie gestellt. Eine Häufung wurde bei Neugeborenen mit Gastroenteritis in Afrika festgestellt, wobei 4 von 5 Kindern an der gastrointestinalen Form der Mucormykose starben [18]. In allen Fällen fand man eine massive Invasion der Blutgefäße durch den Pilz. Speziell erwähnenswert ist eine *Magenperforation* bei Mucormykose des Gastrointestinaltraktes bei einem 35jährigen

Bantu-Neger [1], der weder Diabetes noch andere prädisponierende Faktoren aufwies. Die Diagnose konnte erst post mortem gestellt werden. Das gleiche gilt auch für einen Mann mit Befall von *Duodenum*, *Leber* und *Coecum* [12]. Es ist unmöglich aus den klinischen Daten dieser Fälle mit Mucormykose des Gastrointestinaltraktes gemeinsame Faktoren hervorzuheben, die eine klinische Diagnose erlauben könnten [14].

Hutter [zit. bei 16] stellte im Jahre 1958 116 Fälle der Weltliteratur tabellarisch zusammen. 33 dieser Fälle stammen vor 1925, 25 aus der Zeit von 1900—1956 und 58 aus den Jahren nachher. Seit der Arbeit Hutters erfolgte eine weitere Häufung einschlägiger Mitteilungen (24 Publikationen, in denen 54 neue Fälle beschrieben sind). In der Schweiz wurde der erste Fall von Nicod, Fleury und Schlegel im Jahre 1952 publiziert, bis in einer kritischen Publikation von Gloor, Löffler und Scholer [16] im Jahre 1961 2 weitere Beobachtungen detailliert vorgestellt wurden.

In dem einen Fall handelt es sich um eine *pulmonale* Form der Mucormykose, die im Verlaufe einer schweren, ätiologisch ungeklärten Pneumonie auftrat. Der Patient starb 7 Tage nach Beginn der hämorrhagischen Pneumonie an Kreislaufversagen. Im zweiten Fall war eine *generalisierte Mykose* mit Beteiligung der Lungen, des Endokards und septisch-embolischen Herden im Myokard, Nieren und in der Milz vorhanden. Diese entwickelte sich im Anschluß an eine akute Paramyeloblastenleukämie. Bei beiden Fällen fand eine intensive Behandlung mit Steroiden sowie mit antibakteriellen Antibiotica statt.

Beim zweiten Fall konnte nachgewiesen werden, daß vom pulmonalen Streuherd aus hämatogen die Aortenklappen-Endokarditis und von dort her die septischen Embolien in die übrigen Organe erfolgt sind. Es ist dies die erstmalige Feststellung einer durch Mucor hervorgerufenen *Endokarditis*. Parietale Endokarditiden mit mucorhaltigen Thromben wurden beschrieben, doch handelt es sich um sekundäre Veränderungen als Folge embolischer Myokardinfarkte. Ganz charakteristisch für Mucormykosen ist das Auftreten von *ausgedehnten Thrombosen trotz schwerster Thrombocytopenie und Blutungsneigung*. Diese paradoxen Thrombosen bei Mucormykose haben unserer Ansicht nach einen gewissen diagnostischen Wert. So sollte das Auftreten von hämorrhagischen Lungeninfarkten bei Thromboseneigung trotz Thrombocytopenie den Verdacht auf eine pulmonale Mucormykose erwecken.

Baker und Wynn [3] berichteten über 5 tödliche Fälle von *Lungenmucormykose* aus Durham (North-Carolina). In allen Fällen penetrierte der Pilz die Arterien und gab zu Thrombosebildung Anlaß, die einmal zu massiver Infarzierung der Lunge oder zu Bronchopneumonien führte. In 3 Fällen handelte es sich um akute, in 2 Fällen um subakute und in 1 Fall um eine chronische Verlaufsform. Die Dauer der Erkrankungen variierte von 5—90 Tagen. 2 Patienten waren 3jährig, die andern in den 50er Jahren. In 3 Fällen lag ein Diabetes vor, in 1 weiteren Fall eine akute Leukämie, welche mit Cortison behandelt wurde. Blankenberg u. Mitarb. [8] berichten über einen Fall, bei dem kein Diabetes nachgewiesen werden konnte. Erst 1 Jahr nachdem die circumscripte Lungenläsion erfolgreich chirurgisch entfernt wurde, trat eine Glykosurie auf.

Auch bei dem von uns [26] beobachteten Fall konnte die Diagnose einer Mucormykose erst post mortem gestellt werden.

Klinisch handelte es sich bei dem 73jährigen Mann (Sch. R. 1892) um eine nicht näher differenzierbare aleukämische Leukose, die mit Corticosteroiden und Antibioticis behandelt wurde. Bei der Sektion fand man eine *generalisierte Mucormykose* mit eitriger, nekrotisierender und teils *granulomatöser Mucorarteriitis*, nachgewiesen in Lungen, Myokard, Nieren, Schilddrüse und Gehirn. Anämische und hämorrhagische Infarkte mit Infarktpneumonie und eitrigen Infarktkavernen in beiden Lungen mit perifokaler fibrinöser Pneumonie. Ausgedehnte eitrige Mucorabscesse im Myokard mit mucorhaltigen Parietalthromben in beiden Herzkammern. Teils anämische, hämorrhagische und eitrige Mucorinfarkte in Milz, Nieren, Schilddrüse und Gehirn sowie kleinknotig disseminiert in dem mediastinalen und retroperitonealen Fettgewebe.

Der Obduzent (Siebenmann) vermutete bereits bei der *makroskopischen* Untersuchung eine Mucormykose aufgrund der Klinik (Leukose mit Antibioticis und Corticosteroiden behandelt, Thrombosen, trotz Thrombocytopenie und hämorrhagische Diathese) und autoptisch paradoxe thrombotische Arterienverschlüsse, welche makroskopisch schon in beiden Nieren erkennbar waren.

Histologisch ließ sich die Mykose mit Sicherheit diagnostizieren.

Pathogenetisch war in unserer Beobachtung am ehesten eine pulmonale Eintrittspforte vorhanden. Röntgenologisch fand man erst kurz vor dem Tod ein flaues Lungeninfiltrat links basal. Der auffällig starke Befall des Herzmuskels mit Ausbildung von pilzhaltigen Parietalthromben ließ aber daran denken, daß die ausgedehnte Großkreislaufgeneralisation erst von diesem Herzmuskelbefall ausgegangen ist. Derartige *parietale Pilzthromben* in den Herzkammern sind, wie auch Herzklappenmykosen, schon früher beobachtet worden und ebenfalls als intermediäre Streuquellen für eine hämatogene Generalisation aufgefaßt worden (GLOOR, LÖFFLER und SCHOLER).

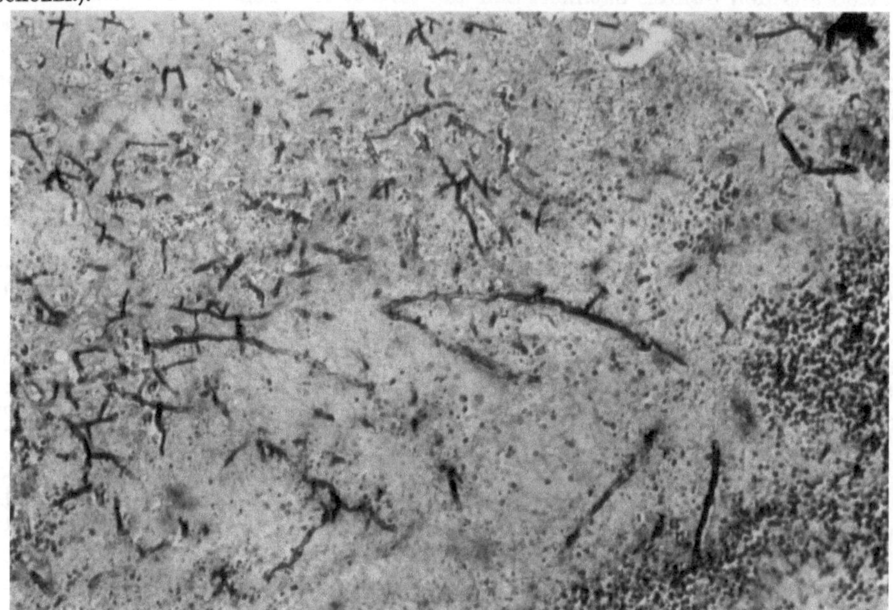

Abb. 18. Sch.R., 1892. Generalisierte Mukormykose bei aleukämischer myeloischer Leukose nach Corticosteroid- und Antibiotika-Behandlung, 73jähriger Mann. Mukormycel in einem Thrombus einer Lungenvene. Grocott-Färbung SN 284/65. Vergr. 40 × (nach R. SIEBENMANN) [26]

Die *cerebrale* Form der Mucormykose entsteht meistens von einer Sinusitis aus. Klassischerweise entwickelt sich eine *Ophthalmoplegie* und dann die Symptome einer *Meningoencephalitis*. Die Sektion ergibt in solchen Fällen eine Invasion der Pilze in die Meningen, das Gehirn, die Orbitae und die Nebenhöhlen der Nase sowie in die Blutgefäße des Gehirns, welche zu Thromben und Emboli führen [6]. Möglicherweise stellt der bakteriell infizierte Sinus einen prädisponierenden Faktor für die Pathogenese der Mucormykose dar (BAUER u. Mitarb.) [7].

BAUER, FLANAGAN und SHELDON [7] gelang es bei Mäusen mit Alloxan-Diabetes eine Meningoencephalitis zu erzeugen, welche der cerebralen Mucormykose des Menschen weitgehend glich. Von 9 infizierten Kaninchen erkrankten 4 an Meningoencephalitis und 2 an pilzspezifischen Nierenläsionen.

MCBRIDE u. Mitarb. [20] berichten über 2 Fälle von disseminierter Mucormykose durch *Rhizopus*. Beide Fälle endeten tödlich. Bei der ersten Beobachtung handelte es sich um eine 32jährige Frau nach septischem Abort, bei der zweiten um einen 26jährigen Mann mit toxischer Lebererkrankung und ischämischer Tubulus-Nekrose. Die Autoren stellen 55 weitere Fälle der Literatur zusammen.

c) **Diagnose.** Die klinische Diagnose einer Mucormykose ist schwierig. Man sollte vor allem bei chronischen Sinusitiden mit Befall von Orbita und der Meningen daran denken. Ferner sollte man auf die schwärzliche Verfärbung der Schleimhäute der Nase und des Oropharynx sowie auch evtl. der Haut darauf achten, ob nicht Pilzbefall vorliegt. Eine cerebrale Mucormykose soll dann differentialdiagnostisch in Erwägung gezogen werden, wenn bei einem entgleisten Diabetiker eine Sinusitis perforiert und meningeale Erscheinungen macht [19a].

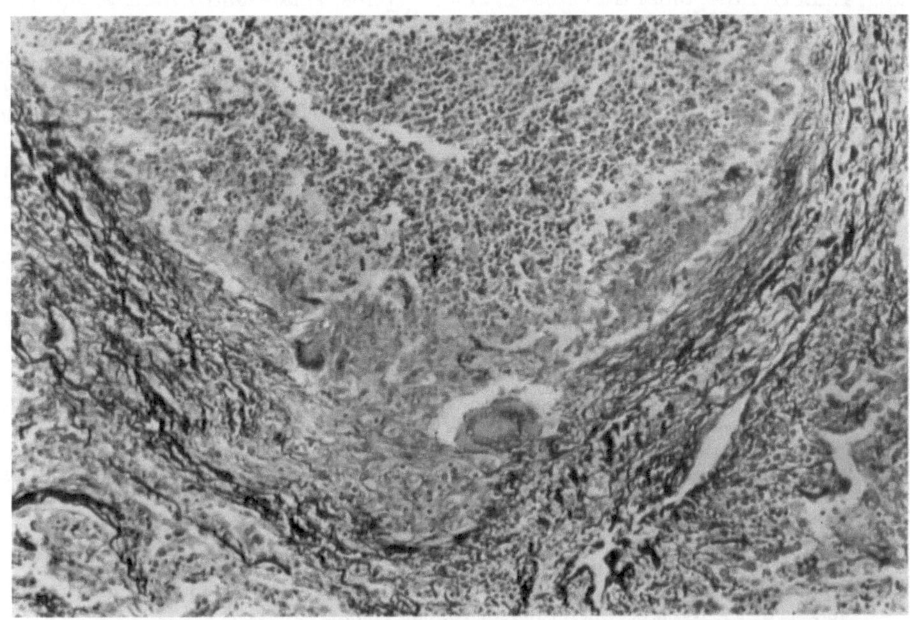

Abb. 19. Gleicher Fall. Granulomatöse Mukorthrombophlebitis einer Lungenvene. 40 × [26]

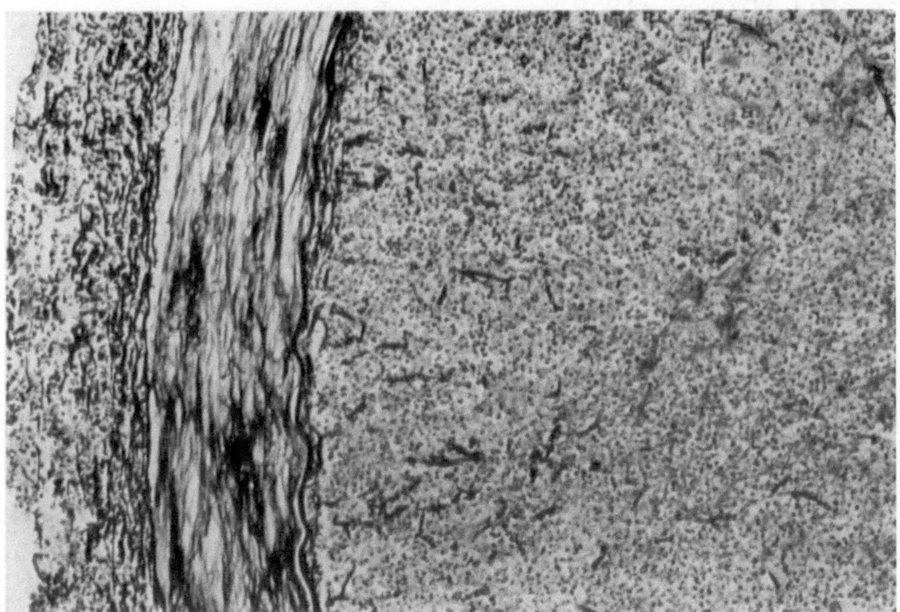

Abb. 20. Septischer Mukorembolus in eine große Nierenarterie: Totalverschluß des Lumens durch fibrinösen Thrombus mit unreifen myeloischen Zellen und Kerntrümmern, massenhaft Pilzmycelien bei reaktionsloser Wandung. 40 × [26]

d) Therapie. Wie auch im Tierversuch ist klinisch Amphotericin B wirksam. Selbstverständlich muß immer auch das Grundleiden angegangen werden: Diabetes, Acidose, Leukämie, Unterernährung etc. Bei 22 Fällen von Mucormykose fanden NEAME und RAYNER [21] folgende Grundkrankheiten: 8mal Unterernährung, 4mal Urämie, 5mal Amoebiasis, 2mal Typhus, 1mal Gastroenteritis und 1mal Leberinsuffizienz.

Zusammenfassung: Für den Kliniker ist es besonders wichtig an eine Mucormykose zu denken bei acidotisch entgleisten jugendlichen Diabetikern mit Komplikationen im Bereiche der Sinus oder der Lungen sowie bei *paradoxen Thrombosen*, die trotz schwerster Thrombocytopenie und Blutungsneigung auftreten. Andere Autoren (RABIN [24] etc.) weisen auf die Trias von Orbital- und Nasennebenhöhleninfektion, Meningoencephalitis und acidotisch entgleistem Diabetes hin.

Amphotericin B ist klinisch wirksam bei unkomplizierten Mucormykosen des Nasenrachenraumes [10, 11, 11a, 23]. Die Prognose der meningocerebralen sowie disseminierten Formen ist infaust.

Literatur

1. ABRAMOWITZ, I.: Fatal perforations of the stomach due to mucormycosis of the gastrointestinal tract. S. Afr. med. J. **38**, 93 (1964).
2. BAKER, R.D.: Leukopenia and therapy in leukemia as factors predisposing to fatal mycoses. Mucormycosis, aspergillosis, and cryptococcosis. Amer. J. clin. Path. **37**, 358 (1962).
3. — Mucormycosis — a new disease? J. Amer. med. Ass. **163**, 805 (1957).
4. — Diabetes and mucormycosis. Diabetes **9**, 143 (1960).
5. —, and J.O. WYNN: Pulmonary mucormycosis. Amer. J. Path. **31**, 599 (1955).
6. BAUER, H., L. AJELLO, E. ADAMS, and D.U. HERNANDEZ: Cerebral mucormycosis: pathogenesis of the disease. Amer. J. Med. **18**, 822 (1955).
7. —, J.F. FLANAGAN, and W.H. SHELDON: Experimental cerebral mucormycosis in diabetic rabbits. Amer. J. Path. **31**, 600 (1955).

7a. —, G.L. WALLACE, and W.H. SHELDON: The effects of cortisone and chemical inflammation on experimental mucormycosis. (Rhizopus oryzae infection.) Yale J. Biol. Med. **29**, 389 (1957).

8. BLANKENBERG, H.W., and D. VERHOEFF: Mucormycosis of the lung: a case without significant predisposing factor. Amer. Rev. Tuberc. **79**, 357 (1959).
9. BORLAND, D.S.: Mucormycosis of the central nervous system. J. Dis. Child. **97**, 852 (1959).
10. BUROW, G.N., R.B. SALMON, and J.P. NOLAN: Successful treatment of cerebral mucormycosis with amphotericin B. J. Amer. med. Ass. **183**, 370 (1963).
11. CHICK, E.W., J. EVANS, and R.D. BAKER: Treatment of experimental mucormycosis (Rhizopus oryzae infection) in rabbits with amphotericin B. Antibiot. and Chemother. **8**, 394 (1958).

11a. — — — The inhibitory effect of amphotericin B on localized Rhizopus (mucormycosis) utilising the pneumoderma pouch of the rat. Antibiot. and Chemother. **8**, 506 (1958).

12. CLARK, R.M.: A case of mucormycosis of the duodenum, liver and cecum. Gastroenterology **33**, 985 (1957).
13. DARJA, M., and M.I. DAVY: Pulmonary mucormycosis with cultural identification. Canad. med. Ass. J. **89**, 1235 (1963).
14. DE FEO, E.: Mucormycosis of the colon. Amer. J. Roentgenol. **86**, 125 (1961).
15. EGGENSCHWILER, E.: Die Mucormykose der Nasennebenhöhlen und ihre Komplikationen (sog. craniale Form der Mucormycose). Pract. oto-rhino-laryng. (Basel) **24**, 166 (1962).
16. GLOOR, F., A. LÖFFLER, and H.J. SCHOLER: Mucormykosen. Path. et Microbiol. (Basel) **24**, 79 (1961).
17. GUNSON, H.H., and D.H. BOWDEN: Cerebral mucormycosis. Report of a case. Arch. Path. **60**, 440 (1955).
18. ISAACSON, C., and S.E. LEVIN: Gastro-intestinal mucormycosis in infancy. S. Afr. med. J. **35**, 581, 584 (1961).
19. KAHN, L.B.: Gastric mucormycosis: report of a case with a review of the literature. S. Afr. med. J. **37**, 1265 (1963).

19a. LA TOUCHE, C.J., T.W. SUTHERLAND, and M. TELLING: Rhinocerebral mucormycosis. Lancet **2**, 811 (1963).

20. McBride, R. A., J. M. Corson, and G. J. Dammin: Mucormycosis. Two cases of disseminated disease with cultural identification of Rhizopus: review of literature. Amer. J. Med. **28**, 832 (1960).
21. Neame, P., and D. Rayner: Mucormycosis. A report on twenty cases. Arch. Path. **70**, 261—268 (1960).
22. Plauchu, M., J. Brun, et M. Perrin-Fayolle: Les complications respiratoires du diabète sucré et leur traitement actuel. Poumon **19**, 219 (1963).
23. Prout, G. R., and R. Goddard: Renal Mucormycosis survival after nephrectomy and amphotericin B therapy. New Engl. J. Med. **263**, 1246—1248 (1960).
24. Rabin, E. R., G. D. Lundberg, and E. T. Mitchell: Mucormycosis in severely burned patients: report of 2 cases with extensive destruction of the face and nasal cavity. New Engl. J. Med. **264**, 1286—1289 (1961).
25. Shanklin, D. R.: Pulmonary mucormycosis complicating Cushing's syndrome. Arch. Path. **68**, 262 (1959).
26. Siebenmann, R., u. T. Wegmann: Generalisierte Mucormykose. Schweiz. med. Wschr. **98**, 537 (1968).
27. Sutherland, J. C., and T. H. Jones: Gastric mucormycosis: report of a case in a Swazi. S. Afr. med. J. **34**, 161 (1960).
28. Wasserman, A. J., W. S. Shiels, and I. N. Sporn: Cerebral mucormycosis. Sth. med. J. (Bgham, Ala.) **54**, 403—410 (1961).

III. Kryptokokkose (Torulose)

1. Definition

Synonyma: Torulose, Torulopsis, Torulopsis neoformans Infektion, Europäische Blastomykose, Busse-Buschke-Krankheit.

Diese chronisch verlaufende Erkrankung zeigt eine Prädilektion für das Zentralnervensystem, kann aber auch die Haut, Knochen und die inneren Organe befallen. Sie ist wahrscheinlich häufiger als sie diagnostiziert wird.

2. Geschichte

Busse und Buschke beschrieben im Jahre 1894 den ersten Fall. Es handelte sich um eine Frau mit Haut- und Knochenveränderungen, die durch einen hefeähnlichen Pilz verursacht waren. Die Patientin starb an einer disseminierten Kryptokokkose von Lunge, Milz, Nieren, Haut und Knochenmark. Im gleichen Jahr beschrieb Sanfelice einen Hefepilz, den er auf dem Pfirsich vorfand, unter der Bezeichnung *Saccharomyces neoformans*. Erst im Jahre 1916 erfolgte durch Stoddard und Cutler eine genauere Beschreibung der pathologischen Anatomie und des klinischen Bildes mit einer Abgrenzung gegenüber anderen Systemmykosen. Benham und de Almeida ist eine Abgrenzung des Erregers gegenüber anderen hefeähnlichen pathogenen Pilzen zu verdanken (1935).

3. Erreger

Der Erreger dieser Erkrankung, der Pilz *Cryptococcus neoformans (Torula histolytica, Cryptococcus hominis)* ist eine anaskosporogene Hefe, die unter verschiedenen Bedingungen eine Polysaccharidkapsel bildet. Der *mikroskopische* Nachweis des *kapselbildenden Sproßpilzes* ist nicht immer einfach, da der Pilz im Untersuchungsmaterial oft nur in geringer Zahl vorhanden ist (Eiter, Gewebe, Liquor). Die charakteristische Schleimkapsel wird im ungefärbten Präparat oft übersehen, weshalb sich eine Darstellung mit chinesischer Tusche bewährt. Die Kryptokokken lassen sich am besten auf Hirn-, Herz- oder Grütz-Kimmig-Nährboden kultivieren, während Sabourand-Glucoseagar weniger geeignet ist.

Besonders bei dieser Pilzaffektion eignet sich der *Tierversuch* zur Pathogenitätsprüfung. Nach intraperitonealer Inokulation von Mäusen oder Ratten lassen sich nach 1—4 Wochen die spezifischen Veränderungen nachweisen.

Betreffend der näheren Differenzierung des Pilzes mittels Harnstoff und Präcipitintest sei auf die Arbeiten Seeligers verwiesen.

Wertvolle Dienste leistet die *histologische* Untersuchung von Operations-, Biopsie- oder Autopsiematerial. Mittels der üblichen Färbungen, noch besser aber mit der PAS- und Mucicarminfärbung lassen sich die Erreger in der Regel leicht darstellen, speziell dann, wenn sie typische Kapseln aufweisen. Wenn jedoch diese Schleimkapseln fehlen, lassen sich die Pilze oft nur schwer von anderen Zellen abgrenzen. Im histologischen Schnitt finden sich granulomatöse Veränderungen wie bei anderen Mykosen, hingegen eine außerordentlich spärliche, evtl. sogar fehlende Umgebungsreaktion. Inzwischen konnte durch STAIB nachgewiesen werden, daß molekulare Stickstoffverbindung für die Vermehrung des *Cryptococcus neoformans* weder außerhalb (Vogel- und Reptilienharn) noch innerhalb (Serum) des menschlichen Organismus entscheidend sind. Einschränkend ist zu erwähnen, daß im Kot der New Yorker Tauben und derjenigen von Washington (EMMONS) massenhaft *Kryptokokken* nachgewiesen werden konnten, während ähnliche Untersuchungen in Deutschland negative Resultate ergaben (POLEMANN, BISPING). In Deutschland konnte man den Pilz vor allem im Käfigsand von Kanarienvögeln nachweisen.

Es ist außerordentlich schwierig, sich über die Häufigkeit der Kryptokokkose ein Bild zu machen, da die meisten Erkrankungen ohne klinische Symptomatologie einhergehen. Expressis verbis muß erwähnt werden, daß die Kryptokokkose seit der Einführung der Antibiotica nicht zugenommen hat. Es ist bis heute noch nicht mit Sicherheit entschieden, ob es neben menschen- und tierpathogenen Stämmen auch avirulente, saprophytäre Stämme gibt.

Es ist anzunehmen, daß während kürzeren oder längeren Zeitabschnitten auf der Haut oder den Schleimhäuten eines Menschen Kryptokokken vorhanden sind.

So konnte BENHAM schon im Jahre 1935 von intakter menschlicher Haut und Schleimhaut Cryptococcus isolieren. Kryptokokken können auch *natürlicherweise* beim Tier angetroffen werden, und zwar speziell bei Kühen, Hunden, Katzen und Pferden. Erkrankungen beim Vieh sind gar nicht so selten. SIMON u. Mitarb. beschrieben eine Endemie von boviner Kryptokokkose, welche 50 von 280 Kühen befiel. Ferner ist die *bovine Mastitis* den Tierärzten bekannt, eine Mastitis, welche sich klinisch ohne weiteres von einer bakteriellen Mastitis abgrenzen läßt. MCGRATH beschrieb eine Kryptokokkose des Zentralnervensystems bei 3 Katzen, 2 Hunden und 1 Pferd. Bis heute ist weder eine *Übertragung* des Erregers von Mensch zu Mensch noch vom Tier auf den Menschen bekanntgeworden.

Der *Infektionsweg* ist also auch heute noch nicht sicher bekannt. Da bei den disseminierten Kryptokokkosen meistens auch die Lunge befallen ist, wird eine *aerogen-pulmonale* Eintrittspforte angenommen. Es ist möglich, daß Mensch und Tier sich durch Staub von Kot, welche zahlreiche Sporen des Pilzes enthalten, infizieren. Möglicherweise kann aber auch eine *Inokulation durch die traumatisierte Haut* oder durch die Schleimhäute des Magendarmtraktes erfolgen.

Es scheint, daß eine Infektion nur unter ganz bestimmten Bedingungen angehen kann, nämlich unter Verminderung der Resistenz des Makroorganismus. In diesem Zusammenhang ist zu bemerken, daß ca. $^1/_3$ sämtlicher Kryptokokkosen bei malignen Grundleiden anzutreffen sind: Retikulosen, Leukosen, Lymphogranulomatosen, Tuberkulose, dann auch bei Diabetes. Eine weitere Häufung besteht beim Morbus Boeck, bei der Polyarthritis, bei rheumatischen Herzvitien, bei der Hepatitis epidemica und bei der Silicose. Viele Fälle haben während einer bestimmten Zeit Corticosteroide erhalten.

Männer sind doppelt so häufig von der Krankheit betroffen wie die Frauen.

4. Epidemiologie

Entsprechend dem Vorkommen der Pilze auf Erde, Fruchtsaft, Milch von Kühen mit manifester oder latenter Kryptokokkenmastitis, vor allem aber auch im Mist von Vögeln, ist die Krankheit *ubiquitär*, mit Bevorzugung tropischer Gebiete. Besonders reich an Kryptokokken ist der *Taubenmist*, wobei die Tiere nicht erkrankt sind. Der Kot scheint ein ausgezeichneter Nährboden zu sein.

5. Klinik

Jedes Organ des Körpers kann vom Cryptococcus befallen werden. Typisch ist vor allem die Beteiligung des Zentralnervensystems, der Lunge, weniger der Haut und des Knochens.

a) Klinische Formen. *Lungenkryptokokkosen* wurden auch bekannt ohne Beteiligung des Zentralnervensystems, werden dann aber seltener diagnostiziert. Solche Erkrankungen verlaufen weitgehend *asymptomatisch* oder äußern sich durch Husten und Sputum, das kaum sanguinolent ist, geringfügige Temperatursteigerungen, manchmal Pleuraschmerzen, Kopfschmerzen und Gewichtsabnahme. Röntgenologisch kann man die verschiedensten Herdschatten beobachten, die speziell in den Unterfeldern der Lunge lokalisiert sind und ohne Hilusbeteiligung einhergehen. Seltener sind Fälle von *miliarer Ausdehnung*. *Kavernen* wurden beschrieben, sie scheinen ebenfalls *zartwandig* zu sein, ähnlich wie die Kaverne bei Geotrichose. Um etwas Seltenes handelt es sich beim *bronchiektasierenden Torulom* analog dem bronchiektasierenden Aspergillom, welche jahrelang *rezidivierende Haemoptoen* unterhält. Es scheint aber, daß die meisten Fälle von Lungenkryptokokkosen ohne spezielle Therapie abheilen.

Die häufigste Form der *Pilzmeningitis* ist diejenige, welche durch Kryptokokken hervorgerufen wird. Es scheint, daß diesem Pilz eine große Affinität zum Zentralnervensystem und seinen Hüllen zukommt. Die im Bereiche des Zentralnervensystems vorgefundenen Veränderungen äußern sich durch eine *Chronizität*, die durchaus verständlich ist, wenn man bedenkt, daß der Cryptococcus nicht invasiv wächst wie andere Pilze, sondern die anatomischen Grenzen respektiert (im Gegensatz z.B. zu den Aktinomykosen). Charakteristisch für die Meningitis ist die basale Lokalisation derselben, d.h. die *Mitbeteiligung der Hirnnerven*, so daß in differentialdiagnostischer Hinsicht an eine Tuberkulose gedacht werden muß. Es sind aber auch chronische und rezidivierende Verlaufsformen bei der Kryptokokkose bekanntgeworden. Bei älteren Patienten sollte man diese Diagnose immer auch dann in Betracht ziehen, wenn leichte Störungen des Sensoriums auftreten, vergesellschaftet mit Apathie, welche von Perioden mit Remissionen gefolgt sind. Relativ häufig treten Stauungspapillen infolge der durch die basal lokalisierte Entzündung behinderten Liquorzirkulation auf. Von den Hirnnerven werden vor allem der Nervus facialis, Trigeminus und Stato-acusticus betroffen.

Die Diagnose einer *Kryptokokkenmeningitis* wird oft intra vitam gestellt, da die Kryptokokken im Liquor leicht zu erkennen sind, vorausgesetzt, daß sie nicht mit Erythrocyten verwechselt werden. Die Zellzahl ist meistens nicht sehr erhöht und beträgt selten mehr als 1000 Zellen pro ml Liquor, wobei die monocytären-, resp. lymphocytären Elemente überwiegen.

Entwickelt sich das Pilzgranulom inmitten des Hirnparenchyms, kann es zum intrakraniellen raumverdrängenden Prozeß kommen, wie bei einem Hirntumor.

Einen typischen Verlauf weist folgende Beobachtung auf, die wir Herrn Prof. E. Uehlinger verdanken:

Ein 63jähriger Landwirt wurde wegen zunehmender Verwirrung, Erbrechen, hohem Fieber und Infektion der ableitenden Harnwege ins Spital eingewiesen. Sensorium getrübt. Der Patient klagte über heftige Kopfschmerzen und erbrach häufig.

Status: Nackensteifigkeit, Pupillenreflexe und Reflexe an den oberen Extremitäten normal, fehlender Bauchdeckenreflex rechts, Patellarsehnenreflexe beidseits schwach auslösbar. Babinski beidseits vorhanden. Temperatur 37—38°C, Puls zwischen 90—100 pro Min., Liquor leicht xanthochrom, Zellzahl 50, Nonne und Pandy positiv, Blutbild mit Leukocytose und Linksverschiebung. Über dem rechten Ellbogen torpides Hautgeschwür, Exitus in der 2. Spitalwoche.

Die Sektion ergab in der Brücke und im verlängerten Mark des Hirnstammes zahlreiche knapp stecknadelkopfgroße Cysten. Die histologische Untersuchung entsprach einer klassischen meningoencephalen Kryptokokkose mit den charakteristischen kugeligen Pilzen, die von einer breiten luziden Hülle umschlossen waren. In diesem Falle sind die Pilze mit größter Wahrscheinlichkeit durch das Hautgeschwür in den Körper gelangt.

Haut und *Schleimhäute* werden selten von der Torulose erfaßt: die Haut in ungefähr 10%, die Schleimhäute in 3% der disseminierten Fälle. Bei den Hautveränderungen ist in differentialdiagnostischer Hinsicht in erster Linie das Basaliom auszuschließen. In etwa 10% der Fälle ist das *Skelett* Sitz von spezifischen Veränderungen.

b) Diagnose. Entscheidend für die Diagnose sind die Pilzelemente, die sich im *Sputum* sowie im *Liquor direkt mikroskopisch* nachweisen lassen. Im Nativpräparat besteht allerdings die Gefahr von Verwechslung mit Erythrocyten. Das Sputum soll in üblicher Weise mit 10%iger Kalilauge vorbereitet und dann mit Tusche mikroskopiert werden. Das gleiche gilt vor allem auch für die Liquorpräparate. Bei einer solchen Technik und kleiner Blende erscheinen die Pilzelemente von einem großen hellen Hof umgeben, was der Kapsel entspricht. Auffallend ist die Lymphocytose im Blutbild. Häufig ist ein niedriger Liquorzucker. Wichtig für die Kulturen ist, daß man eine große Einsaatmenge des zu untersuchenden Materials nimmt, also z.B. 5—10 ml Liquor.

Schwieriger sind die *serologischen* Verfahren, mit denen sich besonders SEELIGER beschäftigt hat. Das letzte Wort über den Wert solcher Nachweismethoden ist heute noch nicht gesprochen. Das gleiche gilt für die *Hautteste*. Es besteht die Schwierigkeit, daß bei gesunden Individuen ohne entsprechende Läsionen auch positive Teste gefunden werden. Es ist zu hoffen, daß die immunologischen Verfahren zur Diagnose der Kryptokokkose in der nächsten Zeit für die Klinik mehr Aussagekraft erhalten werden.

c) Therapie. Bis zur Einführung des *Amphotericin B* verliefen sämtliche Kryptokokkosen des ZNS tödlich. Zur Behandlung mit Amphotericin B wird auf das allgemeine Therapiekapitel verwiesen. Wenn Nebenerscheinungen auftreten, soll zu Beginn jeder Infusion 50 mg Hydrocortison intravenös gegeben werden. Wegen der lokalen Thrombosegefahr empfiehlt sich ferner die Verabreichung von 1000—1500 Einheiten Heparin.

Bei *intrathecaler* Verabreichung der Substanz soll die Anfangsdosis von 0,1 bis 0,25 mg nicht überschritten werden, nachher graduelle Erhöhung der Dosis bis zu einer Maximaldosis von 1,0 mg. Die intrathecale Behandlung soll nur 2—3mal wöchentlich erfolgen.

Bei fehlendem Ansprechen auf die Medikation, sollen konkomittierende Krankheiten gesucht werden.

Lokalisierte pulmonale Kryptokokkosen gehören in die Hand des Thoraxchirurgen. Es scheint, daß die frühzeitige Resektion von Lungenherden unter Umständen eine Dissemination ins Zentralnervensystem vermeiden läßt (WHITE und ARANY). Selbstverständlich ist vor einem chirurgischen Eingriff eine spezifische Behandlung mit Amphotericin B notwendig, die auch noch nach dem Eingriff weitergeführt werden muß.

Eine roborierende Allgemeinbehandlung hat in jedem Falle zu erfolgen, und zwar mit Vitaminen, vor allem des B-Komplexes und eiweißreicher Diät und evtl. mit Gammaglobulinen. Nach LITTMANN soll Thiamin nicht verabreicht werden, da diese Substanz für das Pilzwachstum notwendig sei.

Literatur

Aitken, G.W.E., and **E.M. Symnonds**: Cryptococcal meningitis in pregnancy treated with amphotericin B. A case report. J Obstet Gynaec. Brit. Cwlth **69**, 677 (1962).

Bader, G., u. **G. Schabinski**: Der Gestaltwandel der Gewebsformen von Cryptococcus neoformans, Sporotrichum schenckii und Candida albicans. Path. et Microbiol. (Basel) **26**, 475—493 (1963).

Barrash, M.J., and **M. Fort**: Amphotericin B therapy in Torula meningitis. Arch. intern. Med. **106**, 271—274 (1960).

Beeson, P.B.: Cryptococcic meningitis of nearly sixteen years' duration. Arch. intern. Med. **89**, 797 (1962).

Bergman, F., and **F. Linell**: Cryptococcis as a cause of pulmonary alveolar proteinosis. Acta path. microbiol. scand. **53**, 217 (1961).

Bernard, L.A., and **J.C. Owens**: Isolated cryptococcosis associated with Boeck's sarcoid. Report of a case treated with amphotericin B. Arch. intern. Med. **106**, 101 (1960).

Biddle, A., and **H. Koenig**: An Agent Effective Against Cryptococcosis of the Central Nervous System. Arch. intern. Med. **102**, 801—805 (1958).

Bubb, H.: Cryptococcus neoformans infection in bone. S. Afr. med. J. **29**, 1259 (1955).

Butas, C.A., and **D.L. Lloyd-Smith**: Cryptococcal meningitis: treatment with amphotericin B. Canad. med. Ass. J. **87**, 588 (1962).

Carnecchia, B.M., and **J.F. Kurtzke**: Fatal toxic reaction to amphotericin B in cryptococcal meningoencephalitis. Ann. intern. Med. **53**, 1027 (1960).

Cohen, J.R., and **W. Kaufmann**: Systemic cryptococcosis. A report of case with review of the literature. Amer. J. clin. Path. **22**, 1069 (1952).

Collins, V.P., **A. Gellhorn**, and **J.R. Trimble**: The coincidence of cryptococcosis and disease of the reticulo-endothelial and lymphatic systems. Cancer (N.Y.) **4**, 883 (1951).

Dormer, B.A., and **M. Findlay**: Generalized cryptococcosis with osseous involvement. S. Afr. med. J. **34**, 611 (1960).

Drouhet, E.: Thérapeutique de la cryptococcose 673. (Siehe Rückseite Karte Seeliger).

—, **L. Martin**, **L. Brumpt**, et **J. Debray**: Cryptococcose cutanée, meningée et viscérale associée à une réticulose maligne. Presse méd. **69**, 1983 (1961).

— — Cryptococcose cutanée et osseuse chez une diabétique âgée. Traitement par l'amphotéricin B. Bull. Soc. Franç. Derm. Syph. **69**, 25 (1962).

Durant, J.R., **L.D. Epifano**, and **S.W. Eyer**: Pulmonary cryptococcosis: treatment with amphotericin B. Ann. intern. Med. **53**, 534 (1960).

Durie, E.B., and **W.L. MacDonald**: Cryptococcosis (torulosis) of bone. Report of a case. J. Bone Jt Surg. **43**, 68—70 (1961).

Farell, A., and **L.M. Helfer**: Cryptococcus neoformans meningoencephalitis. Report of case treated with actidione and forcet drainage. Tex. St. J. Med. **51**, 516 (1955).

Feldman, R.: Cryptococcosis (torulosis) of the central nervous system with amphotericin B during pregnancy. Sth. med. J. (Bgham, Ala.) **52**, 1415 (1959).

Frisk, A., and **B. Holmgren**: Amphotericin B vid Cryptococcus-meningitis. Nord. Med. **61**, 927 (1959).

FritzPatrick, M.J., and **C.M. Poser**: The management of cryptococcal meningitis. Arch. intern. Med. **106**, 261 (1960).

—, **H. Rubin**, and **C.M. Poser**: The treatment of cryptococcal meningitis with Amphotericin B, a new fungicidal agent. Ann. intern. Med., Vol. **49**, No. 2, August 1958.

Gantz, J.A., **J.A. Nuetzel**, and **L.B. Keller**: Cryptococcal Meningitis treated with Amphotericin B. Arch. intern. Med., Vol. **102**, 795—800, November 1958 (Amer. med. Ass.).

Goldstein, E., and **O.N. Rambo**: Cryptococcal infection following steroid therapy. Ann. intern. Med. **56**, 114 (1962).

Goodman, H.L.: Cryptococcosis associated with Hodgkin's disease. N.Y. St. J. Med. **56**, 1493 (1956).

Harland, W.A.: Cryptococcosis: a report of five cases. Canad. med. Ass. J. **83**, 580 (1960).

Harris, T.R., **H.B. Blumenfeld**, **T.P. Cruthirds**, and **C.B. McCall**: Coexisting sarcoidosis and cryptococcosis. Arch. intern. Med. **115**, 637 (1965).

Hauser, T.E.: Cryptococcosis: a case report. Ann. intern. Med. **53**, 816 (1960).

Hoigné, R., **K. Beer** u. **H. Cottier**: Über Torulose. Schweiz. med. Wschr. **87**, 97 (1957).

Innes, J.R.M., **H.R. Seidbold**, and **W.P. Arentzen**: The pathology of bovine mastitis caused by Cryptococcus neoformans. Amer. J. vet. Res. **13**, 469 (1952).

Kent, T.H., **J.M. Layton**, and **H.B. Hatch**: Massive pulmonary cryptococcosis. Amer. J. clin. Path. **38**, 596 (1962).

Knudson, R.J., **H.B. Burch**, and **H.B. Hatch**: Primary pulmonary cryptococcosis. Report of three cases and review of literature. J. thorac. cardiovasc. Surg. **45**, 730 (1963).

Levene, M., and **L. Michaels**: Acute disseminated torulosis associated with Hodgkin's disease. J. clin. Path. **8**, 201 (1955).
Littman, M.L.: Cryptococcosis (torulosis). Current concepts and therapy. Amer. J. Med. **27**, 976—998 (1959).
—, and **L.E. Zimmerman**: Cryptococcosis-Torulosis. New York/London: Grune & Stratton, Inc., 1956.
Martin, W.J., D.R. Nichols, H.J. Svien, and **J.A. Ulrich**: Cryptococcosis. Further observations and experiences with amphotericin B. Arch. intern. Med. **104**, 4 (1959).
McGrath, J.T.: Cryptococcosis of the central nervous system in domestic animals. Amer J. Path **30**, 651 (1954).
Mead, M., and **M.F. Ridley**: Sporotrichosis and chemoblastomycosis in Queensland. Med. J. Aust. **44**, 192 (1957).
Meyer, J.B., and **M. Fort**: Amphotericin B Therapy in Torula Meningitis. Amer. Med. Ass., Arch. intern. Med. Vol. **106**, 271—274 (1960).
Misch, K.A.: Torulosis associated with Hodgkin's disease. J. clin. Path. **8**, 207 (1955).
Monnet, P., et **P.F. Blanc**: Les cryptococcoses humaines. Sem. Hôp. Paris **31**, 3851 (1955).
Mumenthaler, M.: Meningoencephalitis durch Cryptococcus neoformans. Schweiz. med. Wschr. **90**, 386 (1960).
Nevill, L.M.B.: Cryptococcal meningitis. Brit. med. J. **1**, 887 (1958).
Nichols, D.R., and **W.J. Martin**: Cryptococcosis: clinical features and differential diagnosis. Ann. intern. Med. **43**, 767 (1955).
Palmrose, E.C., and **E.J. Losli**: Cryptococcus meningitis. Report of two cases. Northw. Med. (Seattle) **51**, 121 (1952)
Procknow, J.J., J.R. Benfield, J.W. Rippon, C.F. Diener, and **F.L. Archer**: Cryptococcal hepatitis presenting as a surgical emergency First isolation of Cryptococcus neoformans from point source in Chicago. J. Amer. med. Ass. **191**, 269 (1965).
Ravisse, P., R. Reynaud, R. Depoux, et **P. Salles**: Sur le premier cas de cryptococcose découvert en A.E.F. Presse méd. **67**, 727 (1959).
Rippey, J.J., W.A.G. Roper, A.L. Jeanes, and **M.V. Bright**: Cryptococcal meningo-encephalitis. J. clin. Path. **18**, 296 (1965).
Sagi, T., u. **J. Fehérpataky**: Torulom des Zentralnervensystems. Path. et Microbiol. (Basel) **23**, 3—9 (1960).
Seeliger, H.P.R.: Use of serological methods for the diagnosis of cryptococcosis. A review. 657. International Colloquium on Medical Mycology. Ann. Soc. belge Méd. trop. **44**, 601 (1964).
— Torulose. Mykologische Berichte. Med. Mitteilungen **19**, Heft 2 (1958).
— Immunologisch-serologische Nachweisverfahren bei Pilzkrankheiten. In: Handbuch der Haut- und Geschlechtskrankheiten, hrsgg. von J. Jadassohn. Bd. IV/4. Berlin-Göttingen-Heidelberg: Springer 1963.
— Das kulturell-biochemische und serologische Verhalten der Cryptococcus-Gruppe. In: Ergebnisse der Mikrologie, Immunitätsforschung und experimentellen Therapie, 32. Bd.,1959.
Shields, T.H.: Disseminated Cryptococcosis Producing a Sarcoid Type Reaction. Amer. Med. Ass. **104**, 763—770 (1959).
Siewers, C.M.F., and **H.G. Clamblett**: Cryptococcosis (torulosis) in children. A report of four cases. Pediatrics **34**, 393 (1964).
Simon, J., R.E. Nicols, and **E.V. Morse**: An outbreak of bovine cryptococcosis. J. Amer. vet. med. Ass. **122**, 31 (1952).
Sinha, G.B., and **D. Barua**: Cerebral cryptococcosis. Calcutta Sch. top. Med. **8**, 140 (1960).
Smith, F.: Cryptococcosis and associated Hodgkin's disease. Report of two cases. N.Z. med. J. **59**, 285 (1960).
Smith, G.W., J.A. Kempf, W.E. Farrar, J.W. Kemble, and **S.F. De Philipot**: Cryptococcosis of the central nervous system: four cases treated with amphotericin B. Sth. med. J. (Bgham, Ala.) **53**, 305 (1960).
Spickard, A., W.T. Butler, V. Andriole, and **J.P. Utz**: The improved prognosis of cryptococcal meningitis with amphotericin B therapy. Ann. intern. Med. **58**, 66 (1963).
Staib, F.: Vorkommen von Cryptococcus im Vogelmist. Zbl. Bakt., I. Abt. Orig. **182**, 562 (1961).
— Zur Widerstandsfähigkeit von Cryptococcus neoformans gegen Austrocknung und hohe Temperaturen. Arch. Mikrobiol. **44**, 323 (1963).
— Zur Cryptococcose bei Mensch und Tier unter besonderer Berücksichtigung des Vorkommens von Cr. neoformans im Vogelmist. Tierärztl. Umsch. **19**, 69 (1964).
Steele, W.L.: Sporotrichosis infection of the knee joint: report of a case. Sth. med. J. (Bgham, Ala.) **51**, 373 (1958).
Stein, J.M., and **P.J. Burdon**: Cryptococcus neoformans infection of the central nervous system: a case treated by amphotericin B, with post-mortem examination. Ann. intern. Med. **52**, 445 (1960).

Thiele, H. G., and **W. Mohr**: Cryptococcose Torulose. Klinik der Gegenwart. Bd. III, 1965.

Unat, E. K., **B. Pars**, and **J. P. Kosyak**: A case of cryptococcosis of the colon. Brit. med. J. **2**, 1501 (1960).

Wasserman, E.: Torula infection of the central nervous system. Report of two cases with a brief review of the literature. Conn. med. J. **16**, 85 (1952).

Webster, B. H.: Bronchopulmonary cryptococcosis. Dis. Chest **43**, 513 (1963).

White, M., and **L. S. Arany**: Resection in pulmonary cryptococcosis (torulosis). J. thorac. Surg. **35**, 402 (1958).

Zimmerman, L. E., and **H. Rapport**: Occurrence of cryptococcosis in patients with malignant disease of reticuloendothelial. Amer. J. clin. Path. **24**, 1050 (1954).

IV. Candidiasis (Candidiose, Candidamykose, Soor, Moniliase)

1. Definition

Diese meist auf die Haut und Schleimhaut beschränkte Mykose wird durch *Candida albicans* verursacht. Erst seit Einführung der Antibiotica, und zwar vor allem der Breitspektrumantibiotica, ist diese sekundäre Mykose auch im Bereich der inneren Organe vermehrt beobachtet worden. Der Name Soor geht übrigens auf das altdeutsche Wort Soor = „sohren" (verdorren) zurück und ist heute noch in „unversehrt" enthalten (Polemann).

2. Geschichte

Der Erreger wurde im Jahre 1839 erstmals von Langenbeck entdeckt, allerdings unter der Annahme, daß es sich um den Erreger des *Typhus abdominalis* handle. 1841 erfolgte dann die Beschreibung durch Berg und 1843 durch Gruby. Die Benennung *Oidium albicans* geht auf Roby zurück (1847). In den folgenden Jahren machte Virchow auf das Einwachsen des Pseudomycels in die Blutgefäße aufmerksam und Zenker beschrieb 1861 eine metastatische Candida-Encephalitis (Bader). Im Jahre 1927 berichtete Castellani über die bronchopulmonale Moniliase bei den Teeversuchern auf Ceylon. Seit der Einführung der Breitspektrumantibiotica, dann der Corticosteroide und später noch der Cytostatica traten Soorerkrankungen gehäuft auf. Diese Häufung war der Grund dafür, daß man sich mit dieser Erkrankung, die früher nur beschränktes dermatologisches Interesse beanspruchte, erneut befassen mußte. Seit unserer zusammenfassenden Arbeit über Pilzerkrankungen der inneren Organe als Folge von Behandlungen mit Antibiotica im Jahre 1954 ist die Literatur über die sekundären Mykosen, wobei die Soormykosen an erster Stelle stehen, ins Unermeßliche angewachsen, nicht zuletzt, weil immer wieder Einzelfälle beschrieben werden, bei denen eine besondere Organlokalisation zu irrtümlichen diagnostischen Überlegungen führte.

3. Erreger

In der Literatur existieren für Candida albicans 172 Synonyma (Conant). Nach Polemann sollen die im Schrifttum noch verwandten Namen *Moniliasis* und *Oidiomykose* fallengelassen werden, da es sich bei *Monilia* und *Oidium* um Pilze handelt, die nichts mit dem durch Candida-Arten verursachten humanen Veränderungen zu tun haben, sondern als *phytopathogene* Erreger *Fruchtfäule* und *Mehltau* bewirken. Die widersprechenden Bezeichnungen waren 1923 zuerst Berkhout aufgefallen, von dem der Name *Candida* stammt. Seit dem III. Internationalen Mikrobiologischen Kongreß 1939 in New York und dem VII. Internationalen Botanischen Kongreß 1950 ist diese Bezeichnung allein zulässig (Polemann).

Die *Candidiasis* wird durch verschiedene, zu den *anascosporogenen Hefen* gehörenden Pilze, speziell aber durch Candida *albicans* verursacht. Es sind dies fakultativ pathogene Mikroorganismen, die physiologischerweise Haut und Schleimhäute des Menschen besiedeln. Über die Schwierigkeit der Diagnostik, auch bei nachgewiesenen Pilzen, haben wir uns im Einleitungskapitel verbreitet. Am einfachsten liegen die Verhältnisse, wenn es sich um Candida albicans handelt, da deren *Pathogenität* im Tierversuch nachgewiesen ist. Bei verschiedenen Vertretern der Gattung Candida ist die Pathogenität auch tierexperimentell nicht gesichert. Außer Candida *albicans* sind für die Klinik folgende Candida-Arten wichtig: Candida *krusei*, C. *tropicalis*, C. *pseudotropicalis*, C. *guillermondii*, C. *pelliculosa*, C. *parapsilosis*, C. *stellatoidea*.

Die Candida-Arten lassen sich *mikroskopisch* leicht nachweisen. Oft genügt schon eine einfache Methylenblau-Färbung. Für die weitere Differenzierung der Hefen müssen *Kulturen* angewendet werden. Außer den mikroskopischen sind auch noch physiologische Eigenheiten der gezüchteten Pilze zu berücksichtigen. Die Differenzierung verschiedener Hefearten erfordert ganz spezielle Kenntnisse. Besonders die holländische Schule hat sich um die Differenzierung der Hefen bemüht (DEKKER, DIDDENS, LODDER und KREGER VAN RIJ). Es bleibt also dem Kliniker keine andere Möglichkeit, als das entsprechende Untersuchungsmaterial einem spezialisierten Laboratorium einzusenden. Ein positives Resultat muß aber mit aller Sorgfalt interpretiert werden.

Leider sind auch die *serologischen* Methoden nicht bindend für die klinische Diagnostik einer Candidiasis. Für die serologische Diagnostik verweise ich auf die Übersicht von SEELIGER. Unter Umständen kann die Serum-*Fungistase* nach JANKE einen gewissen Hinweis auf die Pathogenität der isolierten Hefe erbringen.

4. Epidemiologie

Die Soorpilze werden auf Schleimhäuten verschiedener Warmblütler angetroffen, währenddem die freie Natur kein wesentliches Erregerreservoir darstellt. Die Candidiose kommt in allen Ländern der Welt vor. Die Besiedelung der menschlichen Schleimhäute erfolgt aufgrund kultureller und immunbiologischer Untersuchungen häufig schon kurz nach der Geburt. Bereits im Alter von 6 Jahren ist die Mehrzahl sämtlicher Menschen überempfindlich gegen Candida-Antigen (positive Intracutanteste). Im allgemeinen verläuft die Besiedelung mit Soorpilzen symptomlos und nur unter Ausnahmefällen kommt es zur Ausbildung eines Mund- oder Hautsoors. Schon im Sputum gesunder Individuen findet man in einem Prozentsatz der je nach Untersuchungen zwischen 20—50% schwankt, Soorpilze. Diese Zahlen werden aber beträchtlich höher, wenn man Sputa von Lungenkranken untersucht. Aber auch aus Stuhl, Urin, Vaginalabstrichen, lassen sich in einem erheblichen Prozentsatz Soorpilze nachweisen, währenddem sie auf der Haut relativ selten vorkommen.

Am meisten von der Erkrankung betroffen werden *Säuglinge* und *Greise*. HOTTINGER beschrieb 38 Candida-Infektionen, wobei 4 junge Säuglinge an Soor verstarben, 7 weitere Kinder unter einer Soor-Allgemeininfektion litten und 27 Kinder mehr oder weniger schwere Soorinfekte lokaler Natur aufwiesen. Bei 8 Fällen, bei denen Soorbefunde erhoben wurden, ohne vorhergehende Anwendung von Antibiotica, erfolgte eine Deutung im Sinne von *Candida-Trägertum*. Bei den Greisen finden wir häufig Soor-Infektionen infolge Unterernährung, Stoffwechselkrankheiten (Diabetes), Alterstuberkulosen oder konsumierende Krankheiten wie Hämoblastosen, unerkannte Carcinome etc.

Die Candidiase befällt beide Geschlechter in ungefähr gleichem Ausmaß. Im mittleren Lebensalter scheint das weibliche Geschlecht häufiger befallen zu sein. Es handelt sich in der Regel um eine *endogene Infektionsquelle*. *Kontaktinfektionen* sind selten, am ehesten noch bei stillenden Müttern durch soorkranke Säuglinge oder zwischen Eheleuten. Die ätiologische Bedeutung von isolierten Soorpilzen ist für den Kliniker manchmal außerordentlich schwierig, da ja das Candida-Trägertum viel häufiger vorkommt als die Candidiase. Bei der Diagnose sind deshalb immer folgende Punkte zu berücksichtigen: klinisches Krankheitsbild, Entnahmetechnik und Entnahmestelle des Untersuchungsmaterials. Anzahl und Art der isolierten Hefen (Keimzahl!). Erst wenn mehrmals massenhaft solche Keime nachgewiesen werden, können pathogenetische Rückschlüsse gezogen werden.

5. Klinik

Auch ohne antibiotische Behandlung entwickelt sich der Schleimhaut- und Haut-Soor. Die lokalisierten und generalisierten Formen des Hautsoors sollen hier nicht speziell besprochen werden. Es finden sich sämtliche Übergänge von kleinsten bis zu ganz ausgedehnten Efflorescenzen. Speziell häufig ist die Intertrigo im Bereiche der großen Körperfalten, aber auch die interdigitale Erosion. Wichtig ist die Kenntnis der sog. „Id"reaktionen, die je nachdem als Candidid oder Oidiomycid bezeichnet werden.

a) Klinische Formen. Dem Kliniker bekannt sind vor allem auch die perianalen Soor-Infektionen, die sich im Anschluß an antibiotische Therapie ereignen.

Mundsoor

Diese Lokalisation wird vor allem beim Neugeborenen, ferner beim kachektischen Individuum mit konsumierendem Grundmorbus angetroffen. Die grau-weißlichen Membranen im Bereiche des weichen Gaumens, die auf einer geröteten Schleimhaut sich leicht abstreifen lassen, sind jedem bekannt. Beim Abstreifen solcher Membranen kommt es zu kleinen Blutungen.

Behandlung: sorgfältige Mundreinigung mit Gentianaviolett 5% oder Nystatin. Vor Amphotericin ist zu warnen.

Soor-Oesophagitis. Diese entsteht meistens durch direktes Übergreifen eines Mundsoors auf den Oesophagus. Solche Patienten haben wir vor allem im Anschluß an langzeitige kombinierte Steroid- und Antibioticabehandlung, ferner bei Carcinom-Patienten, welche röntgenbestrahlt wurden, beobachtet.

Candida-Enteritis. Diese Diagnose ist schwierig zu stellen. Sie sollte nur dann erwogen werden, wenn ein Patient nach langer Breitspektrumantibioticabehandlung Enteritiden entwickelt, welche mit Bauchschmerzen einhergehen, begleitet von rektalen Schmerzen und Pruritus ani. Der Pruritus ani, der als Begleitsymptom angetroffen wird, ist nicht nur Folge einer Pilzinfektion, sondern wahrscheinlich auch eines Vitaminmangels. Im Stuhl sind die Hefepilze in Massen zu finden, währenddem sie normalerweise nur in geringer Zahl vorkommen.

Die Therapie dieser Formen ist Nystatin per os in der Dosis von 500000 Einheiten alle 4—6 Std, Absetzen der Antibiotica, Umstimmung der Darmflora mit Yoghurt, Vitaminen.

Auf die *Candidiasis der Haut* soll hier nicht eingegangen werden. Ich möchte lediglich erwähnen, daß besonders bei intertriginösen Veränderungen sorgfältig nach Pilzen gesucht werden soll. Das gleiche gilt für die Untersuchung des Fluor vaginalis, da Pilzvaginitiden nicht so selten sind.

Candidiasis des Respirationstraktes

Es scheint mir fraglich, ob überhaupt primäre Lungencandidiasen vorkommen. Die erste Beschreibung einer pulmonalen Candidiase durch Castellani im Jahre 1905 bei den Teeversuchern auf Ceylon betraf wohl eine primäre Form der Erkrankung. Möglicherweise ist auch die *Farmerlunge (Drescherlunge* oder *Bronchomycosis fenisecorum)* als eine primäre Pilzinfektion der Lunge, allerdings mit zusätzlichen allergischen Mechanismen aufzufassen. Heute haben wir es ausschließlich mit sekundären Soorerkrankungen der Lunge oder des Bronchialbaumes zu tun. Unter geeigneten Bedingungen (Störung des öcologischen Gleichgewichtes durch Antibiotica) kommt es zu einem starken Überhandnehmen von Candida-Pilzen, welche infolge fehlender Abwehrmechanismen des Makroorganismus (Steroide, maligne Erkrankungen des hämatopoetischen und lymphoreticulären Systemes) zur destruktiven Invasion der Schleimhaut führen. Klinisch können sich solche Veränderungen sowohl als Bronchitis wie als Bronchopneumonie verschiedener Ausdehnung und Lokalisation äußern. Bekannt sind auch relativ akut verlaufende circumscripte Pneumonien, die zu Abscedierung oder auch zu chronischer Infiltration neigen. Selten sind miliare Streuformen. Solche Lungenparenchymveränderungen heilen in der Regel ohne Verkalkungen aus. Im Gegensatz zur Lungenaspergillose gibt es für die Soormykosen der Lungen keine charakteristischen Röntgenmanifestationen.

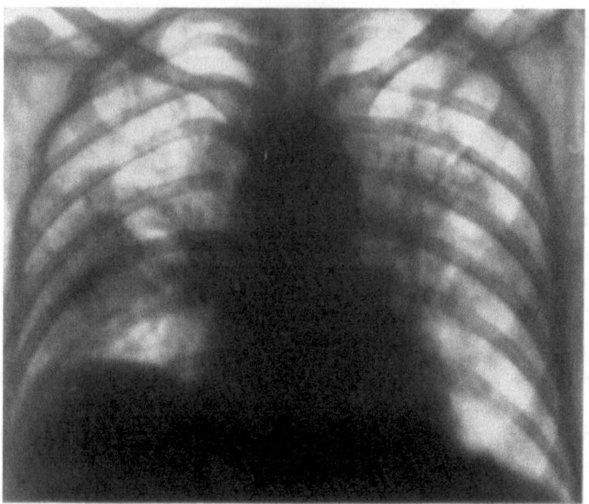

Abb. 21. B. R., 1922, Soor-Sepsis 9. 5. 1961

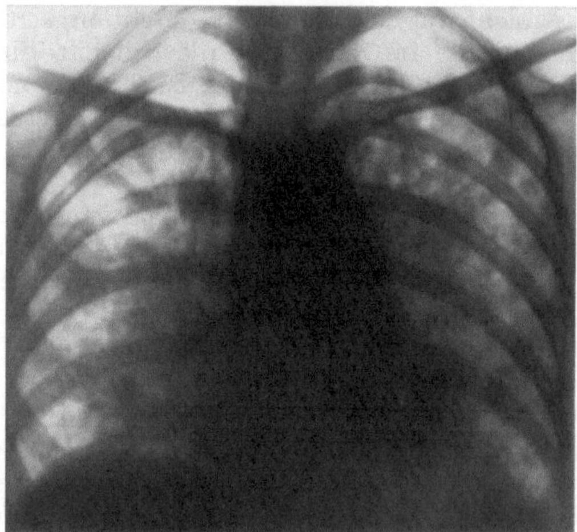

Abb. 22. Gleicher Fall, Soor-Sepsis superinfiziert mit Staphylokokken 19. 5. 1961

Ähnliche Verhältnisse wie beim Befall des Bronchialsystemes durch Aspergillen liegen auch bei der Soorbronchitis vor. Bei den spastischen Bronchitiden mit Soorvorkommen sind die Pilze meist nur als harmlose Begleitkeime anzusprechen. Außerordentlich selten sind hingegen Patienten, bei denen ein sog. *Pilzasthma* durch entsprechende spezifische Therapie kuriert werden kann.

Candidiasis des Zentralnervensystemes

Nach STAMMLER wird das Nervensystem bei einer Disseminierung einer Haut- oder Schleimhautmykose oder einer mykotischen Endokarditis infiziert. Wie bei der Kryptokokkose verläuft auch die Candidiasis des Nervensystems in der Mehrzahl der Fälle unter dem Bilde einer akuten oder chronischen, vor allem basal betonten *Meningitis*, bzw. *Meningoencephalitis* und nur ausnahmsweise als um-

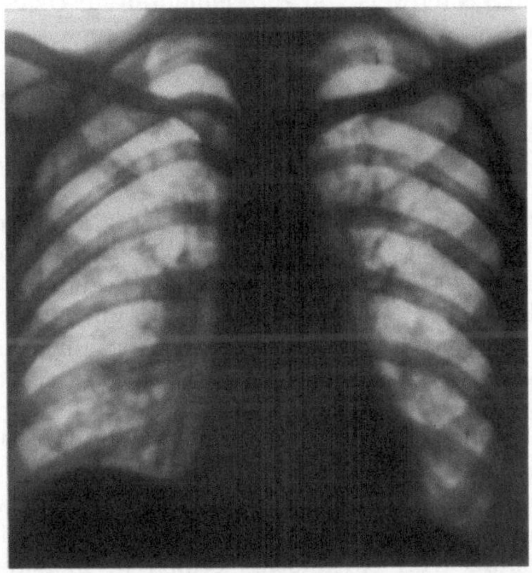

Abb. 22a. Gleicher Fall, nach Amphotericin-B und Antibioticabehandlung 24. 6. 1961

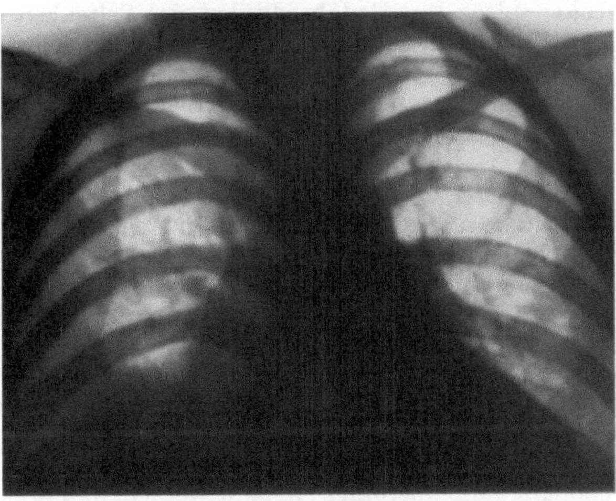

Abb. 22b. E. H., 1931, Soor-Pneumonie

schriebener *Hirnabsceß*. Im meist zell- und eiweißreichen *Liquor* cerebrospinalis sind Sproßformen und Mycelien mikroskopisch, vor allem aber kulturell nachzuweisen. Die Diagnose kann kaum klinisch gestellt werden, wird aber durch den sicheren Erregernachweis im Liquor unterstützt. Die Prognose ist schlecht. Ein Versuch mit Amphotericin B ist in jedem Falle angezeigt.

Candidiasis des Urogenitaltraktes. Diese Erkrankung wird bei den Frauen öfters angetroffen als bei den Männern. Sie kommt vor allem in der Schwangerschaft vor, ferner beim Diabetes mellitus sowie im Anschluß an langfristige antibiotische Behandlung. Besonders häufig wird die *Harnblase* befallen, während Ureteren und Nieren seltener Sitz der Erkrankung sind. Klinisch kann eine Candidiasis des Urogenitaltraktes nicht von einer bakteriellen Infektion unterschieden werden, indem die Symptome, wie Dysurie, Hämaturie etc. die gleichen sind. Auch hier gilt für die Diagnose der alleinige Nachweis von Pilzelementen im Urin nicht, es sei denn, sie treten in jeder Urinprobe in größerer Menge auf. Wenn mehr als 1000 Keime im ml-Urin nachgewiesen werden können, sind nach Guze und Haley sowie Goldman et al. signifikante Werte vorhanden. Schwieriger werden die Verhältnisse bei der Diagnose einer Pyelonephritis. In solchen Fällen hat die Behandlung mit Amphotericin B ganz besonders sorgfältig zu erfolgen wegen der starken Nephrotoxicität der Substanz.

Candida-Endokarditis. Für den Kliniker besteht keine Möglichkeit, die Pilzendokarditis von einer Endocarditis lenta, verursacht durch bakterielle Erreger, zu unterscheiden. Bekannt ist, daß solche Endokarditiden bei einer Generalisierung der Candidiase auftreten, wobei die Pilze manchmal auch im direkten Blutausstrich nachweisbar sind. Prädisponierende Faktoren: pathologisch veränderte Herzklappen, Behandlung mit Tetracyclinen, Cytostatica oder Corticosteroiden sowie direkte Inokulation in den Blutkreislauf, z.B. durch intravenöse Infusionen. Diese Verhältnisse konnten durch Cooper u. Mitarb. auch tierexperimentell bestätigt werden. Bei Hunden wurde operativ eine Insuffizienz der Aortenklappe erzeugt. 4—6 Wochen später erfolgte intravenöse Inokulation von Candida. Bei der Autopsie fand man bei den Hunden, welche nach der Operation Candida ohne zusätzliche Verabreichung von Antibiotica erhielten, niemals eine Endokarditis, währenddem bei den Tieren mit zusätzlicher Streptomycin-Penicillin- oder Tetracyclin-Therapie in einem hohen Prozentsatz eine Candida-Endokarditis auftrat. Währenddem früher solche Pilz-Endokarditiden eine Seltenheit darstellten, wurden sie in letzter Zeit besonders auch im Anschluß an herzchirurgische Eingriffe bekannt.

Eine Behandlung ist heute stets inviziert. Bis zur Einführung des Amphotericin B verliefen diese Endokarditiden letal. Seither hat sich die Prognose grundlegend verändert, indem es öfters gelingt, solche Patienten mit Amphotericin B zu sanieren.

b) Diagnose. Außer dem *Mundsoor* gibt es für die Candida-Mykosen der inneren Organe keine typischen Krankheitsbilder. Wesentlich ist, daß man überhaupt an die Möglichkeit einer Soormykose denkt. Dies gilt besonders auch für den *Status febrilis* bei Patienten welche längere Zeit Antibiotica und Steroide erhielten. In solchen Fällen sollen immer Kulturen angelegt werden und auch die *i.v.-Katheter auf Pilze* untersucht werden. Besonders häufig treten disseminierte Candidiasen unter der cytostatischen Behandlung von malignen Erkrankungen des hämatopoetischen- und lymphoretikulären Systemes auf. Es ist gar nicht so selten, daß Pilzkomplikationen und nicht das maligne Grundleiden zum Exitus führten. In diesem Zusammenhang muß allerdings erwähnt werden, daß mykotische Komplikationen bei solchen malignen Erkrankungen auch schon vor der cytostatischen Ära beobachtet wurden. In solchen Fällen ist der mangelhafte leukocytäre Abwehrapparat (Panmyelophthisen, Agranulocytosen) für die Entwicklung der mykotischen Sepsis verantwortlich zu machen.

Wesentlich für diese Erkrankungen ist die *Frühdiagnose.* Wie wir gesehen haben, kommt dem Nachweis von Sproßpilzen im *Sputum* nur dann eine gewisse Bedeutung zu, wenn in jeder Sputumprobe massenhaft Pilze nachgewiesen werden können. Weit mehr Aussagekraft besitzt das Pilzvorkommen im bronchoskopisch entnommenen Sekret, wobei die Hefepilze meist nur spärlich vorhanden sind und deshalb kulturell gezüchtet werden sollen. *Intracutanteste* gegen Candida-Extrakte sind so häufig positiv, daß sie diagnostisch kaum verwertet werden können. Das gleiche gilt für die *Seroreaktionen*, bei denen nur selten erhöhte, signifikante Titer der Agglutination von über 1 : 160 nachgewiesen werden können. Die Komplementbindungsreaktion gibt ebenfalls nur geringe Titer.

Die Diagnose einer Soor-Mykose ist mit äußerster Kritik zu stellen, da der Nachweis von Soorpilzen allein noch lange nichts über die Ätiologie der vorliegenden Erkrankung aussagt.

c) **Behandlung.** Bei einer lokalisierten Mykose, z. B. des Cavum oris, der Vagina etc. soll eine *lokale Behandlung* erfolgen, z.B. mit *Gentianaviolett* 5%, mit *Pimaricin Ovula*, mit *Nystatin*. Bei generalisierten Soormykosen mit einem prognostisch ernsten Krankheitsbild soll heute in jedem Falle *Amphotericin B* angewendet werden (siehe vorn und S. 11).

Literatur

Albers, D.D.: Monilial infection of the kidney; case reports. J. Urol. (Baltimore) **69**, 32 (1953).

Alslev, J., u. U. Gessler: Klinische Bilder der Lungenmoniliasis. Ärztl. Wschr. **10**, 343 (1955).

Anderiole, V.T., H.M. Kravetz, W.C. Roberts, and J.P. Utz: Candida endocarditis. Clinical and pathologic studies. Amer. J. Med. **32**, 251 (1962).

Andreassen, M., K.R. Eriksen, and A. Stenderup: Monilial peritonitis as a complication of preoperative intestinal sterilization. Lancet **2**, 618 (1958).

Armstrong, E.C., and J.A. Hall: The incidence of Candida species in routine specimens of sputum. Mth. Bull. Minist. Hlth Lab. Serv. **15**, 220 (1956).

Baum, G.L.: The significance of Candida albicans in human sputum. New Engl. J. Med. **263**, 70 (1960).

Bernard, J., G. Mathe, et E. Drouhet: Les infections à Candida au cours des hémopathies décompensées et leur traitement par la nystatine. Sang **26**, 490 (1955).

Bernhardt, Hannelore: Die Pilzarten des Sputums. Zbl. Bakt., I. Abt. Orig. **178**, 515 (1960).

Beuthe, D.: Candidasepsis. Zbl. allg. Path. path. Anat. **93**, 241 (1955).

Biggio, P.: Contributo alla conoscenza delle candidosi generalizzate croniche. Arch. ital. Sci. med. **43**, 389 (1962).

Boggs, D.R., A.F. Williams, and A. Howell: Thrush in malignant neoplastic disease. Arch. intern. Med. **107**, 354 (1961).

Brabander, J.O.W., F. Blank, and C.A. Butas: Intestinal moniliasis in adults. Canad. med. Ass. J. **77**, 478 (1957).

Braude, A.I., and J.A. Rock: The syndrome of acute disseminated moniliasis in adults. Arch. intern. Med. **104**, 91 (1959).

Burns, R.E.: Fungous disease as a complication of steroid therapy. Arch. Derm. Syph. (Chic.) **77**, 686 (1958).

Caplan, H.: Monilial (Candida) endocarditis following treatment with antibiotics. Lancet **269**, 957 (1955).

Chakravarty, S.C., and R.S. Sandhu: Incidence of bronchopulmonary candidiasis in Patients treated with antibiotics. Acta tuberc. scand. **44**, 152 (1964).

Corbelli, G., L. Allegri, e A. Mazzoni: Casi clinici di candidiosi. Minerva med. **48**, 3812 (1957).

Coudert, J., G. Despierres, H. Saez, et J. Hollard: Recherches sur la flore levuriforme bronchique en milieu sanatorial. Sem. Hôp. Paris **33**, 2978 (1957).

Cowan, D.E., J.R. Dillon, B.S. Talbot, and R.A. Bridge: Renal moniliasis: a cause report and discussion. J. Urol. (Baltimore) **88**, 594 (1962).

Craig, J.M., L.H. Schiff, and J.E. Boone: Chronic moniliasis associated with Addison's disease. Amer. J. Dis. Child. **89**, 669 (1955).

Dobias, B.: Moniliasis in pediatrics. Amer. J. Dis. Child. **94**, 234 (1957).

Drouhet, E.: Traitement des infections mycosiques à Candida albicans par un nouvel antibiotique antifongique: la nystatine. Presse méd. **63**, 620 (1955).

Ducan, A.G.: Cutaneous moniliasis: report of a case occurring on normal skin following an antibiotic ointment. Arch. Derm. Syph. (Chic.) **76**, 434 (1957).

Dupré, J., R.V. Jones, and H.G. Penman: Candida albicans septicaemia. Postgrad. med. J. **38**, 176 (1962).

Eriksen, K.R., E. Jensen, S. Olsen, A. Stenderup, A.G. Thomsen, and **A. Videbaek:** Dissemineret moniliasis. Ugeskr. Læg. **120,** 638 (1958).
Fischer, G.W.: Über Med. Mycologie. Internat. Collocquium 1963.
Gherardi, G.J.: Systemic moniliasis in infancy. Fatal hypertensive complications. J. Amer. med. Ass. **193,** 67 (1965).
Gillam, J.F.E., and **D.H. Wadelton:** A case of renal moniliasis. Brit. med. J. **1,** 985 (1958).
Goldin, M., A. Libretti, A. Hoffman, and **M.A. Kaplan:** Studies on antibodies to yeasts in bronchial asthma. Ann. Allergy **15,** 119 (1957).
Goldman, H.J., M.L. Littman, G.D. Oppenheimer, and **S.I. Glickman:** Monilial cystitis-effective treatment with instillations of amphotericin B. J. Amer. med. Ass. **174,** 359 (1960).
Guze, L.B., and **L.D. Haley:** Fungus infections of the urinary tract. Yale J. Biol. Med. **30,** 292 (1958).
Halde, Carlyn, E.T. Wright, W.H. Pollard jr., V.D. Newcomer, and **T.H. Sternberg:** The effect of amphotericin B upon the yeast flora of the gastrointestinal tract of man. Antibiot. Ann. 1956—1957, **123** (1957).
Hamil, B.M., W.R. Eyer, J.W. Rebuck, and **G.A. Logrippo:** Bronchopulmonary mycosis: a 20 year study of Siblings. Henry Ford Hosp. med. Bull. **7,** 295 (1959).
Harrell, E.R., and **G.R. Thompson:** Systemic candidiasis (moniliasis) complicating treatment of bacterial endocarditis, with review of literature and report of apparent cure of one case with parenteral mycostatin. Ann. intern. Med. **49,** 207 (1958).
Haschek, H.: Pilzbefunde im Harn. Z. Urol. **46,** 44 (1953).
Helms, P.: The occurrence of Candida albicans on sputum in Denmark. J. clin. Path. **9,** 372 (1956).
Heymer, T., u. **R. Doepfmer:** Über die Pilzflora der Mundhöhle. Arch. klin. exp. Derm. **204,** 374 (1957).
Höer, P.W., L. Horbach, u. **R. Schweisfurth:** Das Krankheitsbild der Farmerlunge und seine Beziehung zu den Pilzinfektionen. Z. klin. Med. **158,** 1—21 (1964).
Holmström, B., S. Allenstein, and **A. Frisk:** Presence of fungi in gastric and duodenal ulcers. Acta chir. scand. **117,** 215—220 (1959).
Hottinger, A.: Klinischer Beitrag zum Vorkommen von Moniliasis im Kindesalter. Ann. paediat. (Basel) **187,** 210—237 (1956).
Hurley, R.: Acute disseminated (septicaemic) moniliasis in adults and children. Postgrad. med. J. **40,** 644 (1964).
Hyde, H.A., M. Richards, and **D.A. Williams:** Allergy to mould spores in Britain. Brit. med. J. **1956,** 886.
Hyun, B.H., and **F.C. Collier:** Mycotic endocarditis following intracardiac operations. Report of four cases. New Engl. J. Med. **263,** 1339 (1960).
—, **E.A. Dawson,** and **R.E. Pence:** Bacterial and mycotic endocarditis following cardiac surgery. Report of a case. J. thorac. Surg. **35,** 298 (1958).
Jamshidi, A., R.H. Pope, and **N.H. Friedman:** Fungal endocarditis complicating cardiac surgery. Arch. intern. Med. **112,** 370 (1963).
Kashkin, P.N., Krassilnicov, and **V.Y. Nekachalov:** Candida complications after antibiotic therapy. Mycopathologia (Den Haag) **14,** 172 (1961).
Kay, J.H., S. Bernstein, D. Feinstein, and **M. Biddle:** Surgical cure of Candida albicans endicarditis with open heart surgery. New Engl. J. Med. **264,** 907 (1961).
Kozinn, P.J., and **C.L. Taschdjian:** Enteric candidiasis. Diagnosis and clinical considerations. Pediatrics **30,** 71 (1962).
—, **C.L. Taschdjian, P. Pishvazadeh, M. Pourfar,** and **E. Neumann:** Candida meningitis successfully treated with amphotericin B. New Engl. J. Med. **268,** 881 (1963).
Kroetz, F.W., J.J. Leonard, and **C.R. Everett:** Candida albicans endocarditis successfully treated with amphotericin B. New Engl. J. Med. **266,** 592 (1962).
Lang, K., G. Oberhoffer u. **H.P.R. Seeliger:** Über Pilzbefunde im Stuhl und Urin unter antibiotischer Therapie. Z. Kinderheilk. **84,** 69 (1960).
Lannigan, R., and **M.J. Meynell:** Moniliasis in acute leukaemia. J. clin. Path. **12,** 157 (1959).
Lehner, T.: Candidal fungaemia following extraction of teeth and its relationship to systemic candidiasis. Brit. dent. J. **117,** 253 (1964).
— Systemic candidiasis and renal involvement. Lancet **1,** 1414 (1964).
Louria, D.B., and **P. Dineen:** Amphotericin B in treatment of disseminated moniliasis. J. Amer. med. Ass. **174,** 273 (1960).
—, **N. Fallon,** and **H.G. Browne:** The influence of cortisone on experimental fungus infections in mice. J. clin. Invest. **39,** 1435 (1960).
Mahnke, P.F., H. Zschoch u. **H. Sichert:** Pilzbefunde im Tracheobronchialbaum des Menschen. Häufigkeit, Arten und pathogenetische Bedeutung. Path. et Microbiol. (Basel) **24,** 327—340 (1961).

Maier, C., T. Wegmann u. A. Lichtensteiger: Der Nachweis von Candida albicans im Blutausstrich bei Pilzpyämie. Schweiz. med. Wschr. **86**, 331 (1956).

Merchant, R. K., D. B. Louria, P. H. Geisler, J. H. Edcomb and J. P. Utz: Fungal endocarditis: review of the literature and report of three cases. Ann. intern. Med. **48**, 242 (1958).

Ott, E.: Über das Vorkommen von Hefen im Magen-Darm-Trakt unter besonderer Berücksichtigung quantitativer Unterschiede. Mykosen **6**, 7 (1963).

Pace, L.: Un caso di moniliasi settica con rara complicazione pneumonica. Riv. med. Bologna **71**, 36 (1957).

Pavlica, F.: Candidova peritonitis. Čas. Lék. čes. **94**, 3 (1955).

Pearl, M. A., and H. Sidransky: Candida endocarditis. Two new cases with a review of twelve cases previously reported. Amer. Heart J. **60**, 345 (1960).

Persellin, R. H., O. M. Haring, and F. J. Lewis: Fungal endocarditis following cardiac surgery. Ann. intern. Med. **54**, 127 (1961).

Reynell, P. C., E. A. Martin, and A. W. Beard: Monilia peritonitis. Brit. med. J. **1953**, 919.

Roberts, F. B.: Recovery from monilial septicemia. Canad. med. Ass. J. **83**, 857 (1960).

Sabesin, S. M.: Renal failure and disseminated candidiasis. Arch. intern. Med. **110**, 526 (1962).

Sanger, P. W., F. H. Taylor, F. Robicsek, F. Germuth, L. Senterfit, and G. McKinnon: Candida infection as a complication of heart surgery. Review of literature and report of two cases. J. Amer. med. Ass. **181**, 88 (1962).

Sclafer, J.: L'allergie à Candida albicans. (Clinique, diagnostic, traitement.) Sem. Hôp. Paris **33**, 1330 (1957).

Seelig, M. S.: The Role of Antibiotics in the Pathogenesis of Candida Infections. Amer. J. Med., Vol. **40**, June 1966.

Seeliger, H. P. R.: Mykologische Berichte. Med. Mitteilungen, Jahrgang 19, Heft 4 (1958).

Siegenthaler, W., G. Keiser u. H. U. Zollinger: Besonderheiten im Verlauf der malignen Erkrankungen des hämatopoetischen und lymphoreticulären Systems unter cytostatischer Behandlung. Z. klin. Med. **155**, 568—601 (1959).

Skobel, P., D. Jorke u. G. Schabinski: Akute generalisierte Mykose. Sepsis durch Candida pseudotropicalis. Münch. med. Wschr. **97**, 194 (1955).

Smith, D. E., and J. H. Matthews: Treatment of pulmonary mycotic infections with amphotericin B. New Engl. J. Med. **263**, 782 (1960).

Stein, A. A.: Systemic moniliasis: a clinico-pathological report of five cases. Antibiot. Med. **6**, 297 (1959).

Vanbreuseghem, R.: Les mycoses post-antibiotiques. Brux.-méd. **36**, 1987 (1956).

— Les cardiopathies mycosiques. Bull. Acad. Med. Belg. **24**, 233 (1959).

Wegmann, T.: Chemotherapie et Antibiot. 1954.

Wilson, R. M.: Candidal endocarditis. J. Amer. med. Ass. **177**, 332—334 (1961).

Winner, H. I.: Experimental Moniliasis in the Guinea-Pig. J. Path. Bact. Vol. **79**, No. 2, 420—423 (1960).

Wollheim, E., u. H. Braun: Pilzinfektionen der Lunge mit septischem Verlauf. Dtsch. med. Wschr. **82**, 1397 (1957).

Zimmerman, L. E.: Fatal fungus infections complicating other diseases. Amer. J. clin. Path. **25**, 46 (1955).

V. Geotrichose

Die durch die verschiedenen Species von Geotrichum am häufigsten durch *Geotrichum candidum* verursachte Pilzaffektion ist selten.

1. Erreger

Die Geotrichen sind rechteckige Zellen mit etwas abgerundeten Ecken. Die größte Ausdehnung der Zellen beträgt 4—8 μ. Sie wachsen auf Glucose-Agar nach Sabouraud bei Zimmertemperatur oder bei 37°. Mikroskopisch findet man den Pilz im Untersuchungsmaterial als septierte Hyphen mit Arthrosporen und Chlamydosporen.

2. Epidemiologie

Die Geotrichose kann primär oder sekundär entstehen und scheint in *Südamerika* häufiger vorzukommen als in den *Vereinigten Staaten*. Die Geotrichen sind ubiquitär und werden als Saprophyten im Respirations- und Magendarmtrakt des Menschen gefunden. Die Erkrankung beschränkt sich in der Regel auf die Schleimhäute des Mundes, des Bronchialbaumes sowie des Magendarmtraktes, währenddem die Lungen seltener befallen sind. MORENZ hat im Jahre 1963 eine synoptische Darstellung der Geotrichose-Fälle ausgearbeitet. Dabei hat er 15 Fälle von bronchopulmonaler Geotrichose, 5 von bronchialer, 9 mit oraler, 5 mit cutaner und 2 Fälle mit Geotrichum-Mycetämie dargestellt.

Zur *Autopsie* gelangte lediglich der erste von BENETT im Jahre 1842 beobachtete Fall von „Phthisis mit Pneumothorax" im letzten Stadium. „Autoptisch zeigte die linke Lunge zahlreiche Kavernen verschiedener Größe, wobei einige kleinere, teilweise mit einer weichen tuberkulösen Masse gefüllt waren, in welcher sich der Pilz ebenso reichlich wie im Sputum nachweisen ließ." Es handelte sich hierbei wahrscheinlich um eine prämortale Sekundärinfektion einer kavernösen Lungentuberkulose.

Der von LINOSSIER im Jahre 1961 beschriebene Fall entsprach weitgehend einer Lungentuberkulose. Jedoch konnten nie Tuberkelbacillen nachgewiesen werden. Ein Autopsiebericht liegt nicht vor. Auch sonst sind meines Wissens keine Fälle von Geotrichose histologisch verifiziert worden (vgl. auch KALISKI et al.). Ich muß dies einleitend erwähnen, da verschiedene Beobachter ähnliche Krankheitsbilder beschrieben, welche sie als Geotrichose auffaßten. Auf der anderen Seite wurde aber bis heute noch *nie* ein Eindringen der Geotrichen ins Gewebe festgestellt. Bevor nicht der sichere histologische Nachweis erbracht wird, daß die Geotrichen zu einer Gewebsreaktion führen, sind alle bisher publizierten Fälle nicht stichhaltig!

3. Klinik

Befallen werden vor allem die Schleimhäute, und zwar sowohl des Mundes, des Magendarmtraktes sowie des Bronchialbaumes.

a) Klinische Formen. Am besten bekannt ist die *Geotrichose des Pharynx:* weißliche Membran auf einer entzündlich veränderten Umgebung. Das Krankheitsbild kann klinisch nicht vom Mundsoor unterschieden werden. Differentialdiagnostisch müssen andere granulomatöse Affektionen, wie z. B. die südamerikanische Blastomykose oder eine Tuberkulose der Schleimhaut in Betracht gezogen werden.

Die Veränderungen im Bereiche des *Magendarmtraktes* sind unspezifischer Art, führen zu Bauchgrimmen, Abgang von Schleim, evtl. Eiter und selten von Blut. Auch bei dicker Membranbildung im Bereiche der Schleimhäute des Magendarmkanals erfolgt keine Reaktion der Gewebe auf den Pilz (SEELIGER, mündliche Mitteilung).

Interessant sind die beiden Beobachtungen von KALISKI, BEENE und MATTMANN sowie von BENDOVE und ASHE, welch erstere bei einem Säugling, letztere bei einem 79jährigen Mann mit Diabetes aus dem Blut Geotrichen nachweisen konnten. Beim Säugling waren bereits im Blutausstrich die typischen viereckigen Arthrosporen zu sehen. Bei der Autopsie fand man in den Lungenschnitten keine Pilzzellen, sondern lediglich die durch Miliartuberkulose bedingten Veränderungen. Die Autoren nehmen hier eine Sekundärinfektion bei vorbestehender Tuberkulose an. Bei dem zweiten Fall wurden während 3 Wochen Geotrichen im Blut nachgewiesen, ebenso im Sputum, jedoch nicht im Urin. Auf eine Neomycinbehandlung erholte sich der Patient relativ schnell. Als mögliche Eintrittspforte wurde der obere Respirationstrakt angesehen.

Geotrichose des Respirationstraktes

Bei der Geotrichose der *Bronchien* scheinen ähnliche Verhältnisse vorzuliegen, wie sie bei der Geotrichose der Schleimhäute des Magendarmtraktes geschildert wurden. MINTON, JOUNG und SHANBROM beschrieben 1954 2 Fälle von endobronchialer Geotrichose, wobei bronchoskopisch Pilzrasen festgestellt werden konnten und unter der Jodtherapie auch deren Besserung.

Für die wenigen Fälle der *Lungengeotrichose* ergeben sich aus der Literatur insofern einheitliche Angaben, als das Leiden zu ausgesprochener Chronizität neigt, zu Reizhusten Anlaß gibt und daß der Auswurf schon makroskopisch weißlichschleimig ist, mit auffallend hefefadem Geruch.

Trotz aller Reserven, die ich eingangs angebracht habe, möchte ich kurz eine eigene Beobachtung schildern, da sie den Angaben der Literatur entspricht:

Wir selbst beobachteten eine 54jährige Patientin (M. A. 1897), die wegen Verdacht auf Bronchiektasen von verschiedenen Ärzten während 2 Jahren Penicillin-Inhalationen, Penicillin-Injektionen und Penicillin-Lutschtabletten sowie Aureomycin erhielt. Auscultatorisch waren feuchte, klingende und nicht klingende Rasselgeräusche über beiden Basen hörbar, daneben wechselnd diffuses Giemen bei verlängertem Exspirium. Röntgenologisch zeigt sich ein

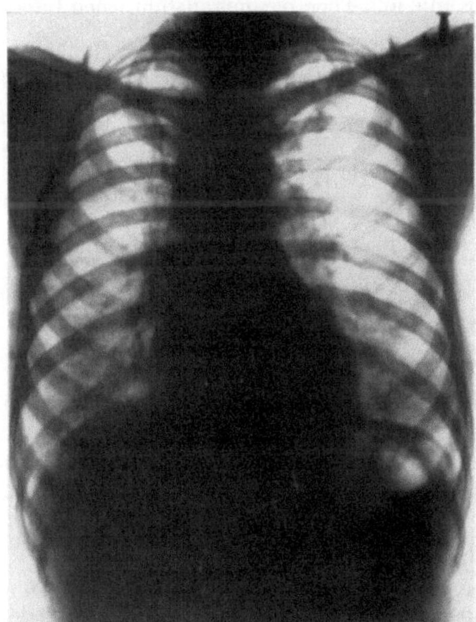

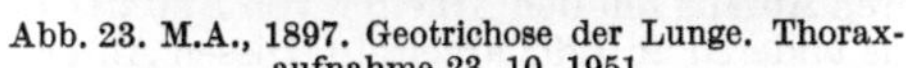

Abb. 23. M.A., 1897. Geotrichose der Lunge. Thoraxaufnahme 23. 10. 1951

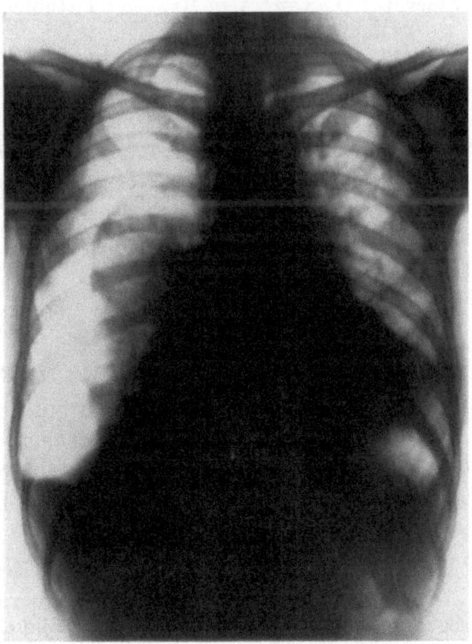

Abb. 24. Gleicher Fall. Thoraxaufnahme 11. 1. 1952 mit Pneumothorax

submiliares Lungenbild mit von apikal nach caudal zunehmenden ziemlich scharf begrenzten Herden. Sputum wurde massenhaft entleert und sah makroskopisch weißlich-gelatinös aus und wies einen deutlich faden Geruch auf. Der Allgemeinzustand der Patientin war während Monaten gut. Blutsenkung 30/40 mm. Blutbild: außer geringfügiger Eosinophilie kaum verändert. Temperaturen periodisch leicht gesteigert. Unter unserer Beobachtung trat ein linksseitiger, später ein rechtsseitiger Spontanpneumothorax auf. Trotz aller damals zur Verfügung stehender Maßnahmen gelang es nicht, die Patientin zu retten. Im Sputum wurden dauernd massenhaft Geotrichen nachgewiesen. Eine Autopsie konnte nicht durchgeführt werden.

Röntgenologisch können die verschiedensten Veränderungen beobachtet werden. Als einzige charakteristische Läsion wird Kavernenbildung mit besonders zarter Wand beschrieben. In diesem Zusammenhang könnte man sich die Frage stellen, ob es sich nicht lediglich um Kavernen anderer Genese handelt, die sekundär von Geotrichen besiedelt wurden?

b) Diagnose. Die Diagnose einer Geotrichose der inneren Organe ist mit äußerster Vorsicht zu stellen. Die charakteristischen Pilzelemente sollen dauernd und massenhaft nachgewiesen werden. Die serologischen Teste sind nicht brauchbar. Die Hautteste können zum Teil sehr stark positiv sein, sagen aber nicht sehr viel aus. In differentialdiagnostischer Hinsicht kann die Geotrichose in erster

Linie eine chronische Bronchitis, ein Asthma bronchiale, eine andere Pilzaffektion, vor allem aber eine Candidiasis oder eine Lungentuberkulose vortäuschen.

c) **Prognose.** Die Prognose ist gut, indem die meisten Fälle spontan ausheilen. Anders verhält es sich in Fällen, wo eine Kombination mit einer Lungentuberkulose vorliegt.

d) **Behandlung.** Die Geotrichose wird einer Jodtherapie zugeführt, insofern keine chirurgischen Maßnahmen vorgenommen werden müssen. Nach neueren Erfahrungen sollen außer Jodiden auch Amphotericin-B wirksam sein.

Literatur

Bader, G.: Die viszeralen Mykosen. Pathologie, Klinik und Therapie, mit ausführlichen Literaturangaben bis 1965.

Bell, D., and **J. Brodie:** A case pulmonary geotrichosis. Brit. J. Dis. Chest **56**, 26 (1962).

Chang, W.W.L., and **L. Buerger:** Disseminated geotrichosis. Case report. Arch. intern. Med. **113**, 356 (1964).

Morenz, J.: Geotrichum candidum Link. Taxonomie, Diagnose und medizinische Bedeutung, mit ausführlichen Literaturangaben bis 1963.

Nagy, L., Molnár u. **E. Florián:** Geotrichosis. Zbl. allg. Path. path. Anat. **98**, 375—379 (1958).

Webster, B.H.: Bronchopulmonary geotrichosis: a review with report of four cases. Dis. Chest **35**, 273 (1959).

Webster, G.H.: Pulmonary geotrichosis. Amer. Rev. Tuberc. **76**, 286 (1957).

VI. Sporotrichose

1. Definition

Die Sporotrichose ist eine subakut bis chronische Pilzerkrankung, die durch das *Sporotrichum schenckii* hervorgerufen wird. Sie führt im Bereiche der Haut und Unterhaut zu entzündlich granulomatösen Veränderungen. Ferner werden Knochen, Synovia, Periost und Muskel befallen, währenddem die inneren Organe selten affiziert werden.

2. Geschichte

Bereits im Jahre 1898 beschrieb Schenck das klinische Bild der Sporotrichose so vollständig, daß man sich heute auch noch ein Bild darüber machen kann. Er isolierte bereits auch den Erreger. Die Publikationen in Europa nahmen ihren Anfang mit den Arbeiten von Beurmann, der zusammen mit Ramond und Gougerot sowie anderen ab 1903 arbeitete. Diesen Autoren ist es zu verdanken, daß die Krankheit vor allem in Frankreich gut bekannt war. Im Jahre 1927 beschrieben Pijper und Pullinger eine Kleinendemie von 14 Bergwerksarbeitern in südafrikanischen Minen. Insgesamt wurden unter den Bergarbeitern weit über 3000 Fälle von Sporotrichose bekannt.

Die erste Sporotrichose beim Tier beschrieben Lutz und Splendore im Jahre 1908, und zwar bei der Ratte. Später wurden natürliche Infektionen verschiedener Tiere bekannt: Hund, Katze, Kaninchen, Pferd, Maulesel etc.

3. Erreger

Der Erreger ist das Sporotrichum *schenckii*, oft auch als Sporotrichum *beurmannii* oder Sporotrichum *gougerotii* bezeichnet.

Das Sporotrichum gehört zu den *dimorphen* Pilzen und weist also mycel- und hefeähnliche Phase auf. Mikroskopisch zeigen die Hyphen rundliche, beziehungsweise elliptische Conidien auf Sporenträgern oder nur auf kurzen Stielchen direkt an den Pilzfäden. In den Kulturen finden sich Sproßformen mit ein oder mehreren endständigen Sprossungen.

Auf *Sabourand-Glucose-Agar* oder *Grütz-Kimmig-Agar* wachsen innerhalb 4—6 Tagen weißliche an Hefekolonien erinnernde Scheibchen mit strahlenförmiger Randzone. Beim Älterwerden der Kulturen faltet sich deren Oberfläche. Die zunächst weißliche Farbe nimmt eine bräunliche bis schwärzliche Verfärbung an.

4. Epidemiologie

Fälle von Sporotrichosen wurden auf der ganzen Welt beobachtet. In Nordamerika scheinen die meisten Fälle im Mississippi-Tal vorzukommen. Eine spezielle Häufung in den südafrikanischen Goldminen wurde bereits erwähnt.

Sporotrichum wurde als Saprophyt in verschiedenen lebenden und toten Pflanzen, Gräsern, Korn, Blumen, Bäumen gefunden. Es wurde aber auch isoliert aus dem Respirationstrakt an nicht erkrankten Individuen. An Tieren können Ratten, Hunde, Katzen, Kaninchen und Pferde erkranken.

Eine *Übertragung* von Mensch zu Mensch oder von Tier zu Tier ist bis heute nicht gesichert. Bei der *Hautsporotrichose* nimmt man an, daß die *Inokulation* durch die traumatisierte Haut erfolgte. Anders liegen die Verhältnisse bei der *disseminierten* Form, wobei eine *aerogene*, evtl. auch eine *enterale* Infektion eine Rolle spielen mag. Die ausgedehntesten Läsionen werden autoptisch im Zökum und in der Appendix gefunden. Entsprechend der vermehrten Verbreitung der Erkrankung unter der landwirtschaftlichen Bevölkerung besteht die Möglichkeit, daß die *Primäraffekte* in der Mundhöhle in Form von Schleimhautulcera durch direkten Kontakt mit Pflanzenteilen zustande kommen.

Von GONZALEZ BENAVIDES wurde die Sporotrichose als *Berufsdermatose* bei Töpfereiarbeitern beschrieben. Bei 16 Angestellten einer Töpferei in Mexiko, welche als Packmaterial Gras benutzten, traten keine neuen Fälle von Sporotrichose mehr auf, als man das Gras durch Karton ersetzte. Eine ähnliche Beobachtung machten GREVASSE und ELLNER in Florida bei Arbeitern in Baumschulen, welche sich mit Moos infizierten.

Die Sporotrichose kommt spontan vor allem bei Pferden, weniger häufig bei Hunden, Katzen, Ratten und Mäusen vor. Eine direkte Übertragung von Tier auf den Menschen ist in allerdings seltenen Fällen bekannt geworden, z.B. durch Ratten oder Papageibiß.

Die *Inkubation* variiert von 3—21 Tagen, sie kann aber auch unter Umständen evtl. mehrere Monate betragen.

Zusammenfassend sind also besonders Landarbeiter exponiert, welche die Erkrankung durch Hautläsionen aquirieren. Ferner kommt es gar nicht so selten zu Laborinfektionen.

5. Klinik

a) Klinische Formen. DE BEURMANN und GOUGEROT teilten die Sporotrichose in 6 verschiedene klinische Formen ein: lymphatische, disseminierte, epidermale, Schleimhaut-, Skelett- und viscerale Form, obschon in verschiedenen Fällen ein gleichzeitiger Befall verschiedener Organsysteme vorhanden sein kann. Wir unterscheiden hier lediglich eine *primäre kutane*, also eine *lokalisierte* Form der Sporotrichose, die durch direkte primäre Inokulation der Haut zustande gekommen ist und eine *disseminierte* Form.

1. Primäre kutane Sporotrichose

Wie bereits erwähnt, erfolgt die Inokulation durch die verletzte Haut. Meistens sitzt die Eintrittspforte im Bereiche der Finger oder am distalen Ende der Extremitäten, wo sich ein Ulcus ausbildet. Besonders deutlich sind solche Verlaufsformen bei Laboratoriumsinfektionen zu beobachten (BÜHLMANN). Nach einer Fingerverletzung im Labor mit kaum beachteter Hautläsion kann es zur Entwicklung eines tiefen subkutanen Abscesses mit ossärer Beteilung, der im Falle BÜHLMANN 3mal indiziert werden mußte, kommen. Der Hauttest mit Sporotrichin wies eine Spätreaktion nach 72 Stunden auf und war sehr stark positiv.

Besonders charakteristisch für solche Formen ist die Mitbeteiligung der regionären Lymphknoten, welche zur Bezeichnung eines *sporotrichotischen Schankers* Anlaß gibt. Solche *Primäraffekte* mit regionären Drüsenbeteiligungen sind in differentialdiagnostischer Hinsicht gegen eine Tuberkulose, Lues und Primäraffekt bei benigner Viruslymphadenitis (Maladie des griffes de chat) Bang und Blastomykose abzugrenzen.

Neben dieser kutan-lymphangitischen Form ist eine weitere Verlaufsform der Hautsporotrichose zu unterscheiden, bei welcher sich zahlreiche disseminierte subkutane Knoten ausbildeten, welche sekundär einschmelzen können. Es besteht in solchen Fällen keine Beteiligung des Lymphapparates. Die Läsionen gleichen weitgehend denjenigen der südamerikanischen Blastomykose.

2. Disseminierte Sporotrichose

Diese Form ist äußerst selten und kann sich im Anschluß an die kutan-lymphatische Form entwickeln. Sie wird aber auch ohne diese Eintrittspforte beobachtet. Die Sporotrichose der Schleimhäute kann als primäre Erkrankung oder als eine sekundäre Manifestation der vorgenannten Krankheitsform auftreten. Veränderungen im Bereiche des Oropharynx und der Nase zeigen das Bild einer Stomatitis, Glossitis, Laryngitis oder Rhinitis mit Beteiligung der regionalen Lymphonodi.

Eine Zusammenstellung von Wilson u. Mitarb. über extrakutane Sporotrichose ergibt folgende Organbeteiligung:

Organbeteiligung bei 30 Fällen von disseminierter Sporotrichose

Organ	%	Organ	%
Haut, Subcutis	30%	Milz	4%
Knochen, Periost, Synovium	24%	Lymphonodi	5%
Muskeln	8%	Larynx und Oropharynx	5%
Augen	5%	Leber	3%
Lungen	2%	Knochenmark	1%
Genitale	3%	Blut	3%

Das *Skelettsystem* wird nach den gleichen Autoren in folgender absteigender Häufigkeit befallen: Metacarpalien und Phalangen, Tibia, Radius und Ulna, Femur, Rippen.

Klinisch werden am Skelettsystem folgende Veränderungen beobachtet: destruierende Arthritis, osteolytische Knochenveränderungen, Tendosynovitis, kalte Abscesse und Periostitis. Die Knochenveränderungen sind außerordentlich schwierig zu diagnostizieren, wenn die darüberliegende Haut intakt bleibt.

Der Befall des *Zentralnervensystems* ist äußerst selten. Die beobachteten Krankheitsbilder und Verläufe entsprechen weitgehend der Candidiasis des Nervensystems. Neben einer meist subchronischen *Meningitis* kommen *Meningoencephalitiden* und *Hirnabscesse* vor, die keine Besonderheiten aufweisen. Die Diagnose solcher Erkrankungen wird meistens post portem gestellt. Der mikroskopische Nachweis der Pilze im Liquor gelingt nur selten. Etwas besser sind die Resultate mit Liquorkulturen.

Ebenfalls selten ist die Beteiligung des *Respirationstraktes*. Husten und Sputum sind die hervorstechenden Symptome. Temperaturen treten nur in geringem Maße auf. Charakteristisch soll die Beteiligung der trachealen Lymphonodi sein. Bei gleichzeitigem Vorliegen eines Parenchymherdes und der Vergrößerung des zugehörigen Hilus ist die Differentialdiagnose gegenüber einem tuberkulösen Primärkomplex außerordentlich schwierig. In den wenigen Fällen der Weltliteratur (16) mit Lungenbeteiligung wurde in der Hauptsache eine isolierte, weniger häufig eine multifokale Beteiligung derselben angetroffen.

Auch der *Urogenitaltrakt* ist selten Sitz der Erkrankung. Befallen waren *Niere* (Pyelonephritis), *Hoden* und *Nebenhoden*. Auch eine *Mastitis* wurde selten beobachtet.

Zusammenfassend soll festgehalten werden, daß die Systembeteiligung etwas außerordentlich Seltenes darstellt bei dieser Erkrankung. Sie kann durch hämatogene Ausbreitung vom Primärherd aus, weniger häufig durch Inhalation oder Ingestion erfolgen. Sie kommt aber nur zustande bei Individuen mit darniederliegender Abwehrkraft.

b) Diagnose. Die mykologische Diagnose einer Sporotrichose soll vor allem im Biopsiematerial versucht werden. Da die Erreger im Biopsiematerial nicht immer mit Leichtigkeit zu finden sind, soll der kulturelle Nachweis erbracht werden.

Direkte Eiterausstriche lassen die gramnegativen zigarrenförmigen Gebilde und Sproßformen erkennen. Der Eiter soll aber immer auch noch auf geeignete Pilznährböden überimpft werden.

Die *Sporotrichinintrakutanteste* weisen von allen Pilzhautantigenen die beste Spezifität auf. Die Hautreaktionen werden im allgemeinen schon nach 24 Std positiv, sind aber noch bis über 72 Std ablesbar (charakteristische Spätreaktion). Außer solchen Lokalreaktionen können auch fokale oder Allgemeinreaktionen des Makroorganismus beobachtet werden. Die Hautteste können noch bis 7 Jahre nach erfolgter Infektion positiv bleiben. Die serologischen Verfahren sind für die Diagnostik weniger zuverlässig.

c) Prognose. Die Prognose ist im allgemeinen günstig für die kutane Sporotrichose, schlecht für die visceralen Formen.

d) Behandlung. Die Therapie der Wahl bei Hautveränderungen ist das *Kalium jodidum* in gesättigter Lösung. Es werden hohe Dosen per os während langer Perioden verabreicht. Diese Behandlung muß mindestens noch 1 Monat nach klinischer Heilung fortgesetzt werden. Nicht alle Fälle sprechen aber auf Jodide an. Ein Versuch mit *2-Hydroxystilbamidin* ist angezeigt.

Bei den prognostisch schlechten generalisierten Formen soll *Amphotericin B* versucht werden. Am besten gibt man zusätzlich zum Amphotericin B Jodide peroral. Umgekehrt sollen bei Hautsporotrichosen, die auf Jodide nur ungenügend reagieren, zusätzlich noch Amphotericin B per Infusionem verabreicht werden. Wenn immer möglich sollen die einzelnen Herde *chirurgisch excidiert* werden unter entsprechendem chemotherapeutischen Schutz.

Literatur

Castro, R.M., u. N. Belliboni: Über Sporotrichintest bei Patienten mit geheilter Sporotrichose. Mykosen **5**, 24 (1962).

González Benavides, J.: Sporotrichose als Berufskrankheit in Töpfereibetrieben. Berufsdermatosen **7**, 22 (1959).

Crevasse, L., and P.D. Ellner: An outbreak of sporotrichosis in Florida. J. Amer. med. Ass. **173**, 29 (1960).

Lurie, H.I.: Histopathology of Sporotrichosis. Archives of Pathology. Vol. **75**, 421—437 (1963).

Lynch, A.C., J.E. Geraci, H.H. Young, L.A. Weed, and R.C. Bahn: Systemic sporotrichosis with bilateral synovitis in the knees: report of a case. Proc. Mayo Clin. **38**, 358 (1963).

Riggs, S.: Sporotrichose des Gelenkes. Arch. intern. Med. **118**, 584 (1966).

Scott, S.M., E.D. Peasley, and T.P. Crymes: Pulmonary sporotrichosis. Report of two cases with cavitation. New Engl. J. Med. **265**, 453—457 (1961).

Wallk, S., and G. Bernstein: Systemic sporotrichosis with bony involvement. Arch. Derm. Syph. (Chic.) **90**, 355 (1964).

Wilson, Dana E., J.J. Mann, J.E. Benett, and J.P. Utz: Clinical Features of extra Cutaneous Sporotrichosis. Medicine **46**, 265 (1967).

D. Außereuropäische Mykosen

I. Nordamerikanische Blastomykose

(Gilchrist'sche Erkrankung, *Chicago* Disease)

Von T. Wegmann, St. Gallen

Mit 4 Abbildungen

1. Definition

Die nordamerikanische Blastomykose ist eine isolierte Lungen- oder generalisierte Erkrankung von außerordentlicher Chronizität, die durch den Pilz *Blastomyces dermatididis* bedingt ist.

2. Geschichte

Diese Pilzaffektion ist nach ihrem Erstbeschreiber auch unter der Bezeichnung Gilchrist'sche Erkrankung bekannt geworden. T.C. Gilchrist beschrieb diese Krankheit im Jahre 1894 bei einem Patienten mit Hautveränderungen, in denen er einen unbekannten Sproßpilz fand. In der Literatur wird die Erkrankung auch als *Chicago-Disease* bezeichnet, da zahlreiche der erst beobachteten Fälle aus der Umgebung der Stadt Chicago stammen.

Nachdem anfänglich die Infektion als reine Dermatose aufgefaßt wurde, ist es das Verdienst von Walker und Montgomery, im Jahre 1902 erstmals über eine nordamerikanische Blastomykose mit Generalisation anhand eines autoptisch gesicherten Falles berichtet zu haben. Unter der Bezeichnung *Blastomykose* oder Gilchrist'sche Erkrankung wurden in den folgenden Jahren zahlreiche Fälle publiziert, die einerseits eine Beteiligung der Haut, anderseits aber auch der inneren Organe aufwiesen. In zahlreichen Fällen handelte es sich aber sicher um Verwechslungen mit Mykosen der inneren Organe, die durch andere „hefeähnliche" Pilze hervorgerufen wurden, wie *Kryptokokkose* (Torulose), *Kokzidiomykose* und *südamerikanische Blastomykose*. Die richtige Erkennung des Pilzes erfolgte aber bereits im Jahre 1896 durch Gilchrist und Stokes, welche den Pilz unglücklicherweise als Blastomyces dermatididis bezeichneten. Die Bezeichnung „Blastomyceten", also Sproßpilze, ist insofern unglücklich, als noch andere Fungi der Genera *Saccheromyces*, *Cryptococcus* und *Candida* hieher zu rechnen sind. Es wurden deshalb verschiedene Bezeichnungen vorgeschlagen, die sich aber nie richtig durchsetzen konnten, wie z. B. *Zymonema*, *Gilchristia*, *Blastomycoides* etc. Erst Almeida und Benham konnten im Jahre 1934 diese Verwirrung durch Publikation entsprechender Differenziermethoden lösen.

Die Publikation von Gilchrist ist im Jahre 1896 erfolgt, der entsprechende Vortrag vor der Amerikanischen Dermatologischen Gesellschaft aber bereits im Mai 1894, während der Bericht von Busse und Buschke an die Greifswalder Medizinische Gesellschaft am 7. Juli 1894 erfolgte. Im Jahre 1896 haben dann Gilchrist und Stokes nachgewiesen, daß der von ihnen beschriebene Pilz nicht der gleiche war wie der von Busse erwähnte. In der Literatur herrschte die Ansicht vor, daß dem von Gilchrist zuerst veröffentlichten Fall der Pilz *Cryptococcus neoformans* (der von Busse in Deutschland beschrieben wurde), als kausales Agens zugrunde liege.

3. Erreger

Am besten kann der Pilz unter dem Mikroskop mit 10%iger Kalilauge aufgehellt werden. Unter abgeblendetem Lichteinfall lassen sich doppelkonturierte runde bis ovale Zellen mit Sprossung erkennen. Der *Blastomyces dermatididis* gehört zu den *dimorphen* Pilzen. Im menschlichen Organismus liegt er in seiner hefeartigen Phase vor, währenddem Mycelien fehlen. Die Blastomycesdermatididis Zellen verhalten sich gramnegativ. Als Färbung haben sich am besten die Gridley- sowie die PAS-Färbung bewährt.

Der Pilz läßt sich auf *Sabouraud-Glucose-Agar*, *Grütz-Kimmig-* und *Hirn-Herz-Agar* mit Blutzusatz züchten. Bei Zimmertemperatur bilden sich in 10—14 Tagen Kolonien von mattem, wachsartigem Aussehen. Die Farbe ändert später, wird cremefarbig und mit zunehmendem Alter dunkel.

Mikroskopisch sind in den Kulturen septierte und verzweigte Hyphen zu beobachten. An ihnen sitzen direkt oder auf kurzen Stielchen (Konidiophoren) runde bis birnenförmige Konidien. Gelegentlich werden auch die zu Bündeln geordneten Hyphen (Koremien) angetroffen.

Entscheidend für den Nachweis von Blastomyces dermatididis ist der Dimorphismus, also das Vorliegen einer Mycel- und Hefephase. Sproßformen werden in der Kultur bei 37 °C gebildet und entsprechen dem parasitären Bild im Gewebe.

4. Epidemiologie

Geographische Verbreitung. Wie der Name besagt, ist die Krankheit vorwiegend auf Nordamerika beschränkt, und zwar vor allem in den Staaten östlich des Mississippi und in den Staaten mit Tabakvorkommen. Wie bereits erwähnt, kommt die Krankheit endemisch in der Gegend von Chicago vor, weshalb sie auch *Chicago-Disease* genannt wurde.

Aus den verschiedensten Ländern außerhalb Nordamerikas wurde über das Vorkommen dieser Erkrankung berichtet. Man hat dabei streng zu unterscheiden zwischen solchen Beobachtungen, bei denen der Patient früher in Nordamerika weilte und bei solchen, welche nie ihr Land verlassen haben. Bei den letzteren Fällen scheint es, daß eine Übertragung durch entsprechende Importgüter (Holzkisten, Tabak) zustande kam. Neuerdings glauben Schabinski, Jorke und Weitze, daß die nordamerikanische Blastomykose auch in Europa auftreten könne. Ihre Untersuchungen stützen sich auf Resultate, die mittels Intrakutantest gewonnen wurden. Es fällt uns schwer, dieser Annahme zu folgen. Nachdrücklich ist zu betonen, daß alle Fälle die ihre Infektion außerhalb der Vereinigten Staaten Nordamerikas aquiriert haben sollten, mit größter Zurückhaltung analysiert werden müssen. Bei den meisten Beobachtungen fehlt nämlich der Nachweis der Erreger, sei es im kulturellen Verfahren oder im Gewebe, oder es fehlen die entsprechenden Seroreaktionen.

Einzig die Fälle von Emmons u. Mitarb., welche bei zwei Afrikanern eine nordamerikanische Blastomykose diagnostizieren konnten und bei denen keinerlei Zusammenhang mit einer Infektion in USA oder mit Materialien aus den USA nachgewiesen werden konnten, sprechen für das autochtone Vorkommen dieser Erkrankung außerhalb Nordamerikas.

Bis heute ist noch nichts Sicheres über das *natürliche Vorkommen* des Pilzes bekannt. Aus diesem Grunde ist der *Übertragungsmechanismus* des Pilzes weitgehend unsicher. Eine Übertragung von Mensch zu Mensch oder vom Hund auf den Menschen scheint epidemiologisch keine Bedeutung zu spielen. Die Erkrankung beim *Menschen* und beim *Hund* (in ganz seltenen Fällen sind auch *Pferde* für die Erkrankung empfänglich) führt nicht zu direkter Übertragung.

5. Pathogenese

Trotzdem der Ursprung von Blastomyces dermatididis außerhalb des menschlichen Organismus, weniger des tierischen (Hund und Pferd), bis heute nicht sicher feststeht, ist anzunehmen, daß die *Infektion* vor allem durch Kontakt mit Erde oder Pflanzen vermittelt wird. Diese Schlußfolgerungen leiten sich davon ab, da die Pilzerkrankung vor allem in landwirtschaftlichen Berufen tätige Individuen, welche mit Holz, Pflanzen oder Erde Kontakt haben, befällt. Trotz zahlreicher Versuche ist es bis heute nicht gelungen, Blastomyces dermatididis in der Natur nachzuweisen. Früher nahm man an, daß die meisten Fälle durch *direkte traumatische Inokulation* der Haut erfolgten. Der erste Fall wurde im Jahre 1903 von Evans publiziert. Es handelte sich um einen Patienten, der sich während einer Sektion eines an generalisierter nordamerikanischer Blastomykose Verstorbenen mit der Spitze einer Nadel im Bereiche der Hand verletzte. 1 Monat später trat eine regionale Lymphadenitis auf. Bei sekundärer Hautbeteiligung kommt es *nie* zur Entwicklung einer Lymphadenitis! Es handelt sich also somit nur um eine Hauterscheinung bei hämatogener Streuung. Schwarz und Baum (1951) sind der Auffassung, daß die Ausbreitung der Infektion hauptsächlich eine Reinfektion sei. Aufgrund dieser neuen Auffassung wurde die Anzahl der primären Hautblastomykosen erheblich eingeschränkt!

Seit der ersten Beschreibung dieser Erkrankung blieb die Frage nach dem Ursprung des Pilzes eines der wichtigsten Forschungsprobleme. Wilson u. Mitarb., die sich ganz speziell mit diesem Problem beschäftigt haben, erkundigten sich später nach dem Verlauf des Falles, den Evans im Jahre 1903 beschrieben hatte. Sie erhielten dann die Nachricht, daß es sich um Evans *selbst* handelte, der sich als Pathologe an der Universität von Tennessee eine Verletzung zuzog, die eine Amputation des verletzten Fingers notwendig machte. Evans erholte sich und lebte noch 44 Jahre nach der Verletzung, ohne irgendeine Manifestation von nordamerikanischer Blastomykose.

6. Pathologische Anatomie

Der histologische Aufbau *blastomykotischer Granulome* ist ganz ähnlich wie der tuberkuloider Gewebsreaktionen. Die Reaktionen variieren von der rein exsudativen bis zur fibrotisch-granulomatösen Form. Es kann also vorkommen, daß eine nur geringe Gewebsreaktion in Anwesenheit einer großen Anzahl von Erregern vorliegt oder umgekehrt. Nach erfahrenen Autoren (Chick u. Mitarb.) ist aber die Ähnlichkeit mit der Tuberkulose gering. Einzig beim Vergleich von Blastomykoseherden aus der Lunge und der Tuberkulose entstehen gewisse Schwierigkeiten. Abscesse sind bei Blastomykose häufig, aber verhältnismäßig selten bei der Tuberkulose. Zusammengefaßt bestehen also die Granulome aus einer Außenschicht von Lymphocyten, einer Mittelzone von Makrophagen und Epitheloidzellen und aus einer Innenschicht von mehrkernigen Riesenzellen. Allerdings können auch polynucleäre Leukocyten einen wichtigen Bestandteil der inneren Zone bilden. Nekrose wird häufig angetroffen. Es besteht eine ausgesprochene Tendenz zur Abheilung unter Fibrosierung. Die Erreger können in jedem Teil eines Granuloms vorhanden sein, sie sind aber am leichtesten in den Abscessen zu finden.

7. Klinik

a) Klinische Formen. Es wurden verschiedene Einteilungsprinzipien vorgeschlagen. Am zweckmäßigsten scheint mir die Einteilung von Wilson und Plunkett in eine *primär-kutane* Form, eine *primär-pulmonale* Form und eine *disseminierte* Form der nordamerikanischen Blastomykose.

1. Primär-kutane Blastomykose

Wie bereits früher erwähnt, ist die primär-kutane Verlaufsform ein außerordentlich seltenes Ereignis bei dieser Erkrankung. In den vier bekannten Fällen führte eine primäre Haut-Inokulation von Blastomyces dermatididis im Verlaufe einer Woche zu einer Papelbildung. 2 Wochen später trat eine Lymphangitis und Lymphadenitis auf, welche sich auf die entsprechende Extremität lokalisierte. Die Papel kann sich vergrößern und unter geschwürigem Zerfall zu einer schankerähnlichen, scharf abgegrenzten Läsion führen. Diese Veränderung wird auch als *primär-kutane schankriforme* Verlaufsform bezeichnet und gegenüber einer *primär-kutanen verrukösen* Verlaufsform abgegrenzt. Es ist noch nicht sichergestellt, ob solche lokalisierte Hautveränderungen auch zu Generalisation der Erkrankung führen können. Auf dem sich ausdehnenden Geschwür entstehen papillomatöse Wucherungen und in der Randzone verruköse Veränderungen mit miliaren Abscessen. Die papillomatösen Veränderungen lassen als Narbe eine glatte Geschwürsfläche zurück, die sich unter Ausbildung einer glatten, weißen Narbe epithelisieren kann. Die Krankheit kann über Jahre bei meist ungestörtem Allgemeinbefinden verlaufen. Mitunter werden Fieberperioden, Übelkeit und Kopfschmerzen registriert. Die Druckschmerzhaftigkeit im Bereiche der Hautveränderungen ist gering. Die Hautveränderungen bilden sich oft spontan zurück. Fistulierung und stark deformierende Narbenbildung ist die Regel.

Differentialdiagnose: Tbc, Lues, andere Mykosen.

2. Primäre Lungenblastomykose

Man unterscheidet die *akute* Lungenblastomykose, eine seltene, endemische und die häufigere *chronisch-subakute* Verlaufsform.

Nach einem wenige Tage dauernden uncharakteristischen Prodromalstadium mit den üblichen Infektionszeichen, Mattigkeit, Hüsteln und Temperaturanstieg kommt es zu produktivem Husten mit gräulichem Auswurf. Physikalisch und röntgenologisch findet man die Zeichen einer *Pneumonie* wechselnden Ausmaßes: weiche große Infiltratschatten in der Ausdehnung des ganzen Lappens bis zu kleineren Strukturen, Rundherde und je nach der Lokalisation Pleuraexsudat. BAKER, WARRICK und NOOJIN beobachteten akute Verlaufsformen, die nur auf die Lungen beschränkt waren und die innerhalb 20 Tagen ad exitum führten, allerdings vor der Amphotericin-Ära. BONOFF verdanken wir die Mitteilung einer Kleinendemie akuter Lungenblastomykosen unter amerikanischen Soldaten auf der Insel Okinawa. Das klinische Bild zeigte nichts Charakteristisches. Es bestand eine mäßige Leukocytose sowie eine mäßige Erhöhung der Senkungsreaktion. Die peripheren Lymphonodi waren nicht vergrößert.

Viel häufiger und deshalb besser bekannt ist die *chronisch subakute* Verlaufsform. Die Prodromi sind derart uncharakteristisch, daß die Diagnose erst viel später auftaucht. Nachdem sich die Zeichen eines chronisch-banalen Infektes der oberen Luftwege ausgebildet haben, kommt es erst nach Ablauf von Monaten zur Produktion größerer Sputummengen, evtl. mit geringfügiger Blutbeimischung. Wegen Nachtschweißen und Gewichtsabnahme bei Subfebrilität wird zunächst an die Möglichkeit einer Lungentuberkulose gedacht. Der Befall der Pleura ist in solchen Fällen eher selten. Der Auskultationsbefund ist meist wenig ausgeprägt, währenddem bereits schon ausgedehnte Lungenveränderungen röntgenologisch nachweisbar sind. Die Röntgenbilder sind recht uncharakteristisch, sie können in ihrer verschiedenen Ausdehnung und Lokalisation verschiedenen Formen einer Tuberkulose entsprechen. So sind auch miliare Formen bekannt geworden, wobei im Gegensatz zur Tuberkulose die Unterfelder eher dichter befallen sein sollen. Die Knötchen seien eher etwas gröber und weniger scharf begrenzt als bei jener. Auch Hilusvergrößerungen sind bekannt. Daneben gibt es Fälle, die röntgenologisch einen Lungentumor vortäuschen können.

Wir selbst hatten Gelegenheit, eine *Tabakarbeiterin* (B.B., 1923) zu beobachten, die ihr Land nie verlassen hat und die beim Auseinanderzetteln von Tabakblättern einer starken Staubentwicklung ausgesetzt war. Die Patientin wurde lange Zeit als *asthmoide Bronchitis* behandelt. Erst die Röntgenaufnahme ergab eine deutlich verstärkte Lungenzeichnung mit fleckigen Verschattungen in beiden Lungenmittel- und Unterfeldern, welche z. T. konfluierten.

Vorübergehend beobachteten wir ein Pleuraexsudat. Bronchoskopisch und im Sputum konnten nie Tuberkelbacillen nachgewiesen werden. Die Allergieproben auf verschiedene Tabaksorten waren negativ. Hingegen fand man im bronchoskopisch entnommenen Material Hefepilze, die allerdings niemals die für Blastomyces typischen Sproßformen aufwiesen. Hingegen verschlechterte sich das Krankheitsbild zusehends nach *Intrakutantesten* mit Pilzantigenen. *Serologisch* war die Komplementbindungsreaktion mit Blastomyces dermatitidis positiv. Die Intrakutanreaktion mit gruppenspezifischen Pilzvaccinen ergab eine starke lokale und fokale Reaktion, und zwar im Maximum erst nach 5—7 Tagen, so daß es sich um eine typische Spätreaktion handelte. Auch bei der Wiederholung von Intrakutantesten mit spezifisch monovalenten Vaccinen in einer Verdünnung von 1:100 kam es mit Blastomyces-dermatitidis-Vaccine zu sehr starken lokalen, allgemeinen sowie Herdreaktionen, während die Versuche mit anderen Pilzantigenen negativ ausfielen. Die Herdreaktion äußerte sich in Form von vermehrtem Husten, Auswurf und Thoraxschmerzen sowie vorübergehendem Temperaturanstieg.

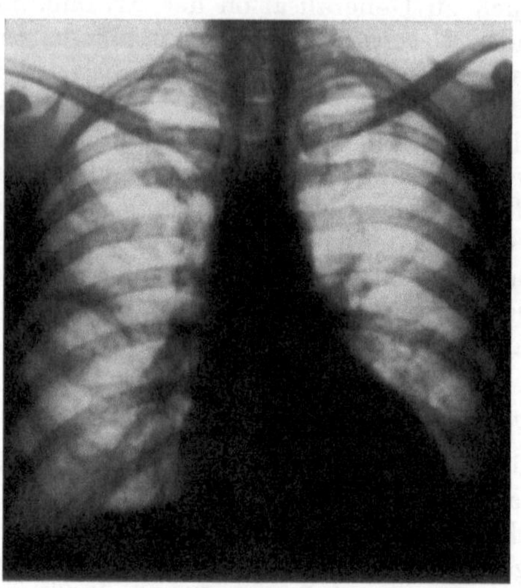

Abb. 25. B.B., 1900. Nordamerikan. Blastomykose der Lunge. Thoraxaufnahme 21. 7. 1951

Ein besonderes Problem in diesem Falle bildete der *Infektionsweg*. Das Vorkommen von Blastomyces dermatitidis ist auf die Gegend von Nordamerika beschränkt. Am Gewinnungsort des Tabaks, wo Blastomykosen endemisch vorkommen, ist der Erreger mit großer Wahrscheinlichkeit in das Packmaterial oder in die Tabakblätter selbst gelangt, so daß die Pilze beim Auseinanderzetteln der Blätter inhaliert wurden.

Eine Beteiligung anderer innerer Organe konnte nicht nachgewiesen werden.

3. Disseminierte Form der Blastomykose

Sie können einzelne Krankheitsbilder nachahmen, sich auf das vorwiegend befallene Organsystem beziehen: Lungenerkrankung, akut oder chronisch, Nebenniereninsuffizienz, Knochenerkrankung etc. Besonders aufschlußreich ist eine Zusammenstellung von Chick u. Mitarb.

Ad. 1—3: Die Häufigkeit der klinischen Formen bei 86 Patienten mit Blastomykose geht aus folgender Tabelle hervor:

Vorkommen	Zahl der Fälle in %
disseminiert (generalisiert und pulmonal)	60,5
Haut (anscheinend kein Lungenherd oder anderer Herd)	26,7
Pulmonal (kein anderer Systemherd)	12,8

Die Verteilung der Organbeteiligung bei 86 Fällen von Blastomykose zeigt diese weitere Tabelle:

Organe	% der Fälle
Lunge	57,0
Haut	50,0
Knochen	23,2
Lymphknoten, Leber, Milz	17,4
Harn- und Geschlechtsorgane	10,5
Zentrales Nervensystem	3,5
Andere Organe	1,0 oder weniger

Da die *Prodromi* uncharakteristisch sind, kann sich die Krankheit unter Umständen weit im Körper ausbreiten, bevor eine Diagnose möglich wird. In der Regel sind es aber Symptome des Respirationstraktes, die die klinische Aufmerksamkeit erfordern.

Die *Inkubation* solcher visceraler Infektionen scheint länger zu sein als diejenige bei den primär kutanen Formen (1—3 Wochen).

Die *disseminierte* Form ist durch hämatogene Ausbreitung von Lungenherden zustande gekommen. In einem relativ hohen Prozentsatz wird auch die Haut sekundär befallen, ferner das *Skelettsystem*, in erster Linie die *Rippen* und die *Wirbel*. Die Knochenveränderungen lassen röntgenologisch einen destruktiven Prozeß vermuten, sie können aber auch einer *Tuberkulose*, einer mehr *cystischen Läsion* oder einer *Aktinomykose* gleichen. Durch Zusammenbruch von Wirbelkörpern kann es zum Querschnittssyndrom kommen.

Gar nicht so selten ist der Befall von *Milz*, *Leber* und *Prostata*. Ungefähr $^1/_3$ sämtlicher Fälle zeigt eine Beteiligung des *Nervensystems* in Form einer *Meningitis* oder eines *Hirnabscesses*. Im Gegensatz zur südamerikanischen Blastomykose ist der Verdauungskanal nicht von der Krankheit befallen.

Seit der Erkenntnis, daß die primär-kutane Verlaufsform nur durch *kutane Inokulation* zustande kommt, wurde es notwendig, chronisch-kutane Verlaufsformen pathogenetisch zu erklären. Mit größter Wahrscheinlichkeit handelt es sich um eine Unterform einer disseminierten Mykose.

Speziell zu erwähnen ist noch die Beteiligung der Nebenniere in Form eines *Addisonsyndromes*. Besondere Beachtung verdient die Beobachtung von ABERNATHY und MELBY, bei der eine Nebennierenbeteiligung erst 13 Jahre nach dem Initialstadium einer rezidivierenden Blastomykose auftrat.

Der Befall des *Urogenitaltraktes* ist in ungefähr 20—30% der disseminierten Formen zu erwarten (KUNKEL u. Mitarb.). Nach ROLNICK und BAUMRÜCKER scheinen am häufigsten die Nieren und dann in absteigender Reihenfolge die Prostata, Epididymis, Testes, Samenbläschen, Harnblase und Ureter befallen zu sein. Der Nierenbefall bleibt meistens klinisch stumm, es sei denn er äußere sich in einer Hämaturie.

Das *Zentralnervensystem* ist nur selten Sitz der Erkrankung. Es werden *meningitische* oder *meningoencephalitische* Bilder sowie *Hirnabscesse* beschrieben. Auch Rückenmarksbeteiligungen sind bekannt, die zu *Querschnittsyndromen* führen. Die Diagnose hat in solchen Fällen den Erreger aus dem Liquor zu erbringen.

Die *Knochenbeteiligung* ist ebenfalls eine seltene Erkrankungsform. Sie verläuft unter dem Bilde einer lokalisierten *Osteomyelitis*, oft mit periostaler Reaktion. Sämtliche Anteile des Skelettsystemes können in Mitleidenschaft gezogen werden (Rippen, Schädel, Tibia).

b) Diagnose. Bei keiner der hier aufgezählten klinischen Formen gibt es eine charakteristische Symptomatologie. Die mykotische Veränderung der Haut muß in erster Linie gegen einen *luetischen Primäraffekt* und andere luetische Manifestationen, gegen eine *Hauttuberkulose*, gegen ein *Jodo- und Bromoderm* sowie vor allem gegen *andere Mykosen* abgegrenzt werden.

Die *Lungenblastomykose* läßt in erster Linie an eine *Tuberkulose* denken, dann an andere Mykosen, vor allem an *Kokzidiomykose*, *südamerikanische Blastomykose*, aber auch an *Carcinome*. Nicht selten ist die *Kombination mit Tuberkulose*. Besonders schwierig liegen die Verhältnisse dann, wenn gleichzeitig ein *Morbus Addison* durch Pilzbefall der Nebenniere vorliegt. Die seltenen akuten Formen sind gegebenenfalls gegenüber *Pneumonien* anderer Ätiologie abzugrenzen.

In jedem Fall muß der *Pilznachweis* angestrebt werden, sei es im Sputum, in der Bronchuslavage, im Biopsiematerial, im Eiter oder im Liquor.

Die *Hautteste* sind, speziell wenn sie eine Spätreaktion aufweisen und zur Exazerbation des Leidens führen, wenn auch nicht beweisend, so doch recht spezifisch für die Diagnose, was ebenfalls für die *Seroreaktion* gilt.

Für den *Tierversuch* eignen sich vor allem Mäuse und Goldhamster als Versuchstiere.

c) Prognose. Über die Mortalität ist nichts Sicheres bekannt. Martin und Smith berichten über 617 Patienten, von denen 92% innerhalb von 2 Jahren oder mehr gestorben sind. Diese Arbeit stammt allerdings aus der Zeit vor der Therapie mit Amphotericin B. In der Serie der Mayo Clinic sind nur 23% der Patienten, die mehr als 2 Jahre beobachtet wurden, gestorben, und in einer weiteren Serie der Veteran Administration sind von 198 Patienten 27% gestorben in einer Beobachtungszeit von 16 und mehr Jahren. In der Kentucky-Serie (Furcolow u. Mitarb.) sind 20,2% an der Grundkrankheit gestorben. Es ist damit zu rechen, daß diese Zahlen mit der Verbesserung der Diagnostik, vor allem mit einer anzustrebenden Frühdiagnose und unter entsprechender Therapie noch weiter zurückgehen werden.

d) Behandlung. Der Behandlungsplan muß nach der Ausdehnung der Affektion aufgestellt werden. Die Behandlungsresultate bei den lokalisierten kutanen Verlaufsformen sind relativ gut, diejenigen der schweren generalisierten visceralen Formen sind auch heute noch relativ ungünstig, aber immerhin unendlich viel besser als vor der Einführung der *Amphotericin-B*-Behandlung.

Circumscripte Herde im Bereiche der Haut oder des Knochens können *chirurgisch* oder *röntgentherapeutisch* angegangen werden. Um aber eine weitere Ausbreitung des Erregers auf hämatogenem Weg zu verhindern, ist zusätzlich immer eine Chemotherapie mit *Amphotericin B* indiziert. Das gleiche gilt auch für circumscripte Läsionen im Bereiche der Lungen, die *thoraxchirurgisch* angegangen werden können. Trotz der Einführung des Amphotericin B spielen auch heute noch die *aromatischen Diamidine* eine wesentliche Rolle bei der Therapie der nordamerikanischen Blastomykose. Es werden zwar nicht mehr die älteren Mittel wie Propamidil und Stilbamidin angewendet, sondern das *2-Hydroxystilbamidin*, das zu viel geringeren Nebenwirkungen führt und nicht zu der lästigen Trigeminusneuralgie. Es gibt heute immer noch Autoren (Lockwood u. Mitarb.) die der Ansicht sind, daß bei generalisierten Formen *vor* der Anwendung des Amphotericin B ein Versuch mit 2-Hydroxystilbamidin unternommen werden soll. Das 2-Hydroxystilbamidin wird in einer 1%igen Lösung langsam intravenös injiziert (Lösungsmittel 5%ige Glucose). Die Einzeldosis beträgt 0,2—2,0 mg der Substanz pro kg Körpergewicht. Insgesamt werden in 2tägigen Injektionen 6—9 g total injiziert. Heute herrscht vorwiegend die Auffassung, das *Amphotericin B als Mittel der Wahl* zu betrachten. Dosis und Applikation siehe im Einleitungskapitel.

Literatur

Abernathy, R. S.: Clinical manifestations of pulmonary blastomycosis. Ann. intern. Med. **51**, 707 (1959).

—, and **G. T. Jansen:** Therapy with amphotericin B in North American blastomycosis. Ann. intern. Med. **53**, 1196 (1960).

—, and **J. C. Melby:** Addison's disease in North American blastomycosis. New Engl. J. Med. **266**, 552 (1962).

Ajello, L.: Isolation of Blastomyces dermatitidis from the soil. Science **133**, 1126 (1961).

Baker, R. D., G. W. Warrick, and **R. O. Noojin:** Acute blastomycotic pneumonia. Report of a fatal case of twenty days duration. Arch. intern. Med. **90**, 718 (1952).

Baum, G. L., and **J. Schwarz:** North American blastomycosis. Amer. J. med. Sci. **238**, 661 (1959).

Benham, R. W.: Fungi of blastomycosis and coccidioidal granuloma. Arch. Derm. Syph. (Chic.) **30**, 365 (1934).

Blackard, C.E., and **H.I. Berman**: Genitourinary blastomycosis: 3 cases. J. Urol. (Baltimore) 88, 94 (1962).
Carmody, E.J., and **W. Tappen**: Blastomycosis meningitis: report of case successfully treated with amphotericin B. Ann. intern. Med. **51**, 780 (1959).
Carnesale, P.L., and **K.L. Stegman**: Blastomycosis of bone. Report of four case. Ann. Surg. **144**, 252 (1956).
Chick, E.W., **H.L. Peters**, **J.F. Denton** u. **W.D. Boring**: Die Nordamerikanische Blastomykose. In: Erg. allg. Path. und Path. Anatomie, Bd. 40. Berlin-Göttingen-Heidelberg: Springer 1960.
Cornbleet, T.: Thyroid-iodide therapy of blastomycosis. Arch. Derm. Syph. (Chic.) **76**, 545 (1957).
Derbes, V.J., and **J.D. Krafchuk**: Response of North American blastomycosis to amphotericin B. Bull. Tulane med. Fac. **17**, 157 (1958).
Drouhet, E., et **R. Wilkinson**: Activité therapeutique de l'amphotericine B dans la blastomycose experimentale. Ann. Inst. Pasteur (Paris) **93**, 631 (1957).
Dunn, Y.O., **S. McMillen**, and **T. Cornbleet**: Oral amphotericin B therapy in blastomycosis. Arch. Derm. **88**, 75 (1963).
Emmons, C.W., **I.G. Murray**, **H.I. Lurie**, **M.H. King**, **J.A. Tulloch**, and **D.H. Connor**: North American blastomycosis. Two autochthonous cases from Africa. Sabouraudia **3**, 306 (1964).
Everett, J.C., and **W. Tappen**: Blastomycosis Meningitis. Ann. intern. Med. **51**, 780 (1959).
Fish, R.G., **T. Takaro**, and **M. Lovell**: Coexistant Addison's disease and North American blastomycosis. Amer. J. Med. **28**, 152 (1960).
Furcolow, M.L., **A. Balows**, **R.W. Menges**, **D. Pickar**, **McClellan**, and **A. Saliba**: Blastomycosis. J. Amer. med. Ass. **198**, 529 (1966).
Gephardt, M.C., and **T.J. Hanlon**: Blastomycosis. Arch. Derm. **84**, 660 (1964).
Gilchrist, T.C., and **W.R. Stokes**: The presence of an Oidium in the tissues of a case of pseudolupus vulgaris. Bull. Johns Hopk. Hosp. 129—133 (1896).
— — A case od pseudo-lupus vulgaris caused by Blastomyces. J. exp. Med. **3**, 53—78 (1898).
Gordon, C.A., and **W.B. Stewart**: Treatment of North American blastomycosis with amphotericin B. Canad. med. Ass. J. **82**, 471 (1960).
Grandbois, J.: North American blastomycosis in Canada. Laval méd. **34**, 714 (1963) [in French].
— The modern treatment of North American blastomycosis. Canad. med. Ass. J. **79**, 828 (1958).
Greer, A.E.: North American blastomycosis of a nasal sinus: report of case. Dis. Chest **38**, 454 (1960).
Guha, P.K., and **J.R. Thompson**: Acute pulmonary blastomycosis. A diagnostic challenge in a tuberculosis sanatorium. Amer. Rev. resp. Dis. **86**, 640 (1962).
Harrell, E.R.: The treatment of North American blastomycosis with amphotericin B. Amer. Trudeau Soc. Meeting. Amer. Rev. Tuberc. **78**, 312 (1959).
—, and **A.C. Curtis**: The treatment of North American blastomycosis with amphotericin B. Arch. Derm. Syph. (Chic.) **76**, 561 (1957).
Harris, J.S., **J.G. Smith**, **W.C. Humbert**, **N.F. Conant**, and **D.T. Smith**: North American blastomycosis in an epidemic area. Publ. Hlth Rep. (Wash.) **72**, 95 (1957).
Hawley, C., and **B. Pelson**: Roentgen aspects of intrathoracic blastomycosis. Amer. J. Roentgenol. **75**, 751 (1956).
Hazen, E.L., and **E.D. Tahler**: Quantitative complement fixation tests forevidence of histoplasmosis and blastomycosis. Rep. N.Y. State Dept. Hlth, No. **73**, (1951).
Howles, J.K., and **C.I. Blach**: Cutaneous blastomycosis: 58 cases. J. Louisiana Med. Soc. **105**, 72 (1953).
Kaplan, W.: Specific fluorescent antiglobulins for the detection and identification of Blastomyces dermatitidis yeast-phase cells. Mycopathologia (Den Haag) **19**, 173 (1963).
Letterman, G.S., and **M. Schurter**: Reconstructive surgery in the treatment of blastomycosis. Sth. med. J. (Bgham, Ala.) **53**, 1217 (1960).
Lieberman, A.: The case of the fumbled fungus. J. Indiana med. Ass. **56**, 1017 (1963).
Lockwood, W.R., **B.E. Batson**, and **F. Allison**: Experiences in the treatment of North American blastomycosis with 2-hydroxystilbamidine. Ann. intern. Med. **57**, 553 (1962).
Loudon, R.G., and **R.A. Lawson**: Systemic blastomycosis. Recurrent neurological relapse in a case treated with amphotericin B. Ann. intern. Med. **55**, 139—147 (1961).
Martin, D.S., and **D.T. Smith**: Blastomycosis (American blastomycosis, Gilchrist's disease). Amer. Rev. Tuberc. **39**, 275 (1939).
McDonough, E.S., **L. Ajello**, **R.J. Ausherman**, **A. Balows**, **J.T. McClellan**, and **S.A. Brinkman**: Human pathogenic fungi recovered from soil in an area pathogenic for North American blastomycosis. Amer. J. Hyg. **73**, 75 (1961).
Mohr, W., u. **H.G. Thiele**: Die Nordamerikanische Blastomykose. In: Klinik der Gegenwart, Bd. III, S. 639. Urban & Schwarzenberg 1965.

Procknow, J.J., and **C.G. Loosli**: Treatment of the deep mycosis. Arch. intern. Med. **101**, 765 (1958).
Schwarz, J., and **G.L. Baum**: Blastomycosis. Amer. J. clin. Path. **21**, 999 (1951).
— — Resultat of skin tests in contacts of plastomycosis patients. J. invest. Derm. **18**, 3 (1952).
Seabury, J.H., and **H.E. Dascomb**: Experience with amphotericin B for the treatment of systemic Mycoses. Arch. intern. Med. **102**, 960 (1958).
Smith, D.T.: Immunologic tipes of blastomycosis. Ann. intern. Med. **31**, 463 (1949).
Smith, J.G., **J.S. Harris**, **N.F. Conant**, and **D.T. Smith**: An epidemic of North American blastomycosis. J. Amer. med. Ass. **158**, 641 (1955).
Utz, J.P., **D.P. Louria**, **C.W. Emmons**, and **N.B. McCollough**: A report of clinical studies on the use of amphotericin B in patients with systemic fungal diseases. Antibiot. Ann. **58**, 65 (1957).
Wegmann, T.: Die Pilzerkrankungen der Lunge. In: Handbuch der Inneren Medizin, 4. Aufl., IV. Bd., 3. Teil, S. 629. Berlin-Göttingen-Heidelberg: Springer 1956.
— In: Klinik und Therapie der Pilzkrankheiten. Stuttgart: Georg Thieme 1961.
Wilson, J.W., **F.D. Cawley**, **Weidman**, and **W.S. Gilmer**: Primary cutaneous North American blastomycosis. Arch. Derm. Syph. (Chic.) **71**, 39 (1955).
—, and **O.A. Plunkett**: The Fungous diseases of man. University of California Press 1965.

II. Südamerikanische Blastomykose

(Synonyma: *Brasilianische* Blastomykose, *Parakokzidiomykose*, Lutz'sche Erkrankung, *Almeida*-Disease).

1. Definition

Unter südamerikanischer Blastomykose verstehen wir eine vorwiegend chronisch verlaufende Pilzerkrankung, welche durch den Pilz *Blastomyces brasiliensis* verursacht wird. Mit dieser Bezeichnung ist auch das Hauptvorkommen der Krankheit gekennzeichnet, nämlich Südamerika.

2. Geschichte

LUTZ beschrieb im Jahre 1908 in Brasilien als erster zwei Fälle mit lokalisierten Schleimhautveränderungen des Oropharynx.

Beide Patienten wiesen eine massive Vergrößerung der cervicalen Lymphknoten, in denen die Pilze nachgewiesen werden konnten, auf. Die Analyse der Morahologie des Pilzes veranlaßte LUTZ bereits damals schon den im Jahre 1892 durch POSADA und WERNICKE entdeckten *Kokziodioides immitis* abzugrenzen. Trotzdem wurden in den folgenden Jahren *Blastomyces brasiliensis* häufig mit *Kokzioidoides immitis* verwechselt. Es ist vor allem das Verdienst von SOUZA CAMPOS und vor allem von ALMEIDA (1927) in einer Reihe von Publikationen Unterschiede zwischen beiden Pilzen festgelegt zu haben.

NOGUEIRA DA SILVA berichtet in seiner Dissertation aus dem Jahre 1931, daß die südamerikanische Blastomykose ein Problem der öffentlichen Gesundheit Südamerikas darstelle wie die Tuberkulose und die Lues. Die Erkrankungen wurden vorerst auf dem Land beobachtet, haben sich aber dann auch gegen die Städte hin verbreitet. Die Krankheit wird besonders häufig in Sao Paulo angetroffen. Aber auch in Argentinien, Paraguay, Peru, Venezuela, Bolivien, Ecuador und Costa Rica kommt diese Krankheit gehäuft vor.

3. Erreger

Die südamerikanische Blastomykose wird durch den Pilz Blastomyces *brasiliensis* oder *Parakokzidioides brasiliensis* hervorgerufen. Die Bezeichnung „*Parakokzioides*" brasiliensis sollte allerdings fallengelassen werden, damit keine Verwechslung mit *Kokzidioides immitis* entsteht.

Synonyma

Zymonema brasiliense Splendore, 1912; Mycoderma brasiliensis Brumpt, 1912; Mycoderma histosporocellularis Neveu-Lemaire, 1921; Monilia brasiliensis Vuillemin, 1922; Coccidioides brasiliensis Almeida, 1929; Coccidioides histosporocellularis Fonseca, 1932; Paracoccidioides cerebriformis Moore, 1935; Paracoccidioides tenuis Moore, 1935; Lutziomyces histosporocellularis Fonseca Filho, 1939; Blastomyces brasiliensis Conant und Howell Jr., 1941; Aleurisma brasiliensis Aroeira Neves und Bogliolo, 1951.

Im mikroskopischen Präparat findet man die Erreger als große runde ovale Zellen mit einer oder multiplen Sprossung. Das Nativpräparat kann mit 10%iger Kalilauge aufgehellt werden. Im Gewebe erscheint der dimorphe Pilz nur in der Hefeform als cystenähnliche ovale bis runde Gebilde. Auffallend ist die ausgeprägte doppelkonturierte Zellmembran. Der Durchmesser der hefeartigen Zellen beträgt 10—40 μ, resp. 3—6 μ. Die Vermehrung geschieht durch uni- oder multilaterale exogene Sprossung.

Die Kultivierung erfolgt bei Zimmertemperatur oder bei 37 °C auf dem üblichen Nährboden. Die Pilze wachsen außerordentlich langsam. Bei Körpertemperatur entwickelt sich die Sproßformphase des Blastomyces brasiliensis. Es handelt sich also um einen dimorphen Pilz im Gegensatz zum Erreger der Kokzidiomykose.

4. Epidemiologie

Bis heute ist es nicht gelungen, den Pilz in der freien Natur nachzuweisen. Das Vorkommen in der Bevölkerung, vorwiegend bei Männern landwirtschaftlicher Berufe, speziell im 3. und 4. Dezennium, läßt daran denken, ob durch Verletzung der Haut und Schleimhäute eine Infektion zustande komme: Kauen von Grashalmen, Verletzung durch Dorne etc. Da aber weder an Pflanzen noch auf dem Boden der Pilz saprophytisch lebt, noch natürliche Infektionen bei Tieren bekannt sind, ist über das Infektionsreservoir nichts Sicheres bekannt. Möglicherweise kommt auch ein Teil der Infektionen durch den Respirationstrakt zustande (Baldo, 1953; Lacaz, 1953; Wegmann, 1959). Klinisch würden Fälle mit ausgedehnter Lungenbeteiligung, bei denen kaum eine Oropharynxveränderung zu beobachten ist, für diese Annahme sprechen. Tierexperimentell konnte durch Mackinnon nachgewiesen werden, daß bronchopulmonale Infektionen bei Mäusen primäre Lungenveränderungen zur Folge hatten mit nachfolgender Dissemination. Bei intravenöser Applikation konnten sekundäre Schleimhautveränderungen speziell auch im Bereiche des Mundes beobachtet werden. Es würde deshalb durchaus die Möglichkeit bestehen, daß die oralen Schleimhautveränderungen bereits Metastasen von pulmonalen Primärherden sein könnten, die klinisch stumm verliefen. Der große Prozentsatz von Lungenbeteiligung bei dieser Krankheit spricht meines Erachtens dafür, daß es sich am ehesten um eine aerogen acquirierte Infektionskrankheit handelt. Wie für die nordamerikanische Blastomykose gelten hier verschiedene Unklarheiten bezüglich des primären Vorkommens des Pilzreservoirs sowie der Übertragungsweise.

Inkubation. Da der Infektionsmodus bis heute nicht mit Sicherheit abgeklärt werden konnte, ist es schwierig, zuverlässige Daten zu erhalten, um den Infektionstermin zu eruieren. Hinzu kommt die Schwierigkeit, daß die primären pulmonalen Läsionen häufig noch längere Zeit klinisch stumm bleiben. Wir haben also ähnliche Verhältnisse vor uns, wie sie Grumbach für die Tuberkulose beschrieb, als er von einer morphologischen (Zeit bis zur Primärkomplexbildung) und einer klinischen (Zeit bis zum Auftreten der ersten Krankheitssymptome) Inkubationszeit sprach. Bei den Tierversuchen von Mackinnon betrug die Inkubation 8—10 Tage, wobei allerdings zu beachten ist, daß es sich um ausgesprochen empfindliche Versuchstiere handelt, Verhältnisse, die wir nicht ohne weiteres auf den Menschen übertragen können.

5. Pathologische Anatomie

Auch bei dieser Pilzart gibt es weder makroskopisch noch mikroskopisch streng spezifische Veränderungen im Gewebe. Sie weisen eine außerordentliche Ähnlichkeit auf zu den Läsionen bei *nordamerikanischer Blastomykose,* auf alle Fälle viel enger als zu anderen Mykosen. Die *Pilzgranulome* von Tuberkuloidstruktur können nur dann ätiologisch abgeklärt werden, wenn es gelingt, den Pilz nachzuweisen. Die *Hautläsionen* zeigen Ulcerationen, Hyperplasien und Mikroabscesse. Die *Abscesse* enthalten polynukleäre Neutrophile, Lymphocyten, Plasmazellen und wenig Eosinophile. Die Pilze werden vor allem im Absceßeiter gefunden.

Bei frühen Entwicklungsstadien werden vornehmlich exsudative Prozesse, später eher produktiv-cirrhotische Läsionen angetroffen.

Im Gegensatz zur nordamerikanischen Blastomykose und Kokzidiomykose wird der *Gastrointestinaltrakt* häufig befallen durch die südamerikanische Blastomykose. Die Veränderungen nehmen ihren Anfang im lymphatischen Gewebe der Schleimhautmembran. Sie führen zu fokaler Nekrose. Bei den *disseminierten Formen* werden praktisch alle Organe befallen, besonders aber Milz, Leber, Pankreas, Nieren, Nebennieren und Herz. Auch granulomatöse Osteomyelitis und andere knochendestruierende Prozesse sind charakteristisch.

6. Klinik

a) Klinische Formen. Es ist außerordentlich schwierig, die südamerikanische Blastomykose in klinische Formen aufzuteilen, da wir zu wenig über den Inokulationsmodus orientiert sind. Von allen primären Eintrittsherden (Respirationstrakt, Oropharynx, selten Augen oder Anus) kann die Erkrankung sowohl *hämatogen* wie auch *lymphogen* sich weiter ausbreiten und damit fast jedes Organ erreichen. Azulay (1950) schlägt deshalb eine Klassifikation in nur 2 Gruppen vor, nämlich eine Form die das *Integument* befällt (Haut und Schleimhäute) und eine *extrategumentale* Form, die Einteilung von Lacaz (1962) gibt folgende Tabelle:

Anatomisch-klinische Formen der südamerikanischen Blastomykose nach Lacaz

1. Formen des Integuments: (muco-kutan)	Papulöse Dermoepidermitis Papulo-pustulöse Dermoepidermitis Tuberöse Dermoepidermitis Vegetative Dermoepidermitis Skrofulodermatitis Diffuses hypertrophisches Granulom der Lippe okkulte paracoccidioidale Amygdalitis ulceröse Stomatitis tuberkuloide Dermoepidermitis Dermoepidermitis des ekthyma-ulcerös-krustösen Typs blastomykotische Paronychie Glossitis Laryngitis Verschiedene Formen: Lymphangitis, Dermatitis verrucosa, sarkoide, lupoide und rupiaähnliche Läsionen, Mittelohrentzündung usw.
2. Ganglionäre Formen	Milz, Leber, Eingeweide, Pankreas, Knochen
3. Viscerale und andere organische Formen	Drüsen der inneren Sekretion Genitalien Nieren, Nervensystem
4. Gemischte Formen:	lymphatisch-kutan lymphatisch visceral
5. Blastomykose mit Neoplasmen und anderen Infektionskrankheiten.	

1. Befall des Integuments

Die *primäre Läsion* im Bereiche des *Oropharynx*, der *Schleimhaut der Wangen*, *Lippen*, der *Gingiven*, *Zunge*, des *Gaumens* und der *Nase* besteht in einer schmerzhaften Ulceration, welche sich langsam ausbreitet. Die Basis solcher Ulcera ist granuliert, weist gelbliche Flecken auf, so daß das Bild der sog. *moriformen Erosionen* zustande kommt. Von den Schleimhäuten kann sich der Prozeß auf die *Haut* ausbreiten. Andere Hautabsiedelungen können lymphogen oder hämatogen zustande kommen und papulösen, pustulösen, tuberösen, mehr ulcerierenden oder vegetativen Charakter aufweisen. Die häufigste Lokalisation solcher Hautveränderungen ist im Bereiche des Gesichtes zu finden, aber auch jede andere Stelle der Körperoberfläche kann davon befallen sein. Durch Ausdehnung der Ulcera können Gewebsdestruktionen und nachfolgende Fistelbildung zustande kommen. Die Destruktionen können erhebliche Ausdehnungen annehmen, so daß auch nach Abheilung chirurgische Korrekturen solcher unter *Fibrosierung* und *Narbenrestriktion* abgeheilter Läsionen notwendig sind.

2. Lymphknoten-Form

Wie bereits LUTZ in seiner ersten Beschreibung bekannt gab, werden die regionären Lymphknoten ausgedehnt befallen, so daß sie durch ihre Größe auffallen. Solche Lymphknotenschwellungen sind zunächst noch gut gegen das umliegende Gewebe verschieblich. Erst bei weiterem Fortschreiten der Erkrankung kommt es zu *Einschmelzung* und *Perforation mit Fistelbildung* und zu Verbackung mit der umgebenden Haut.

Speziell interessant sind die Formen mit Lymphknotenvergrößerungen im Bereiche des *Abdomens*, welche differentialdiagnostisch gegenüber einer *Peritonealtuberkulose* oder einem *Malignom* Schwierigkeiten bereiten. Bei *akuter Exazerbation* sind solche Abdomen schon unter der Diagnose *Appendicitis* operiert worden. Bei Befall der Leberpforte kommt es zu einem *Ikterus*, selten auch zu Ascitesbildung.

Wie bei der Tuberkulose scheint also auch eine spezielle Lymphknotenform der südamerikanischen Blastomykose vorzukommen. Bei diesen Erkrankungen ist der gesamte lymphatische Apparat erkrankt mit Beteiligung von Milz und Leber. Die *Differentialdiagnose* ist in solchen Fällen nicht nur gegenüber *Tuberkulose*, sondern auch gegen *Lymphogranuloma Hodgkin* wichtig.

3. Viscerale Form

Die *Lungen* sind in einem hohen Prozentsatz befallen, und zwar bis zu 94% nach einigen Autoren (WILSON und PLUNKETT). Die pulmonale Beteiligung kann die verschiedensten Bilder hervorrufen: miliare bis große Streuherde, Fibrosen, Höhlenbildungen, Pleuraveränderungen. Im allgemeinen sind die Veränderungen doppelseitig anzutreffen und bevorzugen die Lungenbasen. Es besteht eine gewisse Diskrepanz zwischen den ausgedehnten Röntgenbefunden und dem relativ günstigen klinischen Verlauf. Früher wurde die Lungenbeteiligung mit 20% (SMITH) angegeben, später wurde ein viel höherer Prozentsatz gefunden (vgl. oben, FIALHO etc.). So fanden z.B. MACHADO und MIRANDA unter 338 Fällen 292 mit Lungenbeteiligung, die sie röntgenologisch nachwiesen. In 89,7% waren mikronoduläre infiltrative Prozesse vorhanden mit meist bilateraler, symmetrischer Anordnung. Die oberen Lungenabschnitte waren weniger befallen als die mittleren und unteren. Pleuraveränderungen waren in 20 Fällen vorhanden.

Die Lungen können ebenfalls *hämatogen* oder aber durch *Inhalation* direkt erreicht werden. Das klinische Bild und die röntgenologischen Veränderungen sind aber uncharakteristisch. Es scheint, daß besonders die *Hili* bei den verschiedenen

Erkrankungsformen der Lungen mitbeteiligt sind. Als Folge der Erkrankung wird in der Regel eine *Lungenfibrose* (mit und ohne Behandlung) angetroffen. *Absceß-bildung*, *kavernöser Zerfall* und *Pleuritiden* wurden ebenfalls beobachtet.

Wir hatten Gelegenheit, einen *Möbelschreiner* zu beobachten, der intensivem Staubkontakt von tropischen Hölzern ausgesetzt war und dessen *viscerale Form der südamerikanischen Blastomykose* am besten die Klinik repräsentiert:

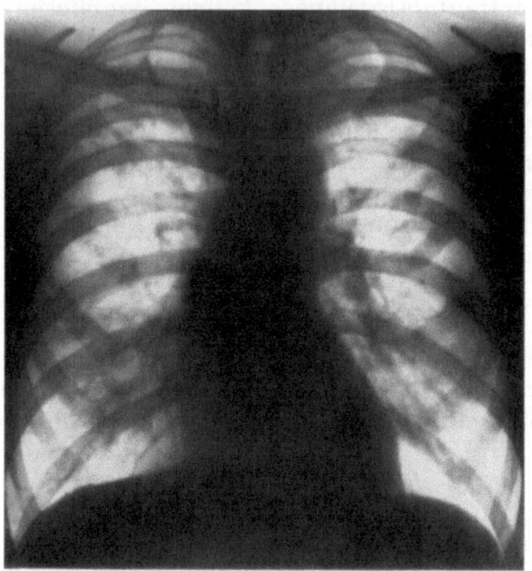

Abb. 26. Gleicher Fall. Thoraxaufnahme 9. 3. 1959

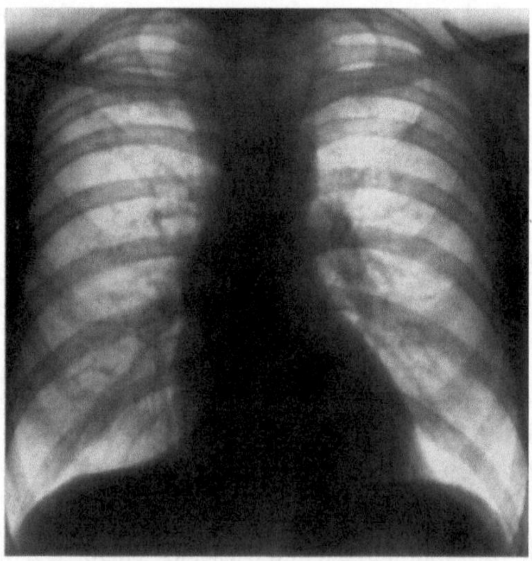

Abb. 27. Gleicher Fall nach Behandlung. Thoraxaufnahme 28. 7. 1959

Bei Beginn der Erkrankung wurde ein *Ulcus in der Mundschleimhaut* festgestellt. Gleichzeitig bestand eine *fleckig-streifige Infiltration beider Lungenoberfelder*. Trotz verschiedenster Maßnahmen zeigte das Ulcus mit höckerigem Granulationsgewebe im Bereiche der buccalen Gingiva keine Heilungstendenz. Die cervicalen Lymphonodi waren beidseits vergrößert, derb, gut verschieblich und indolent. Der größte Lymphknoten fand sich im Bereiche des rechten

Unterkiefers, also auf der Seite des oralen Ulcus. Die übrigen Lymphstationen waren nicht verändert, ebensowenig waren Leber und Milz vergrößert. Sämtliche Untersuchungen auf Tuberkulose verliefen negativ. Trotzdem wurde bei dem Lungenbefund eine Tuberkulose angenommen.

Die *Biopsie* aus einem Halslymphknoten ergab dann histologisch massenhaft tuberkuloide miliare Knötchen, in denen die Pilze erkennbar waren (vgl. Abb. 28). Unter einer Therapie mit Hydroxystilbamidin und Gantrisin rasche Rückbildung der Lungenveränderungen sowie Abheilung des Ulcus in der Mundhöhle.

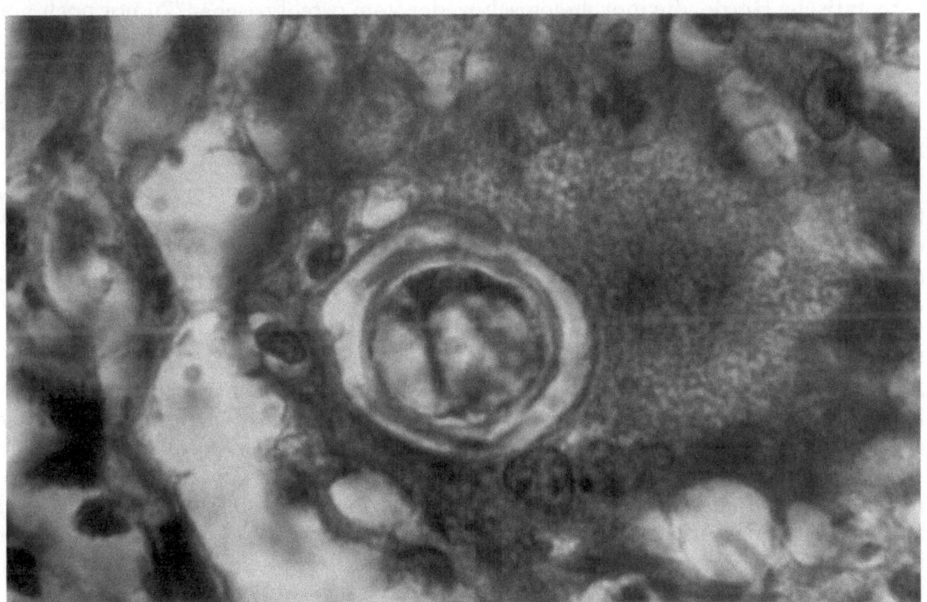

Abb. 28. Gleicher Fall. Pilzgranulom (nach Prof. H.H. ZOLLINGER)

Viele Jahre später kam es zu einem *pulmonalen Rezidiv*. Unter Amphotericin B trat eine Komplikation auf: neurologisches Syndrom mit Paresen von Armen und Beinen, als Komplikation des Katheters eine tiefe Thrombose des rechten Oberarmes, Anstieg des Harnstoffes, Lymphopenie. Nach einer 4monatigen Pause erneute Fungizonkur, auf die der Patient gut ansprach.

Die Abheilung vollzieht sich meist unter ausgedehnter *Fibrosierung* mit Verziehung des Mediastinums und sekundärer Emphysembildung. Infolge der pulmonalen Hypertension kommt es häufig zur Ausbildung eines *Cor pulmonale*.

Eine *Enterokolitis* wird bei dieser Affektion relativ häufig beobachtet. Bei der Sektion finden sich zahlreiche Ulcerationen im Bereiche des Darmes. Auch eine *Proctitis* oder *Rectitis* scheint gar nicht so selten zu sein. Auch die Beteiligung des *Pankreas* wurde beschrieben. Zusammenfassend läßt sich also festhalten, daß der Befall des oberen Magendarmtraktes eine Rarität darstellt, während das Colon relativ häufig befallen ist.

Das *Urogenitalsystem* ist nur selten Sitz der Erkrankung. Etwas häufiger scheinen die *Nebennieren* in Mitleidenschaft gezogen.

Das *Nervensystem* wird ebenfalls selten von der Erkrankung befallen. Meist kommt es zu einer *basal* betonten *subakuten* bis *chronischen Meningitis*. Aber auch *Hirnabscesse*, einzeln oder multipel, oder *Enzephalomyelitiden* wurden beobachtet. Bei *Knochenbeteiligung* (Osteomyelitis des Schädels und der Wirbelsäule) ist mit entsprechenden neurologischen Komplikationen zu rechnen. Der *Liquor* weist in solchen Fällen meist nur eine geringfügige Pleocytose von 100—1000/3 Leukocyten und Lymphocyten auf bei Eiweißerhöhung und evtl. Verminderung des Liquorzuckers. Die *Diagnose* kann nur durch *Pilznachweis im Liquor* gestellt werden. Wesentlich ist auch hier, daß die exsudative Meningitis basal lokalisiert ist, so daß auch die Differentialdiagnose gegenüber der Tuberkulose erschwert ist. Abscesse und Granulome verschiedener Größe und Lokalisation lassen in erster Linie die Differentialdiagnose gegenüber einem Hirntumor stellen.

Gar nicht so selten ist *Knochenbeteiligung*. Röntgenologisch handelt es sich um osteolytische Herde, die morphologisch weder vom osteolytischen Tumor noch von osteolytischen Läsionen abgegrenzt werden können.

Das *Blutbild* weist im allgemeinen auch bei generalisierter Erkrankung keine Besonderheiten auf. Hingegen scheint die Elektrophorese verändert, wie dies SCHMIDT und HOXTER anhand von 16 Fällen nachweisen konnten: die Albumine sind vermindert, die Gammaglobuline erhöht.

b) Diagnose. Weder die Erscheinungsformen im Bereiche der Haut, der Schleimhäute, des Lymphapparates noch der Viscera lassen mehr als eine Verdachtsdiagnose zu, so daß man sich auf differentialdiagnostische Überlegungen beschränken muß. Wenn sich die Erkrankung im Bereiche der *Haut* oder *Schleimhäute* abspielt, sind *luetische* Veränderungen, *Leishmaniose*, *Framboesie* sowie *Tuberkulose* abzugrenzen. Auch andere Mykosen können ausnahmsweise ein ähnliches Bild hervorrufen. Bei Lokalisation in der *Lunge* ist in erster Linie eine *Tuberkulose* auszuschließen, speziell wenn, wie bei unserer Beobachtung, die Oberfelder befallen sind. Selbstverständlich müssen aber auch immer *andere Mykosen* sowie *Malignome* in Betracht gezogen werden. Bei Beteiligung des *Lymphapparates* sind *Lymphknotentuberkulose*, *Hodgkin*, *Leukosen* und *Lymphosarkom* in den Kreis differentialdiagnostischer Überlegungen miteinzubeziehen. Besonders schwierig sind solche Überlegungen bei isoliertem Befall des Abdomens. Wie bereits erwähnt, ist die *Meningitis basal* lokalisiert, so daß auch hier wiederum die Differentialdiagnose zuerst gegenüber einer tuberkulösen Meningitis zu erfolgen hat, währenddem Abscesse und Granulome je nach Lokalisation einen Tumor auszuschließen haben. Besonders schwierig wird die Situation dann, wenn die Lungen atypisch befallen sind, eine basale Meningitis vorliegt und zudem noch eine Beteiligung der Nebennieren vorhanden ist.

Entscheidend für die *Diagnose* ist allein der *Pilznachweis*, z.B. im Biopsiematerial, vor allem der Ulcera, der Lymphonodi, ferner im bronchoskopisch entnommenen Sekret, im Eiter oder im Liquor. Oft gelingt auch der direkte Nachweis der Pilze im Abstrich von Haut- und Schleimhautläsionen. Die *Hautteste* scheinen spezifischer zu sein als die *Seroreaktionen*, so daß die Aussagekraft der Komplementbindungsreaktion für die Diagnostik beschränkt bleibt. Es scheint, daß die Pilze auch seltenerweise im strömenden Blut nachgewiesen werden können (ROSENFELD und MADEIRA, LACAZ und FORATTINI). Ferner hat MOHR im Jahre 1952 darauf hingewiesen, die Granulome im Sternalmark nachzuweisen. Selbstverständlich sollen die Pilze weiter identifiziert werden mittels kultureller Verfahren. Auch Tierversuche können angewendet werden. Am besten eignet sich der Goldhamster, der intraperitoneal oder intratestikulär inokuliert wird.

c) Prognose. Die Prognose richtet sich nach der Ausdehnung der Grundkrankheit. Sie war vor der Einführung der Antibiotica schlecht, da die generalisierten Formen keiner Therapie zugänglich waren. Eine spontane Heilungstendenz besteht bei dieser exquisit chronisch verlaufenden Mykose nicht.

d) Therapie. Vor der Einführung der Chemotherapeutica (Prontosil, Sulfadiazol, Sulfonamid) waren *polyvalente Vaccine* und die *Jodverbindungen* die einzig wirksamen Behandlungsmethoden. Bei lokalisierten Formen können immer noch

Röntgen- und Radiumbehandlung versucht werden. *Chirurgische Maßnahmen* sind neben der Chemotherapie indiziert: bei ausgedehnten Narbenbildungen, die zu Deformation führen sowie bei lokalisierten Herden im Bereiche der Lungen und der Knochen. Bei generalisierten Formen ist *Amphotericin B* das Mittel der Wahl. Aber auch heute noch wird *Hydroxystilbamidin* verwendet.

Literatur

Almeida, F. P.: Comparative study of coccidioidal granuloma in the United States and Brazil. An. Fac. Med. S. Paulo **4**, 91 (1929) [in Portuguese].

— Comparative study of coccidioidal granuloma in the United States and Brazil, establishing a new genus for the Brazilian parasite. An. Fac. Med. S. Paulo **5**, 125 (1930a) [in Portuguese].

— Differential features of the etiologic agents of coccidioidal granuloma of the United States and Brazil. C.R. Soc. Biol. (Paris) **105**, 315—316 (1930b).

— Blastomycose em geral e sua classificacâo: definicâo e classificacâo des blastomycoses. Rev. Ass. paul. Med. **3**, 270 (1933).

—, **C. da Lacaz**, e **A. C. Cardoso Cunha**: Intradermo reacâo para o diagnostico de blastomicose sul-americana granulomatose paracoccidioidica. Brasil-méd. **35**, 81 (1945).

Alterio, D. L., e **G. Negro**: Blastomicose sul-americana à moléstia de Hodgkin. Hospital (Rio de J.) **57**, 95 (1960).

Aroeira Neves, J., and **L. Bogliolo**: Researches on the etiological agents of the American blastomycosis. Mycol. Appl. **5**, 133 (1951).

Azulay, R. D.: Contribuicâo âo estudo da micose de Lutz. Thesis. Rio de Jeneiro: Grafica Olimpica. 1950.

Benaim Pinto, H.: Paracoccidioidosis as a systemic disease. Mycopathologia **15**, 90 (1961) [in Spanish].

Bogliolo, L.: South American blastomycosis (Lutz's disease): a contribution to knowledge of its pathogenesis. Arch. Derm. Syph. (Chic.) **61**, 470 (1950).

Conant, N. F., and **A. Howell**: The similarity of the fungi causing South American blastomycosis (paracoccidioidal granuloma and North American blastomycosis (Gilchrist's disease). J. invest. Derm. **5**, 353—370 (1942).

Del Negro, G., **B. L. Wajchenberg**, **V. G. Pereira**, **J. Schnaider**, **A. B. Cintra**, **D. de Uloa**, **L. M. Assis**, and **S. A. P. Sampaio**: Addison's disease associated with South American blastomycosis. Ann. intern. Med. **54**, 189 (1961).

Drouhet, E.: Action de l'amphotéricine B dans les mycoses profondes. Étude mycologique, clinique et therapeutique de 15 observations. Sem. Hôp. Paris **37**, 101 (1961).

Fava-Netto, C., **T. de Brito**, and **C. da S. Lacaz**: Experimental South American blastomycosis of the guinea pig: immunologic and pathologic study. Path. et Microbiol. (Basel) **24**, 192 (1961).

—, and **A. Raphael**: Intradermal reaction with pracoccidioides brasiliensis polysaccharide in South American blastomycosis. Rev. Inst. Med. trop. S. Paulo **3**, 161 (1961) [in Portuguese].

Furtado, T. A.: Mechanism of infection in South American blastomycosis. Dermatol. Trop. **2** (Jan. to March), 27 (1963) [in Portuguese].

— Tratamento da blastomicose sul-americana pela anfotericina B. Hospital (Rio de J.) **56**, 1001 (1959).

—, **J. W. Wilson**, and **O. A. Plunkett**: South American blastomycosis (paracoccidioidomycosis). Arch. Derm. Syph. (Chic.) **70**, 166 (1954).

Lacaz, C. da S., **R. G. Ferri**, **C. Fava-Netto**, and **E. Belfort**: Immunochemical aspects of South American blastomycosis and Jorge Lobo's diasease. Med. Cirurg. Farm. **298**, 63 (1962) [in Portuguese].

—, and **S. de A. P. Sampaio**: Tratamento da blastomicose sul americana com anfotericina B. Rev. Ass. paul. Med. **52**, 443 (1958).

Lutz, A.: Uma mycose pseudococcidica localizada na boca observada no Brasil: contribuicâo âo conhecimento das hypoblastomycoses americanas. Brasil-méd. **22**, 121 (1908).

Machado Filho, J., and **J. L. Miranda**: Considerations on South American blastomycosis: the pulmonary involvement in 338 cases. Hospital (Rio de J.) **58**, 431 (1960) [in Portuguese].

— —, and **E. Monteiro**: On the electrophoretic patterns of the serum proteins in 220 cases of South American blastomycosis. Hospital (Rio de J.) **60**, 811 (1961) [in Portuguese].

Mac Kinnon, J. E.: Amphotericin B en la blastomicosis sud-americana experimental. An. Fac. Med. Montevideo **43**, 201 (1958).

—, **I. A. Conti-Diaz**, **L. A. Yarzaballa**, and **N. Tavella**: Environmental temperature in South American blastomycosis. An. Fac. Med. Montevideo **45**, 310 (1960) [in Spanish].

Michelany, J., and **B. Lagonegro:** Asteroid bodies in Jorge Lobo's disease. Rev. Inst. Med. trop. S. Paulo **5**, 33 (1963) [in Portuguese].

Miranda, J.L., e J. Machado Filho: Consideracôes em torno da blastomicose sul-americana: sobre a acâo da amphotericina B. Hospital (Rio de J.) **56**, 93 (1959).

— —, and **E. Monteiro:** Considerations on South American blastomycosis: the behavior of C reactive protein. Hospital (Rio de J.) **58**, 251 (1960) [in Portuguese].

Mohr, W., u. **H.G. Thiele:** Die Südamerikanische Blastomykose. In: Klinik der Gegenwart, Bd. III, S. 653. Urban & Schwarzenberg 1965.

Moraes, M.A.: Jorge Lobo's type of blastomycosis: six new cases discovered in the state of Amazonas (Brazil). Rev. Inst. Med. trop. S. Paulo **4**, 187 (1962) [in Portuguese].

—, and **W.R. Oliveira:** Recent cases of Jorge Lobo's mycosis discovered in Manaus, Amazonas (Brazil). Rev. Inst. Med. trop. S. Paulo **4**, 403 (1962) [in Portuguese].

Padilha-Gonçalves, A.: Treatment of south American blastomycosis. Arch. argent. Derm. **12**, 231 (1962) [in Spanish].

—, and **C. Bady:** Aspectos clinicos radiologicos da blastomicose brasileira pulmonar. Hospital (Rio de J.) **30**, 1021 (1946).

Salman, L., and **S.M. Sheppard:** South American blastomycosis. Oral Surg. **15**, 671 (1962).

Sampaio, S. de A.P.: Tratamento da blastomicose sul americana com anfotericina B. Unpublished Thesis. Sâo Paulo.

Schmidt, B.J., and **G. Hoxter:** Estudo electroforético do sôro em 16 casos de blastomicose sul-americana. Rev. Hosp. Clín. Fac. Med. S. Paulo **15**, 64 (1960).

Splendore, A.: Sobre um novo caso de blastomycose generalizada. Rev. Soc. Sci. (Sâo Paulo) **4**, 52 (1909).

— Un affezione micotica con localizzazione nella mucosa della boca osservata en Brasile, determinata da funghi appartenenti alla tribu degli Exoascei (Zymonema brasiliense n. sp.). Rome: Tipografia Nazionale di G. Bertero 1912.

Veronesi, R.: Resultados terapeuticos obtidos com a emprego da amphotericina B em formas superficiais e profundas da blaste micose sul-americana. Rev. Hosp. Clín. Fac. Med. S. Paulo **14**, 231 (1959).

Wegmann, T., u. **H.U. Zollinger:** Tuberkuloide Granulome in Mundschleimhaut und Halslymphknoten: südamerikanische Blastomykose. Schweiz. med. Wschr. **89**, 1151 (1959).

— Die Pilzerkrankungen der Lunge. In: Handbuch der Inneren Medizin, 4. Aufl., IV. Band, 3. Teil, S. 629. Berlin-Göttingen-Heidelberg: Springer 1956.

Die Histoplasmose

Von M. Hartung und K. Salfelder, Mérida, Venezuela

Mit 15 Abbildungen

I. Definition

Die Histoplasmose ist eine der häufigsten „tiefen", „visceralen" oder „generalisierten" Mykosen. Ihr Erreger ist *Histoplasma capsulatum* (Darling, 1906). Sie ist klinisch und path.-anatomisch in vieler Hinsicht der Tuberkulose ähnlich und befällt nach primärer Lungeninfektion vornehmlich Organe des Retikuloendothelialen Systems.

II. Geschichte

Kurze Zeit nach seiner Ankunft in der Panama-Kanalzone (1905) obduzierte S. T. Darling (1906) einen aus Martinique gebürtigen, erwachsenen Neger, der an einer schweren Allgemeininfektion gestorben war. Das makroskopische Bild entsprach einer generalisierten Tuberkulose. Bei der mikroskopischen Untersuchung fanden sich jedoch 2—5 μ große, plasmodien-ähnliche, von einer Kapsel umgebene und vornehmlich in Histiocyten intracellulär eingeschlossene Organismen, die sich nur durch das Fehlen eines Kinetoplasten von Leishmania-Körpern abgrenzen ließen. Er nannte den Erreger *Histoplasma capsulatum* (H. c.) und gab damit der von ihm als tödliche Tropenkrankheit angesehenen Erkrankung ihren Namen.

Nach Beobachtung von zwei weiteren Fällen der generalisierten Erkrankung veröffentlichte Darling (1908, 1909) seine Befunde in ausführlichen Darstellungen. Strong (1906) hatte wenige Monate vorher über ähnliche Befunde von den Philippinen berichtet, hielt die Organismen jedoch für *H. farcinosum* (Baum). Da Rocha Lima wies 1912 als erster auf die Ähnlichkeit von H. c. mit Hefezellen hin. Zwanzig Jahre vergehen nach Darling's Entdeckung bis Riehl (1924/1925) in Österreich bei einem Rückwanderer aus den Tropen Histoplasmose diagnostiziert. Im folgenden Jahr berichten Riley und Watson (1926) über einen autochthonen Fall generalisierter tödlicher Histoplasmose aus Minnesota und folgern aus ihrer Beobachtung, daß die Histoplasmose nicht länger als reine Tropenkrankheit angesehen werden könne, vielmehr wegen ihres offenbar endemischen Vorkommens in den USA bei jeder, von unregelmäßigem Fieber, Erschöpfung und Anämie begleiteten ungeklärten Splenomegalie differentialdiagnostisch zu berücksichtigen sei. 1932 gelingt Dodd und Tompkins (1934) die intravitale Diagnose der Histoplasmose aus dem peripheren Blut eines anämischen Kindes. DeMonbreun (1934) konnte aus dem Sektionsmaterial des gleichen Falles den Parasiten *als Pilz* in verschiedenen Kulturmedien züchten und bewies durch Wiedergewinnung des Erregers aus Blut und Gewebe infizierter Tiere die Pathogenität und den Dimorphismus der Pilze. Sie wuchsen bei Zimmertemperatur in der Schimmelphase und entwickelten die für die Diagnose charakteristischen großen stacheligen Sporen, die später von Schwarz treffend mit dem „Morgenstern" mittelalterlicher Landsknechte verglichen wurden. Gleichzeitig beschrieb DeMonbreun den Wechsel in die Hefeform bei Inkubation von Kulturen bei 37 °C und im tierischen Gewebe. Aufgrund seiner Untersuchungen vermutete DeMonbreun das Vorkommen saprophytischer Formen von H. c. in der freien Natur, ein Verdacht, den auch Darling schon ausgesprochen hatte. Die von DeMonbreun vorgeschlagene Bezeichnung „Cytomykose" hat sich nicht durchgesetzt. Hansmann und Schenken war die Isolierung und Züchtung von H. c. schon kurze Zeit vorher gelungen; sie hielten den Erreger aber für *Sepedonium*. Gemeinsam mit DeMonbreun gebührt ihnen das Verdienst, die Pilznatur der Erreger eindeutig nachgewiesen zu haben (Conant). Anläßlich der Veröffentlichung 13 weiterer Fälle beschrieb Meleny (1940) die Histoplasmose noch als eine seltene, hauptsächlich auf das retikulo-endotheliale System beschränkte, generalisierte und immer tödliche Erkrankung, eine Ansicht, die zuletzt von Parsons und Zarafonetis anläßlich der zusammenfassenden Darstellung aller 71, von 1905—1945 beobachteten Krankheitsfälle vertreten wurde.

Barnard u. Mitarb. hatten bereits 1931 über Lungen- und Hilusnarben bei 3,4% aller tuberkulinnegativen Jugendlichen im New Yorker Stadtgebiet berichtet, CRABTREE u. Mitarb. fanden 1933 *Lungenverkalkungen* in Tennessee bei $^1/_5$ aller über 5 Jahre alten tuberkulinnegativen Personen und NELSON u. Mitarb. sowie GASS u. Mitarb. veröffentlichten unabhängig voneinander 1938 gleiche Befunde bei etwa 40% aller tuberkulinnegativen Kinder und Erwachsenen. Unter dem Eindruck dieser Befunde sowie der Beobachtungen von CRIMM und SHORT und eigener gleichartiger Ergebnisse stellten LUMSDEN u. Mitarb. (1939) sogar den Aussagewert der Tuberkulinprobe in Frage. Zur gleichen Zeit wies DEMONBREUN (1939) auf die Wahrscheinlichkeit einer viel ausgedehnteren Verbreitung der Histoplasmose in Form einer milden nicht tödlichen Verlaufsform hin, die der Diagnose entgehen könne. LONG und STEARNS stellten 1941 bei der Durchsicht von 53400 Röntgenaufnahmen der US-Streitkräfte ein Überwiegen von Lungenverkalkungen bei Personen aus dem Mississippi-Ohio-Flußgebiet fest und PALMER, der 1945 eine ähnlich eindrucksvolle geographische Verteilung nichttuberkulöser Lungenverkalkungen bei Schwesternschülerinnen fand, sprach die Vermutung aus, daß saprophytische Sporen für diese Befunde verantwortlich seien, ein Verdacht, der von EMMONS (SCHWARZ und BAUM, 1957) auf H. c. gelenkt wurde.

Mit der Herstellung von Histoplasmose-Antigenen aus der Schimmelphase des Pilzes durch VAN PERNIS u. Mitarb. (1941), und unter Verwendung von Hefe-Kulturaufschwemmungen durch ZARAFONETIS und LINDBERG (1941) waren die Voraussetzungen für einen *Histoplasmin-Hauttest* und ausgedehnte epidemiologische Untersuchungen geschaffen. CHRISTIE und PETERSEN (1945) fanden 1943 einen hohen Prozentsatz histoplasminpositiver Reaktoren bei Tuberkulin-Negativität. Im gleichen Jahr veröffentlicht PALMER (1945, 1946) die Ergebnisse von Histoplasmin-Untersuchungen an mehreren tausend Personen in den USA, die die Zusammenhänge zwischen Histoplasmose und tuberkulinnegativen Lungenverkalkungen, sowie deren charakteristische geographische Verteilung bestätigen. Damit war der Beweis erbracht, daß die Histoplasmose nicht nur als tödliche Verlaufsform vorkommt, sondern daß sie eine weitverbreitete, in der großen Mehrzahl der Fälle *subklinisch verlaufende Erkrankung* ist und hinsichtlich dieser Eigenart Ähnlichkeit mit der Tuberkulose hat. CHRISTIE erbringt 1950 mit dem Nachweis von H. c. in verkalkten Lungenherden den endgültigen Beweis für die ätiologischen Zusammenhänge.

Für die Diagnostik und epidemiologische Erforschung der Histoplasmose erlangten *serologische Reaktionen*, so die Komplement-Bindung von TENENBERG und HOWELL (1947), die Präcipitin-Reaktion von SALVIN und HOTTLE (1948), sowie der von SASLAW und CAMPBELL (1948), entwickelte Kollodium-Agglutinationstest Bedeutung.

Schon 1939 hatte DEMONBREUN das Vorkommen einer natürlichen Histoplasmoseinfektion bei Hunden beobachtet und IBACH u. Mitarb. gelang 1954 der Nachweis des Erregers in staubhaltiger Luft.

Das eigentliche saprophytische Reservoir der Pilze (Habitat) wurde jedoch erst 1949 entdeckt. EMMONS gelang die *Züchtung des Erregers aus Bodenproben;* nach der Untersuchung von mehr als 150 Proben fiel die erste positiv aus. Der Ausbruch einer unklaren Epidemie mit unterschiedlich starker Lungenbeteiligung und vorherrschend respiratorischer Symptomatik in Camp Gruber, die von CAIN u. Mitarb. (1947) und MICKLE (1947) beschrieben wurde und die von wiederholten Ausbrüchen der Erkrankung gefolgt war, veranlaßte FURCOLOW und GRAYSTON (1952) zu eingehenden epidemiologischen Untersuchungen, in deren Verlauf 30 derartige Epidemien mit insgesamt 350 betroffenen Personen beschrieben wurden. Der Exposition gegenüber sporenhaltigem Staub am Ort eines durch besondere Umstände begünstigten Pilzwachstums folgt eine leichte bis schwere Erkrankung mit mehr oder weniger stark ausgeprägter Lungenbeteiligung und möglicher Generalisation, die im allgemeinen unter Verkalkung der Lungenherde ausheilt und nur ausnahmsweise zum Tode führt. LEHAN und FURCOLOW stellten 1957 die Erkenntnisse aus 38 Epidemien in den USA, einer in Südafrika, einer in Peru und einer Epidemie, die in Venezuela beobachtet wurde, zusammen. Seit Beginn der fünfziger Jahre haben sich Berichte über *verschiedene klinische Formen* der Histoplasmose gehäuft. Neben den von FURCOLOW und GRAYSTON (1952) beschriebenen „epidemischen" Streuformen mit multiplen Lungenherden erkannte PUCKETT eine als isolierter Rundherd der Lunge imponierende und dem Tuberkulom ähnliche, umschriebene Form der Lungenhistoplasmose, das *Histoplasmom.* BUNELL und FURCOLOW sowie JOHNSON und BATSON erwähnen 1948 chronische Formen der Histoplasmose mit pulmonaler Lokalisation, während das gehäufte Vorkommen einer chronisch cavitären Form unter Sanatoriumspatienten in den USA 1953 zuerst von GRAYSTON und FURCOLOW beschrieben wurde. STRAUB und SCHWARZ gelang 1955 in 67% einer Sektionsserie im Endemiegebiet von Ohio der Nachweis abgeheilter,

H. c. enthaltender pulmonaler Primärkomplexe. SCHWARZ u. Mitarb. erbrachten im gleichen Jahre mit dem Nachweis multipler, zentral laminierter Kalkherde der Milz den Beweis für die hämatogene Streuung der Histoplasmose selbst in Fällen klinisch gutartig verlaufener Infektionen.

Die *weltweite Verbreitung* der Histoplasmose vornehmlich in feucht-warmen Gegenden, aber auch außerhalb der tropischen Zone, ist von EDWARDS u. Mitarb. (1956a, 1956b) und MOCHI und EDWARDS (1952) eingehend belegt worden.

DUBOIS, JANSSENS, BRUTSAERT und VANBREUSEGHEM beschrieben 1952 in Afrika eine unter der Bezeichnung *H. Duboisii* bekannt gewordene „große Form" (10—14 μ) von Histoplasma, die hauptsächlich bei Hautveränderungen gesehen wird (SYMMERS, 1956), vereinzelt aber auch bei disseminierter Histoplasmose als Erreger nachgewiesen wurde (MILLER, 1961). DROUHET und SCHWARZ (1956a) sahen eine Transformation der „kleinen" in die „große" Form bei der experimentellen Infektion von Hamstern mit der amerikanischen Histoplasmose. Später stellte es sich jedoch heraus (OKUDAIRA u. Mitarb.; SALFELDER u. SCHWARZ), daß es sich bei Hamstern nicht um „große" Pilzformen handelt, sondern daß Schaumann-Körper vorliegen. Es sind dies Gewebs- oder Zellprodukte, die sich schalenförmig um die Hefen herumlegen und große Pilze vortäuschen.

Aufgrund von elektronenmikroskopischen Untersuchungen konnten RIBI und SALVIN (1956) zeigen, daß die scheinbare Kapsel um die Hefe im Gewebe auf einer Täuschung beruht und in Wirklichkeit die Folge der Kontraktion der Organismen im Gewebe ist. In der Grocottfärbung erscheinen die Hefeformen auch ohne Kapsel.

Schließlich ist die Krankheit mit der Entwicklung einer wirksamen Chemotherapie durch LOURIA, FEDER und EMMONS (1956—1957) und STEINBERG u. Mitarb. (1955—1956) einer kausalen Behandlung zugängig geworden.

III. Mykologie

Der dimorphe Pilz *Histoplasma capsulatum* (H. c.) (Synonyma: Cryptococcus capsulatus, ALMEIDA, 1933; Posadasia capsulata, MOORE, 1934; Histoplasma pyriforme, DODGE, 1935 (EMMONS u. Mitarb., 1963) wurde in Anbetracht des Fehlens geschlechtlicher Formen von CONANT als fungus imperfectus den Moniliazeen zugeordnet.

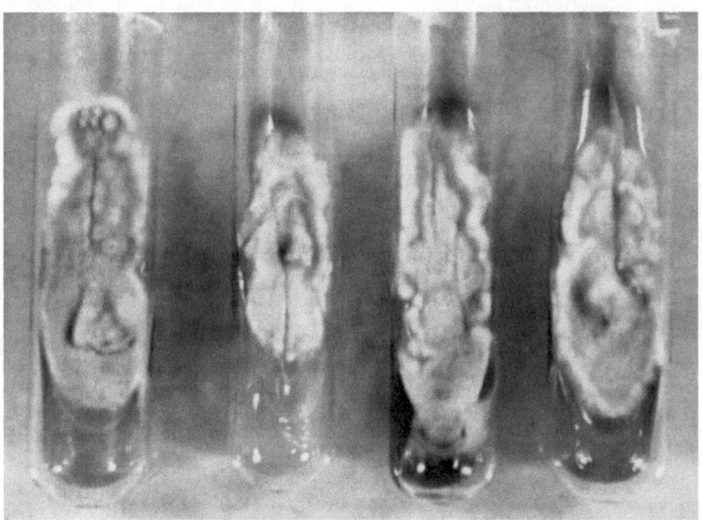

Abb. 1. 4 Kulturen von *Histoplasma capsulatum* in der Schimmelphase bei Raumtemperatur auf Sabouraud-Agar. Üppiges, fortgeschrittenes Wachstum

Die *Züchtung* des Erregers als Schimmelphase gelingt verhältnismäßig leicht auf gesamtbluthaltigen Nährboden bei Raumtemperatur (DE MONBREUN, 1934; HOWELL, 1939; KURUNG; WEED). Das Wachstum ist allerdings etwas langsamer als auf blutfreien Nährböden (PINE, 1960), wie z. B. Sabouraud-Dextrose-Agar, die für minimale Inocula weniger geeignet sind und für H. c. hemmende, andere Pilzarten einen vorteilhaften Nährboden abgeben (GORDON). Auf Sabouraud-Agar und anderen blutfreien Nährböden (DEMONBREUN, 1934; NEGRONI, 1940; MOORE, 1935b) erscheinen bei Zimmertemperatur nach 7—10 Tagen kleine, weiße, baumwollartig-flaumige Kolonien, die sich schnell ausbreiten und nach 14—21 Tagen die Nährbodenoberfläche bedecken. Zur Zeit ihres größten Wachstums nehmen die zentralen oberflächlichen Partien zunächst eine gelbliche, später braune bis braunschwarze Färbung an, werden trockener, zunehmend zerbrechlicher und zerfallen schließlich pulverförmig als alternde Kulturen, ein Vorgang, der gewöhnlich mit der Sporulation einhergeht (HOWELL, 1940, 1941). Auf bluthaltigen Nährböden und Inkubation bei Zimmertemperatur erscheinen nach wenigen Tagen kleine, weiße, adhärente, zentral leicht erhabene und randständig in Agar eingebettete Kolonien, die nach 2—3 Wochen einen Durchmesser von 6—8 mm erreichen (PINE, 1960) und sich bei dunklerer Färbung im Zentrum kräuseln oder warzenartiges Aussehen annehmen.

Der Pilzrasen der *Schimmelphase*, der sich radiär durch parallel-ständige Hyphen ausbreitet, die zuweilen in peripheren Bereichen Anastomosen aufweisen (PINE, 1960), setzt sich morphologisch aus multicellulären, ein- oder vielkernigen, häufig verzweigten Elementen von 1—5 μ Durchmesser zusammen (MOORE, 1935; HOWELL, 1939; NEGRONI, 1940). Ältere Zellen zeigen häufig bizarre Formen bei größerem Durchmesser und dickeren Wandungen. Das Protoplasma ist mehr wandständig und im Zellinnern treten Vacuolen auf. An den Segmentenden erscheinen tennisschlägerartige Verdickungen und spiralenförmige oder knotige Ausbuchtungen, während vereinzelt oder in Ketten Chlamydosporen von 5—8 μ zur Beobachtung kommen.

Je nach Art des verwendeten Nährbodens treten vom 7.—10. Tag, vor allem aber in der dritten Woche *Aleurosporen* (HOWELL, 1940) auf, die nach HOWELL (1940) in *Makro- und Mikroconidien* unterteilt werden. Die Sporulation wird durch den Kohlenhydrat- und Stickstoffgehalt der Nährböden beeinflußt (NEGRONI, 1940). Die „großen Luftsporen" (HOWELL, 1939) beginnen sich bei Raumtemperatur und hoher Luftfeuchtigkeit (MENGES u. Mitarb., 1952) und einem pH von 6,5—7,5 als knollige Verdickungen, einzeln oder in Gruppen an den Enden der Hyphen oder deren seitlichen Verzweigungen zu bilden. Sie grenzen sich von ihrem Träger durch einen Querwall ab (HOWELL. 1939) und erreichen bei runder, birnenförmiger oder eiförmiger Gestalt einen Durchmesser von 8—15, manchmal bis zu 25 μ (PINE, 1960). Etwa 4% aller Sporen (HELMBRIGHT und LARSH) haben 1—5—8 μ lange, charakteristische stachelige Fortsätze *(tuberculated spores*, CONANT; MOORE, 1935; HOWELL, 1939; NEGRONI, 1940), deren Nachweis für die mykologische Diagnose von H. c. unbedingt erforderlich ist. Glücklicherweise zeigen nahezu alle Stämme bei der ersten Isolierung von klinischem Material die charakteristischen *Makroconidien* (PINE, 1960). Die stacheligen Fortsätze, deren chemische Zusammensetzung von DOWDING (1948) und MOORE (1935b) untersucht wurde, werden von PINE (1960) als Ausscheidungsprodukt des Zellstoffwechsels angesehen. Neben den Makroconidien finden sich, offenbar in Abhängigkeit vom Kulturmedium, zahlreiche Übergangsformen mit knolligen und warzenartigen Fortsätzen (MOORE, 1935; HOWELL, 1939; NEGRONI, 1940) und in den tieferen, dem Agar näher gelegenen Schichten des Mycels überwiegen zahlenmäßig glattwandige, sog. Nymbosporen (NIELSEN u. EVANS), von denen einige einen Hof von Substanz um den Sporenkörper aufweisen.

AJELLO und CHENG berichteten 1967 (a, b, c), daß es ihnen unter besonderen Bedingungen mit Zugabe von sterilisierten Hühnerfedern oder Pferdehaaren zu den Platten von angefeuchteten sterilen Bodenproben gelungen ist, in zwei Stämmen von H. c. sowie einer Subkultur Cleistothecia mit Asci, die dem genus Gymnascus aus der Familie der Gymnoasceae entsprechen, zu beobachten. Sie glaubten, damit das perfekte Stadium von H. c. entdeckt zu haben und nannten es *Gymnoascus demonbreunii*.

KWON-CHUNG stellte aber aufgrund von ausgedehnten Experimenten mit den o. a. Stämmen fest, daß G. demonbreunii zwar ein Ascomycet ist, aber offensichtlich *nicht das perfekte Stadium* von H. c. sein kann.

Die meist glattwandigen, zuweilen aber auch oberflächlich warzen- oder stachelförmigen, runden bis birnenförmigen *Mikroconidien*, deren Größe von 2—6 μ innerhalb der für aerogene Infektionen des Respirationstraktes kritischen Teilchengröße liegt (HATCH und GROSS; BROWN u. Mitarb.), überwiegen zahlenmäßig in den Schimmelkulturen (COZAD und FURCOLOW). Sie werden von CONANT und HOWELL (1939) für unreife Makroconidien gehalten und bilden sich, einzeln oder in Traubenform, auf kurzen Fortsätzen extrem dünner Hyphen durch Zellteilung und haben einen einzigen, exzentrischen Kern ohne nachweisbare Chromosomen (Negroni, 1940).

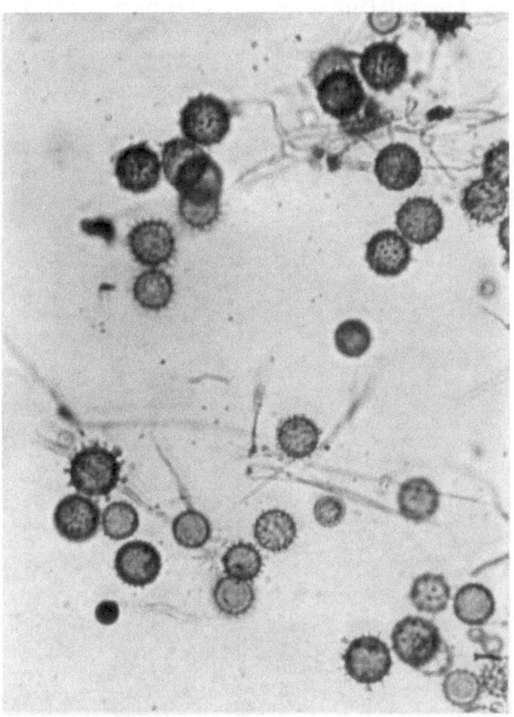

Abb. 2. Makroconidien mit stacheligen Fortsätzen „Morgenstern"; „tuberculated spores". Ausstrich aus einer Kolonie von H. c. in der Schimmelphase

Die *Sporen* sind widerstandsfähig gegenüber Austrocknung und überleben im trockenen Boden bis zu 4 Jahren (Pine und Peacock, 1958). Sie werden durch Temperaturen von 45°C während 30 min (DeMonbreun; Negroni, 1940), 50°C während 1 Std (Kao und Schwarz, 1956) und 60°C während 5—10 min (Kao und Schwarz, 1956; Beamer u. Mitarb.) nicht abgetötet. Bei Temperaturen von —4°C wurde ein Überleben von 600 Tagen beobachtet, während ihre Züchtbarkeit bei 62tägiger Inkubation von 37°C erheblich abnahm (Cooke und Kobler; Ritter). Durch Formol in Verdünnungen von 1:1000 wurden sie in 24 Std abgetötet, während sie Phenol gegenüber etwas resistenter sind (Negroni, 1940). Wachstum und Übertragbarkeit der Sporen sind vom jeweiligen Stamm, dem Nährboden und der Inkubationstemperatur abhängig. Grayston u. Mitarb. (1956) erhielten mehr positive Kulturen auf Blutagar (42%) als auf Sabouraud (29%) oder Maismehlagar (15%). Die Sprossung kann durch Trocknen der Sporen (DeMonbreun, 1934) und Impfung auf Dextroseagar oder Bouillonagar (Howell, 1940) oder durch Vorbehandlung mit Trypsin- oder papainhaltigen Lösungen und 24stündige Inkubation bei 37°C beschleunigt werden (Howell, 1940). Larsh u. Mitarb. (1956a) beobachteten bei vier verschiedenen Stämmen positive kulturelle Resultate in 14—89%, während die Mäuseinoculation immer zum Erfolg führte. Ajello und Runyon konnten die günstigen Resultate der Mäuseinokulation bei intraperitonealer Einspritzung einzelner stacheliger Sporenelemente, die in 94—100% zur nachweislichen Infektion führte, bestätigen.

Durch Zusatz von Extrakten aus Hefekulturen oder Sperlingsdung zu Agar-Kulturmedien konnten das Wachstum und die Sporulation von H. c. gefördert werden (Smith, 1964). Das Überleben und Wachstum von H. c. in dest. Wasser, Seewasser und Natriumchlorid wurde von Castellani, bzw. Dzawachiszwilli u. Mitarb. studiert.

Die *Überführung der Schimmel- in die Hefephase* ist *in vitro* nicht einfach (Drouhet und Schwarz, 1956b; Pine und Peacock, 1958). Dowding (1948, 1950) hat den Vorgang der Transformation von Mikroconidien in dickwandige, granulierte Hefezellen beobachten können und PINE (1960) sah Hefezellen durch Knospung aus Hyphen und Sporen entstehen. DEMONBREUN (1934) beobachtete beide Formen nebeneinander auf Bouillon-Gelatine-Agar und konnte die Hefephase durch Überimpfen auf Blutagar und Inkubation bei 37°C isolieren.

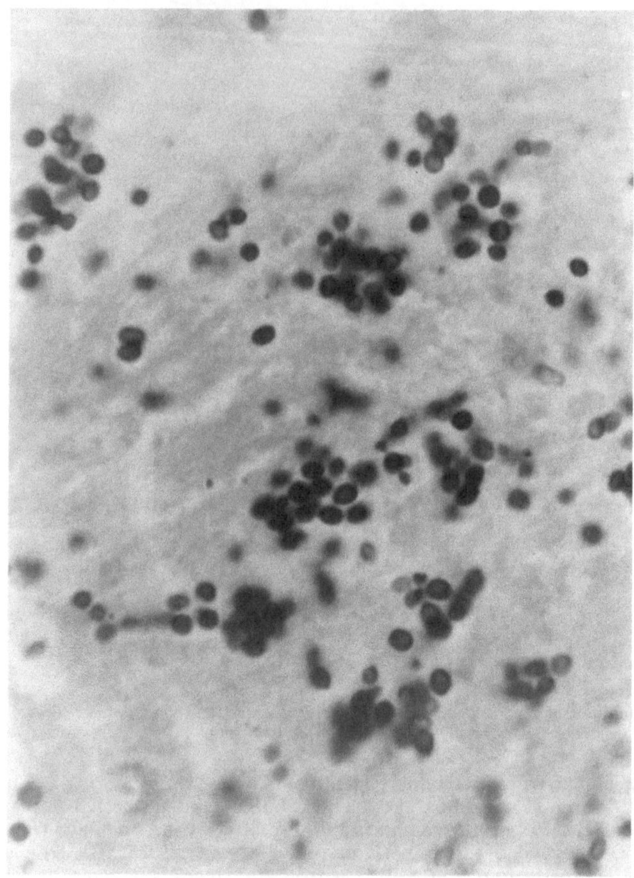

Abb. 3. Hefezellen des H. c. aus nekrotischem Gewebsherd. 2—4 μ groß. Grocott-Färbung. Große Vergrößerung

Besondere *Techniken* für die Überführung der Schimmel- in die Hefephase sind von NEGRONI (1940), CONANT, CAMPBELL (1947), KURUNG und YEGIAN, LARSH u. Mitarb. (1956b) angegeben worden, ferner von PINE und PEACOCK (1958) für Temperaturen von 30°C. TITSWORTH und GRUNBERG erkannten die günstigen Voraussetzungen, die der Eiernährboden bietet, von denen der Kurung-Yegian-Eiernährboden bei 37°C die besten Resultate gibt, um den für die Diagnose so wichtigen Wechsel in die Hefephase zu erreichen. Immer erfolgreich ist die *Tierinokulation*, um die Hefephase zu erhalten. Der Wechsel und die Erhaltung der Hefeform gelingen auch in HELA-Zellkulturen (LARSH u. Mitarb., 1956b). Die den Wechsel in die andere Phase im einzelnen begünstigenden Faktoren sind nicht bekannt (MILNE). Bei der Tierinokulation ist der Phasenwechsel praktisch vollständig und nur am Ort der Inokulation oder in nekrotischem Gewebe (HALEY) sowie in Thromben (BINFORD, 1955) oder in Geweben, die von funktionstüchtigen Zellen entfernt liegen und der Einwirkung von Körperflüssigkeiten ausgesetzt sind, wie z. B. in nekrotischen Auflagerungen von Herzklappen (BINFORD), wurden noch vereinzelt Mycelformen oder Sporen gefunden. Der Zusatz von frischem Meerschweinchen-Serum zu HELA-Zellkulturen oder anderen Kulturmedien (199) begünstigt das Pilzwachstum und führt, unabhängig von der Menge des Inoculums, in 2—8 Wochen zur Konversion in die Hefephase; dagegen haben sich Zusätze von Pferde-, Menschen-, Kälber- oder Hühnerserum nicht so bewährt (WAGONER u. Mitarb.).

Für die *Kultur* der anspruchsvollen Hefephase sind verschiedene *Nährböden* empfohlen worden (Campbell, 1947; Salvin, 1947; Salvin, 1950; Titsworth und Grunberg; Zarafonetis, Kurung und Yegian; Littman, 1955; Bonorden; Pine und Peacock, 1958). Man hat auch *Zusätze* empfohlen; so glaubten verschiedene Beobachter, durch die Beigabe von Cystein, Cystin, Thyamin, Gluthation, Glucose, Citrat, Serum mit hochmolekularen Fettsäuren, Albumine und überlebende Blutzellen das Wachstum besonders fördern zu können.

McVeigh und Morton fanden bei ihren Untersuchungen das beste Wachstum bei Zugabe von anorganischen Salzen, Glucose, Asparagin, Cystein und Vitaminen. Spezifische Aminosäuren scheinen nicht notwendig zu sein, jedoch anorganische Salze von Schwefel und Natrium. Cross glaubt aufgrund dieser Beobachtungen und seiner eigenen Befunde, daß Gesamtblut enthaltende Nährböden für die Züchtung der Hefe besonders günstig sind, während auf dem Sabouraud-Agar *ohne* Zusätze nur die Schimmelphase von H. c. wächst. Neben dem erwähnten Kurung-Yegian-Eiernährboden wird der Francis-Blut-Glucose-Cystein-Nährboden nach Rowley u. Mitarb. unter Verwendung von defibriniertem Blut, der Rinderherz-Gehirn-Bouillon-Agar oder der Leber-Milz-Extrakt mit Gesamtblut nach Littman (1955) für klinische Zwecke empfohlen.

Nach Angaben von Nielsen bestehen keine Zusammenhänge zwischen Variationen in der Konversionsrate und der Pathogenität der Mycelphase.

Hinsichtlich der *Inkubationstemperatur* besteht kein einheitliches Kriterium. Für Blut und Serum enthaltende Nährböden wird allgemein eine Temperatur von 37 °C als optimal angesehen (Pine, 1960); bei Cysteinzusatz empfiehlt Scherr Temperaturen unter 30 °C, was auch von Howell (1948) u. a. für vorteilhaft angesehen wird.

Auf Blutglucose-Agar und bei einer Inkubationstemperatur von 37 °C wächst die Hefephase nach 2—3 Tagen als weiße, manchmal cremefarbene, runde, konvexe, oberflächliche, rauhe, granulierte oder schleimige und feucht-fettige Kolonie, die vom 7.—8. Tage an bei maximalem Wachstum dunkler wird und schließlich die schokoladenbraune Farbe des Nährbodens annimmt. Eine solche Kolonie kann bei 5 °C ohne Vitalitätsverlust für einen Monat konserviert werden (Pine, 1960).

Neben HELA-Zellkulturen kommen auch *Histiocytenkulturen* von Kalt- und Warmblütern (Howard, 1965), Kulturen von Herz- und Nierengewebe vom Hund (Adler u. Mitarb.), sowie der Stamm von Zellen eines Schilddrüsenadenocarcinoms vom Hund (Kasza und Griesemer) für die Züchtung der Hefephase in Frage. Bei der zuletzt erwähnten Gewebskultur wurde nur eine geringgradige Zelldegeneration festgestellt. Die Generationszeit von H. c. in Maus- und Meerschweinchen-Histiocytenkulturen war annähernd gleich und wird nicht durch vorhergehende Exposition gegen spezifische Antikörper beeinflußt (Howard, 1965). Von Howard wurde 1967 außerdem der Einfluß verschiedener Temperaturen auf das Wachstum in Histiocytenkulturen untersucht.

In jungen Kulturen sind die Hefezellen 1,5—2,0 μ groß, erreichen aber später auch 3,0—3,5 μ. Die Zelle ist an einem Pol in Knospenform zugespitzt; eine Knospung kann aber auch apolar auftreten. Bei der Sprossung tritt eine einzelne Tochterzelle auf, und es können sich Ketten von Hefen bilden. Längliche, geschwollene und hantelförmige Gebilde sind auch beschrieben worden (Pine, 1960). Die Zellen sind dünnwandig und enthalten kleine lichtbrechende Öltröpfchen und Granula. In gefärbten Präparaten kann der Kern als halbmondförmige, peripher gelegene Masse sichtbar werden (DeMonbreun), von Schwarz und Baum (1957) als Chromatinanhäufung erkannt. Um die Zelle herum liegt im Gewebe ein mit gewöhnlichen Färbungen manchmal nicht sichtbarer Hof oder Kapsel (Darling, 1906, 1909).

In Kulturen der Hefephase ist es nach Berliner und Reca leicht, tote Pilzzellen von lebenden durch die intensive Blaufärbung ersterer durch Janusgrün B zu unterscheiden. Über die Anwendung dieser Methode in Gewebsschnitten ist leider nichts bekannt. Die Kapsel war bei elektronenmikroskopischen Untersuchungen von Kligmann und Baldridge, sowie Ribi und Salvin weder im Gewebe noch in Kulturen nachweisbar. Sie entsteht anscheinend als Folge der Schrumpfung des Parasiten (Binford).

In älteren Hefekulturen erscheinen 2—3mal größere, dickwandige Formen mit großen Fetttropfen, die gegen Austrocknung besonders resistent sind. Sogenannte „*große Formen*" von H. c. fand DEMONBREUN (1934) in älteren Kulturen; dabei erreichten die Organismen einen Durchmesser von 15—20 μ und ließen wenige Strukturelemente erkennen. Sie finden sich auch zuweilen extracellulär im Gewebe in alten Nekroseherden und wurden von SCHWARZ (1953) auf Blutagarplatten bei 37°C übertragen. Im allgemeinen werden sie als dickwandige, blastomycesähnliche Degenerationsformen angesehen (DOWDING, 1950; WEED; SCHWARZ, 1953). Bizarre Formen der Pilze und ihre mehr als normale Größe, die durch einen Exzeß von Cytoplasma bedingt ist, werden durch ein Fehlen der Teilung im nekrotischen Gewebe erklärt, wie Versuche an Gewebsexplantaten wahrscheinlich machten (GOLDMAN und SCHWARZ).

Die *großen Gewebeformen der afrikanischen Histoplasmose,* die sich in der Mycelform von H. c. nicht unterscheiden, werden als ein *neuer pathogener Pilzstamm* angesehen (VAN BREUSEGHEM, 1956; MARIAT und SEGRETAIN; SCHWARZ und DROUHET). Als Hefeform kommen sie im Gewebe in einer Größe von 10—13,5 μ vor. Sie enthalten viele Fetttropfen, die die Zellen zuweilen ausfüllen. Ihre Isolierung gelang durch Inokulation kospender Zellen in Meerschweinchenhoden und Übertragung nach 8 Tagen auf Kurung-Yegian-Eiernährböden, auf dem die großen Hefezellen wuchsen (DUBOIS und VAN BREUSEGHEM, 1956). H. duboisii kommt wie H. c. im Gewebe intracellulär vor.

Der Übergang der Hefe- in die Schimmelphase ist relativ leicht zu erhalten. Er gelingt in den meisten Fällen durch Inkubation bei Zimmertemperatur auf entsprechenden Nährböden. CONANT beobachtete bei diesem Wechsel zunächst ein Anschwellen der Hefezellen in den ersten 24 Std. und nach etwa 2 Tagen das Auftreten von Sprossungen an beiden oder am spitzen Ende der Hefezellen, aus denen sich durch Septierung und Verzweigung die Hyphen entwickeln.

IV. Antigene Eigenschaften

Die erworbene Infektion hinterläßt, wahrscheinlich lebenslänglich (SMITH, 1956; FURCOLOW und GRAYSTON, 1953), eine erhöhte Sensibilität gegenüber dem Antigen *Histoplasmin* (VAN PERNIS u. Mitarb.; ZARAFONETIS und LINDBERG).

EMMONS u. Mitarb. beschrieben 1945 unter Zugrundelegung der von SMITH (1943) für die Gewinnung von Coccidioidin empfohlenen Technik ein Verfahren zur Herstellung des Histoplasmins H 3, das ähnlich dem Tuberkulin aus Nährbodenfiltraten der Schimmelphase von H. c. gewonnen wird. VON SHAW, HOWELL und WEISS wurden weitere Antigene entwickelt, von denen das Histoplasmin H 42 von dem Biologic Central Laboratory des N.I.H. als Referenzprodukt für die biologische Testung aller weiteren Histoplasmine angenommen wurde (WORKMAN und HOTTLE).

Das Standardprodukt ist unverdünnt jahrelang bei einer Temperatur von 5°C haltbar (HILLEGAS), muß aber nach der gebräuchlichen Verdünnung von 1:100 nach 8 Wochen verworfen werden. In dieser Verdünnung wird eine Menge von 0,1 ml *intracutan am Vorderarm* appliziert (PALMER und EDWARDS, 1958), wobei die Menge — da es sich um einen *quantitativen Test* handelt — unbedingt einzuhalten ist. Nach 24 Std. erscheint am Ort der Applikation eine indurierte, ödematös-hyperämische Zone, die am 2.—4. Tag ihr Maximum erreicht und die zwischen der 48. und 72. Std. abgelesen wird. Reaktionen mit einer Induration von mehr als 5 mm Durchmesser gelten als positiv. Ein Erythem ohne Induration hat dagegen keine Beweiskraft.

Bei den Versuchen zur Herstellung des Histoplasmins zeigte es sich, daß Stämme, die leicht in die Hefephase konvertiert werden können, schlechte Antigenproduzenten sind; daß mit einem geringeren Volumen von Kulturmedien Histoplasmin mit einem höheren Titer erzeugt wird, sowie daß Histoplasmin für die Komplementfixationstests die gleichen Ergebnisse gibt, ob es aus einem einzelnen Stamm oder einer Mischung verschiedener hergestellt wird. Es muß nur das H- und M-Antigen vorhanden sein (SCHUBERT und WIGGINS).

Verschiedenen Antigenfraktionen von H. c., die sich ihrer Herkunft nach (Mycelphase-Hefephase-Zellwand-Protoplasma), ihrer chemischen Zusammensetzung nach (Polysaccharide-Karbohydrat-Protein-Komplexe) oder durch ihre enzymatischen Eigenschaften voneinander abgrenzen lassen (SALVIN; TEMPKINS; MARKOWITZ; BIGNET u. Mitarb.) entspricht eine *Vielzahl von serologischen Antigentypen*, die bei Histoplasmose-Erkrankten festgestellt werden konnten (HEINER; KAUFMAN und BLUMER, 1966). Sie sind auch durch immuno-elektrophoretische Verfahren (HINTON und CAMPBELL; ADAMSON und COZAD) darstellbar.

Die Interpretation der serodiagnostischen Verfahren wird weiterhin dadurch erschwert, daß die Antigene sich sowohl nach der Herkunft von einem bestimmten H. c.-Stamm, als auch von Kulturmedien voneinander unterscheiden. Darüberhinaus weist ein einziger H.c.-Stamm noch qualitative und quantitative Unterschiede in verschiedenen Wachstumsstadien auf (CAMPBELL).

Aus diesen Gründen bestehen bis heute nur Minimalstandards hinsichtlich der Einschätzung der verwendeten Antigene (WALTER u. PRIECE).

Außerdem haben sich die durch *Kreuzreaktionen* hervorgerufenen Schwierigkeiten bei der serologischen Diagnostik bestätigt. So wurden verwandte, antigene Eigenschaften bei Blastomyces dermatitidis (NEWBERRY u. Mitarb.; GARDINI TUESTA), Paracoccidioides brasiliensis (GARDINI TUESTA), Chrysosporium (ASGARI und CONANT; LI u. Mitarb.), sowie anderen Pilzspecies, wie Sepedonium und Thielaria (LI u. Mitarb.) nachgewiesen. Kreuzreaktionen hatten EMMONS u. Mitarb. schon 1945 mit Coccidioides immitis, Haplosporangium parvum und Blastomyces dermatitides beschrieben; von EDWARDS und PALMER, PALMER u. Mitarb., sowie von FURCOLOW u. Mitarb. (1955) wurden sie bestätigt. KAUFMAN konnte bei einem Patienten mit Nordamerikanischer Blastomykose serologisch einen höheren Titer gegenüber H. c., als gegenüber Blastomyces dermatitides-Antigenen nachweisen. Versuche, zu spezifischeren Antigenfraktionen zu gelangen, sind daher immer wieder unternommen worden (KAUFMAN u. BLUMER, 1968; WALTER und PRICE). Ähnliche Schwierigkeiten bereiten die Kreuzreaktionen bei dem Versuch, H. c.-Antikörper durch Immuno-Fluorescenzverfahren nachzuweisen (KAUFMAN und BLUMER, 1968; PINE u. Mitarb.; HOOK). H. c. besitzt zumindest zwei Antigene, die auch bei anderen pathogenen Pilzen vorkommen (KAUFMAN und BLUMER, 1968).

Histoplasmin scheint ein weniger spezifisches Antigen zu sein, als z. B. Coccidioidin, d. h. während der Histoplasmintest in 40% der Coccidioidomykosen positiv ausfällt, erscheint die umgekehrte „falsche positive" Reaktion mit Coccidioidin nur in etwa 2% (PALMER und EDWARDS, 1960). Die Kreuzreaktionen scheinen dosisabhängig zu sein (HOWELL, 1947). Zwischen Histoplasmin und Tuberkulin ist keine Kreuzreaktion nachweisbar (FURCOLOW, 1963). Über erhöhte Antikörper-Titer nach der Histoplasminprobe ist wiederholt berichtet worden (SIGREST u. Mitarb.; KAUFMAN u. Mitarb., 1967). Sie sind nach Untersuchungen von KAUFMAN u. Mitarb. (1967) bis 2 Tage nach der Histoplasminprobe noch nicht nachweisbar; später aber bei einem bestimmten Prozentsatz vorhanden und können nur unter Zugrundelegung klinischer Befunde diagnostisch verwertet werden.

Beim Tier erscheint die *positive Histoplasmin-Reaktion* einige Wochen nach stattgehabter Infektion (HOWELL, 1947); beim Menschen wurden unterschiedliche Zeiträume bis zur Konversion beobachtet (SABIN, 1956), so von LOOSLI u. Mitarb. (1952) 8 Wochen, von CAMPINS u. Mitarb. und MURRAY u. Mitarb. 4 Wochen, und von FURCOLOW (1963) 2 Wochen. ZEIDBERG (1956) beobachtete ein prozentuales Zunehmen positiver Histoplasminreaktoren mit zunehmendem Alter bei Jugendlichen und eine Abnahme bei Erwachsenen, was auf eine gewisse Altersabhängigkeit der Histoplasminreaktion schließen läßt, auf die auch MANOS (1953) hingewiesen hatte. Zwischen Intensität der Infektion und Stärke der Histoplasminreaktion besteht ähnlich wie bei der Tuberkulose keine feste Beziehung (PALMER u. Mitarb.; EDWARDS, 1957) und schwere Erkrankungen unspezifischer Art können vorher positive Reaktionen negativ ausfallen lassen (FURCOLOW u. Mitarb., 1948). Bei Laboratoriumstieren konnte durch Injektion toter Hefezellen ein erhöhter Schutz gegenüber Histoplasmose künstlich herbeigeführt werden (MARCUS und RAMBO, SALVIN, 1953; SALVIN, 1955), was allerdings nicht in allen Fällen gelang (Rowley und Huber). Versuche, mit Zellwandfraktionen der Hefephase einen Impfschutz herbeizuführen, waren erfolgreich, während sich Protoplasmafraktionen als unwirksam erwiesen (Salvin und Ribi).

Erste grundlegende Untersuchungen über die antigenen Eigenschaften von H. c. zur Entwicklung serologisch-diagnostischer Methoden wurden in den Jahren 1947—1948 von Salvin (1947b); Salvin und Furcolow; Saslaw und Campbell (1948a) und Tenenberg und Howell durchgeführt. Folgende Verfahren stehen heute zur Verfügung:

1. **Die Komplementbindungsreaktion** unter Verwendung von Hefe-Antigenen nach Saslaw und Campbell (1948a und b); Campbell und Saslaw (1949); Hill und Campbell und die Komplementbindung mit Filtraten der Mycelkulturaufschwemmung des Erregers (Histoplasmin) als Antigen nach Tenenberg und Howell (Bunnel und Furcolow; Furcolow, 1958; Furculow, Bunnel und Tenenberg, 1948; Schubert).

2. **Die Agglutination** von Kollodiumteilchen nach Saslaw und Campbell (1948c); Saslaw und Campbell (1949); Saslaw (1956) und Latexpartikeln (Saslaw und Carlisle) unter Verwendung verschiedener Histoplasminantigene.

3. **Präcipitinreaktionen** nach Salvin und Hottle (Salvin und Furcolow), sowie die durch leichte Durchführbarkeit vor allem in den letzten Jahren Bedeutung erlangende Agar-Gel Präcipitation von Heiner.

Titer von $^1/_8$ und darüber werden für Komplementbindungsreaktionen unter Verwendung von Histoplasmin als positiv angesehen (Lehan u. Mitarb., 1957) und sind bei akuten Erkrankungen von der 3.—8. Woche an (Rubin u. Mitarb., 1957), bei chronischen Formen bis zu einem Jahr nachweisbar (Tenenberg, 1956). Bei Hefeantigen sind Titer von $^1/_{10}$ (Campbell und Binkley; Hill und Campbell) bzw. $^1/_{16}$ besonders bei akuten Fällen als diagnostischer Hinweis verwertbar, während die serologische Reaktion bei chronisch progressiven und generalisierten schweren Fällen von Histoplasmose häufig negativ ausfällt (Campbell und Binkley). Bei den Agglutinationen werden Titer von $^1/_{20}$ (Saslaw und Campbell, 1948c), bei den Präcipitationen dagegen auch schon solche von $^1/_4$ bzw. $^1/_8$ als Ausdruck einer möglichen spezifischen Reaktion (Salvin und Furcolow) gewertet. Besondere Bedeutung wird einem im Verlaufe der Beobachtung ansteigenden aber nicht übermäßig hohen Titer zugesprochen (Furcolow u. Mitarb. (1962), Vet. Administr. St. 1961). Bei dem Agar-Gel Präcipitationstest wird das Auftreten von einer oder mehreren Präcipitationslinien als positives Resultat angesehen (Schubert u. Mitarb.).

Für Modellversuche über Antigen-Antikörperreaktionen eignet sich besonders gut der Rhesusaffe (Taylor). Bei der *experimentellen Hundehistoplasmose* (mit Temperaturkontrollen, Blutkulturen, Komplementfixationstesten und autoptischen Untersuchungen) war der Komplementfixationstiter der zuverlässigste Test zur Stellung der Diagnose der Erkrankung (Akbarian u. Mitarb.).

Kreuzreaktionen mit *Blastomyces dermatitidis* (Lehan u. Mitarb., 1957) und *Coccidioides inmitis* (Hill und Campbell) sind bekannt (Furcolow, 1963), kommen aber bei Verwendung von Hefeantigenen bei der Komplementbindung offenbar seltener vor (Tenenberg). Bei mit H. c. und B. derm. homolog und heterolog reinfizierten Mäusen war es nicht möglich, einheitlich Schutz quo ad vitam und gleichzeitig bezüglich der Gewebsreaktionen zu erzeugen (Salfelder und Schwarz, 1964; Sethi u. Mitarb., 1964). Bei akuten Erkrankungen fallen die Präcipitin-Reaktionen zuweilen vor der Komplementbindung positiv aus (Salvin und Furcolow). Nachdem Howell (1948b) die Sensibilisierung normaler Tiere durch Histoplasminapplikation nachgewiesen hatte, brachten zunächst Untersuchungen von Prior und Saslaw; Saslaw und Campbell (1954) und Salvin u. Mitarb. (1954) widerspruchsvolle Ergebnisse über die Verhältnisse beim Menschen. Campbell und Hill erbrachten jedoch kürzlich den Beweis, daß der häufig simultan mit der serologischen Untersuchung durchgeführte Histoplasmintest in über 50% gesunder Reaktoren die serologischen Titer bei Verwendung von Histoplasminantigen erheblich beeinflussen kann, was mit den Beobachtungen von McDerman und Young übereinstimmt.

V. Epidemiologie

Die Histoplasmose ist eine *Erkrankung von weltweiter Verbreitung* (MANOS u. Mitarb.; EDWARDS und KLAER) und zugleich strikter geographischer Begrenzung. Aus fast allen Ländern der Erde — mit Ausnahme von China, Rußland (EDWARDS und KLAER) und Japan (SHIMA u. Mitarb.) — liegen Berichte über Histoplasma-Infektionen vor, deren Zahl bei zunehmender Anwendung verfeinerter diagnostischer Methoden und gezielter epidemiologischer Untersuchungen gewiß noch zunehmen wird (EMMONS, BINFORD und UTZ). Studien zur Epidemiologie mit Verwendung der Histoplasmin-Hautprobe gaben positive Resultate in Hawaii und Puerto Rico (EDWARDS), Columbien (TESH und BENNETT; OROZCO u. Mitarb.), Brasilien (LACAZ u. Mitarb.), Peru (RIETH und BINDER), Argentinien (NEGRONI und NEGRONI; NEGRONI u. Mitarb., serologische Untersuchungen), Philippinen (EDWARDS; RANDHAWA) und in Indonesien und Südvietnam (RANDHAWA).

Negative oder geringgradig positive Befunde wurden in Alaska (EDWARDS), in den meisten Ländern Asiens (RANDHAWA), Israel (BAUM u. Mitarb.), Irak (DAMLUJI und KOTTA), West-Samoa (HAN) und im Iran (ASGARI und OWRANG) erhoben. Im zuletzt erwähnten Land vermuten die Untersucher, daß die positiven Fälle auf einer Kreuzreaktion gegen Chrysosporium sp. beruhen.

Die Histoplasmose wird vorzugsweise in einer durch den 45. nördlichen und den 30. südlichen Breitengrad begrenzten *Zone* angetroffen (FURCOLOW, 1960); und zwar vornehmlich in *Nord-, Mittel- und Südamerika*, aber auch in *Asien und Australien* (EDWARDS und KLAER). Nur in *Afrika* kommen Erkrankungen mit den „großen Formen" des Histoplasma (H. duboisii) vor. Neben durch diesen Parasiten verursachten Hautveränderungen (SCHWARZ und GOLDMAN) und vereinzelten Generalisationen (LANCELEY u. Mitarb.) sind aber auch durch H. c. verursachte Infektionen bekannt geworden (MURRAY u. Mitarb.). Auch in Europa muß mit dem Auftreten vereinzelter autochthoner Erkrankungen gerechnet werden (SALFELDER u. HARTUNG; STOKER). Neue Zusammenfassungen über die Histoplasmose in Europa liegen von SOTGIU u. Mitarb. aus den Jahren 1966 und 1968 vor. Ein endemischer Herd existiert wohl zweifellos in *Norditalien.*

Nachdem mehrere Fälle der Erkrankung beim Menschen in diesem Land bekannt waren, und ein Histoplasmom bei einer italienischen Immigrantin in Venezuela mit möglicher Infektion in Italien mitgeteilt wurde (SALFELDER u. Mitarb., 1963), ist H. c. aus dem Hoden (SOTGIU u. Mitarb., 1966) und auch aus Hiluslymphknoten von 2 Hunden isoliert worden (MANTOVANI u. Mitarb., 1968). Bei dem größten Teil der Fälle von Histoplasmose in diesem Kontinent liegt aber wohl eine Infektion in außereuropäischen Endemiegebieten vor. So berichteten neuerdings GANS und OTTO über die Erkrankung bei einem Rückkehrer aus Surinam und WILLIOT u. Mitarb. nach einem Aufenthalt in Afrika. Auch bei den von MOHR (1967) mitgeteilten Fällen handelte es sich um Rückkehrer aus Mittel- und Südamerika. Eine dieser Personen erkrankte nach dem wiederholten Aufenthalt in einem mit Fledermäusen besiedelten Bergwerksstollen.

Auch infiziertes Material kann zu einer Erkrankung führen. In einem von SYMMERS erwähnten Fall enthielt eine Erdprobe in *England* 3 Jahre lang die Pilze. Sie waren anscheinend durch Holz aus dem Staate Ohio/USA, das dort abgelagert war, in den Boden gelangt. — Positive Histoplasmin-Hautproben wurden letzthin in der *Tschechoslowakei* (MANYCH) und Spanien (BONET RODES) beobachtet. So lange aber keine anderen Befunde vorliegen, müssen sie möglicherweise als unspezifisch angesehen werden.

Allein in den USA wird die Gesamtzahl infizierter Personen — bei einer jährlichen Zuwachsrate von einer halben Million Neuinfektionen — auf $^1/_5$ *der Gesamtbevölkerung* geschätzt (PUCKETT). Dabei zeigte sich, daß der positive Ausfall der Histoplasminprobe in den USA nicht vom Faktor der Rasse abhängt (EDWARDS und PALMER). Jedoch weist die Zahl positiver Histoplasmin-Reaktoren unter der gesunden Bevölkerung in nur durch wenige Kilometer voneinander getrennten, benachbarten Landstrichen erhebliche Unterschiede und zuweilen einen Abfall von 70—90 auf 2% auf (FURCOLOW 1960). — Anatomisch nachgewiesene histoplasmotische Residualherde, die einen Hinweis auf die Epidemiologie geben können, wurden in Südkalifornien (Straub u. Mitarb., 1963) und Venezuela (Salfelder und Liscano, 1965) beschrieben.

Alle bekannten Tatsachen sprechen dafür, daß die natürliche Histoplasma-Infektion von Menschen und Tieren vor allem durch die *Exposition gegenüber histoplasmahaltigem Staub* als aerogene Infektion der Respirationsorgane erworben wird, und daß die charakteristische geographische Verteilung der Histoplasma-Endemiegebiete sich aus den unterschiedlich günstigen Bedingungen für ein saprophytisches Wachstum von H. c. in der freien Natur erklärt. Eine direkte Übertragung der Krankheit von Mensch zu Mensch (Furcolow, 1960), vom Tier auf den Menschen (Ajello, 1956; Emmons, 1954; Larsh, Hinton und Cozad), oder von Tier zu Tier (Emmons u. Mitarb., 1955; Silva und Paula; Mariat und Segretain) findet aller Wahrscheinlichkeit nach nicht statt. Dieser Umstand ist nur schwer zu erklären, zumal Tierinfektionen durch Hefeinokulation leicht herbeizuführen sind.

Nach Untersuchungen von Larsh u. Mitarb. (1958) gelingt die Histoplasmoseinfektion nicht nur mit Makro- und Mikroconidien der Schimmelphase von H. c. — deren alleiniges Vorkommen in der freien Natur anzunehmen ist — sondern auch mit Mycelfragmenten. Ibach u. Mitarb. gelang der Sporennachweis von H. c. in staubhaltiger Luft und Gordon u. Mitarb. fanden H. c. im Wasser. In diesem Medium überleben die Sporen besonders lange (Cooke und Kobler; Ritter). Die Beobachtungen bei Histoplasmoseepidemien (Furcolow und Grayston, 1953; Loosli; Furcolow und Lehan), bei Laboratoriumsinfektionen (Furcolow u. Mitarb., 1952; Dickie und Murphy; Hartung und Salfelder), die leicht herbeizuführenden pulmonalen Infektionen von Laboratoriumstieren (Grayston u. Mitarb.; Ajello und Runyon, 1953), sowie die Spontaninfektion von Haustieren (Emmons u. Mitarb., 1955; Furcolow und Menges; Menges; Menges und McClellan; Rowley u. Mitarb.; Schwarz und Bingham)und bei Tieren in freier Wildbahn (Emmons u. Mitarb., 1955; Silva und Paula; Mariat und Segretain) sprechen eindeutig für den fast ausschließlich *aerogenen Infektionsweg*. Straub und Schwarz (1955) fanden im Endemiegebiet von Cincinnati/Ohio abgeheilte pulmonale Primärkomplexe in guter zahlenmäßiger Übereinstimmung mit den Ergebnissen der von Furcolow u. Mitarb. (1953) im gleichen Gebiet durchgeführten Histoplasminteste, was für die Verhältnisse im Edo. Mérida/Venezuela von Salfelder und Liscano bestätigt werden konnte. Für eine aerogene Infektion spricht weiterhin, daß die Histoplasmainfektion auf dem Lande und in Kleinstädten leichter erworben wird als in großen Städten (Furcolow und Ney). Greer berichtet aufgrund einer Zusammenstellung von 566 Histoplasmosefällen aus der Literatur über das hauptsächliche Vorkommen bei Soldaten (176), Schulkindern (148) und Landwirten und deren Familien (106 Fälle).

Als *saprophytisches Reservoir* von H. c. kommt vor allem der *Boden* in Frage. Der Nachweis von Makroconidien in Bodenproben gelang zuerst Emmons (1949) bei der Anwendung der von Stewart und Meyer zur Isolierung von *Coccidioides inmitis* aus Bodenproben empfohlenen Methode, die später modifiziert wurde (Larsh u. Mitarb., 1953; Emmons, 1954; Emmons, 1961; Ajello, 1960; Smith und Furcolow, 1964) in Nord-Virginia. In diesem Gebiet wurden 83% positive Histoplasmin-Reaktoren und in 41% der untersuchten gesunden Personen Lungenverkalkungen festgestellt (Olsen u. Mitarb.); bei 44% der gesunden Hunde und Katzen und in 3,5% bei Ratten und 7 weiteren Tierarten konnte die Histoplasma-Infektion ebenfalls nachgewiesen werden (Rowley u. Mitarb.).

Die *Isolierung* von H. c. *aus einzelnen Bodenproben* ist inzwischen auch in Malaysia (Ponnampalam) und Puerto Rico (Torres-Blasini und Carrasco, 1966) gelungen; dagegen blieben Isolierungsversuche in Israel negativ (Baum u Mitarb.). Auch H. d. wurde im Boden von Kenya nachgewiesen (Al Doory und Kalter). — Sutliff und Ajello fanden H. c. im Boden nur bei Umgebungsuntersuchungen der Fälle von akuter Histoplasmose. Nachdem keine Infektionsquellen bei Fällen chronischer Erkrankung gefunden wurden, wird vermutet, daß bei dieser Form der Mykose eine endogene (Re)-infektion statthat. — Außer dem kulturellen Nachweis des Erregers aus den Organen der mit Erdproben inokulierten Mäuse, sollte auch der histologische Nachweis geführt werden (Salfelder u. Mitarb., 1963).

Das saprophytische Vorkommen von H. c. vornehmlich in längere Zeit ungestörten, *oberflächlichen Bodenschichten* (Emmons, 1954), und besonders *in Gegenwart von Exkrementen* von

Vögeln, so von Hühnern (AJELLO und ZEIDBERG, 1951; ZEIDBERG und AJELLO; EMMONS, 1954; EMMONS u. Mitarb., 1955; AJELLO, 1954; AJELLO, 1956; GRAYSTON und FURCOLOW, 1953; HAZEN u. Mitarb.; CAPRETTI u. Mitarb.), Tauben (SABIN; WHITE und HILL; LEHAN und FURCOLOW), Fledermäusen/Eptesicus fuscus (EMMONS, 1958), Sperlingen (FURCOLOW u. Mitarb., 1961; MURDOCK u. Mitarb., 1962; CHIN) oder von Ölvögeln/Steatornis caripensis (AJELLO u. Mitarb., 1960; LAZARUS und AJELLO) erklärt das Auftreten von Histoplasmose-Epidemien als Folge der Exposition an Stellen besonderer Histoplasma-Anreicherung oder bei Reinigung oder Aufwirbelung länger ruhender Staub- und Erdschichten.

Die Beobachtungen, daß der Pilz besonders in länger ruhenden Erdschichten gefunden wird, konnten auch die neueren Untersuchungen von SMITH u. Mitarb., D'ALESSIO u. Mitarb. sowie TOSH u. Mitarb. bestätigen. Die Zahl der positiven Befunde nimmt mit der Tiefe ab (GOODMAN und LARSH; SMITH u. Mitarb.). In mehr als einem halben Meter Tiefe konnte der Pilz nur in einem Einzelfall isoliert werden (SMITH u. Mitarb.). Der Feuchtigkeitsgehalt ist wichtig (GOODMAN und LARSH), sowie die Wasserhaltungskapazität (GOOS). Außerhalb der Grenzen von pH-5-10 wurde H. c. nicht gefunden (GOODMAN und LARSH). Vom mineralogischen Standpunkt aus sind Lehmböden die günstigsten (STOLZKY und POST).

In einer interessanten und ausgedehnten Untersuchung, während der über 1500 Bodenproben getestet wurden, stellte man fest, daß H. c. über einen Zeitraum von 15 Jahren im Boden nachzuweisen war. Es handelte sich um ein Silo, bei dessen Säuberung sich alle 8 Mitglieder einer Familie infiziert hatten. Versuche, das Mikroklima des Bodens zu ändern, schlugen fehl. Der Pilz vermehrte sich besonders nach Anfeuchten des Bodens (PROCKNOW).

H. c. konnte in der Leber und Milz von wildlebenden *Fledermäusen* (rubiginosa dusca, Panama, und glosophaga sorcina sorcina, Columbien) von SHACKLETTE und DIERKS sowie MARINKELLE und GROSE nachgewiesen werden. Die Gegenwart von Sperlingen und Fledermäusen, sowie deren Lebens- und Nistgewohnheiten sind für das Auftreten von Epidemien und Histoplasma-Infektionen in größeren Städten angeschuldigt worden (EMMONS, 1958; EMMONS, 1961), wobei als möglich bezeichnet wird, daß die ubiquitär vorkommenden Fledermäuse mit für die Kontamination der Vogelniststätten verantwortlich sind (SCHWARZ, 1968). Bei diesen Tieren ist die Histoplasmose inzwischen bei einer großen Zahl von Arten in Nord-, Mittel- und Südamerika sicher nachgewiesen worden (KLITE und DIERCKS; TESH und SCHNEIDAU; EMMONS u. Mitarb.; SHACKLETTE u. Mitarb.; TESH u. Mitarb.; SALFELDER, 1966). H. c. ist aus ihren Organen kulturell isoliert worden; die hefeähnlichen Pilzzellen liegen deutlich sichtbar im Stroma der Darmschleimhaut. Gewebsreaktionen wurden allerdings selten gesehen, und über Eintrittspforte (vielleicht Lunge) und Verbreitung im Körper ist nichts Sicheres bekannt. Die Histoplasmose der Fledermäuse würde auch das Vorhandensein von H.c. in Höhlen erklären. HASENCLEVER u. Mitarb. sowie SHACKLETTE u. Mitarb. haben kürzlich H. c. sogar aus der Luft von einer Höhle isoliert.

Auch fand EMMONS bei Untersuchung von Bodenproben aus Parkanlagen im Washingtoner Stadtgebiet, die von *Sperlingen* (aber auch von Tauben) bevölkert werden, in allen Fällen H. c. Die Anreicherung von H. c. an von Tauben besuchten Örtlichkeiten, an denen besonders häufig *Cryptococcus neoformans* gefunden wird (EMMONS, 1958; YAMAMOTO u. Mitarb.; KAO und SCHWARZ, 1957; LITTMAN, 1959), ist nicht eindeutig erwiesen (EMMONS, 1961). Keiner der untersuchten Faktoren hat die Anreicherung von H. c. in Gegenwart von Hühnerexkrementen hinreichend erklären können. Erhöhte Säuerung des Bodens, die Konzentration organischer Bestandteile und eine erhöhte Feuchtigkeitskapazität scheinen allerdings das Wachstum von H. c. zu begünstigen (ZEIDBERG u. Mitarb., 1955).

Vögel scheinen gegenüber der Infektion resistent zu sein. Eine natürliche Infektion bei Hühnern hat EMMONS (1960) nicht beobachten können, vorher hatten MENGES u. Mitarb. (1956), sowie SCHWARZ u. Mitarb. (1957) Histoplasmose bei diesen Tieren nachgewiesen. Experimentell konnten SALFELDER und SCHWARZ (1967) allerdings nur kurzdauernde Histoplasmose-Infektionen im Auge vor allem von Hühnern, aber auch anderen Vögeln hervorrufen.

Das gehäufte Vorkommen von H. c. *entlang den großen Flußläufen*, so im Ohio-Mississippi-Gebiet (Furcolow und Harr) haben Mochi und Edwards mit dem erhöhten Feuchtigkeitsgehalt in Verbindung gebracht. Der Einfluß vorherrschender Windrichtungen (Furcolow und Harr) und der Tornados (Manos, 1958) auf die Verschleppung der Sporen sowie ein bevorzugter Habitat von H. c. in großen Tälern (Zeidberg u. Mitarb., 1951) sind zur Erklärung der *geographischen Unterschiede* in der Häufigkeit positiver Histoplasminreaktoren herangezogen worden. Eine gute Übereinstimmung besteht zwischen Infektionshäufigkeit und geographischer Ausdehnung bestimmter geologischer Formationen (red podzolic soil) in den USA (Zeidberg, 1954). Von allen Klimafaktoren scheint den durchschnittlichen Jahrestemperaturen und dem vorherrschenden Feuchtigkeitsgehalt der Luft, soweit sie den Wachstumsanforderungen der Schimmelphase von H. c. entgegenkommen, besondere Bedeutung zuzukommen (Furculow, 1960). Furculow vermutet, daß diese Faktoren auch für das bevorzugte Wachstum in Hühnerställen und anderen Reservoiren mit feuchtwarmem Mikroklima als Erklärung herangezogen werden können.

In den endemischen Gebieten wurde eine gute Übereinstimmung zwischen der Häufigkeit natürlicher H. c.-Infektionen von *Hunden* und *Katzen* (Emmons u. Mitarb., 1955) und in geringerem Maße von Rindern, Pferden und Schafen (Furculow und Menges) und dem Ausfall der Histoplasminreaktion bei Kindern gefunden, so daß aus dem *Durchseuchungsgrad von Haustieren*, besonders frei lebender Hunde (Emmons und Rowley) auf die Histoplasmaverbreitung geschlossen werden kann. H. c. wurde aber sowohl in *Bodenproben* sowie als Ursache natürlicher Infektionen von Menschen und Tieren als auch in Gegenden mit einem extrem niedrigen Histoplasminindex nachgewiesen (Emmons u. Mitarb., 1949; Aronson und Edwards; Emmons, 1961).

Es erkrankten z. B. zwei Personen beim Besuch eines Labyrinthes aus der Römerzeit in Südcypern (Stoker), und bei einem Dachs wurde die Infektion in der Schweiz nachgewiesen (Burgisser u. Mitarb.), obwohl in den genannten Gegenden der Histoplasminindex weit unter 2% liegt (Edwards und Klaer). In Europa wurde H. c. im Boden nur in Italien, in der Nähe von Bologna (Sotgiu und Mazzoni) und in der Lombardei (Ciferri) gefunden.

Pflanzen kommen als Infektionsquelle offenbar nicht in Frage (Grayston und Furcolow). Besonders günstige Wachstumsbedingungen fand der Pilz in verfaulendem Holz, alten Gebäuden (Grayston und Furcolow, 1953), stillgelegten Silos (Loosli u. Mitarb., 1952), einer Räucherkammer (Emmons, 1954) und einem alten, von Tauben bewohnten Wasserturm (Sabin), die als Infektionsherde von Epidemien bekannt geworden sind. Ähnliche mikroklimatische Verhältnisse, begünstigt durch die Anreicherung mit organischem Material, mögen die Ursache bevorzugten Wachstums in *Höhlen* sein, die als Infektionsherde bekannt wurden: so die vom Ölvogel oder „guacharo“ bewohnte „Cueva de las lechusas“ in Peru, nahe Tingo Maria (Lazarus und Ajello), eine Höhle in Trinidad und die „Cueva de guacharo“ in Venezuela (Ajello u. Mitarb., 1960), während andere Höhlen, deren Besuch ebenfalls zum Ausbruch von Epidemien geführt hat, in Südafrika, Venezuela, USA, Cypern und Mexico (Murray u. Mitarb.; Gonzalez Ochoa, 1957; Emmons, 1954; Stocker) von Fledermäusen bewohnt werden.

Neben der Intensität der Exposition und der Zahl der inhalierten Pilzelemente ist der *Grad der natürlichen oder erworbenen Resistenz* für die Schwere des jeweilig zur Beobachtung kommenden Krankheitsbildes verantwortlich. Unterschiede in der Häufigkeit der Histoplasmose bei verschiedenen Bevölkerungsgruppen (Loosj, 1955; Parsons und Zarafonetis) konnten als Ausdruck einer unterschiedlichen natürlichen Resistenz gewertet werden (Salvin, 1960).

Während Furcolow (1963) keine rassischen Unterschiede bei der Histoplasminreaktivität feststellte, fand der gleiche Autor unter 253 „symptomatischen“ Histoplasmosekranken nur 10 Angehörige der farbigen Rasse und obwohl die „epidemische“ Primärinfektion in den USA nur selten mortal ist (Loosli ,1955), berichtet Gonzalez Ochoa (1964) über eine häufig 100%ige Letalität bei Epidemien in Mexico. Jungen im Alter über 10 Jahren erkrankten 4mal häufiger an Histoplasmose als Mädchen der gleichen Altersklasse (Loosli, 1955; Par-

SONS und ZARAFONETIS), was mit Beobachtungen an 8—12 Wochen alten Mäusen übereinstimmt (SASLAW und SCHÄFER), während sich für die jüngeren Altersgruppen kein Unterschied in der für beide Geschlechter gleich hohen Empfänglichkeit feststellen läßt. Für eine geschlechtsgebundene Differenz in der Abwehrlage (SALVIN, 1953) spräche auch die von FURCOLOW (1963) mitgeteilte Beobachtung, daß Frauen von den schweren Krankheitsbildern der Histoplasmose und den hämatogenen Generalisationen weniger (21%) betroffen sind, als Männer.

Bei Hunden, Meerschweinchen, Mäusen und Kaninchen wurde eine erhöhte *Resistenz gegenüber Reinfektionen* nachgewiesen (DAY; FARELL u. Mitarb.; MARCUS und HILL; SALVIN, 1955; SCHÄFER und SASLAW; ROWLEY und HUBER; BARCLAY und WINBERG). Bei reinfizierten Tieren war nach 24 Std. die Zahl nachweisbarer pathogener Organismen erheblich niedriger als bei den Kontrolltieren (GRAYSTON und SALVIN). Tierversuche haben gezeigt, daß eine erhöhte Resistenz mit einer erhöhten Phagocytosekapazität der Gewebe einhergeht (GRAYSTON und SALVIN; SALVIN, 1956), wodurch die Multiplikation der in den Organismus eingedrungenen pathogenen Pilzelemente gehemmt wird (SALVIN, 1955b), was von BARGLAY und WINBERG allerdings nicht bestätigt werden konnte.

Auf die häufig vorkommende spontane Histoplasmose streunender Hunde haben SELBY u. Mitarb. wieder hingewiesen. Die Histoplasmose bei großen Tieren weist auf die Bodenverseuchung in einer größeren Region; diejenige von *Nagetieren* auf die eines bestimmten Platzes hin (MENGES u. Mitarb.).

Die Tatsache, daß Histoplasmose-Epidemien in Gebieten mit hohem Histoplasminindex seltener sind, und vornehmlich *Kinder und Personen aus nichtendemischen Gebieten* erkranken (GRAYSTON und FURCOLOW), daß andererseits *Neuzuwanderer* klinisch schwerere Krankheitsbilder zeigen (BAUM und SCHWARZ, 1958; SALFELDER, 1960; HARTUNG und SALFELDER) als die ansässige Bevölkerung, findet eine besonders treffende Bestätigung in den Feststellungen von SHIROKOW aus der Panama-Kanalzone:

Bei den zwei ersten von DARLING beschriebenen Fällen handelte es sich um junge Neger, die aus Martinique eingewandert waren und die beide 6 Monate nach ihrer Ankunft starben, Im dritten Fall handelte es sich um einen 55jährigen Chinesen, der ebenfalls erst 6 Monate vor seinem Tode in die Kanalzone umgezogen war. Erst 45 Jahre später und nach 15000 Autopsien am gleichen Hospital kam wieder ein tödlicher Histoplasmosefall zur Beobachtung, ein 4 Monate altes Kind, das im gleichen Hospital zur Welt gekommen war und dessen Vater aus Jamaica stammte (DRAHEIM u. Mitarb.; SHIROKOV). Keiner der 8 bisher am gleichen Hospital an Histoplasmose verstorbenen Patienten stammte aus Panama. Von 29 in Panama chirurgisch behandelten Histoplasmosepatienten (Histoplasmome) handelte es sich in allen Fällen um kürzlich zugewanderte Personen, obwohl ABILDGAARD und TAYLOR bei Schulkindern der Kanalzone einen Histoplasminindex von 60% positiver Reaktionen fanden.

25% aller bekannten tödlichen Histoplasmoseerkrankungen von 1905—1951 kamen bei *Kindern unter einem Jahr* zur Beobachtung (LOOSLI, 1955). Diese Tatsachen sprechen dafür, daß mit zunehmendem Alter und bei vermutlich wiederholter leichter Exposition ein erhöhter Schutz im Sinne einer „stillen Feiung“ wie bei der Tuberkulose erworben werden kann. Einen weiteren Beweis dafür, daß eine überstandene Histoplasma-Infektion einer erhöhten Resistenz gleichkommt, bieten die Erfahrungen, die GONZALEZ OCHOA (1964) aus Mexico berichtet. Dort mußten die Arbeiten am Cardona-Tunnel und die Explotation der Guano-Mine „La Joya“ wegen hoher Histoplasmosemortalität unter den Leuten eingestellt werden. Nach Auswahl histoplasmin-positiver Arbeitskräfte konnten die Arbeiten jedoch ohne weitere Zwischenfälle wieder aufgenommen werden.

VI. Pathogenese und Pathologische Anatomie

Allgemein wird jetzt angenommen, daß die Histoplasmose sich als *Folge aerogener Infektionen* (HINTON u. Mitarb.) *mit Sporen oder Mycelfragmenten von H. c.* entwickelt (LARSH u. Mitarb., 1958). Eine Primärinfektion der oberen

Atemwege ist von VAN PERNIS u. Mitarb. mitgeteilt worden. CURTIS und CAWLEY beschrieben eine Primärinfektion der Genitalorgane. Ansonsten ist aber bei Haut-Histoplasmose dieselbe in keinem Fall mit Sicherheit als Primärerkrankung nachgewiesen worden (SCHWARZ und GOLDMAN; SALFELDER und SCHWARZ). Weiter wird die Möglichkeit einer primären Infektion des Magendarmkanals (CHRISTIE, 1958), evtl. durch sporenhaltige Nahrung oder Wasser (GORDON u. Mitarb.), diskutiert. Fütterungsversuche an Mäusen (GRAYSTON u. Mitarb.), Hunden (SASLAW u. Mitarb.) und Mäusen und Hamstern (SALFELDER und SCHWARZ — noch unpubliziert) brachten u. E. keine endgültigen Ergebnisse. Auch in neuerlichen Fütterungsversuchen und bei intraintestinaler Inokulation von H. c. bei Mäusen und Hamstern gelang es SALFELDER und SETHI (1967) nicht, eine Primärinfektion des Darmes bei den Tieren hervorzurufen.

Im Gewebe überlebt H. c. tiefe Temperaturen (—24° C) im Gegensatz zu anderen Pilzen, die tiefe Mykosen verursachen, nur schlecht (TESH u. Mitarb.). Der Effekt tiefer Körpertemperaturen bei Hamstern, die künstlich vorübergehend zur Hibernation gebracht wurden, besteht in einer extrem starken Vermehrung der hefeähnlichen Zellen von H. c. in Histiocyten, verursacht vielleicht durch eine stark herabgesetzte Resistenz (SALFELDER u. Mitarb., 1965). — Im polarisierten Licht leuchteten nur wenige Histoplasmen in Schnitten von parafineingedeckten Geweben punktförmig auf. Es kam nicht zur Bildung von deutlichen Malteserkreuzen, wie bei größeren Pilzzellen im Gewebe. Die Doppelbrechung ist im übrigen künstlich durch die Einbettung des Materials bedingt (SALFELDER u. Mitarb., 1968). — Wie auch bei anderen „tiefen" Mykosen festgestellt wurde, zerfallen die nicht phagocytierten Pilze im Gewebe nach einer gewissen Zeit und sind in Form von Grocott-positiven „Staubpartikeln" noch längere Zeit nachweisbar (SALFELDER und SCHWARZ, 1967).

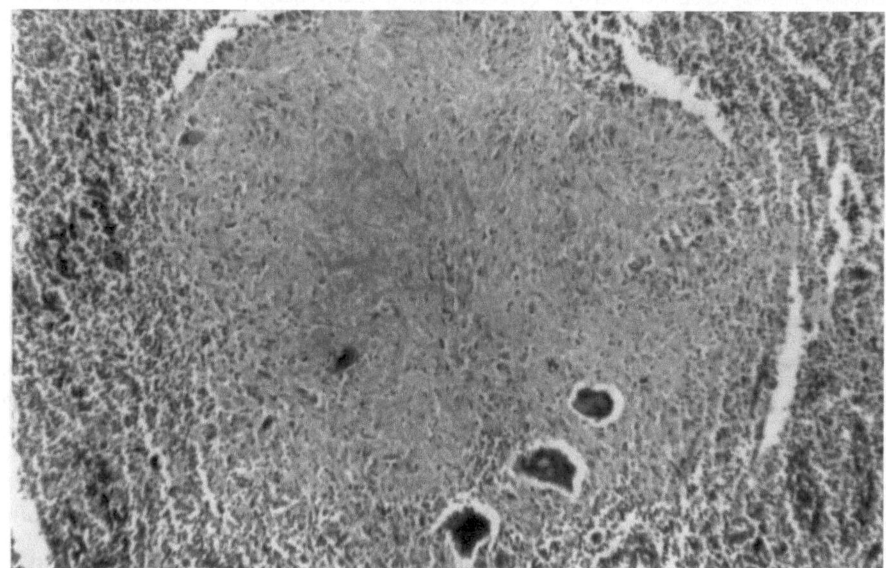

Abb. 4. Histoplasmotisches Granulom mit zentraler Nekrose und Riesenzellen in einem Lymphknoten. Mit einem Tuberkel leicht zu verwechseln

Es scheint, daß bei der *histoplasmotischen Primärinfektion* — im Gegensatz zur Tuberkulose — häufig *multiple Primärherde in der Lunge* entstehen. Anscheinend bildet sich — je nach Menge der inhalierten Sporen — entweder ein Einzelherd oder mehrere bronchopneumonische Herde; oder es kommt zur Bildung von multiplen und in beiden Lungen disseminierten Foci (PROCKNOW, 1967 und eigene Beobachtungen). Im Primärkomplex mit einem Einzelherd in der Lunge bei einem $3^1/_2$ Monate alten Säugling fiel auf, daß schon eine Nekrose in den regionalen Lymphknotenherden vorhanden war, während im Lungenherd noch eine großzellige intraalveoläre Pneumonie ohne Nekrose bestand (SALFELDER und CAPRETTI).

Einen Einblick in den vermutlich beim Menschen ähnlich verlaufenden Prozeß geben die von PROCKNOW u. Mitarb. an *Mäusen* durch intranasale Instillation von Chlamydosporen herbeigeführten *Infektionen*: nach 3—6 Std traten um die in Bronchiolen und Alveolen angesammelten Makroconidien vereinzelt polymorphkernige Leukocyten auf, deren Zahl in den ersten 24 Std. bei zunehmendem Exsudat und Lokalisation des Entzündungsherdes zunahm, um nach 36 Std. der Degeneration anheimzufallen und von Epitheloidzellen, unter gleichzeitigem Auftreten von Hefezellen phagocytierenden Makrophagen, ersetzt zu werden. Von der 48. Std an zeigten die Sporen Trabekelbildung und innere Teilungsvorgänge. Später gelangten Hefezellen, die aus den Sporen hervorgingen, ins Exsudat und wurden durch Makrocyten phagocytiert. Nach 7 Tagen waren keine Sporen mehr nachweisbar. Vom 4. Tage an kam es zur hämatogenen Streuung und Auftreten metastatischer Entzündungsherde im ganzen R.E.S., an der die Tiere um den 10. Tag zugrundegingen. Peribronchial waren zu dieser Zeit ausgedehnte Entzündungsherde unter Einbeziehung zahlreicher Alveolen mit reichlich Hefezellen enthaltenden Histiocyten und Epitheloid-, Plasma- oder Rundzellen sichtbar.

Ähnliche Befunde wurden von DAY nach Infektion der vorderen Augenkammer und von BRANDT nach intraabdominaler Inokulation von Meerschweinchen erhoben, in deren Verlauf es jedoch zum Auftreten von Langhans'schen Riesenzellen mit Tendenz zur fibrotischen Abgrenzung kam. Bei der intracutanen Applikation von sporenfreien Mycelfragmenten sah BRANDT bei ähnlicher lokaler Gewebsreaktion deren vollständige Umwandlung in Hefezellen im Verlaufe einer Woche.

Als *Laboratoriumstiere* sind neben weißen Mäusen (GRAYSTON und ALTMAN) besonders Goldhamster für die Histoplasmoseinfektion anfällig (DROUHET und SEGRETAIN), während Ratten (MIDDLETON u. Mitarb.), Meerschweinchen (REID u. Mitarb)., Affen (HILL und MARCUS) und andere Tiere weniger empfänglich sind.

Der *Nachweis von H. c.*, die fast ausschließlich innerhalb von Zellen liegen, kann mittels der H.E.-Färbung außergewöhnlich schwierig sein und gelingt häufig erst nach Untersuchung zahlreicher Gewebsschnitte; oft nur, wenn *Spezialfärbungen* (SALFELDER, 1960), so die PAS-Reaktion, die Gridley-Technik und besonders das Gomori-Grocottsche Methenamin-Silbernitratverfahren (GMS) (GROCOTT) angewandt werden. Die Spezifität markierter fluorescierender Antikörper zum Nachweis von H. c. hat sich bis jetzt als unzureichend herausgestellt.

Beim *Menschen* bestehen die durch H. c. hervorgerufenen Gewebsveränderungen nach BINFORD und SCHWARZ und GOLDMAN einerseits in dem *Auftreten* zahlreicher, *den Erreger enthaltender vergrößerter Histiocyten*, wobei die Mitbeteiligung anderer Zellen gering sein kann. Andererseits können *echte tuberkuloide Veränderungen* mit Epitheloid- und Langhans'schen Riesenzellen vorkommen (BINFORD). Diese sind von den Gewebsveränderungen bei der Tuberkulose nicht zu unterscheiden. Die Granulome können konfluieren und zentral verkäsen (BINFORD; SCHWARZ, 1956).

Erstinfektionen der Lunge mit Ausbildung eines Primärkomplexes sind von CHRISTIE (1950), SCHULZ (1950, 1954) und STRAUB und SCHWARZ (1955) beschrieben worden. Ähnlich den Verhältnissen bei der Tuberkulose finden sich einzelne oder mehrere (PUCKETT, 1953; FELSON u. Mitarb.), verschieden große, vor allem in den unteren zwei Dritteln der Lunge (STRAUB und SCHWARZ, 1955) und subpleural gelegene Primärherde. Sie entwickeln sich aus einer peribronchialen desquamativen und an Histiocyten reichen Entzündung. Durch Verschmelzung mehrerer derartiger Herde kommt es zu deren Wachstum, so daß sie die Herde bei der Tuberkulose im allgemeinen an Größe übertreffen (STRAUB und SCHWARZ, 1955). Sie sind im akuten Stadium oft von einer entzündlichen pleuralen Reaktion begleitet. Über eine Lymphangitis (CHRISTIE, 1950) dehnt sich der Prozeß auf die peribronchialen und peritrachealen Lymphknoten aus, die zu großen Paketen von ödematöser Konsistenz zusammenbacken können und histologisch das Bild *verkäsender Epitheloidzelltuberkel* oder großer Käseherde bieten. *Hilusnahe Lymphknotenherde* können bei Primärinfektionen zur Kompression von Bronchien, Mediastinalfibrose, Kompression der Vena cava und Bronchiektasen führen (Sweany u. Mitarb., 1958; Sweany, 1960).

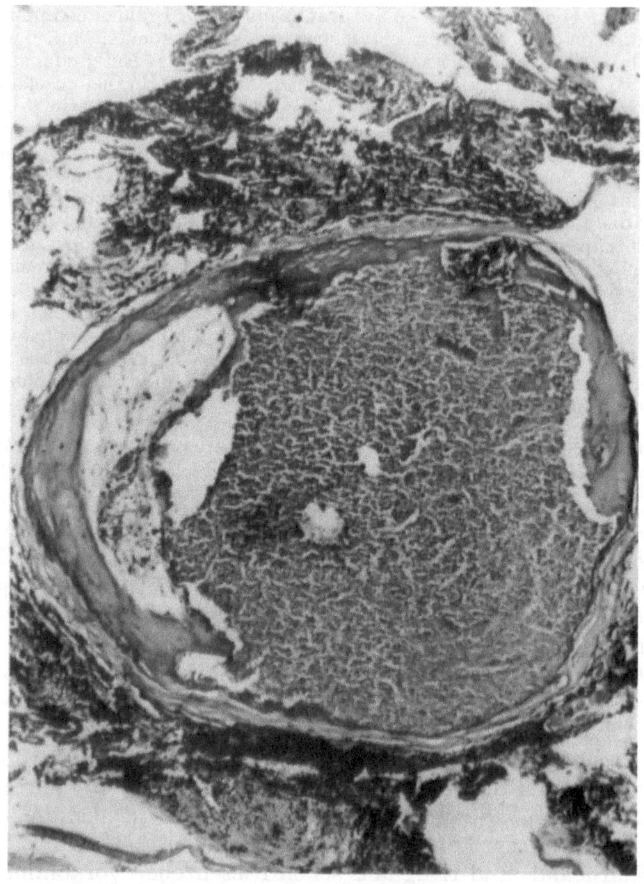

Abb. 5. Alter histoplasmotischer Lungenherd mit zentraler Verkalkung und peripherer Knochenschale. Im Zentrum bei Grocott-Färbung Hefezellen noch nachzuweisen. H. E. — Färbung nach Entkalkung. Kleine Vergrößerung

Als Ausdruck von Heilungsvorgängen kann es durch Proliferation von Fibrocyten und reichlich hyalines Bindegewebe um den nekrotischen Kern, in dem die elastischen Fasern noch erhalten sein können und unter unregelmäßiger, mäßig intensiver, spritzerförmiger (Felson u. Mitarb.; Serviansky und Schwarz) *Einlagerung von Kalksalzen* (Davis u. Mitarb.) in Parenchym und Lymphknoten zur Ausbildung charakteristischer *Narben* (Bronson und Schwarz; Straub und Schwarz, 1962) kommen. Diese können sich durch ihre Größe und unregelmäßige Verkalkung von tuberkulösen Herden unterscheiden. Teilweise Verknöcherung ist nicht selten (Straub und Schwarz, 1955). Eine Zusammenstellung über die Häufigkeit derartiger Befunde abgeheilter histoplasmotischer Herde im Autopsiematerial verschiedener Zentren in den USA und Südamerika (12—85%) hat kürzlich Baker veröffentlicht.

Aus den primären Parenchymherden oder als Folge einer Reinfektion (ZEIDBERG u. Mitarb., 1951) können sich durch appositionelles Wachstum und konzentrisch laminäre Kapselbildung um den teils nekrotischen, teils granulomatösen Herd, der anfänglich von Epitheloidzellen, Langhans'schen und Fremdkörper-Riesenzellen umgeben ist, die von PUCKETT beschriebenen *Histoplasmome* aus-

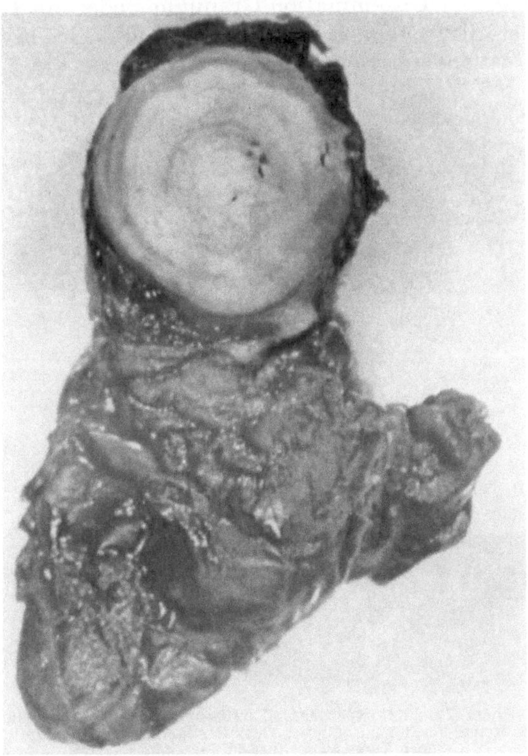

Abb. 6. Präparat einer Lungensegmentresektion mit Histoplasmom. Die laminäre Schichtung auf dem Schnitt ist charakteristisch; wird auch gelegentlich in Tuberkulomen angetroffen

bilden. In ihnen finden sich auch nach Verkalkung und Verknöcherung noch Hefezellen, die zwar der Form nach gut erhalten, aber nicht züchtbar sind.

Primär- und Reinfektionen können jedoch auch zu ausgedehnten bronchopneumonischen Infiltraten oder zu von Epitheloidzellen in Palisadenform umgebenen, abgegrenzten Herden führen (BINFORD), die sich in Gegenwart von reichlich Langhans'schen Riesenzellen zur *chronischen Pneumonie* entwickeln oder bei häufig stattfindender Reinfektion zur *Kavernenbildung* führen. Reinfektionen kommen anscheinend vorwiegend exogen vor (SCHWARZ und BAUM, 1963).

Hämatogene Streuungen sind auch bei klinisch gutartigen Formen frühzeitig an zahlreichen metastatischen Herden im R.E.S. vor allem in der *Milz* nachweisbar, zeigen aber eine Tendenz zur Einkapselung und Verkalkung (SCHWARZ u. Mitarb., 1955; STRAUB und SCHWARZ, 1962). In der Milz sind sie in der Regel zahlreicher vorhanden als bei der Tuberkulose. Mit diesen Granulomen in der Milz und ihrer Morphogenese, die bei Primärinfektionen entstehen und häufig verkalken, beschäftigten sich die letzten Untersuchungen von SALFELDER und SCHWARZ (1967). Die hämatogene Streuung während scheinbar gutartig verlaufender Histoplasmose kann jedoch auch schon frühzeitig zur mykotischen *Absie delung in Gefäßen* führen, so in der Lunge als Ursache einer Pulmonarthrombose (Hartung und Salfelder) oder in Gefäßen der Hirnhäute oder Aderhaut (Schulz, 1953). Bei massiven hämatogenen Streuungen kommt es in fast allen Fällen (Binford; Rubin u. Mitarb.; Sutliff, Curry und Wier) zu vorwiegend nekrotischen Herden und vollständiger Zerstörung der *Nebennieren*. Außerdem finden sich als Folge der Dissemination Granulome oder mit Hefezellen angefüllte Histiocyten in fast allen Organen und Geweben, in denen bisher danach gesucht worden ist, unter besonderer Bevorzugung des R.E.S.

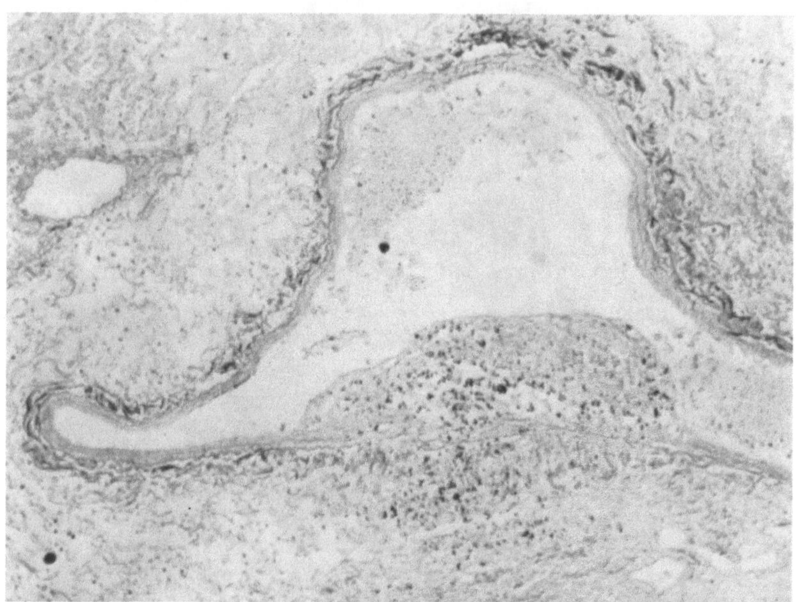

Abb. 7. Lungenvene von einem Hund mit experimenteller Histoplasmose. Venenwandgranulom mit Bildung eines Thrombus, der zahlreiche Hefen von H.c. enthält (schwarze Partikel). Das Bild entspricht genau einem „Weigert'schen Venenwandtuberkel". Grocott-Färbung

Von anderen Untersuchern nicht bestätigte Befunde erwähnten Goodwin u. Mitarb. In einigen wenigen Fällen von Frühformen der chronisch-progressiven Lungenhistoplasmose, die histologisch untersucht werden konnten, wird eine interstitielle Pneumonitis beschrieben, durch die es angeblich zu einer Kompression von Gefäßen kommt. Als deren Folge sollen ischaemische Nekrosen (ohne Pilze) entstehen. Diese wiederum sollen erweichen können und zur Bildung vorübergehend vorhandener Kavernen, die sich wieder schließen, Veranlassung geben.

Die Eintrittspforte des Erregers bei der durch H. d. verursachten *afrikanischen Histoplasmose* ist nach wie vor unbekannt, vielleicht weil bisher nur eine ungenügende Zahl von Fällen eingehend untersucht werden konnte. Es finden sich multiple Haut- und Knochenveränderungen; die Lunge ist angeblich selten beteiligt (Cockshott und Lucas). — Bei subcutaner Inokulation von H. d. in Hamstern (Salfelder und Schwarz, 1968) wurden zwar Primärkomplexe erzeugt, und es kam später zu hämatogener Generalisation, aber nicht so häufig und ausgedehnt wie mit H. c. — Die Verbreitung der Pilze im Auge kann anscheinend nach einem Einbruch der Granulome in den Schlemm'schen Kanal zustandekommen (Sethi und Schwarz, 1966).

VII. Klinik

Das klinische Bild der Histoplasmose wechselt innerhalb eines Spektrums, das sich von der asymptomatischen Erstinfektion über die akuten Formen der Lungenhistoplasmose und die gutartige hämatogene Streuung bis zu den ernsten und häufig tödlichen Krankheitsbildern der massiven akuten und chronisch progressiven hämatogenen Generalisation und der chronisch progressiven cavitären Lungenhistoplasmose erstreckt (FURCOLOW, 1960). Art und Schwere des im Einzelfalle zur Beobachtung kommenden Krankheitsbildes werden sowohl von der Zahl und Virulenz der pathogenen Pilzelemente (GRAYSTON und FURCOLOW, 1953) als auch von der Resistenz des Kranken bestimmt. Kommt es doch bei jeder Epidemie zu sehr verschieden schweren Erkrankungen (FURCOLOW, 1958). Auch das Auftreten von Komplikationen durch besondere Organlokalisation metastatischer Entzündungsherde kann für den Verlauf der Erkrankung ausschlaggebend werden. Zahlreiche Versuche einer klinischen Klassifizierung der Histoplasmose sind unternommen worden (PROCKNOW, 1956; CHRISTIE, 1958; LOOSLI, 1957; BAUM und SCHWARZ, 1958; RUBIN u. Mitarb., 1959; BRONSON und SCHWARZ). Wir folgen im wesentlichen der Einteilung von FURCOLOW (1960).

Akute asymptomatische Formen pulmonaler Histoplasmose

Die überwiegende Zahl aller Infektionen verläuft asymptomatisch oder unter dem Bild einer banalen Erkältung, die unbeachtet bleibt. 60% aller bei Labor-Arbeiten infizierten Personen gaben keinerlei Beschwerden an (FURCOLOW u. Mitarb., 1952). Die stattgehabte Infektion ist bei Tuberkulinnegativität aus einem Positivwerden des Histoplasmintestes und aus dem Auftreten einzelner oder mehrerer röntgenologisch nachweisbarer Lungenherde (STRAUB und SCHWARZ, 1955; SERVIANSKY und SCHWARZ) mit der Tendenz zu unregelmäßigen Kalkein-

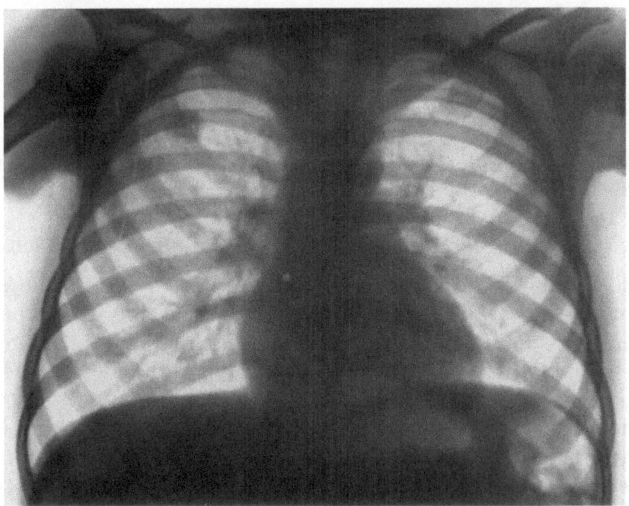

Abb. 8. Verkalkter histoplasmotischer Primärkomplex der rechten Lunge (H.c. nach chirurg. Entfernung des Parenchymherdes im Gewebe nachgewiesen)

lagerungen zu entnehmen, so daß „gestippte“ Verkalkungen von Maulbeerform oder zentrale Verkalkungen mit einem kokardenartigen Hof (FURCOLOW, 1949) zur Beobachtung kommen. Die *Verkalkungen* können 5 Monate bis 6 Jahre in Anspruch nehmen (KUNSTADTER u. Mitarb.; BRONSON und SCHWARZ). Fast immer sind gleichzeitig ausgedehnte, unregelmäßige Kalkherde der Hiluslymphknoten sichtbar.

Bei 81 Schulkindern waren nach der Histoplasminkonversion in 30% während der ersten 6 Monate, in 50% im ersten und in 64% am Ende des zweiten Jahres Lungen- und Hilusbefunde nachweisbar, während die fortlaufende Kontrolle der Komplementbindungsreaktion im Verlauf der Beobachtungszeit zu einem ähnlichen prozentualen Anstieg positiver Ergebnisse führte (Furcolow und Boyzm). Auf frühe abortive hämatogene Streuungen kann nachträglich aus röntgenologisch sichtbaren Kalkherden der Milz geschlossen werden (Schwarz u. Mitarb., 1955).

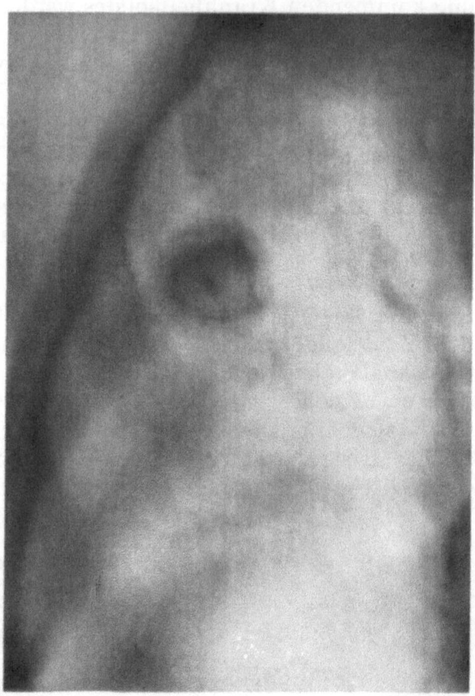

Abb. 9. Schichtbild des primären histoplasmotischen Parenchymherdes der Abb. 8. Kokardenartiges Bild mit zentraler und cirkulärer unregelmäßiger Kalkeinlagerung; von einem Hof umgeben

Symptomatische Formen der akuten Lungenhistoplasmose

Bei 25—35% aller Histoplasmainfektionen treten Symptome auf (Yates u. Mitarb.). Schwere und Dauer der Erkrankung zeigen eine gute Übereinstimmung mit Anzahl und Ausdehnung röntgenologisch nachweisbarer Lungen- und Hilusveränderungen (Furcolow, 1960). Wahrscheinlich handelt es sich in den meisten Fällen um Epidemien verschiedenen Ausmaßes (Furcolow und Ney), da sich die Erreger häufig am Expositionsort nachweisen lassen (Loosli u. Mitarb., 1952; Grayston und Furcolow, 1953). Oder es findet sich bei Familienmitgliedern oder Nachbarn ebenfalls ein Anhalt für die Infektion (Bunnel und Furcolow). Jedenfalls treten „symptomatische“ Erkrankungen vorzugsweise bei intensiver Exposition auf und sind als „*interstitielle Pneumonitis*“ (Sabin, 1951), „*Höhlenkrankheit*“ (Washburg u. Mitarb.), „*Fledermauskrankheit*“ (Englert und Phillips), „*Tingo Maria Fieber*“ (Lazarus und Ajello), „*Speleologenkrankheit*“ (Halliday) bekannt. Sogar der „Fluch des Tut-ench-Amum“ wurde von Dean auf eine Histoplasmoseepidemie zurückgeführt. Die Erkrankung kann jedoch auch ohne ersichtlichen Zusammenhang mit einer bestimmten Exposition zur Beobachtung kommen, wodurch die Diagnose erschwert wird.

Bei den leichten Erkrankungsformen werden einzelne oder mehrere, *kleinknotige*, unscharf begrenzte *Lungenverschattungen* gesehen, bei denen eine Hilusbeteiligung fehlen kann, während bei anderen Fällen *multiple*, großknotige, teilweise konfluierende *Infiltrate mit ausgedehnter Hilusbeteiligung* sichtbar sind. In einer weiteren Gruppe herrscht das Bild einer *atypischen Pneumonie* mit vom Hilus sich ausbreitender Infiltration vor. Schließlich gibt es die sogenannte „*akute epidemische Form*“ der Histoplasmose (FURCOLOW und RUBIN; HERRON und FURCOLOW; SCHWARZ u. Mitarb.; HARTUNG und SALFELDER) bei der auch klinisch schwere Krankheitsbilder vorkommen können. Sie zeichnet sich durch eine dichte

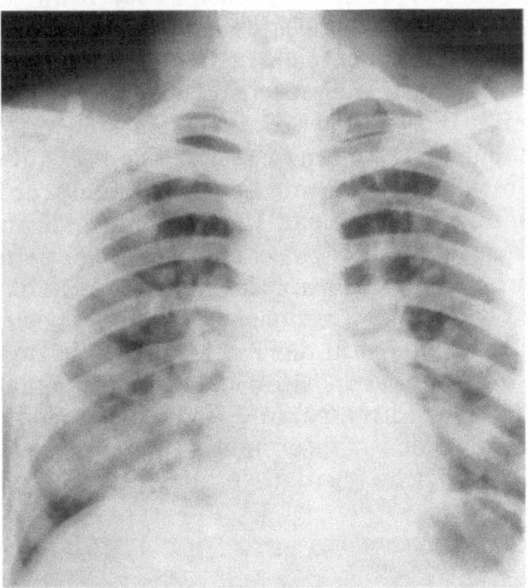

Abb. 10. Bild einer akuten Lungenhistoplasmose. 4. Krankheitswoche. Ausgedehnte, grobknotige z. T. konfluierende bronchopneumonische Herde mit Hilusbeteiligung

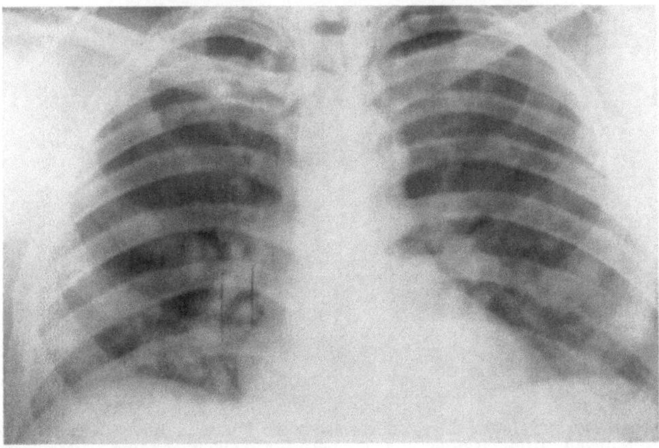

Abb. 11. Lungenhistoplasmose. Gleicher Patient der Abb. 10 im 3. Jahr nach stattgehabter Infektion. Grobknotige, gut abgegrenzte Verschattungen in beiden Lungen

Streuung bronchopneumonischer, teilweise konfluierender Herde, unterschiedlicher, meist supramiliarer Größe in beiden Lungen unter obligater Mitbeteiligung der Hiluslymphknoten aus. Eine verschieden stark ausgeprägte *Pleurabeteiligung* mit oder ohne Erguß ist bei den symptomatischen Formen nicht selten. Der Erreger kann zuweilen im Exsudat nachgewiesen werden (SILVERMAN u. Mitarb.).

Bei einer Krankheitsdauer von 2 Tagen bis 3 Monaten (RUBIN u. Mitarb., 1959), bzw. 7—8 Monaten (FURCOLOW u. Mitarb., 1955) und Einsetzen der *Symptome* 5—15

Tage nach stattgehabter Infektion, klagen die Patienten über Unwohlsein, Mattigkeit, Fieber, Schweißausbruch, Schüttelfrost, Husten, Brustschmerzen, Kopfschmerzen, Dyspnoe, Appetitlosigkeit und Gewichtsverlust. Zuweilen ist ein Erythema nodosum (Dublin u. Mitarb.; Heilbrunn und Cain; Dickie und Murphy; Nuttal-Smith; Little und Steigman; Salfelder, 1964) oder Erythema multiforme (Leznoff u. Mitarb.) beobachtet worden.

Bei einer Histoplasmoseepidemie in Mason City/Iowa, USA wurde in 30 von 87 Patienten mit akuter Histoplasmose *Erythema nodosum* oder multiforme beobachtet. Dies ist die bisher umfangreichste Beobachtung dieser Hautreaktion bei der Histoplasmose; sie kann in endemischen Gebieten durchaus einen Hinweis auf die Primärinfektion mit dieser Pilzerkrankung darstellen (Medeiros u. Mitarb.).

Bei einem Drittel der Fälle kommt es zur *Hämoptoe:* außerdem sind Thrombophlebitiden und vereinzelte Lungenembolien festgestellt worden (Rubin u. Mitarb., 1959; Furcolow, 1960). Bei normalem Hämoglobingehalt und Differentialblutbild wird zuweilen eine mäßige Leukocytose von 8—14000 gefunden. Die Histoplasminreaktion wurde in 90% (Rubin u. Mitarb., 1959; Larkin und Phillips) bzw. in 100% (Furcolow, 1963) der beobachteten Fälle positiv. Die serologischen Reaktionen, die mehr die Intensität der Infektion als die Immunitätslage anzeigen (Furcolow, 1963), weisen etwas später erst positive Ergebnisse auf, voran die Präcipitationen (Larkin u. Phillips) und Agglutinationen, die von den Komplementbindungen gefolgt werden (Tenenberg, 1960). Diese fallen mit nur wenigen Ausnahmen nach der 4. Woche ebenfalls positiv aus (Furcolow, 1963).

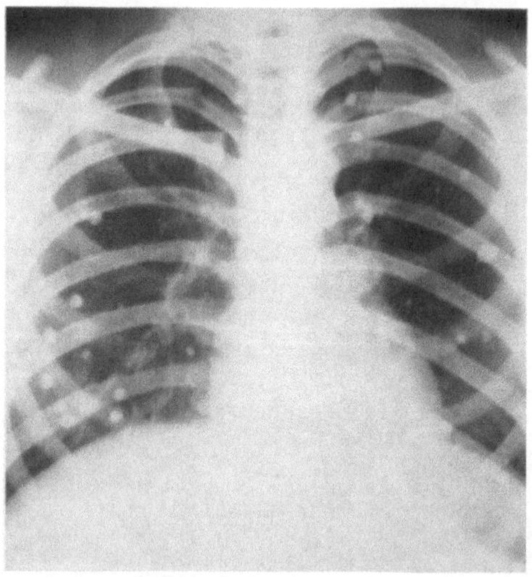

Abb. 12. Unter Verkalkung abgeheilte Lungenhistoplasmose. Mehrere, unterschiedlich große, unregelmäßige Kalkherde in beiden Lungen. Hilusvergrößerung mit geringer Kalkeinlagerung. Histoplasmin: positiv; Tuberkulin: negativ

Während Rubin u. Mitarb. (1959) in keinem Fall der Beobachtungsserie der kulturelle Nachweis aus Blut und Knochenmark gelang, berichten Tesch u. Mitarb. über die Isolierung von H. c. aus dem Blute eines Kindes im akuten pulmonalen Stadium, was ähnlich den Verhältnissen bei der Tuberkulose (Choremis u. Mitarb.) für frühzeitige, vielleicht vorübergehende, hämatogene Streuung sprechen würde.

Die Erkrankung hat eine *günstige Prognose* und führt nur in Ausnahmefällen durch Komplikationen, so z. B. Pulmonarthrombose (Sutliff; Hartung und Salfelder) zum Tode. Normalerweise bilden sich die Lungen- und Hilusinfiltrate zurück und hinterlassen je nach Ausdehnung der primären Lungenherde mehr oder weniger ausgedehnte *Lungen- und Hilusverkalkungen*. In ausgeprägten Fällen kommen multiple Kalkherde wie bei unter Behandlung abgeheilter Miliartuberkulose vor.

Zuweilen weisen erst die *Komplikationen* auf das Vorliegen einer Histoplasmose hin, so durch Bronchuskompression verursachte Bronchiektasen (BAUM und SCHWARZ, 1958; SWEANY u. Mitarb., 1958), Mittellappensyndrom (PINKERTON; POLK), chronische fibröse Mediastinitis (GILLESPIE; MILLER u. Mitarb.; FIFER u. Mitarb.) Obstruktion der Vena cava, Trachealkompression (SWENSON), Oesophaguskompression (MOORE, 1959; PEABODY u. Mitarb.; SWENSON), der Durchbruch von Lymphknoten in Bronchien mit Broncholithiasis (BAUM u. Mitarb., 1958) oder in den Oesophagus (HUTCHIN und LINDSKOG).

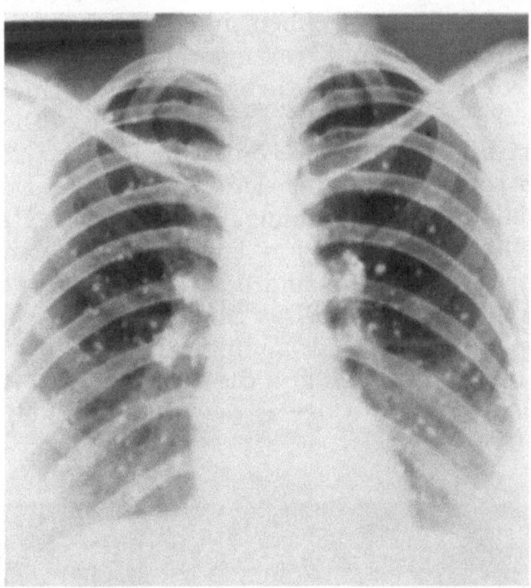

Abb. 13. Abgeheilte Lungenhistoplasmose mit sehr zahlreichen, unregelmäßigen, kleinen Kalkherden. Ausgedehnte Hilusverkalkungen beiderseits. Histoplasmin: positiv; Tuberkulin: negativ

Das Histoplasmom

Umschriebene *Rundherde* der Lunge, „*coin lesions*", ohne spezielle Lokalisation (PUCKETT, 1955), von einem Durchmesser über 0,5 cm, wurden zuerst von PUKKETT (1953) als durch Histoplasma verursacht beschrieben und wegen ihrer Ähnlichkeit mit Tuberkulomen Histoplasmome genannt. Sie lassen zuweilen schon röntgenologisch eine laminäre Schichtung erkennen. Vom umgebenden Gewebe sind sie scharf abgegrenzt und weisen häufig Kalkeinlagerungen oder Knochenbildung auf. In endemischen Gebieten ist der Prozentsatz der Histoplasmome unter den chirurgisch oder autoptisch gefundenen Rundherden der Lunge zuweilen hoch und schwankt zwischen 18 (DAVIS u. Mitarb.) und 50% (ZIMMERMANN, 1954).

Chronisch progressive cavitäre Formen der Lungenhistoplasmose

Nach ersten Berichten (BUNNEL und FURCOLOW; JOHNSON und BATSON) über chronische Formen der Lungenhistoplasmose haben systematische Untersuchungen an 55000 Sera aus 88 Sanatorien der USA, Kanada und Cuba, die in 7,8% ein positives serologisches Ergebnis erbrachten, einen Hinweis auf die Häufigkeit dieser Form der Histoplasmose in Sanatorien endemischer Gebiete erbracht (Furcolow, 1963). Die cavitäre, von der chronischen Reinfektionstuberkulose röntgenologisch nicht zu unterscheidende Form der Histoplasmose, wird nach Lehan u. Mitarb. als Reinfektionsform der Histoplasmose angesehen. Neben ausgedehnten fibrotischen, infiltrativen und zerstörenden Prozessen, mit bevorzugter Lokalisation in den oberen Lungenanteilen und wahrscheinlich intracanaliculärer Streuung in andere Lungenabschnitte und in den Oberlappen der anderen Lunge, werden sehr häufig Verkalkungen gesehen. Diese können als Residuen einer Primärinfektion interpretiert werden. Hauptsächlich sind ältere Personen betroffen (85% über 40 Jahre). Die Krankheit kommt vorzugsweise bei Männern (92%), vor allem Landwirten (44%), vor (Rubin u. Mitarb., 1959). Bronchiektasen werden seltener gesehen als bei der Tuberkulose (Beatty u. Mitarb.). Die *Prognose* ist *schlecht*. Die Krankheit führt bei einer Dauer von 2 Monaten bis 26 Jahren nach wiederholten Remissionen schließlich unter dem Bild totaler Lungenzerstörung, eines Emphysems oder hämatogenen Streuung, die häufig mit Haut- und Schleimhautgeschwüren vergesellschaftet sind, zum Tode. Rückfälle sind häufig. Auch unter chemotherapeutischer Behandlung sind die Heilungsaussichten schlechter als bei der Tuberkulose (Furcolow, 1963). Das Blutbild ist in 60% der Fälle normal. Bei den restlichen Patienten wurde eine mäßige Leukozytose gefunden. Der Histoplasmin-Test war in 20% der Fälle und die Komplementbindung in 10% negativ. Bei 85% aller Patienten konnte der Erreger im Sputum nachgewiesen werden (Rubin u. Mitarb., 1959).

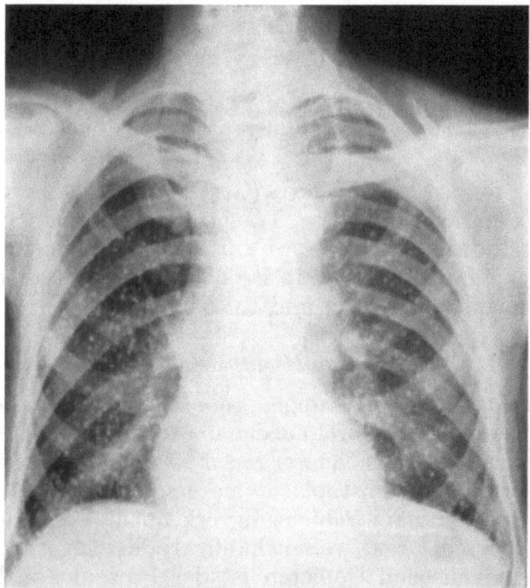

Abb. 14. Dichte Streuung miliarer und übermiliarer alter histoplasmotischer Herde mit Verkalkung und Verknöcherung in beiden Lungen. Histologisch H. c. nachgewiesen. „Verkalkte Schneesturmlunge“

Von der ausgeprägten chronisch-progressiven und kavitären Form der Lungen-Histoplasmose trennen Goodwin u. Mitarb. eine *Frühform* ab, die sie in 27 von 135 Patienten beobachteten. Die Symptome waren nicht spezifisch und mild. Nur in einigen dieser Fälle war eine Amphotericin B — oder chirurgische Behandlung notwendig. Röntgenologisch wurden ausgedehnte, dichte Infiltrate gesehen.

Nur in Einzelfällen wurden Übergänge zur chronischen, kavitären, progressiven Form beobachtet. Remissionen nach fast 4 Jahren kamen in 2 Fällen vor. Auf die 5 Fälle mit pathologisch-anatomischen Befunden wird in dem entsprechenden Kapitel eingegangen.

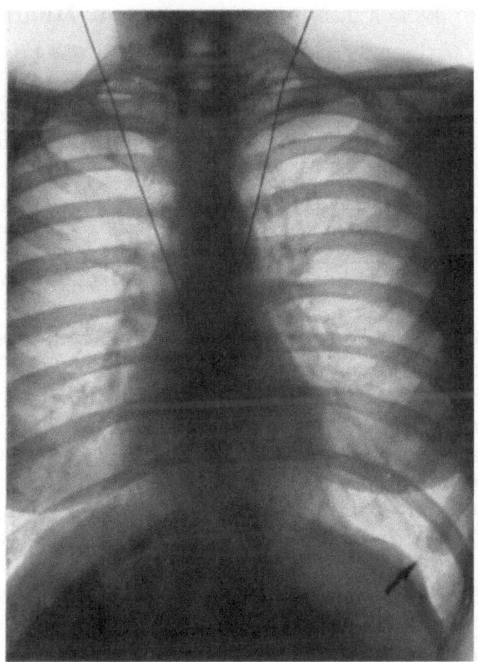

Abb. 15. Histoplasmom im linken Unterlappen. H. c. nach Resektion nachgewiesen

Die akuten und chronischen hämatogenen Streuungen

Eine exakte Abgrenzung der hämatogenen Streuformen von den bisher beschriebenen pulmonalen Krankheitsbildern ist unmöglich. Setzen doch das Auftreten einer Meningitis (STOKER), sowie Beobachtungen von Perikarditis (WOOLEY und HOSIER; KLIEGER und FISHER; WEBB und HERRING; LEEDOM u. Mitarb.; GREGORIADES u. Mitarb.), eines Aortenaneurysmas (ROSENBAUM u. Mitarb.), von Endokarditis (MERCHANT u. Mitarb.) oder Myokarditis (SAPHIR) bei sonst gutartig verlaufender Infektion, ebenso wie die schon erwähnten Milzverkalkungen, das Vorkommen abortiver hämatogener Streuungen während der akuten Phase der Lungen-Histoplasmose voraus. Ähnlich wie bei der Tuberkulose treten anscheinend gehäuft spezifisch histoplasmotische, chronische und granulomatöse Uveitiden auf (WOODS und WAHLEN).

Der endgültige histologische Nachweis der histoplasmotischen Ätiologie der Ophthalmitis ist beim Menschen noch nicht erbracht. Es liegen aber histologische Befunde mit Nachweis der Pilze in den Granulomen der experimentellen Iridocyclitis beim Hund vor (SALFELDER u. Mitarb., 1965). Bei Tauben und Kaninchen ist eine Ophthalmitis durch intraokulare Inokulation von H. c. leicht hervorzurufen (SETHI und SCHWARZ, 1966; SETHI und SCHWARZ, 1966).

In einem Teil der Fälle kommt es dennoch, zuweilen unter nur geringer Lungenbeteiligung, zu dem schweren *Krankheitsbild der massiven hämatogenen Streuung*, die akut — wie in den Fällen von DARLING (1906, 1908, 1909) — subchronisch oder chronisch im Verlauf von wenigen Wochen oder nach 1—2 Jahren in 76% (RUBIN u. Mitarb., 1959) bzw. 83% (USA Public Health) zum Tode führt.

In allen Fällen tritt hohes Fieber auf. Durchfälle sind häufig. Hepatosplenomegalie, Lymphknotenschwellung, Anämie und Leukopenie, die in 50% der Fälle beobachtet werden, weisen auf eine Mitbeteiligung des gesamten RES hin. Außerdem kann das ZNS befallen sein (SHAPIRO u. Mitarb.; NELSON u. Mitarb.; BELLIN u. Mitarb.; SNYDER und WHITE; TYNES u. Mitarb.; SPROFKIN u. Mitarb.; JUBA).

Über einen Fall von chronischer, histoplasmotischer *Meningitis*, die vom ätiologischen Gesichtspunkt aus klinisch nicht diagnostiziert werden konnte, aber histo-pathologisch verifiziert wurde, berichteten GERBER u. Mitarb. Im selben Fall fand sich eine klinisch nicht in Erscheinung getretene *Endokarditis* histoplasmotica. Von den fast 20 bekannten Fällen mit dieser Lokalisation wies der Fall von KORNS außerdem ein „Lutembacher-Syndrom" auf. Eine histoplasmotische Endokarditis wurde experimentell nach vorhergehendem Trauma der Klappen beim Hund hervorgerufen (AKBARIAN u. Mitarb.).

Die häufig beobachtete *Nebenniereninsuffizienz* mit Addison-ähnlichem Bild (BINFORD; FURCOLOW, 1960; RUBIN u. Mitarb., 1959) oder ein septisch-toxisches Krankheitsbild mit fortschreitender Kachexie als Ausdruck der *Insuffizienz des RES* (WAIL; PEABODY; FURCOLOW und BRASHER; BRONSON und SCHWARZ; NELSON u. Mitarb.; CURRY und WIER) führen schließlich zum Tode.

Eine massive hämatogene Streuung tritt hauptsächlich bei Kindern im ersten Lebensjahr (20%) und älteren Personen über 40 Jahre (48%) auf (RUBIN u. Mitarb., 1959). Die Erreger sind im Blut, Knochenmark und Sputum in der überwiegenden Zahl der Fälle nachweisbar, dagegen fallen als Ausdruck einer anergischen Reaktionslage der Histoplasmin-Test und die serologischen Reaktionen in 40—50% negativ aus (RUBIN u. Mitarb., 1959). Bösartige Erkrankungen des RES, Lymphogranulomatose und Leukämie prädisponieren zu einer hämatogenen Ausbreitung (ZIMMERMAN, 1955; GRUHN und SANSON; COOPERBERG und SCHWARTZ).

Die *Histoplasmose im Säuglings- und Kleinkindesalter* zeigt einige Besonderheiten, die sie von der Histoplasmose der Erwachsenen unterscheidet. Das geht vor allem auch aus den Mitteilungen von RIGGS und NELSON über 47 Fälle solcher Kinder-Histoplasmose hervor. Zwölf Kinder unter einem Jahr verstarben. Die jüngeren Kinder mit akuter Generalisation zeigten vollständig andere Bilder als die älteren in der subakuten Phase. Diese letzteren wiesen mehr lokalisierte Läsionen auf. So waren bei 11 von 16 erkrankten Kindern unter einem Jahr röntgenologisch keine Lungenveränderungen nachzuweisen. Auch Hilusvergrößerungen wurden nur zweimal beobachtet. Bei negativem Hauttest war eine Splenomegalie immer deutlich. Von den übrigen 31 erkrankten Kindern hatten 28 eine sehr deutliche Hilusvergrößerung, davon achtmal mit Bronchus- oder Oesophaguskompression. Kavernenbildung oder eine Pleurabeteiligung wurde bei diesen Fällen von Kinder-Histoplasmose in keinem Fall gefunden. Auch SCHUB u. Mitarb. sehen eine Pleurabeteiligung bei der Histoplasmose der Kinder als selten an. Allerdings teilen FRIEDMAN u. Mitarb. den Befund einer exsudativen Perikarditis in 4 von 6 Kindern mit, die an primärer Histoplasmose erkrankt waren.

VIII. Diagnostische Hilfsmittel

Der *Pilznachweis* soll in jedem Falle durch Züchtung des Erregers aus Sputum, Bronchialspülflüssigkeit, Blut, Knochenmark oder anderen Flüssigkeiten oder Organen — evtl. unter Zusatz von Penicillin, Streptomycin und Chloramphenicol — auf Sabouraud-Agar bei Zimmertemperatur versucht werden. Ist der Nachweis der charakteristischen, stacheligen Makroconidien gelungen, muß durch Überimpfen auf andere Nährböden und Inkubation bei 37 °C der Umschlag in die Hefephase zur Abgrenzung von Sepedonium, das ebenfalls stachelige Sporen hat, aber nicht tierpathogen ist, herbeigeführt werden. In der Hefephase sind Verwechslungen mit anderen Hefearten möglich. Bei Zweifeln an der Diagnose und im Falle des Vorhandenseins nur sehr weniger Pilzelemente müssen Hamster oder Mäuse inokuliert werden, um den Erreger aus den Geweben (Leber, Milz und Milzhilus) zu züchten oder ihn histologisch nach der Tierpassage mit der Grocott-Färbung zu suchen.

Nachdem zunächst SINGH und GARRISON darauf hingewiesen hatten, daß nach Propylen-Glykol-Inhalation gewonnenes Sputum für die Isolierung von H. c. durch Kulturen nicht geeignet sei, haben ARTIS und BAUM den Nachweis erbracht, daß die Verwendung von Propylen-Glykol als Aerosol in den üblichen Verdünnungen zur Expektorationsförderung den Pilznachweis im Sputum durch Hamster-Inokulation nicht beeinträchtigt.

Über den Nachweis von H. c. in Zellen des peripheren Blutes in Einzelfällen von Kinder-Histoplasmose berichteten HOLLAND und HOLLAND sowie JOBE und KOEPKE. Im Blut und Knochenmark sollte diese Methode deshalb — vor allen Dingen in Endemiegebieten — immer versucht werden. Die Pilzzellen gaben eine eindrucksvolle Fluorescenz in den mit Acridin-Orange gefärbten Ausstrichen (HOLLAND und HOLLAND).

Der *Histoplasmintest* hat seine größte Bedeutung bei epidemiologischen Untersuchungen. Bei der Diagnose soll bedacht werden, daß ein positiver Test das Vorliegen einer Erkrankung ebensowenig beweist, wie ein negativer Ausfall der Reaktion die Krankheit ausschließt. Nach einem Hauttest mit Histoplasmin steigen die Titer in serologischen Proben vom 2. Tag an in der Mehrzahl der Patienten. Positive Titer bis zu 1:32 müssen deshalb schon wenige Tage nach einer Hautprobe mit Zurückhaltung interpretiert werden (KAUFMAN u. Mitarb.). *Serologische Untersuchungen* sind vor allem zur Verlaufsbeobachtung wertvoll. Ein ansteigender Titer (wiederholte Untersuchungen!) spricht für das Vorliegen einer aktiven Histoplasmose. Schon niedrigere Titer können bei Verwendung von Hefephasen-Antigenen (über 1:8) als bei Histoplasmin-Antigenen (über 1:32) auf eine aktive Histoplasmose hinweisen (KLITE). Bei den *Komplementbindungsreaktionen* ist die Verwendung von Histoplasmin-Antigenen (aus der Schimmelphase) der empfindlichere, mit Hefe-Antigenen dagegen der spezifischere Test. Die Präcipitin- und Agglutinationsteste zeigen früher positive Resultate als Komplementbindungen. In der Routinediagnostik ist der Agar-Gel-Präzipitationstest der Komplementbindungsreaktion überlegen (TOMPKINS; KLITE; WIGGINS und SCHUBERT; BUSEY und HINTON; HOLLAND und HOLLAND).

Die *Latex-Agglutination* zeigt einen schnelleren An- und Abstieg bei der Erkrankung als die Komplementbindungsreaktion (BENNETT).

Auch nach Anwendung der Antikörper-Komplementbindungsreaktion ist das Problem der Kreuzreaktionen bei der Diagnose noch nicht gelöst (NEWBERRY u. Mitarb.). Bei Hunden war die Komplementbindungsreaktion den Blutkulturen zur Diagnosestellung überlegen (AKBARIAN u. Mitarb.). PORTER u. Mitarb. kamen bei Tieren zu dem Ergebnis, daß zur Diagnosestellung alle 3 Methoden — nämlich die Immunofluorescenztechnik, die Kultur und der histologische Erregernachweis — angewendet werden sollten, um zu den besten Resultaten zu kommen.

Ein negativer Ausfall der serologischen Reaktionen bei alten und geschwächten Personen oder vor der 4. Krankheitswoche spricht nicht gegen das Vorliegen einer Histoplasmose.

Bei ungeklärten Lungenerkrankungen, die durch Lungenbiopsie einer Diagnose zugeführt werden sollen, sollten bei Verdacht auf Pilzerkrankungen *Spezialfärbungen* eingesetzt werden. So konnten LAUZE und MYHAL in 66 Fällen von fibrokaseösen Lungeninfiltraten in einer Gegend von Kanada, die als Endemiegebiet nicht bekannt war, durch Anwendung der Grocott-Färbung H. c. als Krankheitsursache in den Lungenschnitten nachweisen. JAN SCHWARZ (1968) empfiehlt, nach GROCOTT und GRIDLEY zu färben, da in manchen Grocott-negativen Fällen die Pilzzellen noch nach GRIDLEY gefunden werden können.

Die Pilzzellen im Gewebe und in Ausstrichen können mit Pneumocystis carinii, Candida, Leishmanien, Toxoplasma gondii und Penicillium marneffei sowie Paecilomyces viridis verwechselt werden (SCHWARZ, 1968). Organbeteiligung und Lokalisation, Verhalten bei verschiedenen Färbungen, Art der Gewebsreaktion und Vorkommen bei verschiedenen Species geben Hinweise auf die Diagnose.

IX. Diagnose und Differentialdiagnose

Die große Ähnlichkeit, die zwischen den verschiedenen klinischen Erscheinungsformen der Histoplasmose und der Tuberkulose besteht, läßt oft die Verdachtsdiagnose einer Tuberkulose aufkommen. Gelingt der erwartete Nachweis des Mykobacterium tuberkulosis nicht, muß an eine Histoplasmose gedacht werden, für deren endgültige Diagnose der Nachweis von H. c. erforderlich ist.

Folgende klinische Erscheinungen sollten den Verdacht auf das Vorliegen einer Histoplasmose lenken:

1. Atypische pneumonische oder bronchopneumonische Infiltrationen, die von Schwellungen der mediastinalen Lymphknoten begleitet sind;
2. Rundherde in der Lunge, multiple kleinere oder eine geringe Zahl größerer, unregelmäßig verkalkter Herde in der Lunge und im Hilusgebiet bei Tuberkulinnegativität und positivem Histoplasmintest;
3. Chronische, fibrös-kavitäre Lungenveränderungen ohne Anzeichen für das Vorliegen einer Tuberkulose. In diesen Fällen ist H. c. im Sputum fast immer nachweisbar;
4. Raumbeengende Prozesse im Mediastinum; auch sie können durch Histoplasmose verursacht sein.

Die chronischen, extrapulmonalen Formen der Histoplasmose können zu Haut- und Schleimhautgeschwüren führen. Auch Erythema nodosum- oder Erythema multiforme-artige Erscheinungen werden bei der Primärinfektion gesehen (MEDEIROS u. Mitarb., sowie SELLERS u. Mitarb.). An die Histoplasmose-Ätiologie muß bei einer Ophthalmitis gelegentlich gedacht werden.

Auch Bilder einer exsudativen oder konstriktiven Perikarditis können durch die Histoplasmose verursacht werden. In Endemiegebieten muß auch das Vorliegen einer mykotischen Endokarditis in Betracht gezogen werden, wenn sich nach chirurgischen Eingriffen am Herzen ein ungeklärtes, septisches Krankheitsbild entwickelt (PALMER u. Mitarb.). Im Falle einer chronischen rheumatischen Arthritis mit durch Pleura- und Perikard-Histoplasmose komplizierter Lungenhistoplasmose führte eine eitrige Perikarditis zum Tode (RIEGEL und SCHRIEVER). — Eine Addison'sche Krankheit oder Symptome von Seiten des ZNS können auf eine Histoplasmose hinweisen. Hämatogene Streuungen sind häufig die Ursache ungeklärten Fiebers, vor allem in Verbindung mit enterocolitischen Beschwerden, Anämie, Hepatosplenomegalie, Lymphknotenschwellungen und multiplen Hauterscheinungen bei Kindern oder älteren Personen. So haben HOLLAND und HOLLAND hämolytische Anämien mit Leuko-, Neutro- und Thrombopenie bei der Kinder-Histoplasmose beschrieben.

Besondere Schwierigkeiten kann die Abgrenzung einer generalisierten Histoplasmose von den bösartigen Erkrankungen des reticulo-endothelialen Systems bereiten. Sie tritt oft mit der Leukämie oder Lymphogranulomatose vergesellschaftet auf (COOPERBERG und SCHWARTZ; PINKERTON; DAVIS und RIPKA; NELSON u. Mitarb.) und ist auch histologisch oft nur durch den Erregernachweis von der Sarkoidose zu unterscheiden (PINKERTON und IVERSON; REIMANN und PRICE; SYMMERS; BLANCHARD und OLIN). Die Histoplasmose ist auch wiederholt zusammen mit der Tuberkulose und anderen Pilzkrankheiten beobachtet worden (RODGER u. Mitarb.). Erneut haben GOODWIN u. Mitarb. darauf hingewiesen, ebenso eine Studie der „Veterans Administration". Deshalb gehen SALIBA und ANDERSON sogar so weit, die Forderung aufzustellen, in schweren Fällen nicht erst die Laboratoriumsdiagnose abzuwarten, sondern gleichzeitig eine chemotherapeutische Behandlung gegen Tuberkulose und Histoplasmose einzuleiten. Daß auch neben einer Nordamerikanischen Blastomykose gleichzeitig eine

Histoplasmose bestehen kann, zeigt ein Bericht von BRANDSBERG u. Mitarb. Eine Coccidioidomykose vergesellschaftet mit einer Histoplasmose fanden PERRY u. Mitarb.; und eine eigene Beobachtung (noch nicht publiziert!) wies das gleichzeitige Bestehen einer Histoplasmose und einer Paracoccidioidomykose nach.

Der moderne Reiseverkehr führt dazu, daß auch Personen aus nicht endemischen Gebieten an Histoplasmose erkranken können. So ist z. B. bei Hafenarbeitern und Angehörigen anderer Berufsgruppen, die mit pilzhaltigem Material in Berührung kommen können, an die Möglichkeit einer Histoplasmose zu denken (RAFAEL und SCHWARZ). Über Histoplasmose-Erkrankungen bei deutschen Bergleuten in Venezuela, die durch von Fledermäusen besiedelte, stillgelegte Stollen zu ihren Arbeitsplätzen gehen mußten, berichtete MOHR (1967). Von verschiedenen Autoren im südamerikanischen Raum wurden Gruppenerkrankungen bei Höhlenforschungen beschrieben. Da oft schwerere Krankheitsbilder zu erwarten sind, ist eine frühzeitige Diagnose wünschenswert, um rechtzeitig eine Behandlung einleiten zu können.

Was die afrikanische Histoplasmose angeht, berichteten WILLIOT u. Mitarb. über den Ausbruch einer Erkrankung 55 Monate nach einem Aufenthalt in diesem Kontinent und VANDEPITTE u. Mitarb. über einen durch H. d. infizierten Spritzenabsceß, der nach chirurgischer Behandlung abheilte.

Auf ältere Berichte vor der Anwendung der modernen Pilznachweismethoden im Gewebe (GROCOTT; GRIDLEY) mit offensichtlich falschen Diagnosen oder Daten, die zumindest zu starken *Zweifeln an der Diagnose* Anlaß geben, ist vorher nicht eingegangen worden. Hier sollen lediglich 3 Arbeiten aus der jüngsten Vergangenheit kurz erwähnt werden, in denen ernsthafte Zweifel an dem Vorhandensein einer Histoplasmose bestehen: BANK u. Mitarb. beschrieben 1965 in Südafrika den Fall einer 40jährigen Patientin mit Verdickung der Zotten in der Dünndarmschleimhaut und starkem Verlust von Protein. Grampositive, intracelluläre Partikel in der Darmschleimhaut wurden als Histoplasmen gedeutet; darüberhinaus lag keine Kultur vor. GOMBA und SZOKOLY berichteten 1967 über eine 42jährige Frau mit generalisierter, tödlicher Histoplasmose. Bei den PAS-positiven, 1—2 μ großen Gebilden handelte es sich schwerlich um hefeähnliche Zellen von H. c.; außerdem lag keine Kultur vor. — Endlich handelt es sich nach der Beschreibung und den Abbildungen der Erreger in Kultur und Gewebsschnitten in der Arbeit von CORREA und PACHECO, die das spontane Vorkommen der Erkrankung bei Meerschweinchen und bei einer Kuh mitteilen, kaum um eine Histoplasmose.

X. Prophylaxe

Wiederholt wurden Versuche gemacht, H. c. aus dem Boden zu eliminieren (SMITH u. Mitarb., 1964). Die ersten Maßnahmen dieser Art von EMMONS und PIGGOTT schlugen fehl, erst TOSH u. Mitarb. gelang 1967 die Bodensanierung durch 3% Formalin-Berieselung in einem etwa 2 Hektar großen Gebiet, das als Vogelnistplatz bekannt war. Durch Bodenbewegungen bei öffentlichen Arbeiten in dem nur durch geringe Histoplasmose-Häufigkeit ausgezeichneten Gebiet kam es wiederholt zu schweren Epidemien mit insgesamt 270 nachgewiesenen Erkrankungen (TOSH u. Mitarb., 1966).

Auch FURCOLOW empfahl beim Abbruch alter Gebäude mit Vogelniststätten in Epidemiegebieten außer dem Gebrauch von Masken auch die Berieselung mit Formalin oder zumindest Vermeidung von Staub durch Befeuchtung. Auch riet er, die Arbeiter zu testen; sie sollten nach Möglichkeit histoplasmin-positiv sein. Ähnliche Vorsichtsmaßregeln sollten beobachtet werden bei Höhlenbesuchen, Arbeiten in alten Speichern und beim Abriß alter Holzhäuser und Ställe in Endemiegebieten, vor allem wenn diese von Fledermäusen oder Vögeln bewohnt werden. Zur Vertreibung der Fledermäuse aus Höhlen, die für Touristen zugänglich sind, empfiehlt sich die Anlage von elektrischem Licht (SALFELDER, 1966).

An Stellen bevorzugten H. c.-Wachstums — und dazu gehören in nicht-endemischen Gebieten die mykologischen Laboratorien — gilt es, die Inhalation infektiösen Materials durch alle nur erdenklichen Vorsichtsmaßnahmen zu vermeiden! Zwar verlaufen die Laboratoriumsinfektionen in der Mehrzahl der Fälle gutartig

(DICKIE und MURPHY; FURCOLOW u. Mitarb., 1952; NILZEN und PALDROCK; SULKIN und PIKE), doch kommen auch ernste Erkrankungen vor (MURRAY und HOWARD), und wir selber wurden Zeugen einer Laboratoriumsinfektion mit tödlichem Ausgang bei einem Mitarbeiter (HARTUNG und SALFELDER).

XI. Therapie

Die bei der Tuberkulose bewährten Prinzipien der Allgemeinbehandlung, *gute Ernährung* und *ausreichende Bettruhe*, haben sich auch bei der Histoplasmose bewährt und bilden die Grundlage jeder Behandlung. Vor allem für die akuten und chronischen hämatogenen Streuungen und die chronisch progressive kavitäre Lungenhistoplasmose besteht das Bedürfnis, den schicksalhaften Verlauf der Erkrankung durch eine wirksame Chemotherapie zu beeinflussen. Therapeutische Versuche mit Äthylvanillat, Antimonverbindungen, Antimalariamitteln, Jodverbindungen u. a. haben die in sie gesetzten Erwartungen nicht erfüllt (PROCKNOW und LOOSLI; LEHAN u. Mitarb., 1957; SILVERMAN u. Mitarb.; YATES u. Mitarb.; SCHWARZ und GOLDMAN, 1963).

Seit 1956 hat das von GOLD aus *Streptomyces nodosus* vom Orinoco-Delta (Venezuela) isolierte und von VANDE PUTTE u. Mitarb. und DUTCHER auf seine chemischen und physikalischen Eigenschaften untersuchte antimykotische *Amphotericin B* großes Interesse geweckt. Amphotericin B hemmt das Wachstum von *Blastomyces dermatitidis, Paracoccidioides brasilensis, Candida albicans, Coccidioides inmitis* und *Histoplasma capsulatum* in vitro in Konzentrationen von 0,02 bis 0,5 mcg/ml. Für die Behandlung dieser Mykosen wird eine anfängliche Dosis von 0,25 mg/kg in 5% Glucoselösung intravenös empfohlen, die langsam bis zu 1 mg/kg oder in schweren Fällen bis zu 1,5 mg/kg in 1000 ml Glucoselösung gesteigert werden kann. Diese Dosis darf auf keinen Fall überschritten werden. Die Gesamtdosis soll nach Möglichkeit nicht unter 0,1 g/kg liegen.

Über die *Behandlungserfolge* liegen günstige Erfahrungen vor (VETERANS ADMINISTR., 1964; LOURIA u. Mitarb.; UTZ u. Mitarb.; VOGEL und CRUTSCHER; STERNBERG u. Mitarb.). Gute Erfolge wurden sowohl bei den hämatogenen Streuformen (SEABURY und DASCOMB; YATES u. Mitarb., 1960; FURCOLOW, 1963; LARKIN und PHILLIPS), bei denen die Mortalität von 83% unter Amphotericin B-Behandlung auf 23% herabsank (FURCOLOW, 1963), als auch bei den chronisch progressiven kavitären Histoplasmosen, deren Mortalität von 50% unter Behandlung erheblich abnahm (FURCOLOW, 1963), gesehen. Leider treten häufig *toxische Nebenerscheinungen* unter der Behandlung auf, und die Droge kann nur intravenös verabfolgt werden. Appetitlosigkeit, Brechreiz, Schüttelfrost und Fieber von 38,8—39,4 °C werden häufig beobachtet, gehen aber nach Absetzen der Behandlung zurück. Sehr gefürchtet sind nephrotoxische Erscheinungen.

So war bei allen von ANDRIOLE und KRAVETZ behandelten Patienten der Urea-N auf 20—30 mg% und der Rest-N auf 40—50 mg% angestiegen. Ein Überschreiten dieser Werte wurde als Indikation zum Abbruch der Behandlung angesehen. Eine Einschränkung der Nierenfunktion als bleibende Folge der Behandlung muß nach BUTTLER u. MITARB. in Kauf genommen werden. Schwere Niereninsuffizienzen sind von TAKACS u. Mitarb. beschrieben worden und können zum Tode führen (WINN). In 2 weiteren Fällen kam es unter der Behandlung als Folge einer Leberinsuffizienz (CARNECCHIA und KURTZKE; GIDDINGS) und bei einer Patientin nach einmaliger Injektion der Droge unter den Zeichen einer Herxheimer'schen Reaktion zum Tode (SEABURY und DASCOMB, 1964). Häufig treten unter der Behandlung Phlebitiden auf und es entwickeln sich Anämien (SANDFORD u. Mitarb.; RHOADES u. Mitarb.).

Zur Behebung der unerwünschten Nebenerscheinungen, die z. T. auf Unreinheiten der im Handel befindlichen Produkte zurückgeführt werden (SEABURY und DASCOMB, 1960), werden Antidiuretica und Antihistaminica empfohlen. SALIBA und BEATTY, LARKIN und PHILLIPS, sowie SALIBA und ANDERSON sahen gute

Erfolge bei der Verabfolgung von 20—25 mg Dehydrocortison mit jeder intravenösen Gabe der Droge. Die Steroide sollten jedoch mit Vorsicht und nicht ohne zusätzliche Antibiotica-Behandlung gegeben werden, da sie im Tierversuch die Empfänglichkeit für generalisierte Histoplasmosen erhöhen (GRUNBERG und TITSWORTH).

Im Hinblick auf die genannten Gefahren sollte die Indikation zur Amphotericin-Behandlung mit Bedacht gestellt werden. Sulfapyradin, Sulfathiazol und Sulfadiacin haben die Mäuse-Histoplasmose günstig beeinflußt (MAYER u. Mitarb.). CHRISTIE (1958) berichtete über Behandlungserfolge mit Sulfonamid-Kombinationen in 3 Fällen, SEABURY und DASCOMB in einem Fall, und TESCH u. Mitarb. in 2 Fällen generalisierter Histoplasmose. Leider liegen keine vergleichenden Statistiken über die Sulfonamid-Behandlung der Histoplasmose vor, so daß in schweren Fällen unter strenger Kontrolle der Nierenfunktion immer der Amphotericin-Behandlung der Vorzug gegeben werden sollte. Nach jüngster Beobachtung aber scheint die kombinierte Amphotericin B-Sulfadiacin-Behandlung der alleinigen Amphotericin B-Behandlung *nicht* überlegen. Es wurden sogar vermehrt erhebliche toxische Nebenerscheinungen gesehen, die zum Absetzen der Sulfonamide bei 8 von 14 Patienten zwangen (VETERANS ADMINISTR., 1968). So bleibt Amphotericin B weiter das Mittel der Wahl, vor allem bei den disseminierten Formen der Erkrankung (SALIBA und ANDERSON; HILEY u. Mitarb.).

Nachdem sich das lokal infizierte Kaninchen-Auge als Modell für die Wirkung der i. v. Amphotericin-B-Behandlung als sehr geeignet erwiesen hatte (SETHI und SCHWARZ, 1966), dürfte es sich auch als Modell für die Erprobung weiterer Chemotherapeutica empfehlen. So wäre auch der in letzter Zeit gefundene Stoff (Polypeptide Antifungal Agent'X 5079 C oder RO 2'7758), gewonnen aus einer bestimmten Streptomyces-Art, der sich bei experimentellen Mykosen der Maus als wirksam gezeigt hat, einmal mit dieser Methode zu testen. Bei menschlichen tiefen Mykosen, einschließlich Histoplasmose, wurde auch eine chemotherapeutische Wirksamkeit festgestellt. Allerdings traten in 50% der Fälle Remissionen auf. An Nebenerscheinungen wurden nur Eosinophilie und vorübergehend positive Leberfunktionsproben beobachtet (WITORSCH u. Mitarb.). Soweit wir übersehen können, ist dieses neue Mittel aber noch nicht in größerem Stil zur Anwendung gekommen.

Bei der chronischen Lungenhistoplasmose, sowie bei extrapulmonalen Komplikationen (Pericarditis constrictiva, Mediastinalkompression etc.) ist die *chirurgische Behandlung* zuweilen angezeigt. Das Histoplasmom soll nur dann chirurgisch angegangen werden, wenn ein Neoplasma der Lunge nicht mit Sicherheit ausgeschlossen werden kann. Jeder chirurgische Eingriff bei der Histoplasmose, der über die Enucleation eines Histoplasmoms hinausgeht, sollte unter Amphotericinschutz durchgeführt werden. DIVELEY und MCCRACKEN haben allerdings in letzter Zeit über 29 Fälle von chronisch kavernöser Histoplasmose berichtet, die sie ohne Amphotericinschutz chirurgisch behandelt hatten ohne daß es in einem einzigen Fall zu einer postoperativen Streuung oder einer Pleura-Infektion gekommen wäre.

Literatur

Abildgaard, C.F., and R.L. Taylor: Generalized Histoplasmosis in panamenian infant. Amer. J. trop. Med. **9**, 400 (1960).

Adamson, D.M., and G.L. Cozard: Immunoelectrophoretic studies of sera from rabbits experimentally infected with Histoplasma capsulatum. J. Bact. **92**, 887 (1966).

Adler, A., M.S. Schmitt, and S.A. Schmitt: Parasitism of monolayer culture of dog tissue by Histoplasma capsulatum. I. Preliminary investigation. Mycopathologia (Den Haag) **30**, 72 (1966).

Ajello, L.: Occurrence of Histoplasma capsulatum and other human pathogenic molds in panamanian soils. Amer. J. trop. Med. **3**, 897 (1954).

— Soil as natural reservoir for human pathogenic fungi. Science **123**, 876 (1956).

— Histoplasma capsulatum soil studies. Mykosen **3**, 43 (1960).

Ajello, L., and **S. Cheng** (a): Sexual reproduction in Histoplasma capsulatum. Science **155**, 1696 (1967).

— — (b): The perfect state of Histoplasma capsulatum. Bact. Proc. M 45, **68** (1967).

— — (c): Sexual reproduction in Histoplasma capsulatum. Mycologia **59**, 689 (1967).

—, **T. Briceño-Maaz, H. Campins**, and **J.C. Moore**: Isolation of Histoplasma capsulatum from oil bird (Steatornis caripensis) cave in Venezuela. Mycopathologia (Den Haag) **12**, 199 (1960).

—, and **L.C. Runyon**: Infection of mice with single spores of Histoplasma capsulatum. J. Bact. **66**, 34 (1953).

—, — Infection of mice with single spores of Histoplasma capsulatum. Publ. Hlth Monogr. **39**, 93 (1956).

—, and **L.D. Zeidberg**: Isolation of Histoplasma capsulatum and Allescheria boydii from soil. Science **113**, 662 (1951).

Akbarian, M., K. Salfelder, and **J. Schwarz**: Experimental histoplasmie endocarditis. Arch. intern. Med. **114**, 784 (1964).

— — — Cultural and serological studies in experimental canine Histoplasmosis. Antimicrob. Agents. Chemother. 656 (1965).

Al-Doory, Y., and **S.S. Kalter**: The isolation of Histoplasma Duboisii and keratinophilic fungi from soils of East Afrika. Mycopathologia (Den Haag) **31**, 289 (1967).

Andriole, V.T., and **H.M. Kravetz**: The use of Amphotericin B in man. J. Amer. med. Ass. **180**, 269 (1962).

Aronson, D.L., and **P.Q. Edwards**: An urban focus of histoplasmin sensitivity. Amer. Rev. Tuberc. **79**, 83 (1959).

Artis, D., and **G.L. Baum**: The influence of propylene glycol on the growth of Histoplasma capsulatum in vitro and in experimental infection. Mycopathologia (Den Haag) **22**, 225 (1964).

Asgari, M., and **N.F. Conant**: A preliminary note on inter-reaction of skin test sensitivity between Histoplasmin and Chrysosporin in experimental animals. Mycopathologia (Den Haag) **23**, 321 (1964).

—, and **A. Owrang**: Results of skin test surveys for systemic mycoses in Iran. Abstr. Rev. 8th Intern. Congr. Trop. Med. and Malaria, Teheran, 1968, p. 411.

Baker, R.D.: Histoplasmosis in routine autopsies. Amer. J. clin. Path. **41**, 457 (1964).

Bank, S., C. Trey, I. Gans, I.N. Marks, and **A. Groll**: Histoplasmosis of the small bowel with „giant" intestinal villi and secondary Protein-losing enteropathy. Amer. J. Med. **38**, 492 (1965).

Barcley, W.R., and **E. Winberg**: Histoplasmosis. In vivo observations on Immunity, Hypersensitivity and the effect of Silica and Amphotericin B. Amer. Rev. resp. Dis. **87**, 331 (1963).

Barnard, M.W., J.B. Amberson, and **M.F. Loew**: Tuberculosis in adolescents: a study of 1000 school children in New York City made under the auspices of the Bellevue-Yorkville health demonstration in 1930. Amer. Rev. Tuberc. **23**, 593 (1931).

Baum, G.L.: The History of Histoplasmosis. in: Sweany, H.C.: Histoplasmosis. Springfield/ Illinois: Charles C. Thomas/Publisher 1960.

—, **J.L. Bernstein**, and **J. Schwarz**: Bronchiolithiasis produced by Histoplasmosis. Amer. Rev. Tuberc. **77**, 162, (1958).

—, **J. Racz**, and **E. Hofshi**: Skin sensibility to Histoplasmin and Coccidioidin in Israel. Amer. J. trop. Med. Hyg. **14**, 643 (1965).

—, and **J. Schwarz**: Pulmonary Histoplasmosis. New Engl. J. Med. **258**, 677 (1958).

Beamer, P.R., E.B. Smith, and **H.L. Barnett**: Histoplasmosis. J. Pediat. **24**, 270 (1944).

Beatty, O.A., A. Saliba, and **N. Levene**: A study of cavities and bronchi in pulmonary fungus diseases. Dis. Chest **47**, 409 (1965).

Bellin, E.L., M. Silva, and **T. Lawyer**: Central nervous system Histoplasmosis in a Puerto Rican. Neurology (Minneap.). **12**, 148 (1962).

Bennett, D.E.: Laboratory diagnosis of Histoplasmosis: A Review. Sth. Med. J. (Alab.) **59**, 922 (1966).

Berliner, M.D., and **M.E. Reca**: Vital staining of Histoplasma capsulatum with Janus Green B. Sabouraudia **5**, 26 (1966).

Bignet, J., P. Tran Van Ky, S. Andrieu, and **T. Vaucelle**: Première caracterisations d'activités enzymatiques sur les immunoelectrophorégrammes des extraits antigéniques de Histoplasma capsulatum. Conséquences diagnostiques practiques. Ann. Soc. belge Méd. trop. **47**, 425 (1967).

Binder, T., and **H. Rieth**: Examination of histoplasmin positive reactors within the radius of activities of the Albert Schweizer amazon Hospital situated in the middle course of the Ucayali-river. Mycopathologia (Den Haag) **27**, 17 (1965).

Binford, C.H.: Histoplasmosis: tissue reactions and morphology of the fungus. Amer. J. clin. Path. **25**, 25 (1955).

Blanchard, A. J., and **J. S. Olin**: Histoplasmosis with sarcoid-like lesions occurring in multiple myeloma. Canad. med. Ass. J. **85**, 307 (1961).

Bonet Rodés, J.: Estudio sobre Histoplasmosis en Barcelona. An Hosp. Sta. Cruz San Pablo **25**, 401 (1965).

Bonorden, R.: Growth of the yeast phase of Histoplasma capsulatum in a simplified fluid medium. Mycologia. **58**, 166 (1956).

Brandsberg, J. W., **F. E. Tosh**, and **M. L. Furcolow**: Concurrent infection with Histoplasma capsulatum and Blastomyces dermatitidis. New Engl. J. Med. **270**, 874 (1964).

Brandt, F. A.: Early tissue reactions to a South African strain of Histoplasma capsulatum in laboratory animals. J. Path. Bact. **62**, 259 (1950).

Bronson, M., and **J. Schwarz**: Roentgenographic patterns in Histoplasmosis. Amer. Rev. Tuberc. **76**, 173 (1957).

Brown, J. H., **H. K. Cook**, **F. G. Ney**, and **T. Hatch**: Influence of particle size upon the retention of particulate matter in the human lung. Amer. J. publ. Hlth. **40**, 450 (1950).

Bunnell, I. L., and **M. L. Furcolow**: A report on ten proved cases of Histoplasmosis. Publ. Hlth Rep. (Wash.) **63**, 299 (1948).

Burgisser, H., **R. Fankhauser**, **W. Kaplan**, **K. Klinger**, and **H. J. Scholer**: Mykose bei einem Dachs in der Schweiz: Histologisch Histoplasmose. 20. Jahresvers. Schweiz. Mikrobiol. Ges. Bern 1961. Path. et Microbiol. (Basel) **24**, 794 (1961).

Busey, J. F., and **P. F. Hinton**: Precipitins in Histoplasmosis. Amer. Rev. resp. Dis. **92**, 637 (1965).

Buttler, W. T., **J. E. Bennett**, **D. W. Alling**, **P. T. Wertlake**, **J. P. Utz**, and **G. J. Hill**: Nephrotoxicity of Amphotericin B. Early and late effects in 81 patients. Ann. intern. Med. **61**, 175 (1964).

Cain, J. C., **E. J. Devins**, and **J. E. Downing**: An unusual pulmonary disease. Arch. intern. Med. **79**, 626 (1947).

Campbell, C. C.: Problems associated with antigenic analysis of Histoplasma capsulatum and other mycotic agents. Amer. Rev. resp. Dis. **92**, 113 (1965).

— Reverting Histoplasma capsulatum to the yeast phase. J. Bact. **54**, 263 (1947).

—, and **G. E. Binkley**: Serologic diagnosis with respect to histoplasmosis, coccidioidomycosis and blastomycosis, and the problem of cross reactions. J. Lab. clin. Med. **42**, 896 (1953).

—, and **G. B. Hill**: Further studies on the development of complementfixing antibodies and precipitins in healthy histoplasmin-sensitive persons following a single histoplasmin test. Am. Rev. resp. Dis. **90**, 927 (1964).

—, and **S. Saslaw**: Use of yeast-phase antigens in a complement fixation test for histoplasmosis. IV. Results with ground yeast-phase antigens in serial specimens of serum from thirty-seven patients. In United States Department of Health, Education and Welfare. Proc. of the Conference on Histoplasmosis, 1952. Publ. Hlth Monogr. **39**, 140 (1956).

Campins, H., **C. Z. Zubillaga**, **L. G. Lopez**, and **M. Dorante**: An epidemic of Histoplasmosis in Venezuela. Amer. J. trop. Med. **5**, 690 (1956).

Capretti, C., **K. Salfelder**, y **A. Romero**: Histoplasma capsulatum en el suelo de nuestro ambiente. 1. Examenes micológicos. Mycopathologin (Den Haag) **17**, 55 (1962).

Carnecchia, B. M., and **J. F. Kurtzke**: Fatal toxic reaction to Amphotericin B in cryptococcal meningo-encephalitis. Ann. intern. Med. **53**, 1027 (1960).

Castellani, A.: Further researches on the long viability and growen of may pathogenic fungi and some bacteria in sterile distilled water. Mycopathologia (Den Haag) **20**, 1 (1963).

Chin, T. D. Y.: Ecological and epidemiological studies of Histoplasmosis in the United States of America. Abstr. Rev. 8th Intern. Congr. Trop. Med. and Malaria, Teheran, 1968, p. 405.

Choremis, C., **J. Vlachos**, **C. A. Vlachou**, and **N. Matsaniotis**: Needle biopsy of the liver in various forms of childhood tuberculosis. J. Pediat. **67**, 203 (1963).

Christie, A.: Histoplasmosis and pulmonary calcifications. Ann. New York Acad. Sci. **50**, 1283 (1950)

— The disease spectrum of human Histoplasmosis. Trans. Ass. Amer. Phycns, **64, 147** (1951).

— The disease spectrum of human Histoplasmosis. Ann. Intern. Med. **49**, 544 (1958).

—, and **J. C. Peterson**: Pulmonary calcification in negative reactors to tuberculin. Amer. J. publ. Hlth **35**, 1131 (1945).

Ciferri, N. A., zit. nach **L. Ajello**: Histoplasmosis. Mykosen. **3**, 43 (1960).

Cockshott, W. P., and **A. O. Lucas**: Radiological findings in Histoplasma duboisii infections. Brit. J. Radiol. **37**, 653 (1964).

— — Histoplasmosis duboisii. Quart, J. Med. **33**, 223 (1964).

Conant, N. F.: A cultural study of the life cycle of Histoplasma capsulatum Darling (1906). J. Bact. **41**, 563 (1941).

Cooke, W. B., and **P. W. Kobler**: The survival of Histoplasma capsulatum in water. Lloydia, **16**, 252 (1953).

Cooperberg, A. A., and **B. Schwartz:** The diagnosis of disseminated histoplasmosis from marrow aspiration. Ann. intern. Med. **61,** 289 (1964).

Correa, W. M., and **A. C. Pacheco:** Naturally occuring histoplasmosis in guinea pigs. Canad. J. comp. Med. **31,** 203 (1967).

Cozad, G. C., and **M. L. Furcolow:** Laboratory studies of Histoplasma capsulatum. II. Size of spores. J. infect. Dis. **92,** 72 (1953).

Crabtree, J. A., W. D. Hickerson, and **V. P. Hickerson:** Tuberculosis studies in Tennessee: a community study of the prevalence of tuberculosis in negro. Amer. Rev. Tuberc. **28,** suppl. 6 (1933).

Crimm, P. D., and **D. M. Short:** Tuberculin anergiy in cases with pulmonary calcifications. Amer. Rev. Tuberc. **39,** 64 (1939).

Cross, F. W.: The effect of hydrogen ion concentration on the yeast-like phase of Histoplasma capsulatum (Darling). Publ. Hlth Rep. (Wash.) **63,** 739 (1948).

Curry, F. J., and **J. A. Wier:** Histoplasmosis. A review of one hundred consecutively hospitalized patients. Amer. Rev. Tuberc. **77,** 749 (1958).

Curtis, A. C., and **E. P. Cawley:** Genital histoplasmosis. J. Urol. **57,** (1947).

D'Alessio, D. J., R. H. Heeren, S. C. Hendricks, P. Ogilvie, and **M. L. Furcolow:** A starling roost as the source of urban epidemic Histoplasmosis in an area of low incidence. Amer. Rev. resp. Dis. **92,** 725 (1965).

da Rocha Lima, H.: Beitrag zur Kenntnis der Blastomykosen, Lymphangitis epizootica und Histoplasmosia. Zbl. Bakt. **67,** 233 (1219—1913).

Damluji, S. F., and **E. A. Kotta:** Survey of Histoplasmin sensitivity Iracq. Bull. Wld Hlth Org. **30,** 595 (1964).

Darling, S. T.: Protozoon general infection producing pseudotubercles in lungs and focal necrosis in liver, spleen and lymphnodes. J. Amer. med. Ass. **46,** 1283 (1906).

— Histoplasmosis: fatal infectious disease resembling kala-azar found among natives of tropical America. Arch. intern. Med. **2,** 107 (1908).

— Morphology of parasite, (Histoplasma capsulatum) and lesions of histoplasmosis, fatal disease of tropical America. J. exp. Med. **11,** 515 (1909).

Davis, E. W., J. W. Peabody, and **S. Katz:** The solitary pulmonary nodule. J. thorac. Surg. **3,** 728 (1956).

Davis, P. L., and **J. W. Ripka:** Pancytopenia with leucemia-like picture. Effects of Histoplasmosis. J. Amer. med. Ass. **188,** 184 (1964).

Day, R.: Experimental ocular histoplasmosis. Amer. J. Ophthal **32,** 1317 (1949).

DeMonbreun, W. A.: Cultivation and cultural characteristics of Darlings Histoplasma capsulatum. Amer. J. trop. Med. **14,** 93 (1934).

— Dog as natural host for Histoplasma capsulatum. Amer. J. trop. Med. **19,** 565 (1939).

Dean, G.: Cave disease. Cent. Afr. J. Med. **3,** 79 (1957).

Dickie, H. A., and **M. E. Murphy:** Laboratory infection with Histoplasma capsulatum; notes. Amer. Rev. Tuberc. **72,** 690 (1955).

Diveley, W., and **R. McCracken:** Cavitary pulmonary Histoplasmosis treated by pulmonary resection: 13 year experience with 29 cases. Ann. Surg. **163,** 921 (1965).

Dodd, K., and **E. H. Tompkins:** Case of Histoplasmosis of Darling in infant. Amer. J. trop. Med. **14,** 127 (1934).

Dowding, E. S.: The spores of Histoplasma. Canad. J. Res. **26,** 265 (1948).

— Histoplasma and Brazilian Blastomyces. Mycologia **42,** 668 (1950).

Draheim, J. H., J. R. Mitchell, and **N. W. Elton:** Histoplasmosis. Fourth case report from Canal Zone. Amer. J. trop. Med. **31,** 753 (1951).

Drouhet, E., and **J. Schwarz:** Comparative studies with 18 strains of Histoplasma. J. Lab. clin. Med. **47,** 128 (1956a).

— — Croissance et morphogénèse d'Histoplasma capsulatum d'origine Americaine et Africaine. Ann. Inst. Pasteur **90,** 144 (1956b).

Dublin, W. B., C. G. Culbertson, and **H. P. Friedmann:** Histoplasmosis. Amer. Rev. Tuberc. **58,** 562 (1948).

Dubois, A., P. G. Janssens, and **P. Brutsaert:** Un cas d'histoplasmose africaine. Avec une note mycologique sur Histoplasma duboisii. W. Sp. par. R. Vanbreuseghem. Ann. Soc. belge Méd. trop. **32,** 569 (1952).

—, and **R. Vanbreuseghem:** L'histoplasmose africaine. Bull. Acad. roy. Méd. Belg. **17,** 551 (1952).

— — Étude expérimental d'une souche Belge d'Histoplasma capsulatum. Comparison avec d'autres souches et avec H. duboisii. Antonie van Leeuwenhoek **22,** 103 (1956).

Dutcher J. D.: Chemical studies of Amphotericin B. Antibiot. Ann. 1956—57, p. 866.

Dzawachiszwili, N., J. W. Landau, V. D. Newcomer, and **O. A. Plunkett:** The effect of sea water and sodium chloride on the growth of ungi pathogenic to man. J. invest. Derm. **43,** 103 (1964).

Edwards, P.Q.: Histoplasmin testing in different geographic areas. Lancet, **11**, 707 (1957).
— Histoplasmosis sensitivity of young men in Alaska, Hawaii, the Phillipines and Puerto Rico. Bull. Wld Hlth Org. **30**, 587 (1964).
—, **C.F. Jacobs**, and **D. Barfield**: Sensitivity to tuberculin, histoplasmin and coccidioidin among high school students in Northwestern Georgia. Dis. Chest. **34**, 467 (1958).
—, **A.G. Geser, E.H. Kjobbye, J. Meijer**, and **O.W. Christensen**: Histoplasmin testing in Africa and southern Asia. Amer. J. trop. Med. **5**, 224 (1956).
—, and **J.H. Klaer**: Worldwide geographic distribution of Histoplasmosis and histoplasmin sensitivity. Amer. J. trop. Med. **5**, 235 (1956).
—, and **C.E. Palmer**: Sensitivity to Histoplasmin among negro and white residents of different communities in the U.S.A. Bull. Wld Hlth Org. **30**, 575 (1964).
— — Prevalence of sensitivity to coccidioidin, with special reference to specific and non-specific reactions to coccidioidin and to histoplasmin. Dis. Chest **31**, 35 (1957).
—, **W.J. Peeples**, and **A.G. Berger**: Prevalence of sensitivity to tuberculin and histoplasmin amon high school students in Montgomery County, Maryland. Pediatrics **21**, 389 (1958).
Emmons, C.W.: Isolation of Histoplasma capsulatum from soil. Publ. Hlth Rep. (Wash.) **64**, 892 (1949).
— Histoplasmosis: animal reservoirs and other sources in nature of pathogenic fungus, Histoplasma. Amer. J. publ. Hlth **40**, 436 (1950).
— The significance of saprophytism in the epidemiology of the mycoses. Trans. N.Y. Acad. Sci. **17**, 157 (1954).
— Association of bats with Histoplasmosis. Publ. Hlth Rep. **73**, 590 (1958).
— Saprophytic reservoirs of Histoplasma. In.: H.C. Sweany: Histoplasmosis. Springfield/Illinois: Charles C. Thomas Publisher 1960.
— Isolation of Histoplasma capsulatum from soil in Washington, D.C. Publ. Hlth Rep. (Wash.) **76**, 591 (1961).
—, **C.H. Binford**, and **J.P. Utz**: Medical Mycology. Philadelphia Lea & Febiger **1963**.
—, **P.D. Klite, G.M. Baer**, and **W.B. Hill jr.**: Isolations of Histoplasma capsulatum from bats in the United States. Amer. J. Epidemiol. **84**, 103 (1966).
—, **H.B. Morlan**, and **E.L. Hill**: Isolation of Histoplasma capsulatum from soil. Publ. Hlth Rep. (Wash.) **64**, 892 (1949a).
— — — Histoplasmosis in rats and skunks in Georgia. Publ. Hlth Rep. (Wash.) **64, 1423** (1949b).
—, **B.J. Olson**, and **W.W. Eldridge**: Studies of the role of fungi in pulmonary disease; cross reactions of Histoplasmin. Publ. Hlth Rep. (Wash.) **60, 1383** (1945).
—, and **W.R. Piggott**: Eradication of Histoplasma capsulatum from soil. Mycologia **55**, 521 (1963).
—, and **D.A. Rowley**: Isolation of Histoplasma capsulatum from fresh and deep-frozen peribronchial lymph nodes of dogs by mouse inoculation. J. Lab. clin. Med. **45**, 303 (1955).
— —, **B.J. Olson, C.F.T. Mattern, J.A. Bell, E. Powell**, and **E.A. Marcey**: Histoplasmosis. Proved occurrence of inapparent infections in dogs, cats and other animals. Amer. J. Hyg. **61**, 40 (1955).
Englert, E. jr., and **A.W. Phillips**: Acute diffuse pulmonary granulomatosis in bridge workers. Amer. J. Med. **15**, 733 (1953).
Farell, R.L., C.R. Cole, J.A. Prior, and **S. Saslaw**: Experimental histoplasmosis. 1. Methods for production of Histoplasmosis in dogs. Proc. Soc. exp. Biol. (N.Y.) **84**, 51 (1953).
Felson, B., G.F. Jones, and **R.P. Ulrich**: Röntgenologic aspects of diffuse miliary granulomatous pneumonitis of unknown etiology. Amer. J. Roentgenol. **64**, 740 (1950).
Fifer, W.R., R.C. Woellner, and **S.S. Gordon**: Mediastinal histoplasmosis. Dis. Chest **47**, 518 (1965).
Friedman, J.L., G.L. Baum, and **J. Schwarz**: Primary pulmonary histoplasmosis. Amer. J. Dis. Child. **109**, 298 (1965).
Furcolow, M.L.: Development of calcification in pulmonary lesions associated with sensitivity to histoplasmin. Publ. Hlth Rep. (Wash.) **64**, 1363 (1949).
— Histoplasmosis. GP (Kansas) **18**, 117 (1958).
— Epidemiology of Histoplasmosis. In: H.C. Sweany: Histoplasmosis. Springfield/Illinois: Charles. C. Thomas Publisher 1960.
— Clinical types of Histoplasmosis. In: H.C. Sweany: Histoplasmosis. Springfield/Illinois: Charles C. Thomas Publisher 1960.
— Test of immunity in Histoplasmosis. New Engl. J. Med. **268**, 357 (1963).
— Comparison of treated and untreated severe histoplasmosis. A communicable disease center cooperative study. J. Amer. med. Ass. **183**, 823 (1963).
— Questions and Answers. J. Amer. med. Ass. **205**, 116 (1968).
—, and **C.A. Brasher**: Chronic progressive (cavitary) histoplasmosis as a problem in tuberculosis sanatoriums. Amer. Rev. Tuberc. **73**, 609 (1956).

Furcolow, M.L., I.L. Bunnel, and **D.J. Tenenberg**: A complement fixation test for Histoplasmosis. II. Preliminary results with human sera. Publ. Hlth Rep. (Was.) **63**, 169 (1958).
—, and **A. Boyzm**: Development of complement fixing antibodies and chest lesions among histoplasmin converters. Presented before Epidemiology section of Amer. J. publ. Hlth Assoc. Oct. 31, 1950, St. Louis, Mo.
—, **M.E. Emge,** and **I.L. Bunnel**: Depression of tuberculin and histoplasmin sensitivity associated with critical illness. Publ. Hlth Rep. (Wash.) **63**, 1290 (1948).
—, **C.F. Federspiel,** and **H.W. Larsh**: Histoplasmin, coccidioidin and tuberculin sensitivity among school children in two Texas counties. Publ. Hlth Rep. (Wash.) **70**, 12 (1955).
—, and **J.T. Grayston**: Non tuberculous chest diseases: occurrence of histoplasmosis in epidemics. Trans. nat. Ass. Tuberc. **48**, 83 (1952).
— — Occurrence of histoplasmosis in epidemics. Etiological study. Amer. Rev. Tuberc. **68**, 307 (1953).
—, **W.G. Guntheroth,** and **M.J. Willis**: The frequency of laboratory infections with Histoplasma capsulatum. Their clinical and X-ray characteristics. J. Lab. clin. Med. **40**, 182 (1952).
—, and **W.H. Harr**: Air and water in the natural history of Histoplasma capsulatum. Proc. Conf. on Histoplasmosis, 1952. Publ. Hlth Monogr. **39**, 282 (1956).
—, and **P.H. Lehan**: Epidemic Histoplasmosis. J. chron. Dis. **5**, 489 (1957).
—, and **R.W. Menges**: Comparison of histoplasmin sensitivity rates among human beings and animals in Boone County, Missouri. Amer. J. publ. Hlth **42**, 926 (1952).
— —, and **H.W. Larsh**: An epidemic of histoplasmosis involving man and animals. Ann. intern. Med. **43**, 173 (1955).
—, and **P. Ney**: Epidemiologic aspects of histoplasmosis. Amer. J. Hyg. **65**, 264 (1957).
—, **J. Schubert, F.E. Tosh, I.L. Doro,** and **H.J. Lynch**: Histoplasmosis in sanatoriums in the U.S.A. J. Amer. med. Ass. **180**, 109 (1962).
—, **J. Schwarz, B.A. Hewell,** and **J.T. Grayston**: Incidence of tuberculin, histoplasmin and blastomycin reactors among a group of school children. Amer. J. publ. Hlth **43**, 1523 (1953).
—, **F.E. Tosh, H.W. Larsh, H.J. Lynch jr.,** and **G. Shaw**: The emerging pattern of urban histoplasmosis. Studies on an epidemic in Mexico, Missouri. New Engl. J. Med. **264**, 1226 (1961).
Gans, J.C., and **A.J. Otto**: Pulmonary Histoplasmosis in the Netherlands. Ned. milit. geneesk. T. **18**, 148 (1965).
Gardini Tuesta, W.E.: Biological relationships between paracoccidioides, blastomyces e histoplasma. An Fac. Farm. (Luna) **49**, 82 (1966).
Gass, R.S., R.L. Gauld, E.F. Harrison, H.C. Stewart, and **W.C. Williams**: Tuberculosis studies in Tennessee and roentgenological evidence of tuberculous infection in relation to tuberculin sensitivity in school children. Amer. Rev. Tuberc. **38**, 441 (1938).
Gerber, H.J., F.W. Schoonmaker, and **M.D. Vazquez**: Chronic Meningitis associated with Histoplasma endocarditis. New Engl. J. Med. **275**, 74 (1966).
Giddings, T.H.: Fatal reaction to Amphotericin B. Tex. St. J. Med. **58**, 183 (1962).
Gillespie, J.B.: Superior vena caval obstruction in childhood. Report of a case secondary to histoplasmosis. J. Pediat. **49**, 320 (1956).
Gold, W.: Amphotericin A u. B.: Antifungal antibiotic produced by streptomycete. In vitro studies. Antibiot. Ann. 1955—56, 579.
Goldman, J.N., and **J. Schwarz**: Cytology of four yeastlike organisms in tissue explants. Mycopathologia (Den Haag) **29**, 161 (1966).
Gomba, Sz., und **V. Szokoly**: Generalisierte tödliche Histoplasmose. Zbl. allg. Path. path. Anat. **110**, 90 (1967).
Gonzalez-Ochoa, A.: Histoplasmosis aguda primaria. Gac. méd. Méx. **87, 733** (1957).
— Symposium sobre histoplasmosis pulmonar primaria, generalidades. Aspectos del problema en Mexico. Gac. méd. Méx. **94**, 501 (1964).
Goodman, N.C., and **H.W. Larsh**: Environmental factors and growth of Histoplasma capsulatum in soil. Mycopathologia (Den Haag) **33**, 145 (1967).
Goodwin, jr., R.A., J.D. Snell, W.W. Hubbard, and **R.T. Terry**: Early chronic pulmonary Histoplasmosis. Amer. Rev. resp. Dis. **93**, 47 (1966).
—, **J.D. Snell jr., W.W. Hubbard,** and **R.T. Terry**: Relationships in combined pulmonary infections with Histoplasma capsulatum and Mycobacterium tuberculosi. Amer. Rev. resp. Dis. **96**, 990 (1967).
Goos, R.D.: Growth and survival of Histoplasma capsulatum in soil. Canad. J. Microbiol. **11**, 979 (1965).
Gordon, M.A.: The problem of a selective isolation medium for Histoplasma capsulatum. Publ. Hlth Monogr. **39**, 62 (1956).
—, **L. Ajello, L.K. George,** and **L.D. Zeidberg**: Microsporum gypseum and Histoplasma capsulatum spores in soil and water. Science **116**, 208 (1952).

Grayston, J.T., and **P. Altman**: Pathogenesis and pathology of experimental histoplasma infections in mice. J. Lab. clin. Med. **44**, 808 (1954).

— —, and **G.C. Gozad**: Experimental histoplasmosis in mice Publ. Hlth Monogr. **39**, 99 (1956).

—, and **M.L. Furcolow**: Occurrence of histoplasmosis in epidemics: epidemiologic studies. Amer. J. publ. Hlth **43**, 665 (1953)

—, and **S.B. Salvin**: Experimental histoplasmosis in immunized and nonimmunized mice. Arch. Path. **61**, 422 (1956).

Greer, H.E.: Disseminated fungus diseases of the lung. Springfield/Illoinis: Charles C. Thomas Publisher 1962.

Gregoriades, D.G., H.V. Langeluttig, and **J.W. Polk**: Pericarditis with massive effusion due to histoplasmosis: case report. J. Amer. med. Ass. **178**, 331 (1961).

Gridley, M.F.: A stain for fungi in tissue sections. Amer. J. clin. Path. **23**, 303 (1953).

Grocott, R.G.: A stain for fungi in tissue sections and smears using Gomoris methenamine-silver nitrate technic. Amer. J. clin. Path. **25**, 975 (1955).

Gruhn, J.G., and **J. Sanson**: Mycotic infections in leucemia patients at autopsy. Cancer **16**, 61 (1963).

Grunberg, E., and **E. Titsworth**: The effect of cortisone on infection of white mice with Histoplasma capsulatum. Amer. Rev. resp. Dis. **87**, 911 (1963).

Haley, L.D.: "Saprophytic form" of Histoplasma capsulatum in vivo. Yale J. Biol. Med. **24**, 381 (1952).

Halliday, W.R.: Medical hazards to cave explorers. GP (Kansas) **18**, 80 (1958).

Han, Eung Soo: Pulmonary calcifications and skin sensitivities to tuberculin, Histoplasmin and Coccidioidin among Polynesians. Bull. Wld Hlth Org. **35**, 527 (1966).

Hansmann, G.H., and **J.R. Schenken**: Unique infection in man caused by new yeast-like organism, pathogenic member of genus Sepedonium. Amer. J. Path. **10**, 731 (1934).

Hartung, M., und **K. Salfelder**: Histoplasmose mit tödlichem Ausgang als Berufserkrankung bei einem Mykologen. Int. Arch. Gewerbepath. u. Gewerbehyg. **19**, 270 (1962).

Hasenclever, H.F., M.H. Shacklette, R.V. Young, and **G.A. Gilderman**: The natural occurrence of Histoplasma capsulatum in a cave. I. Epidemiologic aspects. Amer. J. Epidemiol. **86**, 238 (1967).

Hatch, T.F., and **P. Gross**: Pulmonary deposition and retention of inhaled aerosols. New York-London, Academic Press 1964.

Hazen, E.L., G.N. Little, and **V. Mordaunt**: Isolation of Histoplasma capsulatum from two natural sources in the Mohawk Valley; one the probable point source of two cases of histoplasmosis. Amer. J. publ. Hlth **46**, 880 (1956).

Heilbrunn, I.B., and **A.R. Cain**: Mild histoplasmosis clinically resembling atypical pneumonia and accompanied by erythema nodosum and arthritis. J. Miss. med. Ass. **47**, 503 (1950).

Heiner, D.C.: Diagnosis of histoplasmosis using precipitinreactions in Agar-Gel. Pediatrics **22**, 616 (1958).

Helmbright, A.L., and **H.W. Larsh**: Size of the spores of Histoplasma capsulatum. Proc. Soc. exp. Biol. (N.Y.) **81**, 550 (1952).

Herron, J.T., and **M.L. Furcolow**: Histoplasmosis in Arkansas. J. Ark. med. Soc. **55**, 194 (1959).

Hiley, P., Ch. Heilbrunn, and **J. Fields**: Histoplasma ulcer of the tongue. J. Amer. med. Ass. **200**, 1130 (1967).

Hill, G.A., and **S. Marcus**: Challenge of Macacus iris with Histoplasma capsulatum. Amer. Rev. Tuberc. **75**, 849 (1957).

Hill, G.B., and **C.C. Campbell**: A further evaluation of histoplasmin and yeast-phase antigen of Histoplasma capsulatum in the complement fixation test. J. Lab. clin. Med. **48**, 255 (1956).

Hillegas, A.B.: Availability of standardized Histoplasmin. Proc. Conf. Histoplasmosis. Publ. Hlth Serv. Publ. **465**, Washington, D.C., U.S. Govt. Printing Off. (1956).

Hinton, A., H.W. Larsh, and **S.L. Silberg**: Direct exposure of mice to soils known to contain Histoplasma capsulatum. Proc. Soc. exp. Biol. (N.Y.) **94**, 176 (1957).

Hinton, P.F., and **C.W. Campbell**: Demonstration of six antigenic constituents of Histoplasmin by immunoelectrophoresis. Am. J. med. Technol. **33**, 46 (1967).

Holland, P., and **N.A. Holland**: Histoplasmosis in early infancy, hematologic, histochemical and immunologic observations. Amer. J. Dis. Child. **112**, 412 (1966).

Hook, W.A.: Soluble antigens for immunofluorescense detection of Histoplasma capsulatum antibodies. Appl. Microbiol. **15**, 350 (1967).

Howard, D.H.: Intracellular growth of Histoplasma capsulatum. J. Bact. **89**, 518 (1965).

— Effect of temperature on the intracellular growth of Histoplasma capsulatum. J. Bact. **93**, 438 (1967).

Howell, A. jr.: Studies on Histoplasma capsulatum and similar form species 1. Morphology and development. Mycologia **31**, 191 (1939).
— Studies on Histoplasma capsulatum and similar form species. II. Effect of temperature. Mycologia **32**, 671 (1940).
— Studies on Histoplasma capsulatum and similar form species. III. Effect of hydrogen ion concentration. Mycologia **33**, 103 (1941).
— Studies of fungus antigens: quantitative studies of cross reactions between histoplasmin and blastomycin in guinea pigs. Publ. Hlth Rep. (Wash.) **62**, 631 (1947).
— The efficiency of methods for the isolation of Histoplasma capsulatum. Publ. Hlth Rep. (Wash.) **63**, 173 (1948).
— Studies on fungus antigens. III. Sensitization of normal animals with skin test antigens. Publ. Hlth Rep. (Wash.) **63**, 595 (1948b).
Hutchin, P., and **G. E. Lindskog**: Acquired esofagobronchial fistula of infectious origin. J. thorac. cardiovasc. Surg. **48**, 1 (1964).
Ibach, M. J., H. W. Larsh, and **M. L. Furcolow**: isolation of Histoplasma capsulatum from air. Science **119**, 71 (1954).
Jobe, M. G., and **J. A. Koepke**: Histoplasmosis in peripheral blood. Amer. J. clin. Path. **46**, 158 (1966).
Johnson, H. E., and **R. Batson**: Benign pulmonary histoplasmosis: a case report with brief review of literature. Dis. Chest **14**, 517 (1948).
Juba, A.: Über eine seltene Mykose (durch Histoplasma capsulatum verursachte Meningoencephalitis) des Zentralnervensystems. Psychiat. et Neurol. (Basel) **135**, 260 (1958).
Kao, C. J., and **J. Schwarz**: Heat resistance of seven strains of Histoplasma. J. infect. Dis. **99**, 219 (1956).
— — The isolation of Cryptococcus neoformans from pigeon nests. Amer. J. clin. Path. **27**, 652 (1957).
Kasza, L., and **R. A. Griesemer**: The production of cytopathic changes in canine cell lines by infectious agents. Cell lines derived from melanoma and thyroidal carcinoma. Path. Vet. (Basel) **4**, 378 (1967).
Kaufman, L.: Serology of systemic fungus diseases. Publ. Hlth Rep. (Wash.) **81**, 177 (1966).
—, and **S. Blumer**: Occurrence of serotypes among histoplasma capsulatum strains. J. Bact. **91**, 1434 (1966).
—, **R. T. Terry, J. H. Schubert**, and **D. McLaughlin**: Effects of a single Histoplasmin skin test on the serological diagnosis of histoplasmosis. J. Bact. **94**, 798 (1967).
—, and **S. Blumer.**: Development and use of a polyvalent conjugate to differentiate Histoplasma capsulatum and Histoplasma duboisii from other pathogens. J. Bact. **95**, 1243 (1968).
Klieger, H. L., and **E. R. Fisher**: Fibrocalcific constrictive pericarditis due to Histoplasma capsulatum. New Engl. J. Med. **267**, 593 (1962).
Kligman, A. M., and **G. D. Baldridge**: Morphology of Sporotrichum schenkii and Histoplasma capsulatum in tissue. Arch. Path. **51**, 567 (1951).
Klite, P. D.: The interpretation of agar gel precipitin-reaction in Histoplasmosis. J. Lab. clin. Med. **66**, 770 (1965).
—, and **F. H. Diercks**: Histoplasma capsulatum in fecal contents and organs of bats in the Canal-Zone. Amer. J. trop. Med. Hyg. **14**, 433 (1965).
Korns, M. E.: Coincidence of Mycotic (H. caps.) vegetative endocarditis of the mitral valve and the Lutembacher Syndrome. Circulation **23**, 589 (1965).
Kunstadter, R. H., F. C. Withcomb, and **A. Milzer**: Primary Histoplasmosis with recovery of Histoplasma capsulatum from the blood and bronchial secretions. J. Lab. clin. Med. **34**, 1290 (1949).
Kurung, J. M.: The isolation of Histoplasma capsulatum from sputum. Amer. Rev. Tuberc. **66**, 578 (1952).
—, and **D. Yegian**: Medium for maintenance and conversion of Histoplasma capsulatum to yeast-like phase. Amer. J. clin. Path. **24**, 505 (1954).
Kwon-Chung, K. J.: Gymnoascus demonbreunii Ajello & Cheng: Evidence that it is not the perfect state of Histoplasma capsulatum Darling. Sabouraudia **6**, 168 (1968).
Lacaz da Silva, C., I. M. V. Padim, and **P. S. Minami**: Results of Histoplasmin tests in two brasilian villages, Arraias (State of Golás) and Conceicao do Araguaia (State of Pará). Hospital (Rio de J.) **71**, 87 (1967).
Lanceley, J. L., H. F. Lunn, and **A. M. Wilson**: Histoplasmosis in an african child. J. Pediat. **59**, 756 (1961).
Larkin, J. C. jr., and **S. Phillips**: Pulmonary histoplasmosis. J. chron. Dis. **17**, 109 (1964).
Larsh, H. W., G. C. Cozad, A. Hinton, and **M. L. Furcolow**: The mouse as an aid in the isolation of Histoplasma capsulatum and the effect of adjuvants. Publ. Hlth Monogr. **39**, 86 (1956a).

Larsh, H. W., A. Hinton, and **G. C. Cozad:** Natural reservoir of Histoplasma capsulatum. Amer. J. Hyg. **63,** 18 (1956).

— —, and **M. L. Furcolow:** Laboratory studies of Histoplasma capsulatum. III. Efficiency of the flotation method in isolation of Histoplasma capsulatum from soil J. Lab. clin. Med. **41,** 478 (1953).

— —, and **S. L. Silberg:** conversion and maintenance of Histoplasma capsulatum in tissue culture. Proc. Soc. biol. Med. **93,** 612 (1956b).

—, **V. E. Scholes, A. Hinton,** and **S. Silberg:** The minimal infectious inoculum of Histoplasma capsulatum for the mouse and chick embryo. Proc. Soc. exp. Biol. (N.Y.) **98,** 570 (1958).

Lauzé, S., and **D. Myhal:** Primary Histoplasmosis of the Lung. Un. méd. Can. **96,** 140 (1967).

Lazarus, A. S., and **L. Ajello:** Aislamiento de Histoplasma capsulatum del suelo de una cueva en El Peru. Rev. Med. Exp. Lima **9,** 5 (1955).

Leedom, J. M., J. C. Pritchard and **L. M. Keer:** Probable histoplasma pericarditis with effusion: report of case with recurrence. Arch. intern. Med. **112,** 652 (1963).

Lehan, P. H., C. A. Brasher, H. W. Larsh, and **M. L. Furcolow:** Evaluation of clinical aids to the diagnosis of chronic progressive cavitary histoplasmosis. Amer. Rev. Tuberc. **75,** 938 (1957).

—, and **M. L. Furcolow:** Epidemic histoplasmosis. J. chron. Dis. **5,** 489 (1957).

— —, **C. A. Brasher,** and **H. W. Larsh:** Therapeutic trials with newer antifugal agents. Antibiot. Ann,. N.Y., Medical Encyclopedia 1956—57.

—, **J. L. Yates, C. A. Brasher, H. W. Larsh,** and **M. L. Furcolow:** Experiences with the therapy of sixty cases of deep mycotic infection. Dis. Chest. **32,** 597 (1957).

Leznoff, A., H. Frank, P. Telner, J. Rosenzweig, and **J. L. Brandt:** Histoplasmosis in Montreal during the fall of 1963, with observations on erythema multiforme. Canad. med. Ass. J. **91,** 1154 (1964).

Li, M., R. G. Garrison, and **H. Dodd:** Complement-fixing cross reactivity between Histoplasma capsulatum and certain formrelated Aleuriosporic Hyphomycetes. Mycopathologia (Den Haag) **33,** 353 (1967).

Little, J. A., and **A. J. Steigmann:** Erythema nodosum in primary histoplasmosis. J. Amer. med. Ass. **173,** 875 (1960).

Littman, M. L.: Liver spleen glucose blood agar for Histoplasma capsulatum and other fungi. Amer. J. clin. Path. **25,** 1148 (1955).

— Cryptococcus neoformans in pigeon excreta in New York City. Amer. J. Hyg. **69,** 49 (1959).

Long, E. R., and **W. H. Stearns:** Physical examination at induction; standards with respect to tuberculosis and their application as illustrated by review of 53400 x-ray films of men in the Army of the United States. Radiology **41,** 144 (1943).

Loosli, C. G.: Histoplasmosis. Some clinical, epidemiological and laboratory aspects. Med. clin. N. Amer. **39,** 171 (1955).

— Some epidemiological and clinical aspects of pulmonary histoplasmosis in a farm family. Proc. Conf. Histoplasm. Publ. Hlth Monogr. **39,** 24 (1956).

— Histoplasmosis. J. chron. Dis. **5,** 473 (1957).

—, **J. T. Grayston, E. R. Alexander,** and **F. Tanzi:** Epidemiological studies of pulmonary histoplasmosis in a farm family. Amer. J. Hyg. **55,** 392 (1952).

Louria, D. B., N. Feder, and **C. W. Emmons:** Amphotericin B in experimental histoplasmosis and cryptococcosis. Antibiot. Ann., N.Y., Medical Encyclopedia Inc. 1956—57.

Lumsden, L. L., W. P. Dearing, and **R. A. Brown:** Questionable value of skin testing as a means of establishing an epidemiological index of tuberculous infection. Amer. J. publ. Hlth **29,** 25 (1939).

Manos, N. E.: Histoplasmin sensitivity convresion rates. Amer. J. Hyg. **58,** 119 (1953).

— The tornado as an epidemiological research tool. Bull. Am. Metereol. Soc. **39,** 460 (1958).

—, **S. H. Ferebee,** and **W. F. Kerschbaum:** Geographic variation in the prevalence of histoplasmin sensitivity. Dis. Chest. **29,** 649 (1956).

Mantovani, A., A. Mazzoni and **L. Ajello:** Histoplasmosis in Italy. I. Isolation of Histoplasma capsulatum from dogs in the province of Bologna. Sabouraudia **6,** 163 (1968).

Manych, J.: Critical study of positive Histoplasmin, Coccidioidin, Blastomycin and Paracoccidioidin skin allergy tests in Checoslovakia. J. Hyg. Epidem. (Praha) **10,** 361 (1966).

Marcus, S., and **G. A. Hill:** Extent of resistance induced by immunization against Histoplasma capsulatum. Fed. Proc. **16,** 423 (1957).

—, and **F. R. Rambo:** Comparative aspects of the immunization of mice against systemic mycoses. Bact. Proc. p, 92 (1955).

Mariat, F., and **S. Segretain:** Étude mycologique dúne histoplasmose spontanée du singe africain (Cynocephalus babuin). Ann. Inst. Pasteur. **91,** 874 (1956).

Marinkelle, C. J., and **E. Grose:** Histoplasma capsulatum from the liver of a bat in Colombia. Science **147,** 1039 (1965).

Markowitz, H.: Antibodies in Histoplasmosis. J. Bact. **93,** 40 (1967).

Mayer, R.L., E. Konopka, S. Geftic, and J. Tanzola: Sulfonamides and experimental Histoplasmosis. Antibiot. and Chemother. **6**, 215 (1956).

McDerman, L., and J.M. Young: The development of positive serologic test with Histoplasma capsulatum antigens following single histoplasmin skin test. Amer. J. clin. Path. **34**, 434 (1960).

McVeigh, I., and K. Morton: Nutrional studies of Histoplasma capsulatum. Mycopathologia (Den Haag) **25**, 294 (1965).

Medeiros, A.A., S.D. Marty, F.E. Tosh, and T.D.Y. Chin: Eruthema nodosum and Erythema multiforme as clinical manifestations of histoplasmosis in a community outbreak. New Engl. J. Med. **274**, 415 (1966).

Meleny, H.E.: Histoplasmosis (reticulo-endothelial cytomycosis): a review with mention of 13 unpublished cases. Amer. J. trop. Med. **20**, 603 (1940).

Menges, R.W.: Canine histoplasmosis. J. Amer. vet. med. Ass. 119, 411 (1951).

—, **M.L. Furcolow, R.T. Habermann, and R.J. Weeks**: Epidemiologic studies on Histoplasmosis in wild life. Environ. Res. **1**, 129 (1967).

— —, and **A. Hinton**: The role of animals in the epidemiology of histoplasmosis. Publ. Hlth Monogr. **39**, 277 (1956).

— —, **H.W. Larsh, and A. Hinton**: Laboratory studies on histoplasmosis. I. The effect of humidity and temperature on the growth of Histoplasma capsulatum. J. infect. Dis. **90**, 67 1952.

—, **J.T. McClellan, and R. J. Ausherman**: Canine histoplasmosis and blastomycosis in Lexington, Kentucky. J. Amer. vet. med. Ass. **124**, 202 (1954).

Merchant, R.K., D.B. Louria, P.H. Geisler, J.H. Edgecomb, and J.P. Utz: Fungal endocarditis: review of literature and report of three cases. Ann. intern. Med. **48**, 242 (1958).

Mickle, W.A. jr.: In collaboration with Comission on acute respiratory diseases: Studies on the causation on an unusual disease at Camp Gruber, Okla. Arch. intern. Med. **80**, 203 (1947).

Middleton, J.G., D.L. McVickar, and J.C. Peterson: Experimental histoplasmosis in white rat. Proc. Soc. exp. Biol. (N.Y.) **75**, 164 (1950).

Miller, A.A., F. Ramsden, and M. R. Geake: Acute disseminated histoplasmosis of pulmonary origin probably contracted in Britain. Thorax **16**, 388 (1961).

Milne, H.A.: The morphology and cytochemistry of Histoplasma capsulatum. J. med. Lab. Technol. **14**, 142 (1957).

Mochi, A., and P.Q. Edwards: Geographical distribution of histoplasmosis and histoplasmin sensitivity. Bull. Wld Hlth Org. **5**, 229 (1952).

Mohr, W.: Histoplasmose. In Handb. d. inn. Med. Bd. I, 2 Kapitel „Mykosen". Berlin-Göttingen-Heidelberg: Springer 1951.

— Zur Klinik der Lungenhistoplasmose. In Krankheiten durch Aktinomyceten und verwandte Erreger S. 126. Berlin-Heidelberg-New York: Springer 1967.

Moore, M.: Posadasia pyriformis and P. capsulata, two causative organisms of Darlings Histoplasmosis in the United States. Ann. Missouri Botan. Garden **22**, 335 (1935).

— A morphological and physiological study of two species of Psodasia P. capsulata (Darling) Moore and P. pyriformis Moore. Amer. J. Path. **31**, 1049 (1955).

Moore, T.: Esophageal obstruction due to mediastinal granuloma. J. thorac. cardiovasc. Surg. **37**, 127 (1959).

Murdock, W.T., R.E. Travis, W.D. Sutliff, and L. Ajello: Acute pulmonary histoplasmosis after exposure to soil contaminated by starling excreta. J. Amer. med. Ass. **179**, 73 (1962).

Murray, J.F., and D. Howard: Laboratory acquired histoplasmosis. Amer. Rev. resp. Dis. **89**, 631 (1964).

—, **H.I. Lurie, J. Kaye, C. Komins, R. Borok, and M. Way**: Benign pulmonary histoplasmosis (cave disease) in South Africa. S. Afr. med. J. **31**, 245 (1957).

Negroni, P.: Estudio micológico del primer caso Sud-Americano de histoplasmosis. Rev. Inst. Bacteriológico (D.N.H.) **9**, 239 (1940).

— Un nuevo caso de histoplasmosis. Estudio micológico y terapeutico. Rev. argent. Dermatosif. **30**, 212 (1946).

Negroni, R., and P. Negroni: Serologic studies of cases of Histoplasmosis observed in Buenos Aires. Pren. méd. argent. **53**, 1521 (1966).

— —, and **A.E. Bachmann**: General immiunologic aspects of histoplasmosis in Argentina. Derm. ibero lat.- amer. **9**, 41 (1967).

Nelson, N.A., H.L. Goodman, and H.L. Oster: The association of Histoplasmosis and Lymphoma. Amer. J. med. Sci. **233**, 56 (1957).

Nelson, W.E., A.G. Mitchell, and E.W. Brown: The intracutaneous tuberculinreaction associated with intrathoracic lesions. Amer. Rev. Tuberc. **37**, 311 (1938).

Newberry jr., W.M., F.E. Tosh, I.L. Doto, and T.D. Chin: The complement fixation antibody test in the diagnosis of chronic pulmonary Histoplasmosis and Blastomycosis. J. chron. Dis. **20**, 303 (1967).

Nielsen, G.E., and **R.E. Evans**: A study of the sporulation of Histoplasma capsulatum. J. Bact. **68**, 261 (1954).
Nielsen jr., H.S.: The dimorphism and infectivity of Histoplasma capsulatum. Mycopathologia (Den Haag) **31**, 1 (1967).
Nielzén, A., and **H. Paldrock**: A laboratory infection caused by Histoplasma capsulatum. Acta derm.-venereol. (Stockh.) **33**, 329 (1953).
Nuttall-Smith, J.: Pulmonary histoplasmosis accompanied by erythema nodosum. Canad. med. Ass. J. **74**, 59 (1956).
Okudaira, M., **J. Schwarz**, and **S.M. Adriano**: Experimental production of Schaumann bodies by heterogenous microbial agents in the golden Hamster. Lab. Invest. **10**, 968 (1961).
Olson, B.J., **J.A. Bell**, and **C.W. Emmons**: Studies on histoplasmosis in a rural community. Amer. J. publ. Hlth **37**, 441 (1947).
Orozco, O.G., **R.H. Lennox**, and **G.S. Hayes**: A study of Histoplasmin skin tests among school children in Cali and Candelaria (Valle del Cauca), Columbia. Amer. J. trop. Med. Hyg. **13**, 443 (1964).
Palmer, C.E.: Non-tuberculous calcification and sensitivity to histoplasmin. Publ. Hlth Rep. (Wash.) **60**, 513 (1945).
— Geographic differences in sensitivity to histoplasmin among student nurses. Publ. Hlth Rep. (Wash.) **61**, 475 (1946).
—, and **P.Q. Edwards**: The dose of histoplasmin H-42 for skin testing. Amer. Rev. Tuberc. **77**, 546 (1958).
— — The histoplasmin skin test. In: H.C. Sweany: Histoplasmosis. Springfield/Illinois: Charles C. Thomas Publisher 1960.
— —, and **W.E. Allfather**: Characteristics of skin reaktions to coccidioidin and histoplasmin, with evidence of an unidentified source of sensitization. Amer. J. Hyg. **66**, 196 (1957).
Parsons, R.J., and **C.J.D. Zarafonetis**: Histoplasmosis in man: report of seven cases and a review of senventy-one cases. Arch. intern. Med. **75**, 1 (1945).
Peabody jr., J.W.: Histoplasmosis. Unraveling the Panamanian puzzle. New Engl. J. Med. **255**, 408 (1956).
—, **R.B. Brown**, **E.W. Davis**, **S. Katz**, and **A. Cannon**: Surgical implications of mediastinal granulomas. Amer. Surg. **25**, 357 (1957).
Perry, L.W., **D.E. Jenkins**, and **F.C. Whitcomb**: Siumultaneously occurring pulmonary coccidioidomycosis and Histoplasmosis. Amer. Rev. resp. Dis. **92**, 952 (1965).
Pine, L.: Morphological and physiological characteristics of Histoplasma capsulatum. In: H.C. Sweany: Histoplasmosis. Springfield/Illinois: Charles C. Thomas Publisher 1960.
—, **L. Kaufmann**, and **C.J. Boone**: Comparative fluorescent antibody staining of Histoplasma capsulatum and Histoplasma duboisii with a specific anti-yeast-phase Histoplasma capsulatum conjugate. Mycopathologia (Den Haag) **24**, **315** (1964).
—, and **C.L. Peacock**: Reaction of fumaric and with cysteine. J. Amer. chem. Soc. **77**, 3153 (1955).
— — Studies on the growth of Histoplasma capsulatum. IV. Factors influencing conversion of the mycelial phase to the yeast phase. J. Bact. **75**, 167 (1958).
Pinkerton, H.: Differential diagnosis. In: H.C. Sweany: Histoplasmosis. Springfield/Illinois: Charles C. Thomas Publisher 1960.
—, and **L. Iverson**: Histoplasmosis. Three fatal cases with disseminated sarcoid-like lesions. Arch. inter. Med. **90**, 456 (1952).
Polk, J.W.: Surgery for pulmonary histoplasmosis. In: H.C. Sweany: Histoplasmosis. Springfield/Illionis: Charles C. Thomas Publisher 1960.
Ponnampalam, J.: Isolation of Histoplasma capsulatum from the soil of cave in Central Malaya. Amer. J. trop. Med. Hyg. **12**, 775 (1963).
Porter, B.M., **B.K. Comfort**, **R.W. Menges**, **R.T. Habermann**, and **C.D. Smith**: Correlation of Fluorescent antibody, histopathology, and culture on tissues from 372 animals examined for Histoplasmosis and Blastomycosis. J. Bact. **89**, 748 (1965).
Prior, J.A., and **S. Saslaw**: Effect of repeated histoplasmin skin-testing on serologic results. Proc. Soc. exp. Biol. (N.Y.) **82**, 689 (1953).
Procknow, J.J.: The diagnostic problem of histoplasmosis. Postgrad. Med. **20**, 206 (1956).
— Pulmonary histoplasmosis in a farm family-fifteen years later. Amer. Rev. resp. Dis. **95**, 171 (1967).
—, and **C.G. Loosli**: Treatment of deep mycoses. A.M.A. Arch. intern. Med. **101**, 765 (1958).
—, **M.I. Page**, and **C.G. Loosli**: Early pathogenesis of experimental histoplasmosis. Arch. Path. **69**, 413 (1960).
Puckett, T.F.: Pulmonary histoplasmosis: a study of 22 cases with identification of H. capsulatum in resected lesions. Amer. Rev. Tuberc. **67**, 453 (1953).
— Pulmonary histoplasmosis. Amer. J. Surg. **90**, 92 (1955).
— The pathology of circumscribed localized lesions of histoplasmosis. In: H.C. Sweany: Histoplasmosis. Springfield/Illinois: Charles C. Thomas Publisher 1960.

Rafael, S.S., and **J. Schwarz**: Occupational hazards from fungi causing deep mycoses. Arch. industr. Hyg. 8, 154 (1953).
Randhawa, H.S.: Occurrence of histoplasmosis in Asia. Abstr. Rev. 8th Intern. Congr. Trop. Med. and Malaria, Teheran, 1968 p. 408.
Reca, M.E.: Reduction of a Tetrazolium salt in determining growth activity of yeast phase Histoplasma capsulatum. Appl. Microbiol. **16**, 236 (1968).
Reid, J.D., **J.H. Scherer**, **P.A. Herbut**, and **H. Irving**: Systemic histoplasmosis. Systemic histoplasmosis diagnosed before death and produced experimentally in guinea pigs. J. Lab. clin. Med. **27**, 419 (1942).
Reimann, H.A., and **A.H. Price**: Histoplasmosis in Pennsylvania. Confusion with sarcoidosis and experimental therapy with bacillomycin. Penn. med. J. **52**, 367 (1949).
Rhoades, E.R., **H.E. Ginn**, **H.G. Muchmore**, **W.O. Smith**, and **J.F. Hammerstein**: The effect of Amphotericin B upon renal function in man. In: Antimicrobial agents Ann., N.Y., Plenum Press. 1961).
Ribi, E., and **S.B. Salvin**: Antigens from the yeast phase of Histoplasma capsulatum. 1. Morphology of the cell as revealed by the electron microscope. Exp. Cell. Res. **10**, 394 (1956).
Riegel, N., and **H.G. Schriever**: Fatal pericarditis due to Histoplasmosis. Report of a case. Amer. Rev. resp. Diss. **95**, 99 (1967).
Riehl, G.: Durch pathogene Sprosspilze bedingte Granulome. Arch. Derm. u. Syph. (Berlin) **148**, 392 (1924—25).
Rieth, H., and **T. Binder**: Screening for the occurrence of Histoplasmosis in the inland jungle of eastern Peru. Mycopathologia (Den Haag) **25**, 109 (1965).
Riggs jr., W., and **P. Nelson**: The roentgenologic findings in infantile and childhood Histoplasmosis. Amer. J. Roentgenol. **97**, 181 (1966).
Riley, W.A., and **C.J. Watson**: Histoplasmosis of Darling with report of a case originating in Minnesota. Amer. J. trop. Med. **6**, 271 (1926).
— — Darling's Histoplasmosis in the United States: the possibility of the further occurrence of cases. Minn. Med. **9**, 97 (1926).
Ritter, C.: Studies of the viability of Histoplasma capsulatum in tap water. Amer. J. publ. Hlth **44**, 1299 (1954).
Rodger, R.J., **L.L. Terry**, and **C.H. Binford**: Histoplasmosis, cryptococcosis and tuberculosis complicating Hodgkins disease. Amer. J. clin. Path. **21**, 153 (1951).
Rosenbaum, A.E., **H.I. Schweppe**, and **E.R. Rabin**: Constrictive pericarditis, pneumopericardium and aortic aneurysm due to Histoplasma capsulatum. New Engl. J. Med. **270**, 935 (1964).
Rowley, D.A., **R.T. Haberman**, and **C.W. Emmons**: Histoplasmosis: pathologic studies of fifty dogs and fifty cats from Loundoun County, Virginia, J. infect. Dis. **95**, 98 (1954).
—, and **M. Huber**: Growth of Histoplasma capsulatum in normal, superinfected and immunized mice. J. Immunol. **77**, 15 (1956).
Rubin, H., **M.L. Furcolow**, **J.L. Yates**, and **C.A. Brasher**: The course and prognosis of histoplasmosis. Amer. J. Med. **27**, 278 (1959).
—, **P.H. Lehan**, and **M.L. Furcolow**: Severe, non-fatal histoplasmosis. Report of a typical case with comments on therapy. New Engl. J. Med. **257**, 599 (1957).
Sabin, A.B.: Miliary granulomatous pneumonitis in a group of men exposed to pigeon excreta. Tr. 47. Nat. Tuberc. Assoc. 290 (1951).
— An epidemic of miliary granulomatous pneumonitis caused by Histoplasma. Publ. Hlth Monogr. **39**, 20 (1956).
Salfelder, K.: Zur Differentialdiagnose der Histoplasmose. Tropenmed. u. Parasit. **11**, 453 (1960).
— Fatal case of Erythema nodosum and histoplasmosis. Mycopathologia (Den Haag) **22**, 316 (1964).
— Informe sobre la busqueda de Histoplasma capsulatum en una cueva de La Azulita/Edo. Mérida para la Dirección de Turismo de la Corp. de Los Andes, Octubre de 1966.
—, y **C. Capretti**: Primo infección pulmonar de Histoplasmosis en un lactante. Mycopathologia (Den Haag) **15**, 251 (1961).
— —, und **A. Romero**: Histoplasma capsulatum im Boden II. Morphologischer Pilznachweis, Gewebsreaktionen und Vergleich der Kulturversuche mit Histoplasma capsulatum mit den histologischen Untersuchungen bei Mäusen. Mycopathologia (Den Haag) **19**, 62 (1963).
—, und **M. Hartung**: Zur Frage des Vorkommens von Histoplasmose in Europa. Dtsch. med. Wschr. **90**, 313 (1965).
—, y **T.R. de Liscano**: Lesiones histoplasmoticas como indice epidemiológico de la enfermedad en los Andes Venezolanos. Mycopathologia (Den Haag) (in Druck) (1965).
— —, **J. Romanovich**, und **F. Moncada**: Über einen Fall von Lungenhistoplasmom mit möglicher Infektion in Italien. Mykosen **6**, 1 (1963).

Salfelder, K., and **J. Schwarz**: Cross reactions to Histoplasma capsulatum in mice. Sabouraudia **3**, 164 (1964).
— — Experimental cutaneous histoplasmosis in Hamsters. Arch. Derm. **91**, 645 (1965).
—, y **T.R. de Liscano**,: Lesiones histoplasmóticas autópsicas como indice epidemiológico de la enfermedad en Los Andes Venezolanos. Mycopathologia (Den Haag) **26**, 19 (1965).
—, **J. Schwarz**, and **M. Akbarian**: Experimental ocular Histoplasmosis in dogs. Amer. J. Ophthal. **59**, 290 (1965).
—, **K.K. Sethi**, and **J. Schwarz**: Experimental histoplasmosis temporqrily "Hibernating" hamsters. Mycopathologia (Den Haag) **27**, 289 (1965).
—, and **J. Schwarz**: Histoplasma capsulatum and chickens. Mykosen **10**, 337 (1967).
— — Histoplasmotische Kalkherde in der Milz. Dtsch. med. Wschr. **92**, 1468 (1967).
—, and **K.K. Sethi**: Experimental intentinal histoplasmosis of hamsters. Mycopathologia (Den Haag) **32**, 153 (1967).
—, **T.R. de Liscano**, and **St. Stefanko**: Pilze im polarisierten Licht. Mykosen **11**, 679 (1968).
—, and **J. Schwarz**: Experimental cutaneous infection of hamsters with Histoplasma duboisii. Mykosen **11**, 273 (1968).
Saliba, A., and **O. Beatty**: Treatment of mycotic infections: Hydrocortisone in the control of Amphotericin B toxicity. Dis. Chest **41**, 214 (1962).
—, and **W.M. Anderson**: Acute disseminated Histoplasmosis. Amer. Rev. resp. Dis. **95**, 94 (1967).
Salvin, S.B.: Cultural studies on the yeast-like phase of Histoplasma capsulatum Darling. J. Bact. **54**, 655 (1947a).
— Complement fixation studies in experimental histoplasmosis. Proc. Soc. exp. Biol. (N.Y.) **66**, 342 (1947b).
— Cysteine and related compounds in the growth of the yeast-like phase of Histoplasma capsulatum. J. infect. Dis. **84**, 275 (1949).
— Growth of the yeast-like phase of Histoplasma capsulatum in a fluid medium J. Bact. **59**, 312 (1950).
— Immunization of mice against Histoplasma capsulatum. J. Immunol. **70**, 267 (1953).
— Further studies on immunization of mice against Histoplasma capsulatum. Amer. J. Hyg. **61**, 72 (1955).
— Resistance to reinfection in experimental histoplasmosis. J. Immunol. **74**, 214 (1955a).
— Hypersensitivity in mice with experimental histoplasmosis. J. Immunol. **75**, 1 (1955b).
— Acquired resistance in experimental histoplasmosis. Tr. New York Acad. Sc., Ser. 11. **18**, 462 (1956).
— Resistance of animals and man to histoplasmosis. In: H.C. Sweany: Histoplasmosis. Springfield/Illinois: Charles C. Thomas Publisher 1960.
—, and **M.L. Furcolow**: Precipitins in human histoplasmosis. J. Lab. clin. Med. **43**, 259 (1954).
—, and **E. Ribi**: Antigens from yeast-phase of Histoplasma capsulatum. II. Immunologic properties of protoplasma vs. cell walls. Proc. Soc. exp. Biol. (N.Y.) **90**, 287 (1955).
—, **R.W. Weber, D.B. Lackman, J. Nishio**, and **G. Menges**: Influence of repeated histoplasmin skin tests on precipitins and complement fixing antibodies. J. Lab. clin. Med. **44**, 56 (1954).
— Constitutuents of the cell wall of the yeast-phase of Histoplasma capsulatum. Amer. Rev. resp. Dis. **92**, 119 (1965).
Sanford, W.G., J.R. Rasch, and **R.P. Stonehill**: A therapeutic dilemma. The treatment of didseminated coccidioidomycosis with Amphotericin B. Ann. intern. Med. **56**, 553 (1962).
Saphir, O.: Non-rheumatic inflammatory diseases of heart. In: Pathology of the heart, II. Ed. Springfield/Illinois: Charles C. Thomas Publisher (1959).
Saslaw, S.: The collodion agglutination test. Pub. Health Monogr. **39**, 123 (1956).
—, and **C.C. Campbell**: The use of yeast-phase antigens in a complement fixation test for histoplasmosis. 1. Preliminary results with rabbit sera. J. Lab. clin. Med. **33**, 811 (1948a).
— — The use of yeast-like antigens in a complement fixation test for histoplasmosis. II. Results with ground antigens. J. Lab. clin. Med. **33**, 1207 (1948b).
— — A method for demonstrating antibodies in rabbit sera against histoplasmin by collodion agglutination technique. Proc. Soc. exp. Biol. (N.Y.) **68**, 559 (1948c).
— — A collodion agglutination test for histoplasmosis. Publ. Hlth Rep. (Wash.) **64**, 424 (1949).
— — Effect of histoplasmin skin-testing on serologic results. Proc. Soc. exp. Biol. (N.Y.) **82**, 689 (1953).
—, and **H.N. Carlisle**: A histoplasmin- latex agglutination test. J. Lab. clin. Med. **50**, 949 (1957).
—, and **J. Schaefer**: Relation of sex and age to resistance of mice to experimental Histoplasma infections. Proc. Soc. exp. Biol. (N.Y.) **90**, 400 (1955).
—, **G.E. Maurice**, and **C.R. Cole**: Experimental histoplasmosis in large animals. J. Lab. clin. Med. **46**, 96 (1955).

Schaefer, J., and **S. Saslaw**: Some factors affecting resistance of mice to experimental histoplasmosis. Proc. Soc. exp. Biol. (N.Y.) **85**, 223 (1954).
Scheff, G.S.: Biochemical and immunological properties of Histoplasma capsulatum No. 650. Yale. J. Biol. Med. **18**, 41 (1950).
Scherr, G.H.: Studies on the dimorphism of Histoplasma capsulatum. I. The role of-SH group and incubator temperature. Exp. Cell. Res. **12**, 92 (1957).
Schub, H.B., C.G. Spivey jr., and **G.D. Baird**: Pleural involvement in Histoplasmosis. Amer. Rev. resp. Dis. **94**, 225 (1966).
Schubert, J.H.: Evaluation of histoplasmin antigens for the complement fixation test. Publ. Hlth Monogr. **39**, 119 (1956).
—, **H.J. Lynch jr.**, and **L. Ajello**: Evaluation of the agar plate precipitin-test for histoplasmosis. Amer. Rev. resp. Dis. **84**, 845 (1961).
—, and **G.L. Wiggins**: Additional studies of histoplasmin formation. Mycopathologia (Den Haag) **30**, 81 (1966).
Schulz, D.M.: A partially healed primary lesion in a case of generalized histoplasmosis. Arch. Path. **50**, 457 (1950).
— Histoplasmosis of the central nervous system. J. Amer. med. Ass. **151**, 549 (1953).
— Histoplasmosis, a statistical review. Amer. J. clin. Path. **24**, 11 (1954).
Schwarz, J.: Giant forms of Histoplasma capsulatum in tissue explants. Amer. J. clin. Path. **23**, 898 (1953).
— General aspects of the pathology of histoplasmosis. Publ. Hlth Monogr. **39**, 12 (1956).
— Pathology of Histoplasmosis. Pathology Annual **3**, 335 (1968).
—, and **G.L. Baum**: The history of histoplasmosis, 1906—1956. New Engl. J. Med. **256**, 253 (1957).
— — Reinfection in histoplasmosis. Arch. Path. **75**, 475 (1963).
— —, and **H. Floyd**: Pathogenesis of "epidemic" histoplasmosis. Ann. N.Y. Acad. Sci. **89**, 47 (1960).
— —, **C.J. Wang, E.L. Bingham**, and **H. Rubel**: Succesful infection of pigeons and chickens with Histoplasma capsulatum. Mycopathologia (Den Haag) **8**, 189 (1957).
—, and **E.L. Bingham**: The pathogenesis of canine histoplasmosis. J. Amer. vet. med. Ass. **128**, 611 (1956).
—, and **E. Drouhet**: Morphologic features of an African strain of Histoplasma in hamsters and mice. Arch. Path. **64**, 409 (1957).
—, and **L. Goldman**: Die Histoplasmose der Haut und Schleimhäute. In: J. Jadassohn: Handbuch der Haut- und Geschlechtskrankheiten, Ergänzungswerk. Band 4, Teil 4., Berlin-Göttingen-Heidelberg: Springer 1960.
—, **F. N. Silverman, S.M. Adriano, M. Straub**, and **S. Levine**: The relation of splenic calcifications to histoplasmosis. New Engl. J. Med. **252**, 887 (1955).
Seabury, J.H., and **H.E. Dascomb**: Experience with Amphotericin B. Ann. N.Y. Acad. Sci. **89**, 202 (1960).
— — Results of the treatment of systemic mycoses. J. Amer. med. Ass. **188**, 509 (1964).
Selby, L.A., R.W. Menges, and **R.T. Habermann**: Survey for Blastomycosis and Histoplasmosis among stroy dogs in Arkansas. Amer. J. vet. Res. **28**, 345 (1967).
Sellers jr., T.F., W.N. Price, and **W.N. Newberry**: An epidemic of erythema multiforme and erythema nodosum caused by histoplasmocis. Ann. intern. Med. **62**, 1244 (1965).
Serviansky, B., and **J. Schwarz**: Calcified lesions caused by histoplasmosis and tuberculosis. Amer. J. Roentgenol. **77**, 1034 (1957).
Sethi, K., K. Salfelder, and **J. Schwarz**: Cross reactions to blastomyces dermatitidis in mice. Mycopathologia (Den Haag) **24**, 70 (1964).
Sethi, K.K., and **J. Schwarz**: Experimental ocular histoplasmosis in pigeons. Amer. J. Ophthal. **61**, 538 (1966).
— — Amphotericin B in ocular histoplasmosis of rabbits. Arch. Ophthal. **75**, 818 (1966).
Shacklette, M.H., and **F.H. Diercks**: Histoplasma capsulatum recovered from bat tissues. Science **135**, 1135 (1962).
—, **H.F. Hasenclever**, and **E.A. Miranda**: The natural occurrence of Histoplasma capsulatum in a cave. II. Ecologia aspects. Amer. J. Epidemiol. **86**, 246 (1967).
Shapiro, J.L., J.J. Lux, and **B.E. Sprofkin**: Histoplasmosis of the central nervous system. Amer. J. Path. **31**, 319 (1955).
Shaw, L.W., A. Howell jr., and **E.S. Weiß**: Biological assay of lots of histoplasmin and the selection of a new working lot. Publ. Hlth Rep. **65**, (Wash.) 583 (1950).
Shima, S., I. Ozeki, M. Matsumoto, and **S. Hibino**: Histoplasmin sensitivity in Japan (Nagoya District). Dis. Chest 46, 692 (1964).
Shirokov, E.P.: Histoplasmosis in Panama. J. Amer. med. Ass. **177**, 297 (1961).
Sigrest, M.L., F.L. Lummus, G.D. Campbell, J.F. Busey, and **F. Allison jr.**: Effect of diagnostic skin testing on antibody levels form histoplasmosis. New Engl. J. Med. **269**, 390 (1963).

Silva, M.E., and **L.A.Paula**: Infeccao natural de ratos pelo Histoplasma capsulatum na cidade do Salvador, Bahia. Bol. Fund. Moniz **9**, 1 (1956).

Silverman, F.N., J. Schwarz, M.E. Lahey, and **R.P. Carson**: Histoplasmosis. Amer. J. Med. **19**, 410 (1955).

Singh, M.D., and **R.G. Garrison**: Propylene-glycol aerosolization and the diagnosis of pulmonary Histoplasmosis. Dis. Chest. **46**, 82 (1964).

Smith, C.D.: Coccidioidomycosis. Med. Clin. N. Amer. **27**, 790 (1943).

— Analogy of coccidioidin and histoplasmin sensitivity. Proc. Conf. Histoplasmosis. Pub. Health Serv. Pub. No. 465. Washington, D.C., U.S. Gvt. Printing Office 1956.

— Evidence of the presence in yeast extract of substances which stimulate the growth of Histoplasma capsulatum and Blastomyces dermatitidis similar to that found in starling manaure extract. Mycopathologia (Den Haag) **22**, 99 (1964).

—, and **M.L. Furcolow**: Efficiency of three techniques for isolating Histoplasma capsulatum from soil, including a new flotation method. J. Lab. clin. Med. **64**, 342 (1964).

— —, and **F.E. Tosh**: Attempts to eliminate Histoplasma capsulatum from soil. Amer. J. Hyg. **79**, 170 (1964).

— —, and **R.J. Weeks**: Further ecological studies of the growth of Histoplasma capsulatum in nature. Arch. environm. Hlth. **12**, 755 (1966).

—, **M.T. Saito, R.R. Beard, H.G. Rosenberger**, and **E.G. Whiting**: Histoplasmin sensitivity and coccidioidal infection; occurrence of cross-reactions. Amer. J. publ. Hlth **39**, 722 (1949).

Snyder, C.H., and **R.S. White**: Successful treatment of histoplasma meningitis with Amphotericin B. A case report. J. Pediat. **58**, 554 (1961).

Sotgiu, G., and **A. Mazzoni**: Histoplasma capsulatum: Occurrence in soil from the Emilia-Romagna region of Italy. Science **147**, 624 (1965).

— —, **A. Mantovani, L. Ajello**, and **J. Palmer**: Survey of soils for human pathogenic fungi from the Emilia-Romagna region of Italy-II. Isolation of Allesheria bodyi, Cryptococcus neoformans and Histoplasma capsulatum. Amer. J. Epidemiol. **83**, 329 (1966).

—, **A. Mantovani**, and **A. Mazzoni**: Histoplasmosis in Europe. Abstr. Rev. 8th Int. Congr. Trop. Med. and Malaria, Teheran, 1968, p. 407.

Sprofkin, B.E., J.L. Shapiro, and **J.J. Lux**: Histoplasmosis of the central nervous system: a case report of Histoplasma meningitis. J. Neuropath. exp. Neurol. **14**, 228 (1955).

Steinberg, B.A., W.P. Jambor, and **L.O. Sydom**: Amphotericin A and B: Two new antifungal antibiotics posessing high activity against deep seated and superficial mycoses. Antibiot. Ann. N. Y. Medical Encyclopedia Inc. 1955—1956.

Sternberg, T.H., E.T. Wright, and **M.A. Oura**: A new antifungal antibiotic. Amphotericin B. Antibiot. Ann. N. Y. Medical Encyclopedia Inc. 1955—1956.

Stewart, R.A., and **K.F. Meyer**: Isolation of coccidioides inmitis (Stiles) from soil Proc. Soc. exp. Biol. (N.Y.) **29**, 937 (1932).

Stoker, D.J.: Histoplasmosis in Cyprus: Report of two cases. Brit. med. J. **2**, 793 (1964).

Stotzky, G., and **A.H. Post**: Soil mineralogy as possible factor in geographic distribution of Histoplasma capsulatum. Canad. J. Microbiol. **13**, 1 (1967).

Straub, M., B.G. Fishkin, and **J. Schwarz**: Residual pulmonary lesions of fungal origin in Southern California. Mycopathologia (Den Haag) **20**, 55 (1963).

—, and **J. Schwarz**: Healed primary complex in histoplasmosis. Amer. J. clin. Path. **25**, 727 (1955).

— — Histoplasmosis, Coccidioidomycosis and tuberculosis: a comparative pathological study. Path. et Microbiol. (Basel) **25**, 421 (1962).

Strong, R.P.: Study of some tropical ulcerations of skin with particular reference to their etiology. Philippine J. Sci. **1**, 91 (1906).

Sulkin, S.E., and **R.M. Pike**: Laboratory acquired infections. J. Amer. med. Ass. **147**, 1740 (1951).

Sutliff, W.D.: Experience with the course and chemotherapie of chronic pulmonary histoplasmosis. Amer. Rev. Tuberc. **75**, 912 (1957).

—, and **L. Ajello**: Histoplasma capsulatum in the environment of sporadic histoplasmosis cases. Abstr. Rev. 8th Int. Congr. Trop. Med. and Malaria, Teheran, 1968, p. 406.

Sweany, H.C.: The pathogenesis of histoplasmosis in the human body. In: Histoplasmosis. Springfield/Illinois: Charles C. Thomas Publisher 1960.

—, **D. Gorelick, F.C. Coller**, and **J.L. Jones**: Pathologic findings in benign pulmonary histoplasmosis. Dis. Chest **34**, 119 und **34**, 257 (1958).

Swenson, B.E.: Roentgenogram of the month. Dis. Chest. **45**, 91 (1964).

Symmers, W.S.: A case of histoplasmic lymphadenitis following recovery from sarcoidosis. Brit. med. J. **4996**, 786 (1956).

Symmers, W.St.C.: Histoplasmosis in non-endemic areas. Abstr. Rev. 8th Int. Congr. Trop. Med. and Malaria, Teheran, 1968 p. 409.

Takacs, F.J., Z.M. Tomkievicz, and **J.P. Merril**: Amphotericin B nephrotoxicity with irreversible renal failure. Ann. intern. Med. **59**, 716 (1963).

Taylor, R.: Serologic response of Rhesus monkeys to Histoplasma, Blastomyces and Coccidioides antigens. J. Bact. **94**, 1 (1967).
Tenenberg, D.J.: The serology of histoplasmosis. In: H.C. Sweany: Histoplasmosis. Springfield/Illinois: Charles C. Thomas Publisher 1960.
—, and **A. Howell jr.**: A complement fixation test for histoplasmosis. 1. Technic and preliminary results in animal sera. Publ. Hlth Rep. (Wash.) **63**, 163 (1948).
Tesh, R.B., and **S.W. Bennett**: Histoplasmin sensitivity in Columbia. Report of recent skin test surveys in three ecologic zones and review of other surveys. Amer. J. trop. Med. Hyg. **16**, 752 (1967).
—, **M.H. Shacklette, F.H. Diercks**, and **D. Hirschl**: Histoplasmosis in children. Pediatrics **33**, 894 (1964).
—, and **J.D. Schneidau jr.**: Naturally occurring Histoplasmosis among bat colonies in the South-Eastern United States. Amer. J. Epidemiol. **86**, 545 (1967).
—, **J.D. Schneidau**, and **C. Erwin**: The effect of processing and storage at —24° C on the survival of pathogenic fungi in excised tissue. Amer. J. clin. Path. **48**, 100 (1967).
—, **A.A. Arata**, and **J.D. Schneidau jr.**: Histoplasmosis in Colombian bats. Amer. J. trop. Med. Hyg. **17**, 102 (1968).
Titsworth, E.H., and **E. Grunberg**: A medium for the growth and maintenance of the yeast-like phase of Histoplasma capsulatum. Mycologia **42**, 298 (1950).
Tompkins, V.N.: Soluble antigen-constitutuents of yeast- phase Histoplasma capsulatum. Amer. Rev. resp. Dis. **92**, 126 (1965).
Torres-Blasini, G., and **J.A. Carrasco**: A human pathogenic fungus recovered from soil for the first time in Puerto Rico. Mycopathologia (Den Haag) **28**, 329 (1966).
—, y **J.A. Carrasco-Canales**: Soil studies in Puerto Rico. Mycopathologia (Den Haag) **29**, 177 (1966).
Tosh, F.E., I.L. Doto, D.J. D'Alessio, A.A. Medeiros, S.L. Hendricks, and **T.D.Y Chin**: The second of two epidemics of Histoplasmosis resulting from work on the same starling roost. Amer. Rev. resp. Dis. **94**, 406 (1966).
—, **R.J. Weeks, F.R. Pfeiffer, S.L. Hendricks, D.L. Greer**, and **T.D.Y. Chin**: The use of formalin to kill Histoplasma capsulatum at an epidemic site. Amer. J. Epidemiol. **85**, 259 (1967).
Tynes, B.S., J.C. Crutcher, and **J.P. Utz**: Histoplasma meningitis. Ann. intern. Med. **59**, 615 (1963).
U.S.A. Public Health Cooperative Study: Course and prognosis of untreated histoplasmosis. J. Amer. med. Ass. **177**, 296 (1961).
Utz, J.P., D.B. Louria, N. Feder, C.W. Emmons, and **N.B. McCullough**: A report of clinical studies on the use of Amphoterici in patients with systemic fungal diseases. Antibiot. Ann. N. Y. Medical Encyclopedia Inc. 1957—58.
Vanbreuseghem, R.: Histoplasma duboisii and large forms of Histoplasma capsulatum. Mycologia **58**, 264 (1956).
— Tienea capitis and African histoplasmosis in the Belgian Congo. Tr. N.Y. Acad. Sci. **19**, 622 (1957).
Vandepitte, J., F. Gatt, and **P. Hennebert**: Histoplasma duboisii in an injection abscess. Ann. Soc. belge Méd. trop. **45**, 49 (1965).
—, **J.L. Wachtel**, and **E.T. Stiller**: Amphotericin A and B. Antifungal antibiotics produced by streptomycete. Isolation and properties of crystalline Amphotericins. Antibiot. Ann. N.Y. Medical Encyclopedia Inc. 1956—1957.
Van Pernis, P.A., M.E. Benson, and **P.A. Holinger**: Specific cutaneous reactions with histoplasmosis: preliminary report of another case. J. Amer. med. Ass. **117**, 436 (1941).
Veterans Administration Cooperative Study on histoplasmosis: 1. Frequency of histoplasmosis among adult hospitalized males. Amer. Rev. resp. Dis. **84**, 663 (1961).
Veterans Administration: Histoplasmosis cooperative study III. Chronic pulmonary Histoplasmosis treated with Amphothericin B. alone and with Amphothericin B and Triple Sulfonamide. Amer. Rev. resp. Dis. **97**, 96 (1968).
— Histoplasmosis cooperative study. IV Pulmonary Histoplasmosis complicated by tuberculosis. Amer. Rev. resp. Dis. **97**, 630 (1968).
Veterans Administration Armed forces Cooperative study on Histoplasmosis: Histoplasmosis cooperative study, II. Chronic pulmonary histoplasmosis treated with and without Amphothericin B. Amer. Rev. resp. Dis. **89**, 641 (1964).
Vogel, R.A., and **J.D. Crutscher**: Studies on the bio-assay and excretion of Amphothericin B in patients with systemic mycoses. Antibiotics and Clin. Therap. **5**, 501 (1958).
Wagoner, N.E., A.L. Morehart, and **H.W. Larsh**: Improved technique for the reversion of Histoplasma capsulatum in tissue culture. Mycopathologia (Den Haag) **26**, 117 (1965).
Wail, M.: Histoplasmosis. Thorax **6**, 398 (1957).
Walter, J.E., and **G.B. Price jr.**: Chemical, serologic and dermal hypersensitivity activities of two fractions of Histoplasmin. Amer. Rev. resp. Dis. **98**, 474 (1968).

Washburn, A.M., J.H. Touhy, and **E.L. Davis**: Cave sickness: A new disease entity. Amer. J. publ. Hlth **38**, 1521 (1948).
Webb, W.R., and **J.L. Herring**: Pericarditis due to histoplasmosis. Amer. Heart J. **64**, 679 (1962).
Weed, L.A.: Large and small forms of Blastomyces and Histoplasma. Amer. J. clin. Path. **123**, 921 (1953).
White, F.C., and **H.E. Hill**: Disseminated pulmonary calcification. Amer. Rev. Tuberc. **62**, 1 (1950).
Wiggins, G.L., and **J.H. Schubert**: Relationship of histoplasmin agargel-bands and complement fixation titers in Histoplasmosis. J. Bact. **89**, 589 (1965).
Williot, J., F. Lantin, J. Christiane, S. Jenaer-Regniers, and **F. Delporte**: A case of african Histoplasmosis. Tuberc. Pneumol. Belg. **56**, 121 (1965).
Winn, W.A.: zit. nach **Takacs** u. Mitarb.
Witorsch, Ph., V.T. Andriole, C.W. Emmons, and **J.P. Utz**: The polypeptide antifungal agent (X-5079C): Further studies in 39 patients. Amer. Rev. resp. Dis. **93**, 876 (1966).
Woods., A.C., and **H.E. Wahlen**: The probable roll of benign histoplasmosis in the etiology of granulomatous uveitis. Amer. J. Ophthal. **49**, 205 (1960).
Woods, L.P., E.A. Tinsley, and **W.L. Diveley**: Direct sputum smear for diagnosis of pulmonary histoplasmosis. J. thorac. cardiovasc. Surg. **48**, 761 (1964).
Wooley, C.F., and **D.M. Hosier**: Constrictive pericarditis due to Histoplasma capsulatum. New Engl. J. Med. **264**, 1230 (1961).
Workman, W.G., and **G.A. Hottle**: Standardization of histoplasmin. Pub. Health Serv, Pub. No. 465. Washington D.C., U.S. Gvt. Printing Office. 1956.
Yamamoto, S., K. Ishida, and **A. Sato**: Isolation of Cryptococcus neoformans from pulmonary granuloma of a cat and from pigeon droppings. Jap. J. vet. Sci. **19**, 179 (1957).
Yates, J.L., M.N. Atay, H.V. Langeluttig, C.A. Brasher, and **M.L. Furcolow**: Experience with Amphotericin in the therapy of histoplasmosis. Dis. Chest. **37**, 144 (1960).
—, **H.V. Langeluttig,** and **C.A. Brasher**: Course and prognosis of untreated histoplasmosis. J. Amer. med. Ass. **177**, 292 (1961).
Zarafonetis, C.J.D.: Dubois medium with albumin for yeast phase growth of Histoplasma capsulatum. Amer. J. clin. Path. **22**, 911 (1952).
—, **and R.B. Lindberg**: Histoplasmosis of Darling: observations on antigenic properties of causative agent preliminary report. Univ. Hospit. Bull. Ann. Arbor **7**, 47 (1941).
Zeidberg, L.D.: A theory to explain the geographic variations in the prevalence of histoplasmin sensitivity. Amer. J. trop. Med. Hyg. **3**, 1057 (1954).
— The microdistribution of histoplasmin sensitivity in an endemic area. Pub. Health Serv. Pub. No. 465, Washington D.C., U. S. Govt. Printing Office 1956.
—, **L. Ajello, A. Dillon,** and **L.C. Runyon**: Isolation of Histoplasma capsulatum from soil. Amer. J. publ. Hlth **42**, 930 (1952).
— —, **and R.H. Webster**: Physical and chemical factors in relation to Histoplasma capsulatum in soil. Science **122**, 33 (1955).
—, **A. Dillon,** and **R.S. Gass**: Some factors in the epidemiology of histoplasmin sensitivity in Williamson County, Tennessee. Amer. J. publ. Hlth **41**, 80 (1951).
Zimmerman, L.E.: Demonstration of Histoplasma and Coccidioides in so-called tuberculomas of lung: Preliminary report on thirty five cases. Arch. intern. Med. **94**, 690 (1954).
— Fatal fungus infections complicating other diseases. Amer. J. clin. Path. **25**, 46 (1955).

Die Coccidioidomykose

(Valley-Fieber, Wüstenrheumatismus, San Joaquin-Fieber, Posadas-Wernicke-Krankheit, Granuloma coccidoides, Granuloma coccidioidale)

Von Karl Klütsch und Heinz P.R. Seeliger, Würzburg

Mit 7 Abbildungen

I. Definition

Die Coccidioidomykose wird durch Infektion mit dem Pilz *Coccidioides immitis* hervorgerufen. Die Erkrankung verläuft in der Mehrzahl der Fälle als kurzdauernder fieberhafter Katarrh der Luftwege. Selten kommt es zur Dissemination in andere Organe, die bei schlechter Abwehrlage zu tödlichem Ausgang führen kann. Endemisches Auftreten wird in verschiedenen Gebieten der beiden amerikanischen Subkontinente berichtet. Daneben sind sporadische Fälle in anderen Ländern beschrieben.

II. Geschichte

1892 berichtete Posodas in Argentinien und gleichzeitig Wernicke in Deutschland über ein ungewöhnliches Hautgranulom eines Soldaten aus den argentinischen Pampas. Die Autoren beobachteten in dem Tumorgewebe einen dem Protozoon *Coccidium* ähnlichen Parasiten. Rixford und Gilchrist stellten 1896 bei zwei tödlich verlaufenen Erkrankungen aus dem San Joaquin-Tal in Kalifornien den gleichen Erreger fest, den sie wegen seiner Ähnlichkeit mit den Coccidien *Coccidioides immitis* nannten. Die morphologischen und kulturellen Merkmale des Pilzes wurden 1904 von Wolbach erstmals beschrieben. Ophüls erkannte 1905 den biphasischen saprophytären und parasitären Entwicklungscyclus und wies dabei auf die Lunge als Eintrittspforte des Pilzes hin. Von ihm stammt die Bezeichnung coccidioidales Granulom.

Cooke entwickelte 1914 eine diagnostisch brauchbare Präcipitin-Reaktion, der Hirsch und Benson (1927) und Jacobson (1928) den Coccidioidin-Hauttest hinzufügten. Der Erregernachweis im Boden des San Joaquin-Tals gelang Stewart und Meyer (1932). Dickson schlug 1937 die Bezeichnung Coccidioidomykose für alle Stadien der Erkrankung vor, wobei er das primäre von dem sekundären progressiven Stadium abgrenzte. Die Jahre 1930—1950 waren durch ausgedehnte epidemiologische und immunologische Untersuchungen u. a. bei den in Kalifornien stationierten Soldaten gekennzeichnet (Dickson, 1938; Gifford, 1938—1939; Smith, 1939, 1943—1950). Die Vielzahl nur symptomatisch wirksamer Therapeutica wurde 1956 durch Amphotericin B abgelöst, nachdem der Nachweis seiner spezifischen fungistatischen Wirksamkeit im Tierversuch durch Sternberg u. Mitarb. (1956), Steinberg u. Mitarb. (1956), Halde u. Mitarb. (1957) erbracht worden war. Seine klinische Anwendbarkeit bei der Behandlung der Coccidioidomykose wurde durch Littman (1957), Seabury und Dascomb (1958), Utz u. Mitarb. (1958), Klapper u. Mitarb. (1958), Colwell (1959), Newcomer u. Mitarb. (1959) bewiesen. — Fiese (1958) hat in einer Monographie die einschlägige Literatur zu dieser Erkrankung bis 1958 umfassend dargestellt.

III. Erreger

Der Erreger der Coccidioidomykose, *Coccidioides immitis*, Rixford und Gilchrist, wurde erstmals im Jahre 1905 in Reinkultur gezüchtet.

Die systematische Einordnung dieses Pilzes ist bisher nicht sicher geklärt. Es handelt sich um einen Hyphomyceten, der auf den üblichen mykologischen Nährböden innerhalb von 3—5 Tagen in zunächst flach-grauen, feuchten, später weißen, watteähnlichen Kolonien mit reichem Luftmycel wächst. Manche Stämme zeigen auf der Rückseite der Kolonie ein bräunlich-schwarzes Pigment, das der Kolonie dann insgesamt ein gräuliches Aussehen verleiht. Bei älteren Kolonien treten innerhalb der Myceldecke abgeflachte Stellen auf, wodurch ein unregelmäßig gezeichnetes Koloniebild entsteht.

Im Luftmycel bilden sich nach 5—8 Tagen charakteristische faßförmige Sporen aus, die als *Arthrosporen* bezeichnet werden (vgl. Abb. 1). Diese sind durch kleinere Zellabschnitte miteinander verbunden und brechen schon bei kleinsten Luftbewegungen leicht ab (*cave* Einatmen von Sporen bei geöffneten Kulturgefäßen). Die Arthrosporen haben einen Durchmesser von 2—10 μ; ältere Laboratoriumskulturen bestehen oft zum größten Teil aus derartigen Sporen. Hierdurch wird der Umgang mit Kulturen ungewöhnlich riskant, weshalb besondere Schutzbestimmungen für das Arbeiten mit dieser Pilzart unerläßlich sind. Auch sollte die Erlaubnis zur Stammhaltung und zum Arbeiten mit *Coccidioides immitis* von einer Sondergenehmigung abhängig gemacht werden.

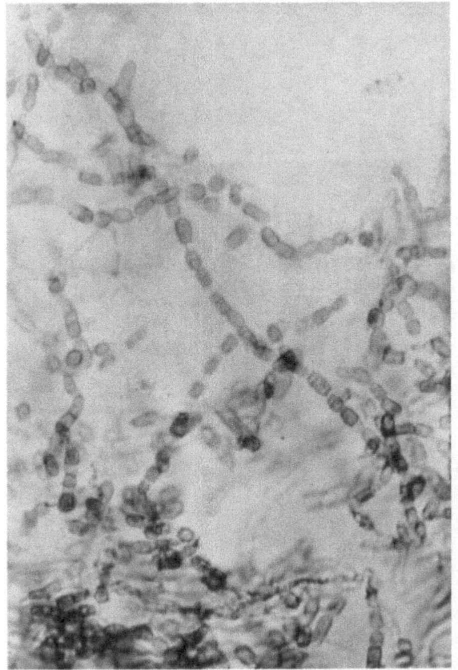

Abb. 1. Arthrosporen von *Coccidioides immitis*, photografiert nach einem Präparat von Dr. AJELLO, Communical Disease Center, Atlanta, Georgia

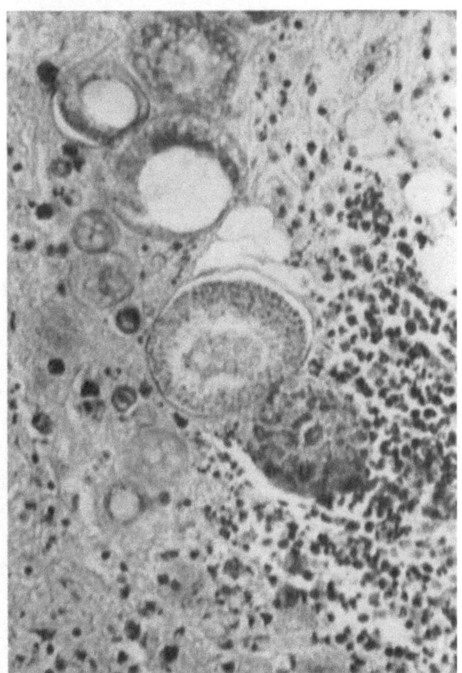

Abb. 2. Verschiedene Stadien der Sphärulenbildung in der Milz einer experimentell infizierten Maus

Die Mycelphase mit den Arthrosporen stellt die saprophytäre Pilzform dar, die in endemischen Zonen auf der Oberfläche bestimmter Böden gedeiht und in Abhängigkeit von Jahreszeit, Trockenheit und Luftbewegung eine Gefährdung für Mensch und Tier bedeutet.

Die eingeatmeten Arthrosporen wandeln sich im Lungengewebe (bzw. anderen Geweben, z. B. bei experimenteller Infektion) zunächst durch Aufquellen innerhalb von 48 Std in einen rundlichen Körper um. Nach 5—6 Tagen erreichen diese Rundkörper *(Sphärulen)* einen durchschnittlichen Durchmesser von 40 μ. Verschiedene Übergangsstadien von der Arthrospore zur Sphärule sind in Abb. 2 dargestellt.

Mit zunehmender Reife beginnt sich das Cytoplasma der Sphärule am 7. Tag zu teilen, wobei zunächst scharfkantige, später runde Innenkörper entstehen, die als *Endosporen* bezeichnet werden. Eine reife Sphärule mit Endosporen ist in Abb. 3 wiedergegeben. Die so ausgereiften Sphärulen platzen, wodurch Endosporen frei werden und auf dem Blut- oder Lymphwege in die verschiedenen Organe transportiert werden können, wo sie im Capillarnetz hängen bleiben, zu neuen Sphärulen heranwachsen und ausreifen. Die Endosporen haben einen Durchmesser von 2—4 μ.

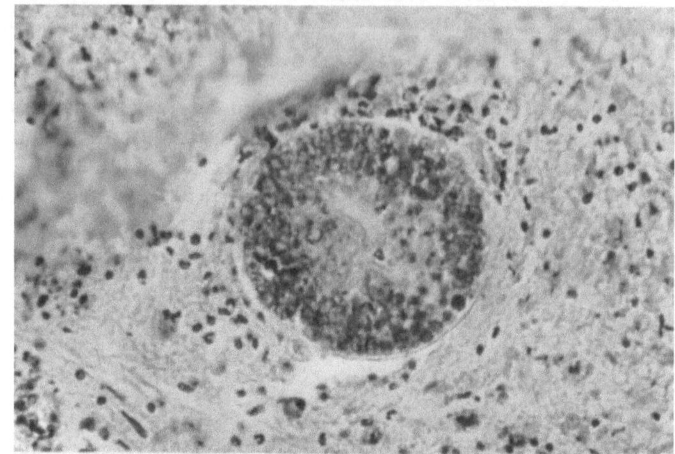

Abb. 3. Reife Sphärule mit Endosporen in der Milz einer experimentell infizierten Maus

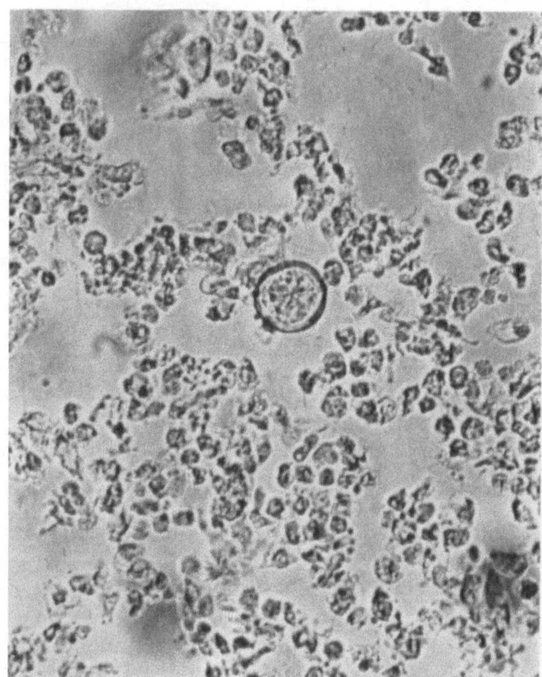

Abb. 4. Reife Sphärule im Eiter eines an Coccidioidomykose Erkrankten, mittlere Vergrößung

Im Gewebe des Infizierten werden dann die verschiedensten Stadien der Sphärulenbildung nebeneinander gefunden. Diese Wuchsform wird als parasitäre Wachstumsphase des Pilzes bezeichnet. Sie kann in infizierten Hühnerembryonen und neuerdings auch in der künstlichen Kultur unter Verwendung genau definierter Nährböden und Züchtungsbedingungen reproduziert werden.

LEVINE u. Mitarb. haben 1965 aus Sphärulen und ihren Endosporen Impfstoffe hergestellt und deren Schutzwirkung am Tier überprüft. Ähnliche Versuche wurden von anderen Untersuchern mit abgetöteten Arthrosporen der saprophytären Phase durchgeführt.

Die Sphärulen stellen die charakteristische und diagnostisch beweisende Gewebsform des Erregers dar. Sie finden sich häufig phagocytiert in Riesenzellen oder Histiocyten des Befallenen. Im Eiter der Abscesse sowie im Punktatmaterial und Sputum können sie mit dem starken Trockensystem in etwa 500facher Vergrößerung leicht nachgewiesen werden. Eine Anfärbung derartigen Untersuchungsmaterials ist nicht notwendig, da sich die Sphärulen auch im Nativpräparat durch ihre dicke Wand gut von der Umgebung abheben (vgl. Abb. 4).

Die Endosporen bilden bei Temperaturen zwischen 20 und 37° C Keimschläuche, die aus der Sphärulenwand herauswachsen und innerhalb von 6—24 Std nachweisbar werden, wenn das Untersuchungsmaterial im Objektglaspräparat bei Zimmertemperatur aufbewahrt wird (vgl. Abb. 5).

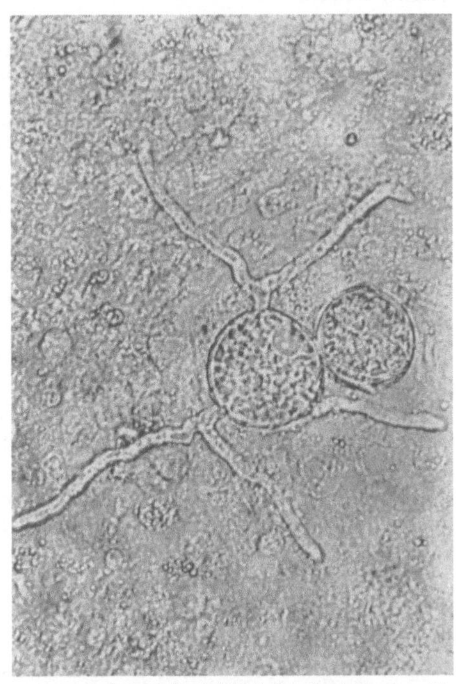

Abb. 5. Auskeimende Sphärule im Sputum eines Erkrankten (Objektglaspräparat)

Mit dieser Untersuchungsmethode kann die Natur fraglicher, sphärulenähnlicher Rundkörper leicht geklärt werden. — Echte Exotoxine sind bisher weder aus Kulturen noch Kulturfiltraten isoliert worden; jedoch variieren die einzelnen Stämme im Hinblick auf ihre Virulenz erheblich. Nie ist bisher aber ein völlig avirulenter bzw. apathogener *Coccidioides immitis*-Stamm nachgewiesen worden, wenn die Pathogenitätsprüfung auf intranasalem Weg erfolgte (betr. Einzelheiten vgl. SEELIGER und WERNER im Handbuch der Experimentellen Pharmakologie 1967).

Nach Züchtung in Asparaginbouillon und anderen Nährböden reichert sich das Substrat bei einer Temperatur um 25° C im Dunkeln in 6—10 Wochen mit Stoffwechsel- und Zerfallsprodukten von *Coccidioides immitis* an. Nach Sterilfiltration und Zusatz geeigneter Desinfektionsmittel wird das so gewonnene Coccidioidin als Antigen zu Hauttesten und serologischen Untersuchungen verwendet. Dazu wird es vorher durch entsprechende Einstellung (z. B. durch Hautteste in verschiedenen Verdünnungen an positiv reagierenden Menschen bzw. durch Ermittlung der optimalen Verdünnung, die mit bekannt positiven Seren reagiert), standardisiert.

Solche Antigene sind jahrelang haltbar; sie können in Europa vom Pasteur-Institut (Paris) bezogen werden. Coccidioidin ist keine einheitliche Substanz, sondern besteht aus einem Gemisch von Lipopolysacchariden und Lipoproteiden. ROWE u. Mitarb. (1963) konnten mit der Immundiffusionstechnik mindestens 6 Immunpräzipitatsstreifen nachweisen; wahrscheinlich ist die Zahl der antigenen Bestandteile noch größer.

Die gleichen Autoren zeigten, daß Menge und Zusammensetzung der Antigene bei verschiedenen *Coccidioides immitis*-Stämmen variieren können und von den jeweiligen Substratbedingungen abhängig sind.

Coccidioidin ist relativ spezifisch und zeigt praktisch keine Kreuzreaktionen mit Antigenen anderer pathogener Pilze. In der Komplementbindungsreaktion ergeben sich jedoch gelegentlich, vor allem in niederen Serumverdünnungen, geringfügige Kreuzreaktionen mit Erregern anderer Pilzinfektionen. Diese beruhen möglicherweise auf gruppenspezifischen Antigenkomponenten. In der Regel werden die Serumreaktionen (Präcipitation und KBR) auf Coccidioidomykose relativ wenig durch andere Pilzantigene gestört, so daß diese Verfahren in der Immunodiagnostik dieser Krankheit große Bedeutung erlangt haben.

IV. Pathologisch-anatomische Befunde

Das makroskopische, pathologisch-anatomische Bild der Coccidioidomykose ist uncharakteristisch. Es kann dem der Tuberkulose, Lepra, Syphilis, Tularämie, Brucellose, Sarkoidose, Sporotrichose, Blastomykose und anderen Erkrankungen ähneln. Für die Spezifität der Läsion ist allein der Nachweis des Erregers (Sphärulen) beweisend.

Im *Tierversuch* erzeugt die Inhalation von Arthro- und Chlamydosporen, die im Erdreich und Staub der Endemiegebiete sowie in Laboratoriumskulturen enthalten sind, innerhalb von 8—21 Tagen an der Tracheo-Bronchialschleimhaut und in den Alveolen winzige gallertartige, graue Knötchen, die mikroskopisch in ihrem Zentrum Epitheloid- und Riesenzellen enthalten und von einem Lymphocyten- und Plasmazellensaum umgeben sind. Bei der Hämatoxylin-Eosinfärbung erscheint das nekrotische Zentrum rot, die peripheren Riesen- und Epitheloidzellen blaß-blau und die Kerne der Lymphocyten in der Randzone intensiv blau (Cronkite und Lack, 1940). Die Erreger wandeln sich in Sphärulen mit Endosporen um und sind phagocytiert in den Riesenzellen oder frei im Granulationsgewebe zu finden. Sie werden gelegentlich erst durch Anwendung der PAS-Färbung nachweisbar.

In der *Primärphase* sind die Alveolen mit einem Exsudat angefüllt, das Sphärulen, polymorphkernige Leukocyten und vereinzelt Monocyten enthält. Bei Ausdehnung des Prozesses auf den gesamten Lungenlappen können Blutungen, Nekrosen, Granulome, Fibrin-Ausschwitzungen und Vereiterungen auftreten.

Das Bronchialsystem kann bereits in der Primärphase eine nekrotisierende ulcerative Bronchitis und Bronchiolitis mit Bronchiektasen und bronchiektatischen Kavernen aufweisen. Die vergrößerten regionalen Lymphknoten enthalten granulomatöse und suppurative Herde.

Kleine miliare Knötchen können völlig resorbiert werden, während größere granulomatöse Herde allenfalls unter Hinterlassung von beträchtlicher Hyalinisation und Fibrose bzw. Verkalkung ausheilen.

Im *sekundären Stadium* kann die Coccidioidomykose durch hämatogene und lymphogene Dissemination nahezu jedes Organ befallen und dort Nekrosen, granulomatöse Veränderungen und Vereiterungen verursachen.

Nach Fiese (1958) treten bei der disseminierten Form in fast allen Fällen früher oder später Hautläsionen auf, die von kleinen verrukösen Granulomen über papillomatöse Veränderungen bis zu Ulcerationen reichen. Leber, Milz und Lymphknoten können winzige Granulome bis abscedierende Herde aufweisen. Am Skelettsystem bewirkt die Dissemination in etwa 50 % der Fälle eine Osteomyelitis, die meist multifocal auftritt und alle Knochen befallen kann. Eine coccidioidale Arthritis wird in etwa einem Drittel der Fälle beobachtet. Im Muskelgewebe treten gelegentlich Abscesse im Psoasbereich auf. In der Lunge kann die Dissemination noch zusätzlich auf bronchogenem Weg erfolgen und hier, wie bei der lymphogenen und hämatogenen Aussaat, solitäre Granulome bzw. konfluierende Infiltrationen erzeugen. Die Veränderungen der Pleura reichen von fibrinöser Pleuritis über pilzenthaltende Ergüsse bis zur Empyembildung. Bei Befall des Zentralnervensystems, der gefährlichsten und meist tödlichen Komplikation, sind die Meningen überwiegend durch derbe Granulome und häufige Verklebungen betroffen, wobei Läsionen im Bereich der Hirnbasis überwiegen. Der unter Umständen stark eiweißhaltige Liquor enthält vorwiegend Lymphocyten und gelegentlich Sphärulen. Bei Befall der Augen stehen granulomatöse Conjunctivitiden, Episkleritiden und

Keratitiden im Vordergrund. Exsudate im Bereich der Retina mit Blutungen und perivasculären Ödemen wurden von CONAN und HYMAN (1950) sowie LOVEKIN (1951) beschrieben.

Bei Aussaat in den oberen Respirationstrakt werden ulcerierende Granulome des Nasopharynx, der Trachea, des Larynx, sowie der Epiglottis beobachtet (BEADENKOPF und LOOSLI, 1951; MUMMA, 1953). Der Gastro-Intestinal-Trakt wird nach FIESE (1958) mit Ausnahme der Zunge nur sekundär durch Infiltration von benachbarten Organen befallen. Am Herzen findet sich in etwa einem Viertel der Fälle eine unspezifische Myokarditis; gelegentlich sind jedoch Sphärulen im Myokard nachgewiesen worden. Eine Perikarditis hat ihre Ursache meist in disseminierten coccidioidalen Granulomen (LARSON und SCHERB, 1953). Zu den Seltenheiten zählen Läsionen des Endokards (EPSTEIN, 1938; TOWNSEND und McKEY, 1953). Läsionen des Urogenitaltraktes finden sich in der Niere zu 27% (ROHN u. Mitarb., 1950), als mikroskopisch nachweisbare Herde in der Prostata zu 6%; seltener kommt es zur coccidioidalen Epididymitis und Adnexitis. Bei Schwangerschaft kann die Placenta befallen sein, jedoch sind sichere Übertragungen auf den Föten bisher nie beobachtet worden (COHEN, 1951). FORBUS und BESTEBREURTJE (1946) beobachteten bei 16 von 50 verstorbenen Patienten granulomatöse Läsionen in den Nebennieren.

V. Pathogenese

Der Pilz vegetiert in den nord-, mittel- und südamerikanischen Endemiegebieten vorwiegend *im trockenen Erdboden* (EMMONS, 1942). Die Sporen können jedoch auch im Fell von Haus- und Nagetieren und auf verstaubten Gegenständen nachgewiesen werden. Nach EGEBERG (1954) kommen als Endemieregionen nur Gebiete mit einem trockenen, heißen Sommer von mindestens 3 Monaten Dauer in Betracht. Für die hohe Durchseuchung der dort lebenden Bevölkerung wird insbesondere der durch Wind aufgewirbelte *Staub* verantwortlich gemacht, mit dem die hochinfektiösen Sporen eingeatmet werden. Diese gelangen in den *Respirationstrakt*, wo sich zunächst Sphärulen und aus diesen innerhalb von 5—7 Tagen durch Endosporulation reife Sporencysten entwickeln. Diese geben nach Platzen ihrer Chitin-Phospholipidkapsel 100—200 Endosporen mit einem Durchmesser von 2—4 μ frei. Der Austritt der Endosporen ruft im Organismus eine intensive polymorphkernige Reaktion hervor. Der anschließende Reifungsvorgang von Endosporen zu Sphärulen wird vom Organismus mit einer mononucleären Zellreaktion beantwortet. Aus einem Teil der mononucleären Zellen entstehen durch Kernteilungen Riesenzellen, die mit den umgebenden Gewebshistiocyten die für Coccidioidomykose typische epitheloide Gewebsreaktion erzeugen. Ob im weiteren Verlauf eine Vereiterung oder eine granulomatöse Abwehrreaktion des Organismus überwiegt, hängt von der Gewebsdisposition ab. Im ersteren Falle kommt es zu einer Hyalinisierung, Fibrosierung oder Verkalkung, bei schlechter Abwehrlage hingegen zur Dissemination der primären Coccidioidomykose,

Beim Menschen wurde die für das saprophytäre Pilzwachstum charakteristische Mycelbildung nach PUCKETT (1954) in der Kavernenwand von 74% und in Granulomen bei 30% der untersuchten Fälle beobachtet. Sie ist nach FIESE (1958) jedoch nie im lebenden Parenchym nachweisbar.

Eine Übertragung der Coccidioidomykose von Mensch zu Mensch wird von BASS u. Mitarb. (1949), WINN (1951), FIESE (1958) sowie STAIB und BARTSCH (1966) und vielen anderen Autoren abgelehnt. Sie soll jedoch nach ECKMANN u. Mitarb. (1964) bei sechs Pflegepersonen durch Schmierinfektion, ausgehend von einer fistelnden Osteomyelitis, erfolgt sein. Allerdings ist hier die Inhalation von auf dem Verband befindlichen Arthrosporen nicht völlig ausgeschlossen.

Von Guy und Jacob (1926, 1927), Wilson u. Mitarb. (1953), Trimbel und Doucette (1956), Goodman und Schabarum (1963) sowie Winn (1965) wurden an sich wohl *seltene primäre Hautinfektionen* beschrieben, wenngleich die Mehrzahl der cutanen Coccidioidomykosen sekundär ist und nach allgemeiner Auffassung auf einer hämatogenen Dissemination beruht. Das Auftreten der Erkrankung in nicht endemischen Gebieten wird zumeist auf eine Staubinhalation beim Auspacken von aus den Endemiegebieten importierten Früchten oder Gegenständen bezogen (Bennett u. Mitarb., 1954).

Von Johnson u. Mitarb. wurden bis 1964 aus der Literatur 210 *Laborinfektionen* gesammelt, denen zwei weitere in Deutschland von Klütsch u. Mitarb. (1965) hinzugefügt wurden. Dabei handelt es sich zumeist um Inhalation von Sporen alter, eingetrockneter Kulturen.

Die *Altersgruppen* zwischen 20 und 45 Jahren scheinen besonders stark zu Erkrankungen an Coccidioidomykose disponiert, wobei das männliche Geschlecht eine größere Neigung zur Dissemination zeigen soll.

Ch. Smith (1949) hat besonders auf die stärkere Gefährdung von Mischlingen und Angehörigen dunkelhäutiger Rassen hingewiesen. Nach seinen Untersuchungen sind Mexikaner $3^1/_2$mal, Neger 16mal und Philippinos sogar 180mal häufiger befallen als Angehörige der weißen Rasse.

VI. Epidemiologie

Epidemiologische Untersuchungen durch Isolierung des Pilzes aus dem Erdboden und seinen Nachweis bei Haus- und Nagetieren, sowie mittels des Coccidio-

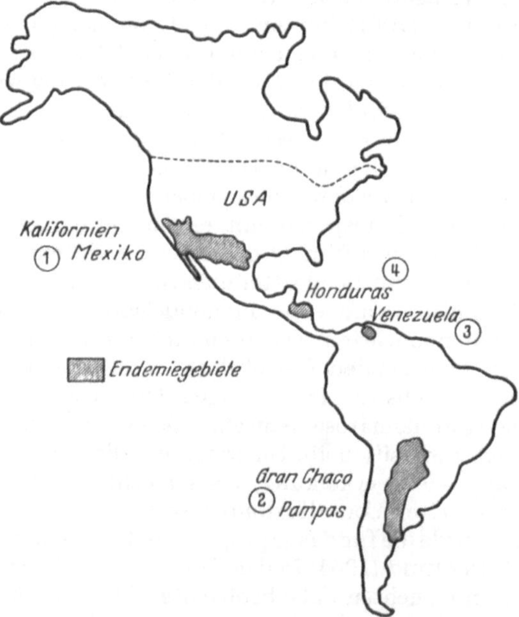

Abb. 6. Die Endemiegebiete der Coccidioidomykose. Die Zahlen 1—4 bezeichnen die Reihenfolge ihrer epidemiologischen Bedeutung (nach: R. Kaden im Handbuch der Haut- u. Geschlechtskrankheiten, Bd. IV/4, S. 287)

idin-Hauttestes bei der Bevölkerung haben *Endemie-Gebiete in Amerika*, und zwar in den Südwest-Staaten der USA, insbesondere im San Joaquin-Tal von Kalifornien, in Arizona, Nevada, Utah, Neu-Mexiko und Texas, sowie in den mexikanischen Staaten Niederkalifornien, Chihuahua, Coahila und Sonora ergeben. Weitere Herde befinden sich in Honduras, in der Tiefebene von Lara in Venezuela, der Gran Chaco-Pampa von Paraguay, Argentinien und Bolivien (vgl. Abb. 6). Der Durchseuchungsgrad der Bevölkerung, gemessen an dem Ausfall des Coccidioidin-Hauttestes, soll im San Joaquin-Tal 80—90% (FIESE, 1958) und in verschiedenen Reservaten Arizonas bis zu 94,2% betragen (Abb. 7). In den mexikanischen Endemiegebieten

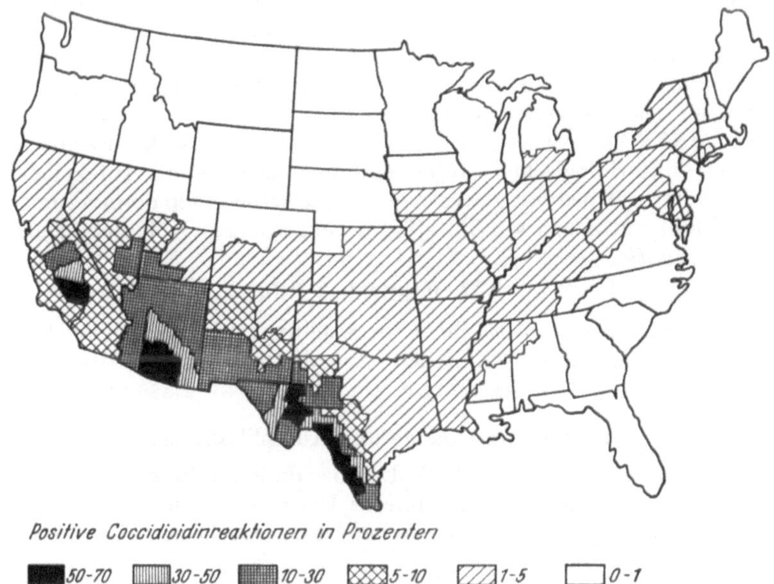

Abb. 7. Die Verteilung der Coccidioidin-Hautüberempfindlichkeit in den USA (nach: P.Q. EDWARDS und C.E. PALMER: Dis. Chest *31*, 35 [1957])

reagieren zwischen 12,4 und 67%, im Comayagua-Tal von Honduras 25%, in der nordwestlichen Wüste von Paraguay 44%, in der Tiefebene von Lara (Venezuela) bis 46,4% der Bevölkerung positiv.

Bei den *sporadischen Fällen* aus den *übrigen Gebieten der Welt* handelt es sich zumeist wohl um eingeschleppte Infektionen. So wurden von REDAELLI und CIFERRI (1934) 3 Fälle in Neapel, von MONTESSORI (1941) sowie von SOTGIU und CORBELLI (1955) je ein weiterer Fall mit positivem Erregernachweis in *Italien* beschrieben. Coccidiodin-Hautteste bei 145 Schulkindern in Toscana verliefen jedoch negativ (FOIS, 1953). Aus *Ungarn* berichteten KEPES und AFRA (1955) sowie CSILLAG (1958) über zwei angebliche Coccidioidomykose-Erkrankungen; jedoch war der Erregernachweis nach FIESE zweifelhaft. In *Deutschland* haben HAUPT (1949) sowie RUHRMANN (1955) über eine disseminierte Coccidioidomykose je eines aus amerikanischer Gefangenschaft heimgekehrten Soldaten berichtet. 1964 diagnostizierte STAIB eine Haut-Coccidioidomykose bei einem farbigen US-Soldaten, der in Franken stationiert war (persönliche Mitteilung 1964). Bei den 1965 von KLÜTSCH u. Mitarb. beschriebenen zwei pulmonalen Coccidioidomykosen handelte es sich um nachgewiesene Laborinfektionen, die ihre Ursache in den Pilzkulturen des obengenannten US-Soldaten hatte. Coccidioidin-Hautteste haben 1951 in *Norwegen* bei 1074 Personen nur 3mal einen positiven Ausfall ergeben, wovon sich einer der Reagenten längere Zeit in Kalifornien aufgehalten hatte. Auf die Möglichkeit der Einschleppung von Coccidioidomykose durch importierte Tiere haben NORDSTOGA u. Mitarb. (1959) hingewiesen. Aus *Afrika* haben MARTIN (1963), DUBOIS und JANSSENS (1953) eine fragliche Erkrankung bei einem Europäer in

Belgisch-Kongo berichtet. Anschließend durchgeführte Coccidioidin-Hautteste ergaben in Leopoldville bei 1072 Untersuchungen 3,4% positive Resultate, in Luluabourg bei insgesamt 300 Untersuchten ebenfalls 3% positive Reaktionen. In Leopoldville verliefen die röntgenologischen Untersuchungen bei den positiven Reagenten jedoch ausnahmslos negativ. Aus Australien wurde bisher lediglich ein Fall mit einem coccidioidalen Hautgranulom berichtet, das möglicherweise aus einem Kontakt mit importierten Früchten aus Kalifornien resultierte (Burgess, 1929). In *Asien* wurden Coccidioidin-Hautteste an einer begrenzten Personenzahl in Indien und den Philippinen mit negativem Ergebnis vorgenommen (Kaur und Chakravarty, 1954; Halde und Reyes, 1953).

In der *UdSSR* hat Araviisky (1958) 20 Erkrankungsfälle beschrieben. Nach eingehenden bakteriologischen Untersuchungen dürften die Infektionen jedoch durch andere Erreger bedingt gewesen sein. So zeigten die in den Laboratorien von Kashkin (1966) aufbewahrten Pilzstämme ein anderes Koloniebild als das von *Coccidioides immitis*.

VII. Klinisches Bild

Inkubationszeit: Katamnestische Untersuchungen haben bei nachgewiesenen Laborinfektionen eine durchschnittliche Inkubationszeit von 10—16 Tagen, in Ausnahmefällen von 7—28 Tagen ergeben (Smith, 1943; Bass und Jacobi, 1950).

1. Symptomatologie und Komplikationen

Dickson und Gifford haben 1937 die Coccidioidomykose in eine primäre pulmonale Form und sekundäre disseminierte Form unterteilt. Fiese hat 1958 ein Zwischenstadium der benignen coccidialen Restherde beschrieben und folgendes Schema angegeben:

I. Primäre Coccidioidomykose

A) primär pulmonale Coccidioidomykose
   1. asymptomatische Form
   2. symptomatische Form
      a) influenzaähnliches Syndrom
      b) Pneumonie
         1. mit Pleuraerguß
         2. mit akuter Kavernenbildung
         3. mit akuter Perikarditis

B) primär extrapulmonale Coccidioidomykose

II. Benigne coccidioidale Restherde

A) bei pulmonaler Beteiligung
   1. chronische coccidioidale Kavernen
   2. chronische coccidioidale Granulome (sog. Coccidioidome)
   3. coccidioidale Bronchiektasen
   4. coccidioidale Lungenfibrosen

B) bei Pleurabeteiligung
   1. Pneumothorax und Hydropneumothorax
   2. chronisch coccidioidales Empyem

C) bei Perikardbeteiligung
   1. chronische coccidioidale Perikarditis

III. Disseminierte Coccidioidomykose

(progressive generalisierte oder sekundäre Coccidioidomykose, „coccidioidales Granulom")

A) akute Verlaufsform
   1. akute, miliare, disseminierte Coccidioidomykose
   2. akute, coccidioidale Meningitis

B) chronische Verlaufsform
   1. chronisch disseminierte Coccidioidomykose
   2. chronische coccidioidale Meningitis
   3. isoliertes peripheres Granulom

Die *primäre pulmonale Coccidioidomykose* wird nach SMITH u. Mitarb. (1946) in Endemiegebieten von 59,6% der Bevölkerung asymptomatisch durchgemacht und ist lediglich an einem anschließend positiven Coccidioidin-Hauttest erkennbar. In den restlichen 40% verläuft die Infektion in Form von uncharakteristischen grippeartigen Symptomen bis zu schwerster Prostration. Temperaturerhöhungen zwischen 37,5 und 38,5° treten bei 80% der Infizierten auf (WILLETT und WEISS, 1945) und dauern 4 Tage bis 3 Wochen. Sie können mit starkem Nachtschweiß und Gewichtsverlusten bis zu 10 kg einhergehen und dadurch den Verdacht auf eine Tuberkulose erwecken. 70—90% der Patienten klagen über Brustschmerzen, die als Rippenfrakturen, Herzinfarkte, akute Perikarditis oder Cholecystitis fehlgedeutet worden sind. Ein produktiver Husten ist in 76% der Fälle vorhanden und geht in 44% mit einem positiven Erregernachweis im Sputum einher. Nach GOLDSTEIN und MCDONALD (1944) treten Hämoptysen bei 18% auf. Daneben bestehen Abgeschlagenheit, Myalgien und Kopfschmerzen.

Gelenkschmerzen werden bei 8% beobachtet und sind durch eine Synovitis an Hand- und Fußgelenken bedingt. Sie haben zu der Bezeichnung „*Wüstenrheumatismus*“ geführt. Selten kommt es zu einer hyperergischen *Conjunctivitis*. In 10% der Fälle manifestiert sich 1—2 Tage nach Beginn der Erkrankung ein kleinfleckiges generalisiertes maculöses *Exanthem*, das Ähnlichkeit mit Masern oder Scharlach haben kann. 3—5% der Männer und 10—20% der erkrankten Frauen weisen zwischen dem 8. und 15. Tag ein *Erythema nodosum* auf, das vorwiegend an der ventralen Seite der Unterschenkel, gelegentlich am Gesäß, den oberen Gliedmaßen und an den Hüften lokalisiert ist. Wesentlich seltener kommt es zu einem Erythema exsudativa multiforma ähnlichen Exanthem, das Hals, Außenränder der Handflächen und Außenflächen der Gliedmaßen bevorzugt. Das Exanthem blaßt nach 2—3 Tagen ab, um nach 1—3 Wochen unter Hinterlassung geringer Pigmentflecken gänzlich zu verschwinden. Möglicherweise ist das flüchtige masernähnliche Exanthem Folge einer allgemeinen toxischen Reaktion, das Erythema nodosum oder Erythema exsudativum multiforme dagegen Folge einer spezifisch-allergischen Hautreaktion auf *Coccidioides immitis*. Es soll nach WILSON (1957) Ausdruck einer guten Immunitätslage sein und auf eine gute Prognose hinweisen. SMITH empfiehlt als Diagnostikum bei Erythema nodosum stets eine Hauttestung mit Coccidioidin, allenfalls in einer hohen Verdünnung von 1:1000 oder besser 1:10000, um Exacerbationen der allergischen Hauterscheinungen zu verhindern.

Die bei 80% *röntgenologisch nachweisbaren Lungenveränderungen* sind uncharakteristisch und können von nodulären bis zu konfluierenden Bronchopneumonien mit oder ohne ein- bzw. beidseitigen Hilusvergrößerungen reichen (FIESE, 1958). Sie sind zumeist in den unteren Abschnitten der oberen Lungenlappen oder in den unteren Lungenlappen lokalisiert. Die *coccidioidale Pneumonie* bietet wegen ihrer häufig umschriebenen Infiltrationen mehr Ähnlichkeit mit einer atypischen als der bakteriellen Pneumonie. Die exsudativen Veränderungen können sich innerhalb weniger Wochen restlos zurückbilden, benötigen häufig jedoch mehrere Monate bis zur vollständigen Resolution.

Im *Blutbild* besteht meist eine Leukocytose zwischen 10000 und 15000, wobei das Differentialblutbild eine Eosinophilie bis zu 25% aufweisen kann. In dem von Wilett und Oppenheim (1946) beschriebenen Fall bestand sogar eine Eosinophilie von 89% bei einer Gesamtleukocytose von 49650. Die Blutsenkungsgeschwindigkeit ist ausnahmslos beschleunigt, eine normale Senkung schließt praktisch eine aktive primäre Coccidioidomykose aus (Fiese, 1958).

Als *Komplikationen* der akuten pulmonalen Coccidioidomykose können sich Perikarditiden, Pleuritiden oder Lungenkavernen einstellen. Im Pleuraerguß ist bisweilen *Coccidioides immitis* in Form von Sphärulen nachweisbar, große Ergüsse weisen häufig auf eine beginnende Dissemination hin. Die in 25% der Fälle auftretende akute Perikarditis ist elektrokardiographisch mit den typischen Hebungen der ST-Strecke und nachfolgenden T-Wellen-Änderungen vergesellschaftet.

Dünnwandige coccidioidale *Kavernen* entwickeln sich aus konsolidierten Lungenherden. Sie haben die Tendenz, sich spontan zu schließen und bestehen zumeist nur wenige Tage bis einige Wochen.

Die *primär extrapulmonale Coccidioidomykose* tritt ausnahmslos als cutane Erkrankung auf. Sie ist nach Fiese (1958) im Gegensatz zu früheren Autoren jedoch außerordentlich selten. Nach seiner Meinung erfüllen bisher lediglich drei der in der Literatur beschriebenen primären *Hautcoccidioidomykosen* die Kriterien einer primär extrapulmonalen Infektion. Als Kriterium gilt nach Wilson u. Mitarb. (1953) das Fehlen einer vorausgegangenen pulmonalen Infektion bei nachgewiesener Hautläsion in unmittelbarer Umgebung der coccidioidalen Hautveränderungen. Daneben muß die Inkubationszeit mit wenigen Tagen bis 3 Wochen relativ kurz, die Hautläsion schankerartig, relativ schmerzlos, nodulär induriert sein und eine zentrale Ulceration aufweisen. Die Präcipitinreaktion auf Coccidioidin sollte frühzeitig positiv werden und langsamer als bei der primär pulmonalen Form abfallen. Der Coccidioidin-Hauttest muß stets positiv sein und sollte in seiner Empfindlichkeit ansteigen, wogegen die Komplementbindungsreaktion in solchen Fällen zunächst negativ ist. Schließlich ist noch eine lokale Lymphangitis sowie eine Spontanheilung der primär-cutanen Läsion innerhalb mehrerer Wochen zu fordern. Hagele u. Mitarb. haben 1967 eine primäre endophthalmische *Coccidioidomykose* beschrieben, die durch Reiben des Auges nach einem Sandsturm aufgetreten war.

Im *Stadium II der benignen coccidioidalen Restherde* können ebenfalls in 2—8% pulmonale *Kavernen* mit dünnwandigem Rand beobachtet werden. Sie sind typisch an der Stelle der primären Infiltration lokalisiert und können aus einem nodulären Herd durch zentrale Nekrose und Drainage in den Bronchus entstehen. In der überwiegenden Mehrzahl der Fälle werden sie zufällig als stumme Herde bei einer Röntgenuntersuchung entdeckt, nur in 15% kommt es zu Hämoptysen, in 6% zu Thoraxschmerzen und in 4% zu Fieber und produktivem Husten (Smith u. Mitarb., 1948).

Das Sputum enthält häufig Sphärulen und nur gelegentlich die saprophytäre Mycelform. Tödliche Lungenblutungen aus chronischen Kavernen sind außerordentlich selten. Auch soll eine Dissemination nur in Ausnahmefällen von ihnen ausgehen.

Das „*Coccidioidom*" stellt einen benignen pulmonalen Restherd dar, dessen Durchmesser von mehreren Millimetern bis zu 5 cm betragen kann. Es tritt vereinzelt oder multipel auf und wird in gleicher Weise wie die Kaverne zumeist erst bei einer Routineaufnahme des Thorax entdeckt. Seine hauptsächliche Bedeutung liegt in der Differentialdiagnose gegenüber dem Bronchialcarcinom. So diagnostizierten Higginson und Hinshaw (1955) in Endemiegebieten pulmonale Rundschatten in 15% als Malignome und in 18% als Coccidioidome.

Coccidioidale *Bronchiektasen* können rezidivierendes Fieber, Hämoptysen sowie einen produktiven Husten erzeugen; in den bronchiektatischen Kavernen wurden Sphärulen nachgewiesen. Eine coccidioidale *Lungenfibrose* bedeutet zumeist die Ausheilung der Krankheit. Das fibrotische Gewebe enthält die typischen Tuberkel mit Lymphocyten und gelegentlichen Riesenzellen. Große fibrotische Bezirke können verkäsen und ausgehustet werden. Das chronische coccidioidale *Empyem* kann aus einem Erguß oder bei primärer pulmonaler Coccidioidomykose durch Ruptur einer subpleural gelegenen Läsion entstehen. Derartige Rupturen können zu Pneumothorax und Hydropneumothorax führen. Die seltene chronisch coccidioidale Perikarditis weist ein granulomatöses Bild auf und verursacht gelegentlich eine mechanische Konstriktion des Herzens.

Als gefürchteste Komplikation der akuten Coccidiodomykose gilt die *Dissemination*, die entweder als akute miliare Form und/oder akute Meningitis, chronische generalisierte Dissemination und/oder chronische Meningitis oder als isoliertes peripheres Granulom auftritt. Zu derartigen Komplikationen kommt es nach FIESE glücklicherweise in weniger als 0,5% aller Erkrankungen, sie haben dann allerdings eine Letalität von 50%. Dunkelhäutige Rassen werden häufiger als weißhäutige betroffen. Eine Generalisation entwickelt sich zumeist aus der akuten Coccidioidomykose durch endogene Aussaat auf hämatogenem, lymphogenem oder bronchogenem Wege. Sie ist oft Ausdruck einer schlechten Abwehrlage. Nach SMITH u. Mitarb. (1948) sind Disseminationen 2 Jahre nach der Primärerkrankung außerordentlich selten. Schwangerschaften begünstigen ihr Auftreten (SMALE und BIRSNER, 1949; sowie VAUGHAN und RAMIREZ, 1951). Es bleibt abzuwarten, ob die durch eine längerdauernde Einnahme von Ovulationshemmern bedingte „Scheinschwangerschaft“ den gleichen Effekt hat. Auch bei bestehender Tuberkulose, Diabetes und Anämien ist die Gefahr der Dissemination erhöht.

Klinische Hinweise für eine beginnende Generalisierung ergeben sich nach initialem Abklingen der primären Erkrankung aus erneutem Temperaturanstieg, zunehmender Senkungsbeschleunigung und erneuter Leukocytose, oft verbunden mit Inappetenz und starkem Gewichtsverlust. Je nach Organbefall entstehen verkäsende Pneumonien, Pleuraergüsse bzw. Empyeme, Myo- oder Perikarditiden, Nebenniereninsuffizienz, Osteomyelitiden mit Fistelbildungen, ulcerierende Hautgranulome mit Lymphadenopathie oder Meningitiden.

Die akute und chronische *coccidioidale Meningitis* ist die häufigste Todesursache der disseminierten Coccidioidomykose. Sie führt ähnlich der tuberkulösen Meningitis zu Kopfschmerzen, Hirnnervensymptomen, Papillenödem, Ausfall von Muskelgruppen, cerebralen Symptomen und gesteigerten Reflexen. Bei der Lumbalpunktion ist der Druck erhöht, der Liquor stark eiweißhaltig und häufig von gelblichem Aussehen. Die Zellzahl kann bis auf mehrere 1000 erhöht sein. In der Frühphase dominieren polymorphkernige Leukocyten, bei der chronischen Verlaufsform Lymphocyten. Gelegentlich besteht auch im Liquor eine Eosinophilie. Der Liquorzucker ist stark erniedrigt. Im Ausstrich sind bisweilen Sphärulen oder Endosporen von *Coccidioides immitis* nachweisbar; häufiger gelingt der Erregernachweis erst in der Kultur. Im abgestandenen Liquor können sich im Verlaufe mehrerer Wochen charakteristische Hyphen entwickeln. Verklebungen der Hirnhäute sind die Ursache eines internen Hydrocephalus (LOCKS und HAWKINS, 1963). Unbehandelt führt die coccidioidale Meningitis in wenigen Monaten bis 10 Jahren zum Exitus.

Das *isolierte periphere Granulom* hat von allen Disseminationsformen die beste Prognose. Es tritt nach SMITH in 18% aller Disseminationen auf und äußert sich zumeist in chronischen, von den Knochen ausgehenden Eiterungen der Hände und Füße. Mehrfache Remissionen und Verläufe bis zu 30 Jahren sind beschrieben.

2. Diagnose und Differentialdiagnose

Die *mikroskopische Untersuchung* des frischen ungefärbten Sputums oder anderen infektiösen Materials kann bereits die typischen Sphärulen ergeben. Diese färben sich nach Zusatz von gesättigter Jodlösung und Sudan IV deutlich an und können somit von Fetttropfen unterschieden werden. Der mikroskopische Nachweis kann durch Anlegen einer Mikrokultur erleichtert werden. Hierzu wird einem Tropfen des purulenten Materials auf einem Objektträger ein Tropfen Kochsalz hinzugefügt, das Gemisch mit einem zweiten Objektträger bedeckt und mit Vaseline nach außen abgedichtet. 24 Std später sind die Hyphen des *Coccidioides immitis* mikroskopisch erkennbar (vgl. Abb. 5). Eine Untersuchung des Magensaftes ergibt nur in Ausnahmefällen den Erregernachweis, da der Pilz durch die Magensäure zerstört wird.

Sicherer als der mikroskopische Nachweis ist das *Kulturverfahren* auf Sabouraud-Dextrose-Agar, Bierwürznährboden und anderen Spezialmedien. Der Kulturversuch ist infolge der außerordentlichen Infektiosität der Arthrosporen ungewöhnlich gefährlich und sollte nur von besonders Erfahrenen durchgeführt werden. Betreffs Schutzmaßnahmen vgl. Seeliger und Werner (1967). Durch intraperitoneale oder intratesticuläre Inokulation des Kulturmaterials in Mäuse oder Meerschweinchen kann der Erregernachweis gesichert werden, da die Sphärulen nach 4—6 Tagen im Eiter der coccidioidalen Orchitis bzw. Peritonis nachweisbar sind.

Indirekte diagnostische Hinweise ergeben sich aus dem *Coccidioidin-Hauttest*, dem Präzipitintest und der Komplementbindungsreaktion. Zur Hauttestung werden 0,1 ml einer 1:100 verdünnten Coccidioidin-Lösung streng intracutan injiziert. Bei positiver Reaktion entsteht nach 6—36 Std eine Mindestinduration von 5 mm Durchmesser mit evtl. begleitendem Randerythem. Die Ablesung sollte nach 24 Std erfolgen und nach 48 Std wiederholt werden. Nach Emmons (1942) wird der Hauttest zwischen dem 2. und 21. Tag nach Beginn der ersten Krankheitssymptome positiv. Er sollte bei negativem Ausfall in einer Konzentration von 1:10 wiederholt werden, da in Ausnahmefällen die Sensibilisierung erst später auftreten kann (Melnick, 1949).

Negative oder falsch-positive Hautteste können nach Fiese (1958)
1. durch Verwendung von verunreinigtem Coccidioidin,
2. durch Gebrauch einer vorher benutzten und ungenügend gereinigten Tuberkulin-Spritze,
3. durch subcutane Injektion und
4. durch zu frühes oder zu spätes Ablesen bedingt sein.

Eine Aktivierung der Coccidioidomykose ist durch den einmaligen Hauttest nicht zu befürchten (Top, 1947). Allenfalls können passagere Exacerbationen der allergischen Hauterscheinungen auftreten. Der Test kann noch 21 Jahre nach der primären Infektion positiv ausfallen (Fiese, 1958). Er ist jedoch bei 70% der disseminierten Coccidioidomykose in einer Konzentration von 1:100 und bei 40% selbst in einer Konzentration von 1:10 negativ. Das Verschwinden einer positiven Hautreaktion wird bei Fortbestehen der klinischen Symptome als Hinweis für eine Dissemination gewertet. Positive Kreuzreaktionen ergeben sich gelegentlich bei Fällen von Histoplasmose und Blastomykose, so daß der Hauttest allein nie als diagnostisches Kriterium für die Erkrankung gewertet werden sollte.

Die von Cooke (1914), Davis (1924), Smith u. Mitarb. (1950) entwickelte *Präcipitinreaktion* beruht auf einer Reaktion der im Serum auftretenden Präcipitine mit einem Antigen aus dem Autolysat einer *Coccidioides immitis*-Kultur und ähnlichen Antigenbereitungen. Sie tritt zumeist einige Tage nach dem Positivwerden des Hauttestes auf und verschwindet in der Regel nach 1—2 Monaten, in Ausnahmefällen nach 6 Monaten. Daher hat der Präcipitintest bei Erkrankungen von mehr als fünfmonatiger Dauer lediglich einen begrenzten diagnostischen Wert. Die

Präcipitation im klinischen Ringtest wird seit einiger Zeit durch das empfindliche Verfahren im Agargel-Diffusionstest zunehmend ersetzt.

Die *Komplementbindungsreaktion* wird quantitativ mit Coccidioidin durchgeführt. Sie ist in der Regel später als der Präcipitin-Test, dafür aber länger positiv. Zwischen Titerhöhe und klinischem Verlauf besteht eine weitgehende Übereinstimmung. Nach der von SMITH u. Mitarb. angewandten Technik sind Titerhöhen über 1:32 als Hinweis für eine Dissemination zu werten. Im Verlauf der Erkrankung auftretende plötzliche Titerrückgänge haben manchmal eine ungünstige Prognose. Präcipitationstest und Komplementbindungsreaktion gelten als relativ spezifisch. Lediglich bei der Histoplasmose und der nordamerikanischen Blastomykose sind positive Komplementbindungsreaktionen in Anwesenheit von Coccidioidin beschrieben worden. Dabei sind die Coccidioidintiter meist jedoch wesentlich niedriger als die erhöhten Histoplasmin- oder Blastomycintiter.

Bei komplikationsloser primärer Coccidioidomykose verlaufen die Seroreaktionen in 90—95% der Fälle positiv; bei der asymptomatischen Form hingegen nur in 3—7%. Die Präcipitinreaktion ist allein in 75% der unkomplizierten symptomatischen primären Coccidioidomykose positiv, die Komplementbindungsreaktion in weniger als 20%. 10% aller symptomatischen primären Coccidioidomykosen weisen negative Komplementbindungsreaktionen und Präcipitinteste auf. SEELIGER (1963) stellte vereinzelt positive Seroreaktionen bei Patienten fest, die mit Sicherheit nicht an einer Coccidioidomykose erkrankt waren und sich auch nie in Endemie-Gebieten aufgehalten hatten. Aufgrund dieser offensichtlich unspezifischen Reaktion ist vor einer Überbewertung positiver serologischer Ergebnisse, insbesondere der Komplementbindungsreaktion, mit niedrigen Titern zu warnen. Daher sollte in Europa die Diagnose der Coccidioidomykose nie allein aufgrund einer positiven Seroreaktion (die Seroreaktionen auf Coccidioidomykose werden in Deutschland am Institut für Hygiene und Mikrobiologie der Universität Würzburg, in Frankreich am Pasteur-Institut Paris und in England an der School of Tropical Medicine, London, durchgeführt) gestellt, sondern vielmehr durch den direkten Erregernachweis gesichert und, falls der Nachweis nicht gelingt, wenigstens durch den Coccidioidin-Hauttest gestützt werden.

Von HUPPERT u. Mitarb. (1968) wurde ein Latexpartikel-Agglutinationstest entwickelt, bei dem ein von den Hyland-Laboratorien hergestelltes Antigen verwendet wird. Dieser Test ergibt in Kombination mit dem Immunodiffusionstest eine Treffsicherheit von 93%.

Differentialdiagnostisch muß bei den coccidioidalen Hautmanifestationen das benigne allergische Erythema nodosum der primären Coccidioidomykose von Hautläsionen der disseminierten Coccidioidomykose einschließlich dem peripheren Granulom, unterschieden werden.

Röntgenologisch ergeben sich vor allem Parallelen zu den verschiedenen Stadien der *Lungentuberkulose*. Die primäre coccidioidale Pneumonie gleicht einem tuberkulösen Frühinfiltrat, ist jedoch weit benigner, selbst wenn kleine Kavernen entstehen. Multiple noduläre Lungeninfiltrationen können eine ausgedehnte Lungentuberkulose oder Lungenmetastasen vortäuschen. Ein isoliertes Coccidioidom kann das Bild eines peripheren Bronchial-Carcinoms erzeugen. Es ist in der Regel jedoch von kleinen granulomatösen Herden umgeben und neigt im Gegensatz zum Carcinom zur Abscedierung. Pulmonale Restkavernen sind von tuberkulösen Kavernen gelegentlich durch ihre dünne, nahezu reaktionslose Wand zu unterscheiden. Sind sie jedoch von Infiltrationen umgeben, so handelt es sich entweder um Reste einer primären Pneumonie oder seltener um eine bronchogene Reinfektion aus der Kaverne. Perikavernöse Infiltrationen können nach WINN (1960) auch durch bakterielle oder virusbedingte Sekundärinfektionen entstehen. Miliare

Herde der disseminierten Coccidioidomykose sind von einer Miliartuberkulose nicht zu unterscheiden.

Eine umschriebene Lungencoccidioidomykose kann das Bild einer Bronchitis, einer Bronchopneumonie oder einer atypischen Pneumonie bieten. Auf die Ähnlichkeit mit der nord- und südamerikanischen Blastomykose, Histoplasmose, Aktinomykose, Sporotrichose und dem Mycetom haben schon JORDON und WEIDMANN (1936) sowie WALLE (1939) hingewiesen. Daneben müssen andere Pneumonomykosen, wie septisch verlaufende Candida- oder Aspergillusinfektionen und progressive Cryptococcosen, abgegrenzt werden. Schließlich muß noch an ein Lymphosarkom bzw. eine Lymphogranulomatose der Lunge gedacht werden, zumal diese Erkrankungen vereinzelt zusammen mit einer Coccidioidomykose beschrieben worden sind (BOWER, 1958; sowie DE NARDO u. Mitarb., 1962).

Mischinfektionen mit einer Lungentuberkulose wurden von STUDY und MORGENSTERN (1948), KAHN (1950), COHEN u. Mitarb. (1952), DAVIS u. Mitarb. (1960) sowie REAMS (1960) beschrieben. FIRESTONE und BENSON (1949) haben bei Mischinfektionen in den coccidioidalen Herden keine Tuberkelbacillen und in den Tuberkeln nur gelegentlich *Coccidioides immitis* nachgewiesen. Auch gemeinsames Vorkommen mit Mykosis fungoides (GARB und MILLER, 1955) und Ankylostomiasis (AUSTONI und BOVO, 1949) ist beschrieben worden.

3. Prophylaxe

SMITH u. Mitarb. (1946) haben während des zweiten Weltkrieges im San Joaquin-Tal die Staubbildung durch Anlegen weiter Graslandschaften und Asphaltieren der Straßen herabsetzen und damit die Infektionsgefahr wesentlich vermindern können. Diese prophylaktische Maßnahme schützt vielleicht zwar Durchreisende und nur kurzzeitig stationierte Personen vor einer Infektion, schiebt diese bei der ansässigen bzw. zugezogenen Bevölkerung jedoch nur hinaus.

VOGEL und Mitarb. (1954) konnten bei Meerschweinchen durch Vaccination mit avirulenten Sphärulen die Widerstandsfähigkeit gegenüber *Coccidoides immitis* wesentlich herabsetzen. In gleicher Weise demonstrierten FRIEDMANN und SMITH (1956) nach intraperitonealer Applikation abgetöteter Sporangien bei Mäusen eine erhöhte Überlebensrate. Eine aktive Immunisierung des Menschen ist mit den derzeitigen Methoden bis heute noch nicht möglich, obwohl neuere Versuche von LEVINE u. Mitarb. (1965) bereits erhebliche Fortschritte erkennen lassen.

Die Häufigkeit von Laborinfektionen macht strenge Vorsichtsmaßnahmen erforderlich. KEENEY (1946) hat eine besondere Kabine für das Arbeiten mit *Coccidioides immitis* entwickelt. WADSWORTH (1947) schlug das Tragen von Gasmasken vor. Eine spezielle Impfkammer wurde von CONANT (1956) beschrieben. STAIB (1966) entwickelte einen Impfkasten insbesondere für das Arbeiten mit pathogenen Pilzen wie *Coccidioides immitis*. Betreffs Einzelheiten zur Prophylaxe von Laborinfektionen sei auf SEELIGER und WERNER (1967) verwiesen.

4. Prognose

Die primär pulmonale Coccidioidomykose hat in Anbetracht ihrer Neigung zur Spontanheilung eine gute Prognose. Die Infektion erlischt in 95% der Fälle nach Durchlaufen des benignen Primärstadiums und hinterläßt eine lebenslange Immunität. Lediglich in 5% bleiben pulmonale Restherde wie Kavernen, fibrotische Narbenbezirke, lokalisierte Bronchiektasen, verkalkte Lymphknoten oder solitäre Coccidioidome zurück. Nach WINN (1960) schließt sich die pulmonale Restkaverne in 35% der Fälle spontan. Abscedierungen von Coccidioidomen sind selten. Eine Dissemination tritt in weniger als 0,5% aller Erkrankungen auf. Ihre Prognose ist stets ungünstig, die Letalität beträgt 60%. Die unbehandelte coccidioidale Meningitis verläuft ausnahmslos letal.

5. Therapie

Die primär pulmonale Coccidioidomykose bedarf in der Regel keiner besonderen Therapie. Mit Bettruhe, guter Ernährung, Analgeticis und evtl. Antipyreticis sollte die Entfieberung des Patienten, die Normalisierung des Blutbildes und der Senkung abgewartet werden. Bei persistierenden Kavernen und solitären Coccidioidomen müssen regelmäßige röntgenologische und serologische Kontrolluntersuchungen erfolgen. Isolierte Kavernen, die länger als 6 Monate bestehen, Kavernen mit einem Durchmesser von mehr als 2 cm und subpleural gelegene sollten für die Resektion erwogen werden. Transpleurale Rupturen von Kavernen, das Auftreten von Rezidivkavernen und bronchopleuralen Fisteln machen eine definitive chirurgische und medikamentöse Behandlung erforderlich. Nach IMERMAN und IMERMAN (1933) sowie WINN (1957) können isolierte Hautherde mit der Diathermieschlinge abgetragen oder tief excidiert werden.

Tierexperimentelle Untersuchungen von NEWCOMER u. Mitarb. (1953) haben nach Verabfolgung von Corticosteroiden eine Abschwächung der Immunität und damit verstärkte Neigung zur Dissemination ergeben.

Chemotherapeutisch wurde Prodigiosin in einer Tagesdosis von 30 mg von WIER u. Mitarb. (1951) bei 14 disseminierten Verlaufsformen mit teilweise gutem Erfolg angewandt. DENNIS und HANSEN (1954) berichteten über erfolgreiche Behandlungen mit Äthylvanillat bei 4 Kindern in einer täglichen Dosierung von 1 g/kg Körpergewicht. Auch REAUNE und COHEN (1958) sahen nach Äthylvanillat eine günstige Beeinflussung der Lungenprozesse. Nach SEELIGER (1956) hat diese Therapie jedoch enttäuscht, nicht zuletzt durch Unverträglichkeitserscheinungen. Vereinzelte Heilungen wurden nach Hydroxychloroquin von GONZÁLES und ROSILES (1953) beschrieben. *In vitro*-Versuche mit Stilbamidin, Propamidin und Pentamidin von FALBERG (1953) ergaben bei einer Konzentration von 1:1000 zwar eine Wachstumshemmung von *Coccidioides immitis*; jedoch läßt sich diese Konzentration *in vivo* nicht erzielen. SNAPPER u. Mitarb. (1955) berichteten über die günstige Wirkung von 2-Hydroxy-stilbamidin bei 7 Patienten. Sie erzielten zwar keine Heilung, doch ihrer Meinung nach einen milderen Verlauf. COHEN und GIFFORD haben 1953 bei einem vierjährigen Patienten mit einer disseminierten Coccidioidomykose mit Actidion, einem Streptomycespräparat, eine klinische Heilung erzielt. Über eine günstige Wirkung einer kombinierten Methyltestosteron- und Sulfonamidtherapie berichtete LAMB (1954). Nach ausgedehnten tierexperimentellen Untersuchungen erprobten NEWCOMER u. Mitarb. (1954) Nystatin beim Menschen; jedoch konnte nach oraler Applikation kein ausreichender Blutspiegel erzielt werden. Penicillin, Streptomycin, Terramycin beeinflussen nach MONGAN (1958) den klinischen Verlauf der Erkrankung nicht. Nach RÖSSLER u. Mitarb. (1946) soll Streptomycin *in vitro* sogar das Wachstum von *Coccidioides immitis* stimulieren. Jodpräparate, Salicylate, Isonicotinsäurehydracid hatten sich schon in früheren Untersuchungen als wirkungslos erwiesen (vgl. hierzu auch SEELIGER, 1956).

Zur Zeit gilt nur das aus einer Streptomyces-Art entwickelte *Amphotericin B* als wirksames spezifisches Therapeuticum. Es wird seit 1956 bei schwer verlaufender primärer Coccidioidomykose, bei drohender oder manifester Dissemination und insbesondere bei der coccidioidalen Meningitis angewandt. Nach WINN (1959) ist es auch bei granulomatösen Hautveränderungen, Abscessen und Lymphadenitiden wirksam. Nach ursprünglicher oraler und intramusculärer Verabfolgung hat sich die intravenöse Applikation durchgesetzt, die nach WINN (1959) erst bei einem Blutspiegel von mindestens 0,5—1 μ/ml wirksam ist. Die Behandlung soll in einer täglichen Dosierung von 1 mg/kg (beim Erwachsenen) bzw. 1,25—1,5 mg/kg Körpergewicht (beim Kinde) erfolgen. Mit einschleichender Dosierung sollte gegen Ende der ersten Therapiewoche die volle Dosis im intravenösen Dauertropfverfahren mit 5%iger Glucoselösung über 6—8 Std täglich gegeben werden. Dabei kann sich die Behandlungsdauer bis zu 7 Monaten erstrecken. Komplikationen dieser Therapie bestehen in Rest-N-Anstiegen, renalen Konzentrationsschwächen, reversiblem Rückgang von Glomerulumfiltrat und Nierendurchblutung (SANFORD u. Mitarb.,

1962; Colwell und Tillman, 1961). Bei coccidioidaler Meningitis empfiehlt Winn (1959) eine intrathecale Applikation von Amphotericin B in einer Dosierung von maximal 0,5 mg, zweimal wöchentlich. Dabei kann jedoch ein Hydrocephalus als Folge meningealer Verklebungen entstehen, der einer neurochirurgischen Intervention in Form einer Ventriculo-Atriostomie bedarf (Cheu und Waldmann, 1967).

Nach Winn sollten für eine Amphotericin B-Behandlung folgende Kriterien erfüllt sein:

1. Persistierendes Fieber mit Prostration, stark erhöhter Blutsenkung und beträchtlichem pulmonalem Befall, einschließlich starker mediastinaler Lymphknotenvergrößerung.
2. Eine instabile Serologie, d. h. ein Anstieg des Komplementfixationstiters über 1:64 bzw. eine inkomplette Komplementbindungsreaktion oder ein Persistieren der Präcipitinreaktion.
3. Extrapulmonale Manifestationen, d. h. Invasion von *Coccidioides immitis* in das Lymph-, Haut- oder Skelettsystem, eine coccidioidale Karditis, Meningitis, Peritonitis oder Befall der ableitenden Harnwege.

Eine gleichzeitig schwache, bzw. negative Coccidioidin-Hautreaktion.

Ferner sollte eine Amphotericin B-Therapie bei Angehörigen dunkelhäutiger Rassen und als antibiotischer Schutz bei chirurgischen Eingriffen bzw. als prophylaktische Maßnahme bei Schwangerschaften und Diabetes mellitus in Erwägung gezogen werden; doch sind hierbei in Anbetracht der toxischen Nebenwirkungen auf Herz und Niere und gelegentlicher Todesfälle besondere Vorsichtsmaßnahmen zu beachten.

In letzter Zeit wurden Saramycetin, ein Antimykoticum auf Polypeptidbasis und das dem Amphotericin B nahestehende Hamycin bei verschiedenen Systemmykosen erfolgreich angewandt; definitive Ergebnisse über ihren therapeutischen Wert bei Coccidioidomykose stehen jedoch noch aus (Utz, 1968).

Zweifellos würde die beste Maßnahme in einer prophylaktischen *Schutzimpfung* bestehen, für deren Wirksamkeit neue tierexperimentelle Befunde von Levine und Mitarb. (1965) sowie Castleberry u. Mitarb. (1965) sprechen. Dabei gelangen sowohl formolisierte Arthrosporen-Vaccinen als auch Impfstoffe aus Sphärulen bzw. Endosporen zur Anwendung. Unseres Wissens stehen jedoch gesicherte Ergebnisse über deren Schutzwirkung am Menschen noch aus. Aktive Schutzimpfungen gegen Coccidioidomykose wären einmal bei Neuankömmlingen in Endemiegebieten, insbesondere bei älteren Menschen und Mischlingen, sowie bei Individuen, die besonders exponiert sind, indiziert. Auch könnten aktive Schutzimpfungen eine militärische Bedeutung haben, zumal unter Umständen mit der Verwendung von *Coccidioides immitis*-Aerosolen als Mittel der biologischen Kriegsführung gerechnet werden muß.

Literatur

Araviisky, A. N.: Tiefe Blastomykose sine genesis, ähnlich der amerikanischen Coccidioidomykose. Vestn. Derm. Vener. **32**, 3 (1958).

Austoni, M., e G. Bovo: Riv. Párassit. **10**, 143 (1949).

Bass, H. E., A. Schomer, and R. Berke: Question of contagion in coccidioidomycosis; study of contacts. Amer. Rev. Tuberc. **59**, 632—635 (1949).

—, and **M. Jacobi:** Coccidioidomycosis. N.Y. St. J. Med. **50**, 2733 (1950).

Beadenkopf, W. G., and C. G. Loosli: Histoplasmosis, tuberculosis, and coccidioidomycosis. J. Amer. med. Ass. **146**, 621—624 (1951).

Bennett, H. D., J. W. Milder, and L. A. Baker: Coccidioidomycosis; possible fomite transmission. J. Lab. Clin. Med. **43**, 633—636 (1954).

Bower, G. C.: Pulmonary lymphosarcoma with alveolar-capillary block and associated coccidioidomycosis. Amer. Rev. Tuberc. **78**, 468—473 (1958).

Burgess, J. F.: Coccidioidal granuloma; report of a case. Brit. J. Derm. **41**, 145—148 (1929).

Castleberry, M. W., J. L. Converse, J. T. Sinski, E. P. Lowe, J. E. del Favero, and S. P. Pakes: Coccidioidomycosis: Studies of canine vaccination and therapy. J. infect. Dis. **115**, 41—48 (1965).

Cheu, St. H., and W. J. Waldmann: Unusual complications of ventriculo-atriostomy in communicating hydrocephalus in coccidioidal meningitis. In: Coccidioidomycosis. The Arizona Board of Regents, 1967, pp. 25—30.

Cohen, R.: Placental coccidioides; proof that congenital coccidioides is non-existent. Arch. Pediat. **68**, 59—66 (1951).

Cohen, R., J. Bos, and **P.A. Webb:** Coexisting coccidioidomycosis and tuberculosis in children. Arch. Pediat. **69**, 267—272 (1952).
—, and **M.A. Gifford:** A proven case of cured disseminated coccidioidomycosis. Arch. Pediat. **70**, 81—88 (1953).
Colwell, J.A., and **S.P. Tillman:** Early recognition and therapy of disseminated coccidioidomycosis. Amer. J. Med. **31**, 676—691 (1961).
— Remission in disseminated coccidioidomycosis produced by amphotericin B. Ann. intern. Med. **50**, 1028—1035 (1958).
Conan, N.J., and **G.A. Hyman:** Disseminated coccidioidomycosis; treatment with protoanemonin. Amer. J. Med. **9**, 408—413 (1950).
Conant, N.F.: Course of medical mycology. Persönliche Mitteilung 1956. Zit. nach R. Kaden: Coccidioidomycose. In: Handbuch der Haut- und Geschlechtskrankheiten, Bd. IV/4, S. 309. Hrsg. von A. Marchionini und H. Götz. Berlin-Göttingen-Heidelberg: Springer 1963.
Cooke, J.V.: Immunity tests in coccidioidal granuloma. Proc. Soc. exp. Biol. (N.Y.) **12**, 35 (1914).
Cronkite, A.E., and **A.R. Lack:** Primary pulmonary coccidioidomycosis; experimental infection with coccidioides immitis. J. exp. Med. **72**, 167—174 (1940).
Csillag, A.: System-Mykosen in Ungarn. Dtsch. med. Wschr. **83**, 2075—2078 (1958).
Davis, D.J.: Coccidioidal granuloma with certain serologic and experimental observations. Arch. Derm. Syph. (Chic.) **9**, 577—587 (1924).
Davis, M.V., B.F. Mitchell, and **M. Adam:** Simultaneous tuberculosis and coccidioidomycosis in an asymptomatic patient. Case report. Dis. Chest. **38**, 214—216 (1960).
Dennis, J.L., and **A.E. Hansen:** Coccidioidomycosis in children. Pediatrics **14**, 481—494 (1954).
Dickson, E.C.: Coccidioides infection. Arch. intern. Med. **59**, 1029—1044 (1937).
— Coccidioidomycosis: the preliminary acute infection with fungus coccidioides. J. Amer. med. Ass. **111**, 1362—1464 (1938).
— Primary coccidioidomycosis: the initial acute infection which results in coccidioidal granuloma. Amer. Rev. Tuberc. **38**, 722—729 (1938).
Dubois, A., et **P.G. Janssens:** Mycose ganglionnaire chez un europèen au Congo; communication préliminaire. Schweiz. Z. allg. Path. **16**, 504 (1953).
Eckmann, B.H., G.L. Schaefer, and **M. Huppert:** Bedside interhuman transmission of coccidioidomycosis via growth of fomites. An epidemic involving of six persons. Amer. Rev. resp. Dis. **89**, 175—185 (1964).
Egeberg, R.O.: Coccidioidomycosis; its clinical and climatological aspects with remarks on treatment. Amer. J. med. Sic. **227**, 268—271 (1954).
Emmons, C.W.: Isolation of coccidioides from soil and rodents. Publ. Hlth Rep. (Wash.) **57**, 109—111 (1942).
— Coccidioidomycosis. Mycologia **34**, 452—463 (1942).
Epstein, E.: Prognostic significance of cutaneous lesions in coccidioidal granuloma. Arch. Derm. Syph. (Chic.) **38**, 752—755 (1938).
Fahlberg, W.J.: A comparison of fungistatic properties of three aromatic diamidines. Proc. Soc. exp. Biol. (N.Y.) **84**, 84—87 (1953).
Fiese, M.J.: Coccididioidomycosis. Springfield/Ill.: Charles C. Thomas 1958.
Firestone, G.M., and **E.S. Benson:** Coexisting disseminated coccidioidomycosis and tuberculosis. Report of a case. Amer. Rev. Tuberc. **59**, 415—428 (1949).
Fois, A.: Ricerche preliminari sulla cutireattivata alla isotoplasmina ed alla coccidiodina in gruppo di bambini della Toscana. Riv. Clin. pediat. **51**, 840—844 (1953).
Forbus, W.D., and **A.M. Bestebreurtje:** Coccidioidomycosis; a study of 95 cases of the disseminated type with special reference to the pathogenesis of the disease. Milit. Surg. **99**, 653—719 (1946).
Friedmann, L., and **C.E. Smith:** Vaccination of mice against coccidioides immitis. Amer. Rev. Tuberc. **74**, 245—248 (1956).
Garb, J., and **O.B. Miller:** Mycosis fungoides, tumor stage, coexistent with disseminated coccidioidomycosis. Arch. Derm. **71**, 59—65 (1955).
Gifford, M.A.: Coccidioidomycosis, Kern County. Kern County Dept. Publ. Health Ann. Rep. 1938—1939, S. 73—79.
— Coccidioidomycosis in Kern County, California. Prox. Sixth Pacific Science Congress **5**, 791—796 (1939).
Goldstein, D.M., and **J.B. McDonald:** Primary pulmonary coccidioidomycosis; follow up of 75 cases with more cases from a new endemic area. J. Amer. med. Ass. **124**, 557—560 (1944).
Gonzáles-Ochoa, A., y **H. Rosiles:** Probable curacion de un caso de granuloma coccidioidomicosico por la hidroxicloraquina. Rev. Inst. Salubr. Enferm. trop. (Méx.) **13**, 261—263 (1953).
Goodman, D.H., and **B. Schabarum:** Primary cutaneous coccidioidomycosis. Visible classic demonstration of delayed hypersensitivity. Ann. intern. Med. **59**, 84—90 (1963).
Guy, W.H., and **F.M. Jacob:** Granuloma coccidioides. Arch. Derm. Syph. (Chic.) **14**, 596 (1926).
— — Granuloma coccidioides. Arch. Derm. Syph. (Chic.) **16**, 308—311 (1927).

Hagele, A.J., D.J. Evans, and **Th.R. Larwood:** Primary endophthalmic coccidioidomycosis. Report of a case of exogenous, primary coccidioidomycosis of the eye, diagnosed prior to enucleation. In: Coccidioidomycosis. The Arizona Board of Regents. 1967, pp. 37—39.

Halde, C., and **A.C. Reyes:** Histoplasmin and coccidioidin testing in a Philippine tuberculosis hospital. Amer. J. trop. Med. **2**, 655—657 (1953).

—, **V.D. Newcomer, E.T. Wright,** and **T.H. Sternberg:** An evaluation of amphotericin B in vitro and in vivo in mice against coccidioides immitis and candida albicans, and preliminary observations concerning the administration of amphotericin B to man. J. invest. Derm. **28**, 217—232 (1957).

Haupt, E.: Über das klinische Bild einer Infektion mit dem Oömyceten Coccidioides immitis. Klin. Wschr. **27**, 570—571 (1949).

Higginson, J.F., and **D.B. Hinshaw:** Pulmonary coin lesion. J. Amer. med. Ass. **157**, 1607—1609 (1955).

Hirsch, E.F.: Skin reactions with coccidioidal granuloma. Trans. Chic. path. Soc. **12**, 335 (1927).

—, and **H. Benson:** Specific skin and testis reactions with culture filtrates of coccidioides immitis. J. infect. Dis. **40**, 629—633 (1927).

Huppert, M., E.T. Peterson, S.H. Sun, P.A. Chitjian, and **W.J. Derrevere:** Evaluation of a latex particle agglutination test for coccidioidomycosis. Amer. J. clin. Path. **49**, 96—102 (1968).

Imerman, S.W., and **C.P. Imerman:** Granuloma coccidioides; primary cutaneous lesion; treatment with the actual cautery. Report of a case. Southwestern Med. **17**, 18—21 (1933).

Jacobson, H.P.: Coccidioidal granuloma; specific allergic cutaneous reaction experimental and clinical investigations. Arch. Derm. Syph. (Chic.) **18**, 562—567 (1928).

Johnson, J.E. III, J.E. Perry, F.R. Fekety, P.J. Cadull, and **L.E. Cluff:** Laboratory acquired coccidioidomycosis. A report of 210 cases. Ann. intern. Med. **60**, 941—956 (1964).

Jordon, J.W., and **F.D. Weidman:** Coccidioidal granuloma; comparison of the North and South American diseases with special reference to paracoccidioides brasiliensis. Arch. Derm. Syph. (Chic.) **33**, 31—47 (1936).

Kaden, R.: Die Coccidioidomykose (Granuloma coccidioides, Granuloma coccidioidale, Talfieber, Wüstenrheumatismus, San Joaquin-Fieber, Pasade-Wernicke-Krankheit). In: Handbuch der Haut- und Geschlechtskrankheiten, J. Jadassohn, Ergänzungswerk, Bd. IV/4, S. 285—316. Hrsg. von A. Marchionini und H. Götz. Berlin-Göttingen-Heidelberg: Springer 1963.

Kahn, M.: Primary coccidioidomycosis and concomitant tuberculosis. Amer. Rev. Tuberc. **61**, 887—891 (1950).

Kashkin, P.N. (Leningrad): Persönliche Mitteilung 1966.

Kaur, D.G., and **N.K. Cakravarty:** Histoplasmin, coccidioidin, blastomycin and tuberculin sensitivity in relation to tropical eosinophilia and pulmonary calcifications. Indian med. Gaz. **89**, 23—28 (1954).

Keeney, E.L.: A protective cabinet for investigators studying coccidioides immitis and other infectious fungi. Bull. Johns Hopk. Hosp. **78**, 113—118 (1946).

Kepes, J., and **D. Afra:** Gombas fertozes (Coccidioides immitis) altal okozott spondylitis (Spondylitis caused by coccidioides immitis). Orv. Hetil. **96**, 1305—1307 (1955).

Klapper, M.S., D.T. Smith, and **N.F. Conant:** Disseminated coccidioidomycosis apparently cured with amphotericin B. J. Amer. med. Ass. **167**, 463—466 (1958).

Klütsch, K., N. Hümmer, H. Braun, and **A. Heidland:** Zur Klinik der Coccidioidomykose. Dtsch. med. Wschr. **90**, 1498—1501 (1965).

Lamb, J.H.: Combined therapy in histoplasmosis and coccidioidomycosis: methyltestosterone and meth-dia-sulfonamides. Arch. Derm. Syph. (Chic.) **70**, 695—712 (1954).

Larson, R., and **R.E. Scherb:** Coccidioidal pericarditis. Circulation **7**, 211—217 (1953).

Levine, H.B., M. Yi-Chi Kong, and **C.E. Smith:** Immunization of mice to coccidioides immitis: Dose, regimen and spherulation stage of killed spherule vaccines. J. Immunol. **94**, 1 (1965).

Littman, M.L.: Preliminary observations on the intravenous use of amphotericin B, an antifungal antibiotic in the therapy of acute and chronic coccidioidal osteomyelitis. Proceedings of Symposium on Coccidioidomycosis. U.S. Publ. Hlth Bull. **575**, 86—94 (1957).

Locks, M.O., and **J.A. Hawkins:** Ventriculo-atriostomy in coccidioidal meningitis. Amer. Rev. resp. Dis. **88**, 33—36 (1963).

Lovekin, L.G.: Coccidioidomycosis. Report of a case with intraocular involvement. Amer. J. Ophthal. **34**, 621—623 (1951).

Martin, M.: La coccidioidomycose existe-t-elle au Congo Belge? Ann. Soc. belge Méd. trop. **33**, 237—240 (1953).

Melick, D.W.: Surgical treatment of pulmonary coccidioidomycosis. Ariz. Med. **6**, 24—25 (1949).

Mohr, W.: Die Mykosen. In: Handbuch der Inneren Medizin, Infektionskrankheiten, Bd. I/1, S. 832—849. Hrsg. von G. v. Bergmann, W. Frey und H. Schwiegk. Berlin-Göttingen-Heidelberg: Springer 1952.

Mongan, E.S.: Acute disseminated coccidioidomycoses. Amer. J. Med. **24**, 820—822 (1958).

Montessori, P.P.: La granulomatosis coccidioide in Europa. Mycopathologia (Den Haag) **3**, 131—139 (1941).

Mumma, C.S.: Coccidioidomycosis of the epiglottis. Arch. Otolaryng. **58**, 306—309 (1953).

Nardo, G.L. de, H.W. Daniell, P.L. Child, and D.P. Buchanan: Coccidioidomycosis complicating Hodgkin's disease. With a note on furaltadone-induced neuropathy. Arch. intern. Med. **110**, 476—480 (1962).

Newcomer, V.D., E.T. Wright, J.E. Tarbet, L.H. Winer, and T.H. Sternberg: The effects of cortisone on experimental coccidioidomycosis. J. invest. Derm. **20**, 315—326 (1953).

— —, **A.J. Leeb, J.E. Tarbet, and T.H. Sternberg**: The evaluation of nystatin on the course of coccidioidomycosis in mice. J. invest. Derm. **22**, 431—440 (1954).

—, **T.H. Sternberg, E.T. Wright, and R.M. Reisner**: Current status of amphotericin B in the treatment of the systemic fungus infections. J. chron. Dis. **9**, 353—374 (1959).

Nordstoga, K., K. Lindquist, and A. Strande: Coccidioidomycosis. Report of a case in a dog. Nord. Vet.-Med. **11**, 461 (1959).

Ophüls, W.: Further observations on a pathogenic mould formerly described as a protozoon (Coccidioides immitis, Coccidioides pyogenes). J. exp. Med. **6**, 443—486 (1905).

Posodas, A.: Ensayo anatomopathologico sobre una neoplasia considerada como micosis fungoidea. An. cîrc. méd. argent. **15**, 8 (1892).

— Un nuevo caso de micosis fungoidea con psorospermias. An. cîrc. méd. argent. **15**, 585—597 (1892).

Puckett, T.F.: Hyphae of coccidioides immitis in tissues of the human host. Amer. Rev. Tuberc. **70**, 320—327 (1954).

Reams, G.B.: Coexistent pulmonary coccidioidomycosis and tuberculosis. Lancet **1960 II**, 1281—1282.

Reaune, R.B., and W. Cohen: Disseminated coccidioidomycosis, case reports. Northwestern. Med. **57**, 1151—1155 (1958).

Redaelli, P., e R. Ciferri: Studii sul Coccidioides immitis Stiles: II La presenza del granuloma coccidioide in Europe. Boll. Soc. ital. Biol. sper. **9**, 998—1001 (1934).

Rixford, E., and T.C. Gilchrist: Two cases of protozoan (coccidioidal) infection of the skin and other organs. Johns Hopk. Hosp. Rep. **1**, 209—268 (1896).

Roessler, W.G., E.J. Herbst, W.G. McCullough, R.C. Mills, and C.R. Brewer: Studies with coccidioides immitis; submerged growth in liquid mediums. J. infect. Dis. **79**, 12—22 (1946).

— — — — — Studies with coccidioides immitis; in vitro effects of streptothricin and streptomycin. J. infect. Dis. **79**, 23—26 (1946).

Rohn, J.G., J.C. Davila, and T.E. Gibson: Urogenital aspects of coccidioidomycosis. Review of the literature and report of two cases. J. Urol. Balt. **65**, 660—667 (1951).

Rowe, J.R., V.D. Newcomer, and J.W. Landau: Effects of cultural conditions on the development of antigens by coccidioides immitis. I. Immunodiffusion studies. J. invest. Derm. **41**, 343—350 (1963).

— —, **and E.T. Wright**: Studies of the soluble antigens of coccidioides immitis by immunodiffusion. J. invest. Derm. **41**, 225—233 (1963).

Ruhrmann, H.: Coccidiomykose bei einem ehemaligen Kriegsgefangenen in den USA. Medizinische **39**, 1369—1372 (1955).

Sanford, W.G., J.R. Rasch, and R.B. Stonehill: A therapeutic dilemma. The treatment of disseminated coccidioidomycosis with amphotericin B. Ann. intern. Med. **56**, 553—563 (1962).

Seabury, J.H., and H.E. Dascomb: Experience with amphotericin B for the treatment of systemic mycosis. Arch. intern. Med. **102**, 960—976 (1958).

Seeliger, H.P.R.: Fortschritte in der Chemotherapie disseminierter Mykosen. Dtsch. med. Wschr. **81**, 2041—2045 (1956).

— Immunbiologisch-serologische Nachweisverfahren bei Pilzerkrankungen. In: Handbuch der Haut- und Geschlechtskrankheiten, J. Jadassohn, Ergänzungswerk, Bd. IV/4, S. 710. Hrsg. von A. Marchionini und H. Götz. Berlin-Göttingen-Heidelberg: Springer 1963.

—, **u. H. Werner**: Erzeugung von Krankheitszuständen durch Sproßpilze und Schimmelpilze. In: Handbuch der experimentellen Pharmakologie, Bd. XVI/II A, S. 1—290. Berlin-Heidelberg-New York: Springer 1967.

Smale, L.E., and J.W. Birsner: Maternal deaths from coccidioidomycosis. J. Amer. med. Ass. **140**, 1152—1153 (1949).

Smith, C.E.: An epidemiological study of acute coccidioidomycosis with erythema nodosum. Proc. Sixth Pacific Science Congress **5**, 797—809 (1939).

— Coccidioidomycosis. Med. Clin. N. Amer. **27**, 790—807 (1943).

— Current problems in pulmonary coccidioidomycosis. Surgery **19**, 873 (1946).

—, **R.R. Beard, H.G. Rosenberger, and E.G. Whiting**: Effect of season and dust control on coccidioidomycosis. J. Amer. med. Ass. **132**, 833—838 (1946).

— —, **E.G. Whiting, and H.G. Rosenberger**: Varieties of coccidioidal infection in relation to the epidemiology and control of the diseases. Amer. J. publ. Hlth **36**, 1394—1402 (1946).

Smith, C.E., R.R. Beard, and **M.T. Saito:** Pathogenesis of coccidioidomycosis with special reference to pulmonary cavitation. Ann. intern. Med. **29**, 623—655 (1948).

—, **M.T. Saito, R.R. Beard, R. Kepp, R.W. Clark,** and **B.U. Eddie:** Serological tests in the diagnosis and prognosis of coccidioidomycosis. Amer. J. Hyg. **52**, 1—21 (1950).

—, **D. Pappagianis, H.B. Levine,** and **M. Saito:** Human coccidioidomycosis. Bact. Rev. **25**, 310—320 (1961).

Smith, D.T.: Fungus infections in the United States. J. Amer. med. Ass. **141**, 1223—1225 (1949).

Snapper, I., L.A. Baker, B.D. Edidin, and **D.S. Kushner:** The results of 2-hydroxystilbamidine therapy in disseminated coccidioidomycosis. Ann. intern. Med. **43**, 271—286 (1955).

Sotgiu, G., e **G. Corbelli:** Micosi rare Osservazione dei primi casi di istoplasmosi in Italia e di un caso di coccidioidomycosi. Bull. Sci. med. (Bologna) **127**, 85—92 (1955).

Staib, F.: Persönliche Mitteilung 1964.

— Impfkasten ohne Ventilation zum Arbeiten mit pathogenen Pilzen. Persönliche Mitteilung (1966).

Steinberg, B.A., W.P. Jambor, and **L.O. Suydam:** Amphotericins A and B: two new antifungal antibiotics possessing high activity against deepseated mycoses and superficial mycoses. In: Antibiotics Ann. 1955—1956, S. 574—578. New York: Medical Encyclopedia Inc. 1956.

Sternberg, T.H., E.T. Wright, and **M. Oura:** A new antifungal antibiotic amphotericin B. In: Antibiotics Ann. 1955—1956, S. 566—573. New York: Medical Encyclopedia Inc. 1956.

Stewart, R.A., and **K.F. Meyer:** Isolation of coccidioides immitis (Stiles) form the soil. Proc. Soc. exp. Biol. (N.Y.) **29**, 937—938 (1932).

Study, R.S., and **P. Morgenstern:** Coexisting pulmonary coccidioidomycosis and tuberculosis. New. Engl. J. Med. **238**, 837—838 (1948).

Top, F., and **C.E. Smith:** Communicable diseases: Coccidioidomycosis. (S. 168.) St. Louis Mosby Comp. 1947.

Townsend, T.E., and **R.W. McKey:** Coccidioidomycosis in infants. Amer. J. Dis. Child. **86**, 51—53 (1953).

Trimble, J.R., and **J. Doucette:** Primary cutaneous coccidioidomycosis. Report of a case of laboratory infection. Arch. Derm. **74**, 405—410 (1956).

Utz, J.P., D.B. Louria, N. Feder, C.W. Emmons, and **N.B. McCullough:** A report of clinical studies on the use of amphotericin in patients with systemic fungal diseases. In: Antibiotics Ann. 1957—1958, S. 65—70. New York: Medical Encyclopedia Inc. 1958.

— Application of Saramycetin, Hamycin and 5-Fluorocytosine in the treatment of the systemic mycoses. Eighth International Congresses on Tropical Medicine and Malaria, 7.—15. 9. 1968, Teheran.

Vaughan, J.E., and **H. Ramirez:** Coccidioidomycosis as a complication of pregnancy. Calif. Med. **74**, 121—125 (1951).

Vogel, R.A., B.F. Fetter, N.F. Conant, and **E.P. Lowe:** Preliminary studies on artificial active immunization of guinea pigs against respiratory challenge with coccidioides immitis. Amer. Rev. Tuberc. **70**, 498—503 (1954).

Wadsworth, A.B.: Standard methods of the division of laboratories and research of the New York State Dep. of Health. Incidents of mycotic disease. S. 466. Baltimore: Williams and Wilkins Co. 1947.

Walle, N. van der: Coccidioidomykose. Ned. T. Geneesk. 5548 (1939).

Wernicke, R.: Über einen Protozoenbefund bei Mycosis fungoides. Zbl. Bakt., I. Abt. Orig. **12**, 859—861 (1892).

Wier, R.H., R.O. Egeberg, A.R. Lack, and **G.M. Leiby:** A clinical trial of progigiosin in disseminated coccidioidomycosis. Amer. J. trop. Med. **31**, 479—488 (1951).

Willett, F.M., and **A. Weiss:** Coccidioidomycosis in Southern California. Report of a new endemic area with a review of 100 cases. Ann. intern. Med. **23**, 349—375 (1945).

—, and **E. Oppenheim:** Pulmonary infiltrations with associated eosinophilia. Amer. J. med. Sci. **212**, 608—612 (1946).

Wilson, J.W., C.E. Smith, and **O.A. Plunkett:** Primary cutaneous coccidioidomycosis; the criteria for diagnosis and a report of a case. Calif. Med. **79**, 233—239 (1953).

Winn, W.A.: The clinical development and management of coccidioidomycosis. Proc. Symposium on Coccidioidomycosis 1957.

— Pulmonary mycosis; coccidioidomycosis and pulmonary cavitation. A study of 92 cases. Arch. intern. Med. **87**, 541—550 (1951).

— The use of amphotericin B in the treatment of coccidioidal disease in seminar on mycotic infection. Amer. J. Med. **27**, 617—635 (1959).

— Coccidioidomycosis. Arch intern. Med. **106**, 463—466 (1960).

— Primary cutaneous coccidioidomycosis. Arch. Derm. **92**, 221—228 (1965).

Wolbach, S.B.: The life cycle of the organism of dermatitis coccidioides. J. med. Res. **13**, 53—60 (1904).

Aktinomykose

Von G.H. ARZT, Wintermoor

Mit 18 Abbildungen

I. Definition

Die Aktinomykose ist eine endogene relativ seltene nicht ansteckende akute, subakute, meist aber chronische entzündliche Erkrankung, die durch polymorphe Läsionen — häufig von tumoralem Aspekt, sowie starke Bindegewebsreaktion — gekennzeichnet ist, und unter Progredienz zur Abscedierung und Fistelbildung neigt. Sie gehört zu den ersten „Pilzerkrankungen" der inneren Organe, die bekannt wurden.

Beim Menschen wird sie im Rahmen einer Mischinfektion vom Actinomyces israelii erzeugt. Dieser steht zwar den Pilzen nahe, wird aber zu den Bakterien gezählt. Die Aktinomykose wäre daher allenfalls noch als Pseudomykose zu bezeichnen, nicht aber als Mykose.

II. Geschichte

Die Aktinomykose ist vielleicht die älteste nachweisbare Infektionskrankheit, denn an einem Rhinozeroskiefer aus dem Pliozän, der in Nebraska (USA) gefunden wurde, konnten Zeichen dieser Erkrankung festgestellt werden (MEYER-ROHN).

1826 beschrieb LEBLANC aktinomykotische Kiefertumoren beim Rind, die er für Osteosarkome hielt. Ähnliche Beschreibungen folgten 1850 von DEVAINE, 1868 von RIVOLTA und 1875 von PERRONCITO (KOLLE, KRAUS, UHLENHUTH).

Von wesentlicher Bedeutung ist die Beschreibung des Tierpathologen BOLLINGER (1876) über Einschmelzungsherde bei einer Kiefererkrankung des Rindes mit Körnchen, die an Kristalldrusen erinnern und die mikrobieller Natur sind. Der Botaniker HARZ identifizierte sie 1877 als Elemente eines „Pilzes". Wegen der strahlenartigen Konfiguration erhielt der Mikroorganismus den Namen *Actinomyces bovis* als Erreger der Aktinomykose des Rindes.

1845 folgt die erste Schilderung der Erkrankung beim *Menschen.* Sie geht auf LANGENBECK zurück, dem wir auch die Erkenntnis der „Fungusnatur" dieser Erkrankung verdanken. Veröffentlicht wurden seine Beobachtungen jedoch erst ca. 30 Jahre später von ISRAEL.

1848 folgt eine weitere Schilderung von LEBERT und 1875 wurde von FOERSTER in Absonderungen des Tränenganges ein Organismus gefunden, den COHN als *Streptotrix foersteri* bezeichnete. Nach seiner Zeichnung besteht kein Zweifel, daß es sich um eine wahre Aktinomykose gehandelt hat (WAKSMAN).

1878 weist ISRAEL bei weiteren Beobachtungen auf die Pathogenität dieses „Pilzes" hin. Er kann als Entdecker der Aktinomykose des Menschen gelten. 1879 glauben PONFICK, ISRAEL und WEIGERT durch ihre Untersuchungen die Identität der Erkrankungen bei Mensch und Tier klargestellt zu haben und übernehmen auch für die menschliche Erkrankung den Namen *Aktinomykose.* So wurde durch die als identisch angesehene Erkrankung des Rindes und des Menschen die erste Verwirrung in der an Fehlschlüssen reichen Geschichte der Aktinomykose gestiftet.

1880 berichtet PONFICK über den ersten aktinomykotischen Hirnabsceß.

1890—1891 wird nach intensiver Forschungsarbeit der Organismus in anaerober Kultur aus dem Material einer Kieferaktinomykose des Rindes von MOSSELMANN und LIENAUX (1890) und von WOLFF und ISRAEL (1891) erstmals von der menschlichen Aktinomykose gezüchtet und eingehend beschrieben. Gleichzeitig berichtet Bostroem, daß der Erreger aerob sei und weit in der Natur verbreitet, besonders auf Stroh und Gräsern zu finden ist. Dadurch wurde die Situation erneut konfus und konnte erst von Wright (1905) durch eine sorgfältige bakteriologische Untersuchung insofern geklärt werden, als er zeigen konnte, daß bei klinischer Aktinomykose sowohl beim Menschen wie beim Rind der Erreger anaerob oder mikroaerophil ist. Wegen der morphologischen Ähnlichkeit des Organismus, der von Bostroem beschrieben wurde, mit der anaeroben Form, über die andere berichteten, schien das Problem durch die Anwendung der Bezeichnung *aerobe und anaerobe Actinomyces* zunächst gelöst.

Der Bostroem'sche *aerobe Organismus* wird heute als *Actinomyces graminis* bezeichnet und ist ein gewöhnlicher apathogener Bodensaprophyt. Die Schwierigkeit der Differenzierung beider Typen erschien nicht dringend, weil keine spezifische Therapie für jede von ihnen bekannt war. Man stellte die Diagnose durch den Nachweis der Drusen bzw. der Actinomycesfäden im Grampräparat. Spezifische Kriterien für die Identifizierung einer Druse wurden niemals festgelegt, auch ist es bekannt, daß viele Organismen Strukturen entwickeln, die oberflächlich denen gleichen, die von dem Actinomyces bovis oder Actinomyces israelii hervorgebracht werden. So führte ganz zufällig eine erstentdeckte Species einer ganzen *Familie von überwiegend apathogenen Mikroorganismen* zur Namengebung einer Erkrankung, der Aktinomykose (Lentze). Außerdem verfiel man daraufhin in den Irrtum, in jedem Strahlenpilz einen Krankheitserreger zu vermuten.

Erst in den beiden letzten Jahrzehnten seit 1940 konnten die engeren Zusammenhänge der Genese der Erkrankung nach den Vorarbeiten von Naeslund und Colebrook durch Lentze, Waksman, Henrici einigermaßen befriedigend geklärt werden. Aber der anaerobe Erreger wurde immer wieder mit den weit verbreiteten ähnlichen aeroben Bodenpilzen — Streptomyceten — verwechselt (Mohr), was zur Entstehung und Verbreitung der *Irrlehre von der exogenen Entstehung der Erkrankung* durch Kauen von Gräsern, Getreidehalmen u. ä. beitrug. 1920 stellt Colebrook zwar eindeutig fest, daß die eingefahrene Theorie des exogenen Infektionsweges von pflanzlichen Quellen auf den Menschen sehr skeptisch betrachtet werden muß. Trotzdem konnte sich diese Irrlehre noch lange halten und ist leider bis in die letzte Dekade hinein in Lehrbüchern zu finden.

Nicht nur der seit 1913 von Petruschky hereingenommene Begriff der *Streptotrichose,* sondern auch die Einbeziehung der Leptotrichose brachte weitere Unklarheiten in diesen Fragenkomplex. Der Begriff Streptotrichose war als Arbeitshypothese gedacht und diente zur Bezeichnung aktinomykotischer Bilder, bei denen keine Drusen gefunden werden konnten (Mohr). Durch die Arbeiten von Naeslund, Lieske und Lentze konnte aber nachgewiesen werden, daß eine Trennung zwischen drusenbildenden und nicht drusenbildenden Actinomycesarten nicht durchführbar war. Damit war diese *Hypothese widerlegt* und der Begriff Streptotrichose sollte aus dem Schrifttum verschwinden (Mohr).

Bei der Beschäftigung mit der Frage nach dem Infektionsmodus fand die Begleitflora steigendes Interesse. 1905 beschreibt Wright die häufige Anwesenheit anderer Bakterien, die eng mit den Drusen verbunden sind. Schon er glaubt, daß die Begleitbakterien eine wichtige Rolle bei der Ausbreitung der Erkrankung spielen. 1912 fand Klinger gramnegative aerobe Kokkobacillen, den *Actinobacillus* actinomycetem *comitans.* Dieser Actinobacillus wurde nur bei der Aktinomykose gefunden. 1921 wird der Begriff *Begleitbakterien* von Lieske geprägt. 1933 wies Bates auf die ständige Anwesenheit einer Begleitflora hin. 1936 beginnt Lentze seine Untersuchungen über die Mischinfektionen der Aktinomykose. 1950 wird auch von Holm hervorgehoben, daß die Aktinomykose eine multiple Infektion, basierend auf dem Synergismus zwischen Actinomyces israelii und Begleitkeimen darstellt.

1925 isolierte Naeslund *Actinomyces bovis* aus dem menschlichen Mund. Seither wurde dieser Organismus auch ohne klinisches Vorliegen einer Aktinomykose aus Tonsillenkrypten, Abschabungen von Zahnschleim, Eiter aus Zahntaschen, cariösen Zähnen usw. gewonnen. Wenn wir die Untersuchungen von Erikson (1940) akzeptieren, der 12 menschliche und 7 bovine Actinomycesstämme untersuchte und eindeutig feststellen konnte, daß beide Gruppen in biochemischen Reaktionen und antigener Konstitution voneinander abwichen, so ist es klar, daß sie als verschiedene Species bezeichnet werden müssen. Der Medical Research Council sorgt endlich 1949 für eine Vereinheitlichung der Nomenklatur. Die von Wright eingeführte Bezeichnung Actinomyces bovis für die anaerobe Form soll durch die Bezeichnung *Actinomyces israelii,* der *allein verantwortlich für die menschliche anaerobe Aktinomykose* ist, ersetzt werden (Rosebury). Die Unterscheidung wird auch letztlich von Thompsen et al. (1950) bestätigt, so daß nun allgemein üblich ist, den bovinen Organismus Actinomyces bovis, den humanen Organismus Actinomyces israelii zu benennen. Neben diesen beiden beschreibt Bergey (1957) den Actinomyces baudetii als anaeroben Erreger der Aktinomykose bei Hunden und Katzen. Es wird allgemein anerkannt, daß der Act. isr. niemals außerhalb des menschlichen Körpers gefunden worden ist.

Nach Colebrook und Magnusson ist die *bovine Aktinomykose* ein rein klinischer Zustand. Der Ausdruck bezeichnet gewisse makroskopische pathologische Veränderungen, die ebenso durch den Actinobacillus lignieresi und gewöhnliche pyogene Kokken als auch die Actinomyceten (Actinomyces bovis) hervorgerufen werden können. Die tierische Aktinomykose ist also eine Erkrankung, die durchaus nicht mit der menschlichen verglichen werden kann, da die Ausdrücke nicht denselben Zustand decken (GLAHN).

Es steht heute fest, daß wir es bei den *Actinomyceten* mit einer *großen und heterogenen Species* zu tun haben, die in zahlreichen natürlichen Substraten vorkommt und an vielen natürlichen Prozessen teilnimmt. Wir haben grundlegend zu unterscheiden zwischen *aeroben, saprophytären, apathogenen Bodenkeimen* (BOSTROEM; Gräser- und Grannentheorie), den *anaeroben Erregern der menschlichen Aktinomykose, Actinomyces israelii* und gewissen *aeroben pathogenen Strahlenpilzen, Nocardien,* die eine Nocardiose erzeugen.

Der Act. isr. lebt gewöhnlich saprophytär beim Menschen und wird erst pathogen, wenn er unter besonderen Bedingungen Eingang in den Körper gewinnen kann.

Die Bezeichnung Aktinomykose wurde früher jeder Krankheit zugelegt, die von einer Infektion irgendeines Mitgliedes der Familie der Actinomyceten, Actinomycetaceae BUCHANAN, verursacht wurde. Als Grundlage der Unterscheidung der beiden wichtigsten Gruppen der aeroben und anaeroben Actinomyceten wird von WAKSMAN und HENRICI der Sauerstoffbedarf und die Fragmentation der Mycele herangezogen. Somit ergibt die *Klassifikation* der pathogenen Actinomyceten 2 Gruppen:

Actinomyces (HARZ) und

Nocardia (TREVISAN).

Sind die Organismen auch in der Mehrzahl ihrer morphologischen Charakteristika ähnlich, so weichen sie doch morphologisch, kulturell und physiologisch eindeutig und entscheidend voneinander ab. Beide bewirken granulomatöse Läsionen, sind jedoch in bezug auf den Ausbreitungsweg und den Ansiedlungsort verschieden und auch gegen unterschiedliche therapeutische Maßnahmen empfindlich (PUTMAN) und rechtfertigen daher eine gesonderte klinisch-deskriptive Behandlung im Rahmen dieses Buches.

III. Erreger. Eigenschaften

Der in Krankheitsprozessen vegetierende Strahlenpilz ist eine Species einer Gruppe von mehr oder minder miteinander verwandter Mikroorganismen, deren Angehörige in der freien Natur außerordentlich weit verbreitet sind und etwa $^1/_3$ aller Mikroorganismen des Humusbodens umfassen (LENTZE).

Der Erreger der menschlichen Aktinomykose ist der grampositive streng anaerob wachsende *Actinomyces israelii,* in seltenen Fällen der von HARZ beschriebene Actinomyces bovis.

Die Unklarheiten, die lange Zeit über die Erregernatur bestanden, hatte eine ihrer wichtigsten Ursachen in der großen Verwirrung der Klassifizierung der Actinomyceten. Diese

Tabelle 1
(modifiziert nach WAKSMAN und HENRICI)

Ordnung:	Actinomycetales
I. Familie	*Mykobakteride:* Mycel rudimentär oder fehlend. Keine Sporen, säurefest.
II. Familie	*Actinomycetaceae* (BUCHANAN): Bilden vegetatives Mycel, das in stäbchenförmige oder kokkoide Elemente fragmentiert. Produzieren Sporen aber nicht in Sporangien.
Genus I:	*Actinomyces* (HARZ): Anaerob, oder mikroaerophil, parasitär, nicht säurefest.
Genus II:	*Nocardia* (TREVISAN): Aerob, einige parasitär, teilweise säurefest oder nicht säurefest.
III. Familie	*Streptomycetaceae* (WAKSMAN und HENRICI): Vegetatives Mycel mit Conidien, nicht fragmentierend.
IV. Familie	*Actinoplanaceae:* Sporen in Sporangien.

wurde dadurch verursacht, daß die einzelnen Bearbeiter bei der Erforschung und Kennzeichnung der sichtbaren Merkmale keine einheitliche Methode anwandten und weder in der Zusammensetzung der Nährböden noch beim Test der Organismen Standardmethoden gebrauchten. Hinzu kam die individuell verschieden gehandhabte Beschreibung des Stammes, so daß ein Vergleich zwischen den verschiedenen Autoren nicht möglich war (KRASSILNIKOW).

Auch heute ist die Klassifikation der Actinomycetaceae noch immer umstritten (WHITMORE), obgleich die Nomenklatur von WAKSMAN (1943) weitgehend anerkannt ist.

Darüber hinaus hat der Arbeitskreis des *Institutes Pasteur*, der die Konzeption von PRÉVÔT vertritt, eine Klassifikation entwickelt, die den Actinomyces bovis zu den Aerobiern rechnet und den Typ israelii als Actinobacillus und die Erkrankung als Aktinobakteriose bezeichnet. Nach den Schilderungen französischer Autoren dürfte es sich hierbei ausnahmslos um das durch den Actinomyces israelii erzeugte Krankheitsbild der Aktinomykose handeln (WEIL). Diese Anschauung wird vor allem von den amerikanischen Autoren und den übrigen europäischen Autoren nicht geteilt.

Die Zahl der Actinomycesstämme ist sehr groß. LIESKE beschrieb schon 1921 76 und STÄHELIN etwas später über 150 Stämme. Außerdem bereitet die Einordnung der Actinomyceten in das botanische System große Schwierigkeiten, da sie einige Eigenschaften der Pilze, aber auch solche der Bakterien haben (MOHR). Sie stehen den Mykobakterien sehr nahe (REY).

In der Familie der *Actinomycetaceae* (Actinomyceten) faßt man eine Reihe von Kleinlebewesen zusammen, die einerseits wegen ihres verzweigten Fadennetzes, wegen der Bildung scheinbarer Sporen und wegen des muffigen Geruches der Kulturen große Ähnlichkeit mit Fadenpilzen haben. Andererseits gleichen sie hinsichtlich Zusammensetzung, Struktur und wegen des Fehlens von Kernen ganz den Bakterien und bilden beim Zerfall bakteriengleiche Teilstücke. Die Actinomyceten sind also *Übergangsformen zwischen Bakterien und Fadenpilzen* und weisen damit gewisse Verwandtschaft insbesondere mit den Erregern der Tuberkulose (Mykobakterien), der Diphtherie und des Rotzes auf (HALLMANN).

Zu den Erregern der menschlichen Aktinomykose wird heute nur ein Actinomyces mit anaerobem Wachstum der *Actinomyces israelii* gerechnet. Als Erreger der Kieferaktinomykose des Rindes ist der *Actinomyces bovis* (HARZ) anzusehen. Beide sind morphologisch, biochemisch und serologisch so weitgehend definiert, daß sie auf der Grundlage der Arbeit von ERIKSON (1940, 1949) in Bergey's Manual of Determinative Bacteriology 1948 (1957) als Arten bezeichnet werden (GRÄSSER und THOMPSON, 1950; PINE, HOWELL und WATSON, 1960).

Zur Familie der Actinomycetaceae gehört neben den Actinomyces auch die Nocardia. Letztere ist sowohl morphologisch als biochemisch klar von den Actinomyces abzutrennen. Somit wird die durch sie hervorgerufene Erkrankung in einem gesonderten Kapitel behandelt werden.

THOMPSON und LOVESTEDT (1951) konnten eine weitere Stammgruppe, den *Actinomyces naeslundi*, der eine größere Sauerstofftoleranz besitzt, nicht beweisbar menschenpathogen ist und oft aus menschlichem Material isoliert werden kann, und der morphologisch und physiologisch dem Actinomyceserreger ähnlich sieht, so daß er davon differenziert werden muß, abgrenzen. Morphologisch stellt er eine Übergangsform zwischen dem Actinomyces israelii und bovis dar.

BUCHANAN und PINE (1962) beschrieben den *Actinomyces propionicus*, der aus dem menschlichen Canalis lacrimalis bei einer Canaliculitis isoliert werden konnte.

GEORG et al. beschrieben den *Actinomyces eriksonii*, der eine Form der Aktinomykose der Lungen ohne Granulabildung verursacht. Seine pathogenen Fähigkeiten sind geringer als die des Act. israelii. Er bildet verzweigte, glatte, nichtadhärente Kolonien und ist anaerob, grampositiv, nicht säurefest. Er ähnelt dem A. bovis morphologisch, aber unterscheidet sich von ihm ebenso wie von A. israelii, A. propionicus und A. naeslundii durch den Sauerstoffbedarf, die biochemischen Reaktionen und die Zellwandzusammensetzung.

Die Einteilung der Erreger der Aktinomykose in verschiedene Species hat weitere Unterstützung gefunden durch die Zellwandanalysen von CUMMINS und HARRIS (1958), BOONE und PINE (1968) durch die serologischen Untersuchungen von KING und MEYER (1963), sowie die elektronenmikroskopischen Untersuchungen von OVERMAN und PINE (1963). Danach spielen taxonomisch das Antigenverhalten und die Zellwandzusammensetzung eine bedeutende Rolle, so daß von dieser Seite her vielleicht noch einige Verschiebungen in der Einordnung zu erwarten sind.

Die wesentlichen Eigenschaften der Species bovis und israelii seien in der folgenden Tabelle zusammengefaßt (Tab. 2).

Tabelle 2. *Genus Actinomyces* (HARZ)

Species:	Actinomyces bovis	Actinomyces israelii
Mycel und Sporenbildung	fragmentiert schnell, wenig verzweigt, Hyphen < 1 μ ⌀	gelegentlich segmentiert: fragmentiert. Astförmige Verzweigungen mit langen Filamenten. Hyphen > 1 μ ⌀, keine Sporen,
	keine Lufthyphen	Lufthyphen dürftig
	Große keulenförmige Hyphen	in nekrotischem Gewebe. 5 μ ⌀
O_2-Bedarf	anaerob	anaerob
Säurefest	⌀	⌀
Gram	+	+
Kolonien	weich, glatt, einheitlich, nicht am Nährboden haftend	hart, warzig, polymorph, adhärent am Nährboden
Granula	radiale schwefelfarbene Granula im Eiter	
Proteolyse	⌀	⌀
Gelatine	keine Verflüssigung	keine Verflüssigung
Manitspaltung	⌀	+
Katalase	⌀	⌀
Hydrolinisierte Stärke	+	(⌀) meist
Reduktion von Nitrat	⌀	meist +
Xylose und Mannose-Verwertung	⌀	meist +

Der A. israelii ist nicht säurefest. Die Widerstandsfähigkeit gegen Erhitzung (60° C) und gegen Chemikalien entspricht etwa der Resistenz der meisten bakteriellen Krankheitserreger (LENTZE).

Die Liste der *Synonyma* läßt die Schwierigkeiten der Einordnung des Erregers erkennen:
Streptotrix israelii,
Streptotrix spitzii,
Streptotrix actinomyces,
Dyscomyces bovis,
Cohnistreptotrix israelii,
Actinomyces bovis auct.,
Actinobacterium israelii,
Brevistreptotrix israelii,
Actinomyces discofoliatus.
Bis 1949 wurde auch Actinomyces bovis als Synonym verwandt.

Weitere *Eigenschaften* des Erregers sind seine Katalasenegativität und daß er Zucker, Lactose, Maltose, Dextrose, Saccharose angreift, Milch nicht coaguliert und nicht proteolytisch ist. Er bildet keinen Schwefel-Wasserstoff (DECHAUME et al.).

In vitro besteht eine Sensibilität gegen Penicillin, Chloromycetin, Aureomycin, Tetracyclin und Streptomycin.

In vitro-Sensibilität nach DECHAUME et al.:

Penicillin	Chloromycetin	Aureomycin	Tetracyclin	Streptomycin
0,1 μg/ml	0,5 μg/ml	5 μg/ml	6 μg/ml	20 μg/ml

Tabelle 3. *Antibiotica-Empfindlichkeit des A. israelii und der wichtigsten Begleitbakterien*

Empfindlichkeit gegen	Actinomyces israelii	Bact. comitans	Bact. melaninogenicus
Penicillin G	+	resistent! (bis 25 E/ml)	+
Streptomycin	+	+	resistent!
Chloramphenicol	+	+	resistent!
Tetracyclin	+	+	+
Chlor-Tetracyclin	+	+	+
Oxy-Tetracyclin	+	+	+
Erythromycin	+	resistent!	+
Oleandomycin	+	resistent!	+
Selectomycin	wechselnd*	resistent!	± !
Kanamycin	wechselnd*	+	resistent!
Vancomycin	+	resistent!	+
Colistin	resistent!	± !	resistent!
Gabbromycin (Aminosidin)	± !	+	resistent!
Novobiocin	+	+	+
Ampicillin (Binotal)	+	+	+

* Nur bei einigen Stämmen ausreichend wirksam.

Nach F. A. Lentze (aus Reploh-Otte: Lehrbuch der medizinischen Mikrobiologie. Stuttgart: Gustav Fischer 1965).

Zu den wichtigsten *Begleitbakterien* gehören der
Actinobacillus actinomycetem comitans,
das Bacterium melaninogenicus,
Kokken,
Fusobacterien und
Leptotricheen (Lentze; Wolff und Teusch).

Als Erklärungsversuch der polymikrobiellen Infektion eines prägnanten Erregers mit einer Vielzahl unterstützender Trabanten gilt heute die Ansicht, daß der Fermentapparat des Actinomyces durch diese Trabanten komplettiert wird. Gewisse gewebsaufschließende Fermente, die Polymeridasen scheinen dem Actinomyces israelii zu fehlen (Brede), die jedoch bei den Begleitbakterien der Aktinomykose regelmäßig nachzuweisen waren.

Der *Actinobacillus actinomycetem comitans* wurde bisher von folgenden Autoren als Begleitbacterium der Aktinomykose gefunden:

Tabelle 4

Autor und Jahreszahl	Zahl der untersuchten Aktinomykosefälle	davon mit Actinobacillus actinomycetem comitans mischinfiziert
Klinger (1912)	7	4
Colebrook (1925)	30	24
Lieske (1921)	16	11
Bayne-Jones (1925)	1	1
Romiti (1929)	3	1
Naeslund (1931)	2	2
Bates (1933)	29	29
Klaber (1934)	3	3
Negroni (1934)	7	7
Clemens (1940)	1	1
Holm (1954)	217	67
Lentze (1959)	619	186

Vergleicht man die Zahlen der beiden letzten Autoren HOLM und LENTZE, so zeigt sich bei weitgehender Übereinstimmung der Untersuchungsmethoden, daß der Actinobacillus actinomycetem comitans etwa in einem Drittel aller kulturell gesicherten Aktinomykosen nachzuweisen ist.

Er ist ein gramnegativer, nicht spezifischer Eiterbildner, dessen Rolle noch nicht scharf präzisiert ist. Er ist nicht tierpathogen und sein natürlicher Standort ist ebenfalls wie beim Actinomyces israelii die Mundhöhle.

Verschiedene französische Autoren kamen zu anderen Ergebnissen. So fanden DECHAUME et al. unter 32 Aktinomykosen nur 2mal den Actinobacillus actinomycetem comitans, jedoch in zahlreichen Fällen Actinobacterium liquefaciens, Ramibacterium pleuriticum, fusiforme Bacillen, Veionella, Ristella, aerobe und anaerobe Streptokokken sowie Staphylokokken.

Der Actinobacillus actinomycetem comitans ist ein zartes gramnegatives unbewegliches kokkoides Stäbchen von 0,6—1,5 μ Länge und 0,5—0,8 μ Breite, das in seiner Form an Influenzabakterien erinnert. In Eiterausstrichen oder in Actinomycesdrusen imponieren die Bakterien häufig als so dichter Rasen, daß sie leicht mit Zelldetrius verwechselt werden können. Sie sind mikroaerophil mit einem optimalen Wachstum bei 37° C. Eine CO_2-Atmosphäre fördert beträchtlich das Wachstum.

Morphologie. Actinomyces und Nocardia wachsen primär zu einem *Mycel* aus, das in späteren Wachstumsstadien in stäbchenförmige und kugelige *Segmente* zerfällt. Der Act. isr. ist *strikt anaerob* und konnte bisher nicht außerhalb des lebenden Makroorganismus isoliert werden (EMMONS et al.). Er bildet dünne, grampositive Fäden mit echten Verzweigungen, oft mit knolligen Auftreibungen (Abb. 1). Die Fäden werden bis zu 50 μ lang, ihre Breite variiert zwischen 0,5—1 μ. Die Fäden verhalten sich gegenüber Gram färberisch amphoter. Dadurch, daß sich zentral Fäden grampositiv und die kollagenen keulenförmigen Anschwellungen gram-negativ anfärben, können diagnostische Schwierigkeiten entstehen.

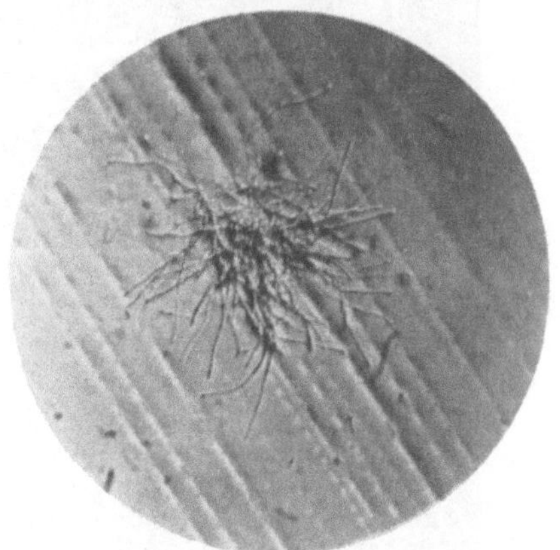

Abb. 1. *A. israelii* nach zweitägiger Bebrütung auf Ascites-Agar nach FORTNER (Vergr. ca. 200 ×) (aus LENTZE, 1967)

Die *Actinomycesdrusen* bestehen aus einem dichten Geflecht feiner dichotom verzweigter nicht septierter grampositiver Fäden, nur gelegentlich sind diese Hefen segmentiert, aber es finden sich keine definitiven Sporen.

Ihre Breite beträgt 1 μ oder etwas darüber. An der Peripherie des Myceliums sind die Fäden kolbig aufgetrieben bis zu 5 μ Breite. Sie sind von glasigem Aspekt und färben sich nicht mit Gram (Abb. 2 und 3). Sie sind als Degenerationsprodukte der Mycelien aufzufassen und dürfen nicht mit Sporen verwechselt werden. Makroskopisch erscheint die Druse als grauweißliches, gelb-grünes, im Darm auch dunkles Körnchen gewöhnlich von 1 mm ∅, das frei in eitrigen Erweichungsherden oder im Gewebe liegt.

BOSTROEM stellt sich die Entstehung dieser Gebilde so vor, daß diese kugeligen Formen sich aus den jungen länglichen Kolonien dadurch herausbilden, daß die Enden desselben sich umbiegen und daß das Fadengeflecht der einen, hier der konkavwerdenden Seite sich zu dem aus dem Kugelmantel herausragenden Pilzgeflecht, dem Wurzelgeflecht der Actinomyces-Druse formiert, während die Pilzfäden der anderen Seite, also der nun konkaven, zu den äußeren Strahlenbüscheln auswachsen (Zitat bei SCHNEIDER, 1954).

Kultur. Der Actinomyces israelii ist schwer zu züchten, langsam wachsend, bildet keine Sporen und ist auf Austrocknung sehr empfindlich. Voraussetzung für ein kulturelles Wachstum sind mikroaerophile oder anaerobe Bedingungen und

Temperaturen über 20° C. Am besten wächst er bei 37° C auf Fortnerplatten (Glucoseagar, Ascites-Agar). Dieses hohe Temperaturbedürfnis verhindert eine Vermehrung in der freien Natur, worauf bereits NAESLUND hinwies. Die notwendigen Voraussetzungen finden sich jedoch in der Mundhöhle des Menschen.

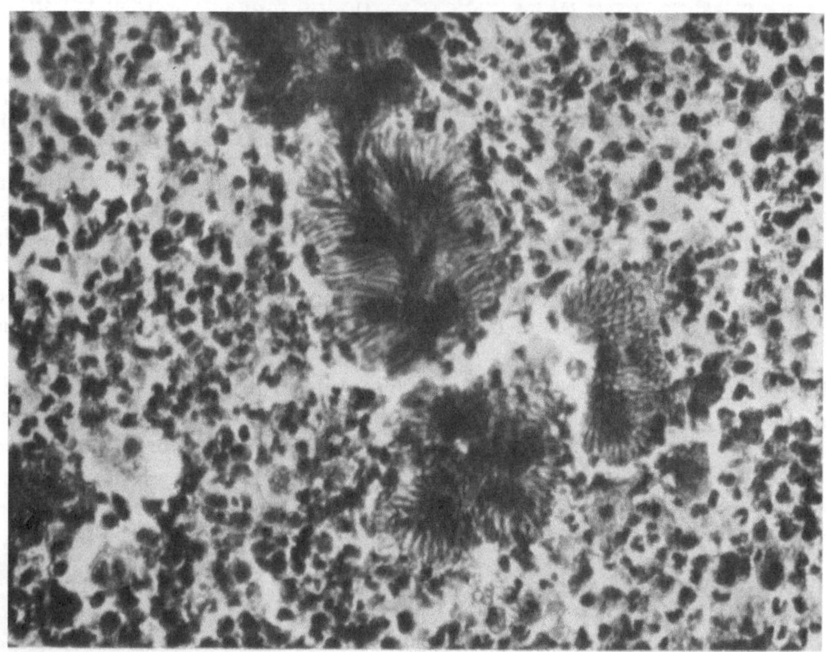

Abb. 2. Drusen mit typischen Keulen (Vergr. ca. 500 ×) (aus FEGELER, 1963)

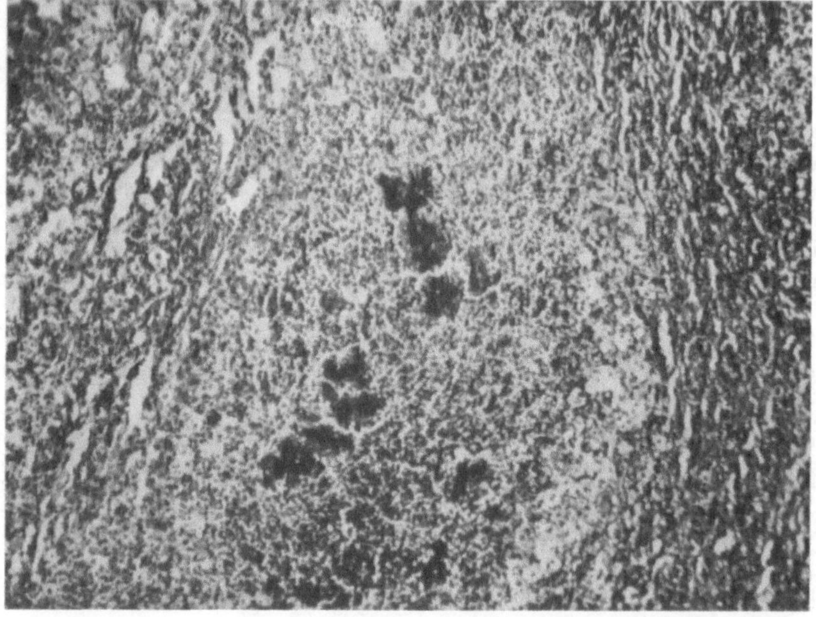

Abb. 3. Zahlreiche Drusen mit Granulationsgewebe (Vergr. ca. 125 ×) (aus FEGELER, 1963)

Als *Spezialnährboden* muß die Thioglykolatbouillon bei 37° C unter CO_2-Atmosphäre angesehen werden. Hier wächst der Act. isr. als kleines weißes Körnchen am Grunde des Gefäßes. Er bildet 0,5—2,5 mm im Durchmesser große, weiße, kohärente, brotkrumenartige oder blumenkohlartige Kolonien am Boden. Der Überstand ist während aller Stadien des Wachstums klar. Durch kräftiges Schütteln kann die granulierte Kulturmasse zerteilt werden (SCHARBINSKI). Weitaus am besten bewährt sich nach LENTZE (1967), HEINRICH und KORTH jedoch das Verfahren nach FORTNER (siehe VII/3: Diagnostische Hilfsmittel) mit einem festen, durchsichtigen Nährboden, der laufend mikroskopisch durchmustert werden kann.

Die mikroskopische Beobachtung der Reinkulturen zeigt einen nicht sporenbildenden verzweigenden filamentösen Organismus. Die Filamente übersteigen selten 1 μ im Durchmesser. Harte knorpelige Kolonien, die sich in die Nährböden 5—10 mm einsenken, sind charakteristisch. Sie weisen einen Erd- oder Modergeruch auf (MEYER-ROHN). In den ersten Bebrütungstagen kommt es zu Mycelbildungen, wobei Fäden bis zu 50 μ Länge entstehen. Am 4.—6. Tag schlägt das Wachstum in eine zweite Phase um. Es werden keine Mycele mehr gebildet, sondern es entstehen nunmehr isolierte, an Corynebakterien erinnernde Fragmente, das sog. Wickelwachstum. Dabei entstehen homogen imponierende Massen. Die Kolonie ist nach 10—14 Tagen voll entwickelt. kann einer Bakterienkolonie täuschend ähnlich sehen und wird von unerfahrenen Untersuchern leicht verkannt.

Die *Differenzierung der Kultur* ist morphologisch nur in der ersten noch mikroskopisch kleinen mycelialen Wuchsphase möglich. Der Organismus wächst langsam und wird erst nach 3 Tagen erkenntlich, während Corynebakterien nach spätestens 48 Std sichtbar werden. Der Actinomyces israelii zeigt typischerweise rauhe, stark erhabene Kolonien von krümeliger Konsistenz. Beim Actinomyces bovis entsprechen die ihn charakterisierenden Kolonien denjenigen anaerober Corynebakterien.

Da das Mycel der glatten Kolonien ganz allgemein, d. h. bei Actinomyces israelii und Actinomyces bovis stark fragmentiert ist, bereitet auch die morphologische Abgrenzung gegenüber diphtheroiden Stämmen Schwierigkeiten. Dasselbe gilt für die biochemischen Differenzierungen gegenüber den anaeroben Corynebakterien und dem Lactobacillus bifidus. Nach Reinzüchtung des Stammes fundieren dann biochemische und serologische Methoden eine zuverlässige Identifizierung (LENTZE). Die Übereinstimmung der aus der Mundhöhle gesunder Personen zu züchtenden Stämme des Actinomyces israelii mit den bei manifester Aktinomykose gefundenen Stämmen erfuhr durch Untersuchung des antigenen Aufbaus von LENTZE seine Klärung.

Eine positive *Blutkultur* dieser Gruppe von Organismen zur Lebenszeit des damit Befallenen ist eindeutig ungewöhnlich, obgleich die hämatogene Aussaat der Infektion eigentlich recht häufig ist.

Auch COPE kann über keine positiven Blutkulturen berichten. Eine erste positive Kultur im Blut wurde 1932 von FRED und LIGHT gefunden. In der Literatur sind noch weitere 4 Fälle bekannt, bei denen es fast immer zu einem letalen Ausgang der Krankheit kam. Der Nachweis des Erregers ist also wahrscheinlich erst im Terminalstadium möglich (KOHN et al.). Andererseits muß für die geringe Häufigkeit positiver Blutkulturen bei der menschlichen Aktinomykose insbesondere, da generalisierte Infektionen nicht so sehr selten sind, auch eine inadäquate Technik der Kultur mit in Betracht gezogen werden.

Eine Übersicht der Literatur zeigt, daß die Aktinomykose selten nach einer einmaligen Okulation einer *Kultur* beim Kaninchen, Meerschweinchen oder anderen *Versuchstieren* angeht. Inokulationen auf allen gebräuchlichen Wegen, selbst mit Traumatisationen oder unter Zugabe verschiedener Bakterien haben *versagt*, um das Angehen der Organismen zu bessern (MEYERS, VERGES).

Kaninchen, Meerschweinchen, Goldhamster zeigen eine lokale reaktive Entzündung auf den Actinomyces. Einen Beweis, daß der Actinomyces nicht von vornherein pathogen ist, wie man annehmen könnte, zeigt der Selbstversuch von BERGENHEIM, der sich subcutan Actinomyces israelii aus einer Reinkultur applizierte. DECHAUME konnte nur bei Hamstern bei intraperitonealer Inokulation nach 3—4 Wochen reproduzierbare positive Ergebnisse erhalten. Über ähnliche Erfolge berichtet HAZEN, weist jedoch darauf hin, daß nur 75% der Versuchstiere klinisch eine Aktinomykose zeigten und 25% ohne Reaktion blieben, obgleich die Versuchsdoppel — mit denselben Kulturen inokuliert — krank wurden. Junge Hamster wurden als Tiere der Wahl zum Studium der pathogenetischen Eigenschaften des Actinomyces empfohlen. Bei Färsen und auch Mäusen gingen Reinkulturen nicht an. Der Grund liegt in der polymikrobiellen Infektion, die als Ursache der Aktinomykose angesehen werden muß. Es fehlen die Fermente zur Gewebsaufschließung durch die Trabanten. Aber auch bei Verimpfung von

Eiter des Actinomyces israelii konnten subcutan oder intraperitoneal bei Meerschweinchen, Mäusen und Kanichen keine positiven Tierversuche erzeugt werden (DECHAUME). Nur *Albino*-Mäuse konnten mit reinen Kulturen von Actinomyces bovis infiziert werden, wenn das Inokulat mit Mucin aus dem Schweinemagen versetzt wurde (GEISTER et al. und MEYER et al.). Positive Erfolge nach mehrmaliger Inokulation desselben Versuchstieres konnten von SLACK beim Kaninchen und Meerschweinchen (MEYER und VERGES) beobachtet werden. Diese Befunde wurden aber von ROSBURY und CLARK nicht bestätigt. In normalen und pathologischen Geweben finden sich oft aerobe Diphtheroide, und da sie bezüglich Inkubation und Wachstumscharakter in Thioglykolat und ihren biochemischen Reaktionen dem Actinomyces israelii bemerkenswert ähnlich sind, entsteht oft Verwirrung.

Der *Actinobacillus actinomycetem comitans* wächst optimal bei 37° C und erfährt durch CO_2-Atmosphäre eine beträchtliche Wachstumsförderung. Difcoagar mit 30% Asciteszusatz hat sich bewährt (HEINRICH und PULVERER). Auf Fortnerplatten entstehen nach 2 Tagen Bebrütung bei 37° C glasige kleine tautropfartige Kolonien von 4 mm Durchmesser. Sie dringen in die Tiefe des Nährbodens ein. Das Koloniebild bei direkter Mikroskopie auf durchsichtigem Nährboden zeigt einen Stern nach Art gekreuzter Zigarren (HEINRICH und PULVERER) (Abb. 4).

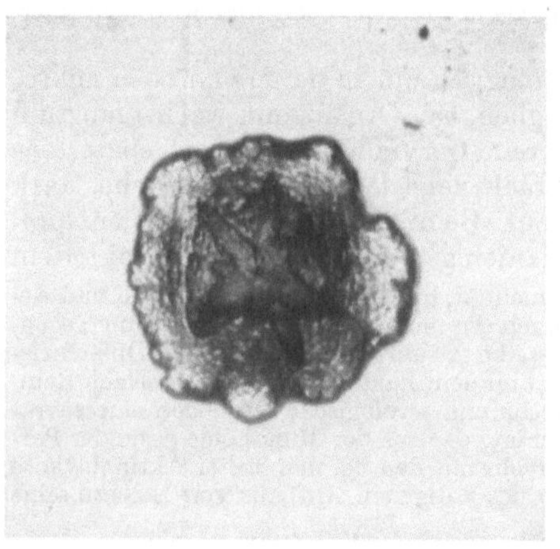

Abb. 4. *Actinobacillus actinomycetem-comitans*, voll entwickelte Kolonie mit typischer Innenzeichnung. Anaerob nach FORTNER 14 Tage bebrütet (Vergr. ca. 60 ×) (aus LENTZE, 1967)

Wachstumscharakter. Im befallenen Gewebe bildet der Keim infiltrierend vordringende grampositive Mycelien, die in Einschmelzungsherden in stäbchenförmige oder kugelige Elemente zerfallen können. Dadurch werden im Eiterausstrich Infektionen mit vermeintlichen Corynebakterien vorgetäuscht.

Toxische und antigene Eigenschaften. Ein Toxin wird vom Actinomyces israelii nicht gebildet. Die *Agglutination und die Komplementbindungsreaktion* sind infolge mannigfacher technischer Schwierigkeiten sowie zweifelhafter Verwertbarkeit bisher *wenig befriedigend* (SIELAFF).

Serologische Untersuchungen (HOLM, LENTZE, ERIKSON) ergaben die Tatsache, daß es beim Genus Actinomyces 2 Serogruppen gibt, die sich deutlich voneinander unterscheiden und den beiden kulturellen biochemisch trennbaren Arten Actinomyces israelii und bovis entsprechen (SEELIGER). Der Actinomyces naeslundi teilt eine gewisse antigene Eigenschaft mit dem Actinomyces israelii und bovis. Es besteht aber keine Kreuzreaktion (KING und MEYER). Die Unterscheidung beider Gruppen gelingt mittels Agglutination und Agglutininabsättigung. Die anaeroben Actinomycesstämme lassen sich sowohl in der Agglutination wie mit der Komplementbindungsreaktion von den aeroben Nocardien und Streptomycesarten abtrennen. Weitere Differenzierungsmethoden wurden durch die Chromatographie der Zucker von KWAPINSKI vorgeschlagen. Die Ergebnisse antigen analytischer Untersuchungen stützen die Annahme, daß die Actinomyceten, Nocardien und Streptomyceten insbesondere den Mykobakterien näher stehen als den höheren Pilzen (SEELIGER).

Das *Actinomycin-Hautantigen* nach LENTZE bzw. SIELAFF und HEINRICH besteht aus homogenisierten Keimaufschwemmungen von Actinomyces israelii. Die Stammlösung enthält 2,5 Mill. Keime im Milliliter. Zum Gebrauch werden Verdünnungen von 1:10, 1:100, 1:1000 benutzt. Der Intracutantest ist nur *in beschränktem Umfange zu verwerten.*

Bei qualitativ starker Reaktion rückt die Diagnose Aktinomykose in den engeren Bereich der Möglichkeit. Dabei können auch bei unterschwelligen Infekten z. B. Zahngranulomen u.ä. schwache positive Hautreaktionen auftreten. Der Intracutantest allein besagt nur wenig, er kann nur als diagnostisches Hilfsmittel im Verein mit anderen Befunden verwertet werden. Das Antigenmaterial aus diesen Kulturen läßt sich therapeutisch nicht verwenden (WILSON).

Die serologischen Untersuchungen auf Antikörper versagen bei der Aktinomykose vielleicht aus dem Grunde, daß freie Antikörper nur selten im Blut erscheinen bzw. daß die bei anderen Infektionen bewährten Verfahren der Komplementbindungsreaktion und Agglutination die evtl. hier vorliegenden Antikörper nicht zu erfassen vermögen. Ein negativer Ausfall dieser Reaktion schließt daher eine Aktinomykose nicht aus, wohingegen ein positives Ergebnis nachdrücklich auf die Diagnose hinweist. Dabei ist ebenso wie beim Cutantest zu bedenken, daß im Sinne unterschwelliger Infekte (Befall ohne Aktinomykoseerkrankung) auch gelegentlich schwach positive Befunde zu erwarten sind (EGGELING und HEINRICH).

IV. Pathologische Anatomie

Der im Gewebe wuchernde Actinomyces ruft in der Regel eine *chronische entzündliche unspezifische Granulationswucherung* hervor, die sich als umschriebene tumorartige Knotenbildung oder als diffuse harte Infiltration darstellt. Makroskopisch ist die Tendenz zur *Bildung von Abscessen* beachtenswert, die oft in Form multipler Fisteln nach außen durchbrechen, aus denen sich dann der körnerhaltige Eiter entleert. Diese Abscesse werden von schlaffen Granulationen umschlossen, die eine ausgesprochene Neigung zur fettigen resp. lipoiden Metamorphose bekunden. Endlich ist anatomisch bezeichnend, daß der aktinomykotische *Prozeß kontinuierlich* ohne Rücksicht auf die Organgrenzen *fortschreitet* (ASKANAZY).

In den befallenen Bezirken ist der Act. isr. in Form isolierter Fäden oder Fragmente, aber auch in charakteristischen Konglomeraten in den Drusen (Abb. 2) zu finden. Diese zeigen beim Act. isr. im Gegensatz zum Act. bovis, wo wir einen strahligen Aufbau finden, ein verschlungenes Strahlengeflecht, zwischen dem sich regelmäßig reichliche Mengen von Keimen der Begleitflora in Symbiose mit dem Fadenpilz finden. Manchmal lassen sich im Kern solcher aktinomykotischer Geschwüre Fremdkörper, Grannen, Spelzen, Knochen, Holzsplitter, Borsten o. ä. nachweisen, durch deren Vermittlung der Actinomyces eingedrungen ist. Die Knoten werden *Aktinomykome* genannt.

Im Bereich der Wand der Aktinomykome beginnt schon sehr bald in zunehmendem Maße eine *bindegewebige Proliferation*. Manchmal heilen die Herde durch diese vermehrte Bindegewebsbildung oft unter gleichzeitiger *Kalkeinlagerung* ab.

Ausschlaggebend für die weitere Entwicklung ist die Schwere der Infektion und die individuelle Widerstandsfähigkeit (MOHR). Die Aktinomykose bedingt im befallenen Gewebe von vornherein eine chronische Entzündung, ohne irgendwelche spezifische Merkmale.

Die Ausbreitung der Aktinomykose erfolgt als Fortkriechen der Krankheit im Bindegewebe *per continuitatem* mit Befall parenchymatöser Organe und durch Einbruch in die Blutwege als hämatogene Aussaat mit Metastasenbildung in entfernten Organen.

Die Lymphbahnen werden im Gegensatz zur Tuberkulose meist nicht befallen (MOHR). Die Körpergewebe verhalten sich verschieden. Wie das Bindegewebe, so stellt auch das lockere, subpleurale, prävertebrale, retroperitoneale Gewebe für die sich weiterentwickelnde Infektion einen günstigen Boden dar. Rasche nekrotisierende Einschmelzungen und Abscesse, teilweise flächenhaft, lassen die Zerstörung sich über größere Bezirke ausdehnen. Sie erfassen auch Muskeln und Bandapparat und treten in Hohlräume ein und können Knochen zur Nekrose bringen.

Vor allem können die Herde nach außen durchbrechen und dabei *Fisteln* bilden. Die Fistelgänge sind mit zundrigem, fettig degeneriertem Granulationsgewebe angefüllt. Der *Eiter* aus den Fisteln ist meist dünnflüssig, von fadem üblen Geruch, Leukocyten, Pilzdrusen und Bakterienmischflora enthaltend (MOHR). Die stärkste Neigung zu bindegewebiger Abkapselung und Ausheilung der Aktinomykose haben das Periost, die Zunge und die Lunge. Nach dem Untergang der Erreger verwandelt sich das Granulationsgewebe in ein *narbiges Bindegewebe* mit zahlreichen, teils hyalinisierten Bindegewebsfasern. Im allgemeinen liegen die Actinomycesfäden einzeln oder in kleinen ungeordneten Anhäufungen im Zwischengewebe. Die Fäden werden bis 50 μ lang, ihre Breite variiert. Nach einiger Zeit entstehen *Drusen* oder Kolonien von 0,5—2 cm Durchmesser als bräunliche oder schwefelgelbe *Körnchen* mit unebener Oberfläche.

Entsprechende körnige Ansammlungen werden auch bei Pilzkrankheiten wie Maduramykose, Aspergillose oder der Nocardiose beobachtet. Im Zentrum der Druse finden sich homogene, feinkörnige eosinophile Massen, die vorwiegend aus abgestorbenen und zerfallenen Erregern bestehen. Dazwischen liegen grampositive Actinomycesfäden, oft in kokkoide oder bacilläre Formen zerfallen. In der basophilen äußeren Zone der Druse liegen radiär angeordnete Fäden, am Rand zahlreiche keulenförmige hyaline Gebilde. Dieses histologische Bild führte zu der Bezeichnung *Strahlenpilz* (Abb. 2 und 3).

Diese Verdickungen stellen hyaline Degenerationsformen der Mycelien dar (FEGELER), eine Auffassung, die von BADER nicht geteilt wird, und sind als Produkt der Auseinandersetzung zwischen Erreger und Wirt aufzufassen.

Bei voll ausgebildetem Krankheitsprozeß besteht das *Granulom* aus einem zentralen Absceß (Mikroabsceß), in dem die Druse „schwimmt". Ihm schließt sich eine Zone bunten Granulationsgewebes an, zunächst mit einem Kranz von lipoidhaltigen Makrophagen und mehrkernigen Riesenzellen, der peripher von einer Zone Plasmazellen oder epitheloider Zellen umgeben wird. Weiter außen schließt sich die Zone der Histiocyten und Fibrocyten mit kollagenen Fasern und ein dichtes Bindegewebe an. Phagocytierende Riesenzellen mit Lipoid und lipoide Histiocyten ergeben das auffallend gelbe Bild des Granuloms. Die Abscesse konfluieren meist und bilden ein verzweigtes, mit Eiter gefülltes Hohlraumsystem. Viele Bakterien kennzeichnen die *Mischinfektion.* Nach Absterben der Druse, wobei sie oft verkalkt, vernarbt das Granulationsgewebe vollständig. Vernarbung mit Abscedierung bestehen gleichzeitig nebeneinander, so daß in den Narben immer wieder frische Granulome aufschießen. Die Ausbreitung in die Umgebung erfolgt ohne Achtung der Organgrenzen.

Die *cervico-faciale Form* der Aktinomykose kommt wohl am häufigsten vor, weil die Primärinfektion die Mundhöhle bevorzugt. Von hier aus findet durch kontinuierliches Vordringen die weitere Verbreitung der Erkrankung statt. Die *Kieferaktinomykose* ist als Mischinfektion einer odontogenen Eiterung anzusehen, wobei kariöse Zähne als Eintrittspforte gelten müssen.

Auch Zahnfleischtaschen, besonders an Weisheitszähnen und die Zahnpulpa bei Caries bieten dem Actinomyces einen geeigneten Nährboden und es entsteht neben einer Peridontitis häufig ein Wurzelspitzenabsceß.

Beim Menschen kommt die für das Rind so typische primär geschwulstartige zentral destruierende und ossifizierende *Osteomyelitis des Kieferknochens* äußerst selten vor. Der Kiefer wird nur sekundär in Form einer chronischen Periostitis beteiligt, wobei der Unterkiefer häufiger erkrankt als der Oberkiefer. Unter dem Periost der Alveole kommt es zur Granulation und zur Absceßbildung mit Durchbruch in die Mundhöhle und Fistelbildung zur äußeren Haut.

Die zunehmende derbe Anschwellung an der Außen- oder Innenseite der Mandibula charakterisiert mit ihrer letztlich bretthartem Infiltration die *cervicobuccale Form* der Aktinomykose des subcutanen Gewebes.

Mit den derben Infiltraten ist die Haut bald fest verwachsen und gerötet. Es entstehen blau- bis braun-rote charakteristische Schwellungen und Wülste. Die Aktinomykome erweichen stellenweise und brechen fein fistulös oder breit durch. Oft dringt der Prozeß auch als bretтharte von Fisteln und Erweichungsherden durchsetzte Infiltration in die Tiefe bis zur Wirbelsäule und Pleura bzw. bis zum Schädel und kann sich in den Gehirnhäuten und im Gehirn ausbreiten (KAUFMANN).

Die Erkrankung der *Glandula submandibularis* erfolgt häufiger als die der anderen Speicheldrüsen. Es wurden auch primäre Fälle einer Sialoadenitis actinomycotica beschrieben, bei denen der Infiltrationsweg als ductogen ascendierend angenommen wird.

Während bei Befall des *Unterkiefers* im wesentlichen eine Ausbreitung der Erkrankung auf die Wange, Parotisgegend und Infratemporalregion wie auch die Kaumuskulatur vorliegt, greift bei der *Oberkieferaktinomykose* die Infektion häufig auf die Schädelbasis, entlang den Gefäßen und Nervensträngen, über.

Die beim Rind so häufige und charakteristische *Glossitis actinomycosa*, in der Regel scharf lokalisiert, ist beim Menschen selten. Sie wird meist in der Spitze als derber circumscripter Knoten oder als weicher zundriger Herd oder diffus derber chronischer Absceß angetroffen, wodurch die Verwechslung mit Krebs oder Gumma gegeben ist (KAUFMANN). Sehr selten ist die Aktinomykose der *Lippen*. Vereinzelt ist auch eine Aktinomykose in der *Nase* bzw. in den *Nebenhöhlen* beobachtet worden (KAUFMANN). Weitere seltene Lokalisationen sind die Orbita oder das *Auge* (HARLEY und WEDDING) selbst, der innere Gehörgang und das Mastoid sowie der Pharynx.

Der *Oesophagus* kann primär, wobei wohl Verletzungen den Boden bereiten und häufig eine Descension der Infektion die ausschlaggebende Rolle spielt, und sekundär vom Thorax her erfaßt werden. Die *Oesophagitis actinomycotica* entsteht am häufigsten an den physiologischen Engen der Speiseröhre.

Beobachtungen über eine Aktinomykose der *Schilddrüse* mit weitgehender Zerstörung des Organs, was zum *Myxödem* führte, sind beschrieben worden (KAUFMANN). Auch kommen hier Metastasen bei generalisierter Aktinomykose vor.

Der Befall des Schildknorpels als Perichondritis erfolgt im wesentlichen fortgeleitet, seltener als Schleimhauterkrankung des *Kehlkopfes*.

Im Mittelpunkt der *thorakalen Form* der Aktinomykose steht die Erkrankung der Lunge, die sowohl primär als auch sekundär ergriffen werden kann. Für die pathologisch-anatomische Beschreibung ist auch die Einteilung von UEHLINGER (in SCHINZ, BAENSCH, FRIEDL, UEHLINGER) in *bronchopulmonale, pleuropulmonale, destruierende und hämatogene miliare Formen* in Gebrauch.

In der *Lunge* führt die Aktinomykose grundsätzlich zu den gleichen Veränderungen wie an allen übrigen Körperteilen. Die ersten mikroskopischen Veränderungen der *bronchopulmonalen Aktinomykose* sind im Bereich der kleinen Bronchien und des peribronchialen Gewebes nachzuweisen. Die sog. oberflächliche Form der Aktinomykose in der Lunge, gekennzeichnet durch eine Bronchitis und Bronchiolitis mit oberflächlichen Ulcerationen und eitriger Exsudation, von SCHLAGENHAUFER (1906) erstmalig beschrieben, wird in der reinen Form nur selten beobachtet. Später kommt es zur bekannten granulierenden Form der Entzündung mit tiefreichenden Ulcera und auch Bronchiektasen. Als Folge dieser Erkrankung kann sich auch eine Bronchiolitis obliterans entwickeln (KAUFMANN).

Die eitrige und granulierende Peribronchitis greift auf die benachbarten Alveolarsepten über und leitet über fibrinöse Herdpneumonien zur *Bronchopneumonia actinomycotica* über. Am häufigsten sind die Unterlappen erkrankt.

Zunächst finden sich noch solitäre ausgedehnte pneumonische Infiltrate. Langdauernde und langsame Zerstörung des Gewebes unter Bildung von Nekrosen und Abscessen mit gekammerten eitergefüllten Hohlräumen beziehen in regellosem Wechsel fortschreitend immer weitere Gewebsteile in den Krankheitsprozeß ein. Die in den Abscessen liegenden Drusen sind oft schon makroskopisch als Körnchen im Abstrich zu sehen. Die Schnittfläche der Lunge ist bretthart und bunt. Vorwiegend aerogene Infektionen können zunächst pneumonieartige Formen hervorrufen mit Vorherrschen der Exsudation und Infiltraten größerer Lappenteile und ganzer Lappen (KAUFMANN).

Nach dem Überschreiten der visceralen Pleura folgt dem ersten oder bronchopulmonalen Stadium das zweite oder *pleuropulmonale Stadium.*

Dieser fortgeschrittene Prozeß ist durch chronisch-eitrige Entzündungsherde sowie durch eine fibröse Induration des Lungengewebes gekennzeichnet. Seröse Pleuraergüsse, mischinfizierte *Empyeme* und ausgedehnte *Pleuraschwarten* oft von beachtlicher Stärke sind vorherrschend und leiten nach Durchbruch durch die Pleura parietalis mit Abscedierungen und schwieligen Verdichtungen in der Thoraxwand das fistulöse Stadium mit zahlreichen Perforationen durch die Haut ein (EGGELING und HEINRICH). Sowohl die entzündlichen destruktiven als auch die narbig-schrumpfenden Prozesse können zur Ausbildung lokaler *Bronchiektasen* führen. Kalkeinlagerungen in den Narbengebieten kommen vor. Die Abscesse können sich zu käsigen Massen umwandeln und verkalken. Da Organgrenzen der Progression keine Schranken setzen, so ist ein Übergreifen auf das Perikard und das Herz, das Mediastinum und den Oesophagus, die Wirbelsäule und den Wirbelkanal möglich. Charakteristisch sind Veränderungen an den Rippen und am Brustbein im Sinne der *Caries actinomycotica*. Beim Einbruch in das Mediastinum besteht die Möglichkeit des Befalls der anderen Lungenseite.

Bei der *pleuropulmonalen Aktinomykose* durch sekundäre Fortleitung der Erkrankung meist von einem cervico-facialen Herd aus, steht die *Mediastinitis actinomycotica* zunächst im Vordergrund. Die Ausbreitung über die paravertebralen Logen des Thorax, die im Gegensatz zum retrosternalen Weg im Vordergrund steht, führt dann zur kontinuierlichen Ausbreitung auf die Pleura und Lunge von apical her.

Die Lunge kann auch im Verlauf einer hämatogenen *miliaren Aussaat* bei einer Generalisation befallen werden. Pathologisch-anatomisch ähnelt das Bild dann außerordentlich der miliaren Tuberkulose. Pseudotumorale Formen der Aktinomykose der Lunge sind selten (VILLEGAS und SALA, LE LOURD et al. 1965).

Aktinomykotische Läsionen im Bereich des *abdominalen Raumes* entstehen in direktem Kontakt mit Ulcerationen oder Perforationen von Eingeweiden oder in Taschen oder Recessen, in denen es zur Stase des gastro-interstinalen Inhaltes kommt oder an Orten geringgradiger Schädigungen der Schleimhaut. Es entstehen submucöse *knotenförmige Infiltrate*, die eitrig zerfallen und sich in flache *Geschwüre* verwandeln. Häufigster Sitz ist das *Colon* und die Gegend des *Coecums*.

Von den Geschwüren können vielfach verzweigte Eitergänge, Fisteln, ausgehen. Sie führen zu Verwachsungen der Schlingen und zu Bauchabscessen im retroperitonealen Gewebe. Durch die Ausbildung reichlich schwieligen von Fisteln und Abscessen durchsetzten Gewebes bei längerer Dauer können die Organe des Beckens, Blase, Genitalien zu Konglomerattumoren eingemauert werden. Perforationen in ein Hohlorgan bzw. die Pleurahöhle oder längs des M. iliopsoas in die Oberschenkelmuskulatur, evtl. auch nach außen durch die Bauchdecken, werden beschrieben (KAUFMANN).

In 50% der Fälle kommen spezifisch-ulceröse Veränderungen durch Aktinomykose am Proc. vermiformis vor und können das Bild der *Perityphlitis actinomycotica* bedingen.

Die derben, meist schwer abgrenzbaren Tumoren bei Aktinomykose können gelegentlich fibrosarkomartig hart und circumscript wie eine echte Geschwulst sein. Bei aktinomykotischer Perityphlitis entstehen relativ häufig Lebermetastasen. In den meisten Fällen kann eine Beteiligung der intestinalen Mucosa nicht mehr demonstriert werden und selbst wenn der Darm in den großen entzündlichen Massen mitbetroffen ist, ist seine Mucosa intakt. Daher sind gastrointestinale, iliocoecale und appendicitische Aktinomykosen nach PUTMAN keine genauen beschreibenden Bezeichnungen für die Läsionen der abdominellen Aktinomykose. Metastatische Abscesse sind selten. Die hämatogene Aussaat ist ungewöhnlich (PUTMAN et al.).

Über *Aktinomykose des Magens* liegen nur wenige Mitteilungen vor. Meist wird er sekundär von der Nachbarschaft her ergriffen oder durch fistulösen Durchbruch eines paravertebralen Aktinomykoms (KAUFMANN).

Durch intestinale Infektion oder eine äußere Infektion des Anus kommt es entweder durch direkte Schleimhautläsionen oder einen die Haut in der Analgegend verletzenden Fremdkörper zur *Peri- und Paraproktitis* (KAUFMANN).

Die *primäre Aktinomykose des Peritoneums* ist selten. Die sekundäre Form kann sich an eine Darm-Aktinomykose oder perforierte Ulcera anschließen. Die *Aktinomykose des Parametriums* wird als Abtreibungsfolge beschrieben.

Die *Aktinomykose der Nieren* entsteht sehr selten durch Übergreifen des Prozesses aus der Umgebung oder auf hämatogenem Wege. Bei der generalisierten Aktinomykose zeigen die Nieren häufig eine disseminierte abscedierende Nephritis beiderseits (BADER). Die Aktinomykose der ableitenden Harnwege entsteht fast immer durch Übergreifen von den Nachbarorganen (KAUFMANN).

Die *Aktinomykose ist in der Leber* nicht häufig. Meist greift sie aus der Umgebung vom Peritoneum, retroperitonealem Gewebe oder Pleura-Zwerchfell kontinuierlich auf die Leber über und es entstehen dann ein isolierter Herd oder einige wenige. Man sieht aber gelegentlich auch im Innern isolierte oder auch zahlreiche disseminierte metastatische Knoten, z. B. bei Fußwurzel- oder Kieferaktinomykose.

Auf dem Einschleppungsweg via venae portae entstehen multiple disseminierte absceßartige Herde. Ganz selten erfolgt der Befall über die Arterie. Es soll auch eine primäre Aktinomykose der Leber geben, wobei die Keime über den Blut- und Lymphweg eingeschleppt werden. Andererseits wird dieses Vorkommen bezweifelt, da ein initialer alter Lungen- oder Darmherd übersehen oder spurlos abgeheilt sein kann. Selten sind der Übergang von der Leber auf das Peritoneum oder Durchbruch durch eine Fistel nach außen (KAUFMANN).

Die *Aktinomykose* entsteht *im Muskel* meist fortgeleitet aus der Umgebung. Seltener ist der Muskel der primäre Sitz. Die häufigste Primärlokalisation ist die Zungen- oder Mundhöhlenbodenmuskulatur. Im Granulationsgewebe sind auffallend häufig Schaumzellen, Plasmazellen und eosinophile Leukocyten zu finden (KAUFMANN).

Die *Aktinomykose der Gelenke* ist durch die regelmäßig vorhandenen Fisteln in ihren Auswirkungen nicht wesentlich von den übrigen akuten und chronischen Gelenkeiterungen verschieden. Zerstörungen der Gelenkstruktur sind regelmäßig vorhanden. Die Aktinomykose ergreift die Gelenke in der Regel vom umgebenden Weichgewebe her. Von diesem Blickwinkel aus ist auch eine *Osteoarthritis actinomycotica* zu betrachten (KAUFMANN).

Das *Knochengewebe* reagiert auf die aktinomykotische Infektion in einer sehr charakteristischen Manier. Die Wirbel erkranken am häufigsten, jedoch kommt es auch hier nur zu oberflächlichen Arrosionen der Wirbelfortsätze und der Gelenkflächen der kleinen Rollgelenke. Die am nächsthäufigsten erkrankten Knochen sind *Unterkiefer* und *Rippen* (BADER).

Unmittelbar um den Fokus der Infektion kommt es zur Knochenabsorption, darum zur Knochenneubildung erheblichen Grades und erheblicher Dichtigkeit. So entsteht ein Nebeneinander von Caries und Sklerosis. Dennoch ist eine Sequestration ungewöhnlich. Die Rarefikation des Knochens überwiegt selten die Sklerose. Manchmal wird ein größerer knöcherner Tumor gefunden. Mit seltenen Ausnahmen wird der Knochen durch Ausbreitung von benachbarten Weichteilherden aus befallen (COPE). Meist umgeht ihn die Entzündung mehr oder weniger.

Eine Periostitis ist dagegen bei fortgeleiteten Prozessen gewöhnlich zu beobachten.

Eine Aktinomykose der *Arterien* ist selten (KAUFMANN).

Der pathologische Befund bei einer *Aktinomykose des Perikards* zeichnet sich durch die granulomatöse Reaktion aus, auf die Zeichen der akuten und chronischen Suppuration aufgepfropft sind (HARA und PIERCE). Meistens wird das Perikardium von einem von den Lungen aus fortschreitenden Herd befallen. Nur gelegentlich wird die Perikarditis auch Folge einer aktiven Infektion des Myokards sein, das hinwiederum vom Blutstrom aus infiziert worden ist.

Die aktinomykotische *Meningitis* entsteht von der Mundhöhle aus durch kontinuierliche Ausbreitung und Zerstörung der knöchernen Schädelbasis oder auf dem Lymphwege entlang der Nervenbahnen. Selten geht eine hämatogene Infektion der Meningen von den Lungen aus (KAUFMANN). Nach BADER kommen die kontinuierlich über die Schädelbasis oder die Wirbelsäule fortgeleiteten Infektionen in etwa einem Drittel der Fälle von Aktinomykose des Gehirns und Rückenmarkes sowie ihrer Häute vor. Häufiger entsteht sie nach seinen Befunden hämatogen.

Für gewöhnlich findet sich makroskopisch eine Basalmeningitis mit dickem grünlichem Eiter, übergreifend auf die benachbarte Hirnsubstanz. In anderen Fällen treten Abscesse, Granulome und eine eitrige Sinusthrombophlebitis auf. Histologisch sind je nach dem Alter des Prozesses neben Eiter mehr oder weniger reichlich Granulationsgewebe und Drusen verschiedener Entwicklungsstadien nachzuweisen. Die Strukturen der Absceßwand und der perifokal entzündlich veränderten aber nicht vereiterten Zonen sind praktisch identisch mit solchen, welche in gewöhnlichen bakteriell verursachten Abscessen zu finden sind (ZANDER et al; nach GARDINER, ZEITLIN und LICHTENSTEIN).

Eine Aktinomykose der *Dura* kommt, fortgeleitet von der Schädelbasis, oder vom Gehirn vor. Aktinomykome liegen häufig im 3. Hirnventrikel. Die Gewebsreaktion ist gewöhnlich gering, gelegentlich findet sich eine Cyste mit gallertigem Inhalt, in der Drusen liegen (BADER).

Die Aktinomykose der *Hypophyse* ist außerordentlich selten. In einem Fall hatte der Prozeß von einer Keilbeinosteomyelitis die Hypophyse ergriffen (KAUFMANN).

V. Pathogenese

Bereits aus den geschichtlichen Vorbemerkungen und dem bakteriologischen Teil der Arbeit gehen die unterschiedlichen Ansichten verschiedener Autoren im Laufe der Entwicklung der Aktinomykoseforschung in bezug auf Ätiologie und Pathogenese hervor. Nicht zuletzt spielt dabei auch die Schwierigkeit der kulturellen Züchtung und Differenzierung des Erregers eine wichtige Rolle, die im Grunde erst durch die Arbeiten LENTZE's und seines Arbeitskreises durch die Entwicklung der kulturellen Diagnostik, der Förderung der immunbiologischen Diagnostik und ganz besonders der Klärung der Rolle der Mischinfektionenen einen entscheidenden Schritt vorwärts gebracht wurde. Der wichtigste Erreger, ohne den es klinisch keine klassische Aktinomykose gibt, ist der *Act. israelii.*

Er gehört als fakultativ pathogener Commensale der natürlichen Standortflora der Mundhöhle an (KAY, LENTZE) und ist ein häufiger saprophytärer Bewohner der Atemwege und des Gastrointestinaltraktes. Erstmals wurde er von BERGEY (1907) und MYODOWSKY aus der Mundhöhle isoliert. Anaerobe Actinomyceten wurden von LORD und TREVETT (1910), NAESLUND (1925), ENNEVER und SLACK (1942), LENTZE (1948), ROBINSON und KITCHIN (1951) von der Oberfläche cariöser Zähne und Zahnschleim gezüchtet. Von THOMPSON und LOVESTEDT (1951) wurde der saprophytisch in der Mundhöhle des Menschen lebende aerob und anaerob wachsende Actinomyces nach NAESLUND (1925), der ihn erstmals ausführlich beschrieb, *Act. naeslundi* benannt (GRÄSSER). In den Zahnabstrichen Gesunder wurde der *Actinobacillus actinomycetem comitans*, dessen natürlicher Standort ebenfalls die Mundhöhle ist, allerdings wesentlich seltener als der Act. isr., von HEINRICH und PULVERER gefunden.

Ob der Act. isr. bei jedem Erwachsenen die Mundhöhle besiedelt, bleibt noch offen. Die Ergebnisse vieler Untersucher lassen darauf schließen, daß wir sicher berechtigt sind, anzunehmen, daß der Act. isr. im Mund nicht erkrankter Personen existiert (GARROD, THOMPSON) (Tab. 5). Die Mundhöhle des Kindes wird im allgemeinen erst später von der anaeroben Mundflora besiedelt. Daraus mag sich auch erklären lassen, daß die Aktinomykose im Kindesalter so ausgesprochen selten ist. LENTZE konnte nur einen Fall einer schweren Kieferaktinomykose bei einem zweijährigen Knaben beobachten (LENTZE in REPLOH und OTTE).

Tabelle 5. *Nachweis von Act. isr. bei nicht Aktinomykosekranken*

Autor und Jahreszahl	Fälle	Act. isr. (%)	Ort
EMMONS (1937)	200	37%	Gaumentonsillen
KAY (1948)	240	45%*	Sputum**
KAY (1948)	109, Sput. +	50%*	Bronchialsekret**
LENTZE (1948)	48	—	Mundhöhle
MARTIN (1954)	—	20%	Gaumentonsillen, Pyorrhoe-Eiter
HOWELL (1959)	—	29%	Speichel
HOWELL (1959)	—	48%	Mundhöhlenabstriche
HOWELL et al. (1962)	—	40—50%	cariöse Zähne

* nur mikroskopisch,
** bei bronchopulmonaler Infektion.

Exogene Infektionen sind bei der Aktinomykose *sehr selten* und nur denkbar durch unmittelbare Übertragung durch den Speichel, bei Bißverletzungen oder ähnlichen Vorkommnissen, so daß z. B. Keime aus frakturierten Zähnen oder allein durch Kontamination mit dem Speichel in die Haut der Wange oder eine andere Stelle des Betroffenen gelangen können (LENTZE).

Die irrigen Ansichten über die Pathogenese der Erkrankung, die sich seit BOSTROEM, der eine Getreidegranne in einem Absceß fand, und den Fremdkörper als Infektionsquelle ansah, gehalten hat, kann nach den Untersuchungen der letzten Dekaden sicher nicht mehr aufrechterhalten werden. Der Krankheitsbegriff Aktinomykose bleibt einer Erkrankung, die eine *endogene Infektion* darstellt und *von einem anaeroben Erreger* ausgeht, vorbehalten.

Die *Mischinfektion* der Aktinomykose wurde bereits bei der Erstbeschreibung der humanen Form von ISRAEL erwähnt, der im histologischen Bild Kokken beschrieb, die er allerdings als Entwicklungsformen des Actinomyces deutete. 1912 beschrieb KLINGER ein kleines gramnegatives Bacterium, das er in Massen in die Drusen des Actinomyces eingelagert fand und daher mit Actinobacillus actinomycetem comitans bezeichnete. Bei 24 Fällen humaner Aktinomykose fand COLEBROOK (1920) eine Mischflora von aeroben Staphylokokken und Streptokokken, diphtheroide und koliforme Bakterien, proteolytische Anaerobier und Actinobacillus actinomycetem comitans.

Der Begriff *Begleitbakterien* wurde von LIESKE (1921) geprägt. 1933 wies BATES auf die ständige Anwesenheit einer Begleitflora hin und 1935 betonte AXHAUSEN das Vorhandensein pyogener Kokken, die im weiteren Verlauf der Aktinomykose verschwanden. 1936 begann LENTZE seine systematischen Untersuchungsreihen der Mischinfektion der Aktinomykose.

Bis 1965 hatte er 1011 Aktinomykosefälle fortlaufend mikrobiologisch untersucht und alle als ausnahmslos mischinfiziert befunden. HOLM kam zu ähnlichen Ergebnissen bis 1965 bei 360 Fällen. Das ergab zusammen in unter gleichen Gesichtspunkten verarbeiteten Reihen von HOLM und LENTZE 1371 Aktinomykosefälle. In keinem der Fälle war eine Monoinfektion mit Actinomyces nachzuweisen. Dieser Befund steht in frappantem Gegensatz zu den klassischen Anaerobiern wie dem Erreger des Gasödems, der bereits in Reinkultur pathogen werden kann.

Diese Untersuchungen beweisen, daß der Act. isr. als offenbar natürlicher Commensale der Mundschleimhaut — in die Tiefe verschleppt — nur dann im Gewebe auskeimen und pathogen werden kann, wenn ihn andere Mikroorganismen mit Fermenten unterstützen, die er selbst nicht produziert.

Die *Infektion* setzt also bestimmte *Bedingungen* voraus.

Sie können nach BREDE darin bestehen, daß erst die Fermente der Begleitbakterien das natürliche positive Oxydations-Reductions-Potential des gesunden Gewebes ins negative Gebiet verschieben, so daß am Ort seiner Ansiedelung anaerobe Verhältnisse herrschen. Das Dasein des Act. israelii ist also an Noxen gebunden, die die Gewebeatmung aufheben, wie das bei allen anderen anaeroben Infektionen auch der Fall ist, so daß er auskeimen kann, oder daß die fermentative Unterstützung des Actinomyces durch seine Trabanten in Richtung einer Aufschließung des Gewebes wirkt.

Gewebsfaktoren und bakterielle Stoffwechselprodukte ermöglichen neben einer ausreichenden Anzahl spezifischer Erreger die Ausbildung einer Infektionskrankheit und beeinflussen ihren weiteren Verlauf. Zu diesen Stoffen sind auch die vielen Diffusionsfaktoren, „Durchdringungsfermente“, zu rechnen, die sich z. T. hinter dem Sammelnamen „*Hyaluronidasen*“ verbergen.

BREDE fand in 88 Kulturfiltraten von Reinkulturen des Act. isr. keine Depolymeridasen. Dagegen fand er durch Depolymerisation wirkende Diffusionsfaktoren *in vitro* bei allen aus Aktinomykose gezüchteten Staph. aur.-Stämmen und bei der Mehrzahl der Actinobacillus actinomycetem comitans und der anaeroben Staphylokokkenstämme.

Der Synergismus der Mikroorganismen bei der Aktinomykose ist erstaunlich groß und die *Begleitbakterien* umfassen aerobe Entzündungserreger, gelbe hämolysierende Staphylokokken, hämolysierende und vergrünende Streptokokken und bei abdominalen Formen der Aktinomykose E. coli. Die Population verschwindet häufig im Verlauf der Erkrankung oder ist Änderungen unterworfen. Unter ihnen finden sich auch mit großer Regelmäßigkeit anaerobe Angehörige der normalen Mundflora, die also vom gleichen Standort wie der Actinomyces stammen, nämlich Fusobakterien, Leptotrichia, Bakteroidesarten, Spirillen und vor allem das Actinobacterium actinomycetem comitans, ein gramnegatives kokkoides Bacterium, das bei ausgesprochen chronischen Fällen in ungeheuren Massen vorkommt. In keinem Fall wurde das Bact. pyocyaneum gefunden, dessen überstarke Fermente offenbar den Aktinomytes hemmen (Lentze, 1967). Ein weiterer regelmäßiger Angehöriger der Mundflora, der bei seinem Vorhandensein für den charakteristischen fötiden Geruch verantwortlich ist, der besonders vielen Abscedierungen der Cervico-Facial region und Pleuraempyem eigen ist, ist der *Bacteroides melaninogenicus* (Lentze).

Beobachtungen von Holm haben gezeigt, daß einige der Begleitbakterien zumindest gelegentlich einen gewissen Grad an Virulenz besitzen und zwar fand er, daß die Begleitbakterien der Aktinomykose, die teilweise penicillinresistent waren, gelegentlich in menschlichen aktinomyktoschen Läsionen nach Verschwinden der Strahlenpilze persistierten und sozusagen Leitbakterien für die klinische Symptomatik des weiteren Krankheitsbildes wurden.

Die Aktinomykose kann also, was den Actinomyces anbetrifft, mit Penicillin adäquat behandelt werden, ohne von der Aktinomykose geheilt zu werden. In ihrer relativen Virulenz unterhalten die Begleitkeime die bereits bestehende Infektion oder sie können auch eine neue Infektion ohne Anwesenheit von Actinomyces hervorbringen. Für diese „fortdauernde Erkrankung" ist sehr häufig der Actinobacillus actinomycetem comitans bei penicillinbehandelter Aktinomykose verantwortlich. Er kann die Erkrankung weiter unterhalten, am besten zusammen mit anderen Mikroben.

Obgleich der Actinobacillus actinomycetem comitans selten als selbständiger Krankheitserreger angetroffen wird, konnte er in wenigen Fällen von Kaiser und Bircher, Page und King sowie Vogelzang bei subakuten bakteriellen Endokarditiden nachgewiesen werden.

Im Zusammenhang mit pathologischen aktinomykoseähnlichen Gewebsveränderungen, bei denen kein „Mycel" gefunden wird, muß man wohl den Schluß ziehen, daß zumindest nicht nur die Aktinomykose allein den Verlauf der Krankheit bestimmt, sondern auch die Begleitkeime und die spezifische antibiotische Therapie gegen die verantwortlichen Keime, vor allem die penicillinresistenten Begleitkeime, durchgeführt werden muß.

Die *französischen Autoren* (Kourilsky et al., Prévot, Weil) unterscheiden die Aktinomykose, hervorgerufen durch den Actinomyces bovis, die allein den Namen Aktinomykose tragen sollte und die Actinobacteriose, die durch eine Species des Genus Actinobacterium hervorgerufen wird und schließlich die Pseudoaktinomykose, bei der man verschiedene Mikroorganismen antrifft, wie Corynebakterien, Ramibakterien, fusiforme Stäbe, Streptokokken, Staphylokokken, die aerob oder anaerob sind. Diese *Klassifikationen* werfen die Frage nach dem Bestehen eines aktinomykotischen Syndroms auf. Sie sind im Ausland nicht übernommen, so daß dadurch leider eine gewisse Konfusion in der Nomenklatur aufrechterhalten wird. Von dem Arbeitskreis des Institutes Pasteur wird außerdem darauf hingewiesen, daß das klinische Bild der Aktinomykose (Actinobacteriose der französischen Autoren) abgesehen vom Act. isr. noch den Act. meyeri, abscessum, cellulitis und liquefaciens hervorgerufen würde. Diese Erreger wurden von Hazen unter dem Namen *„Actinomyces like"* zusammengefaßt, da sie dem Act. isr. gleichen und lediglich in antigener und enzymatischer Hinsicht von ihm verschieden sind. Weitere Hinweise für eine aktinomykoseähnliche Erkrankung, hervorgerufen durch Actinobacillus actinomycetem comitans, finden sich bei Sydnes, Kourilky et al., Dechaume et al.

Da der Actinomyces auch bei eitrigen Prozessen ohne klinische Aktinomykose gefunden wurde, diskutiert Rabin die passive Rolle des Actinomyces und nimmt an, daß er sich von seinem normalen Wohnsitz aus z. B. in Bronchiektasen bzw.

in einer Absceßhöhle eingenistet haben kann, ohne eine Aktinomykose zu bewirken. Er meint, daß ein bündiger Schluß für die Diagnose Aktinomykose nur gezogen werden kann, wenn andere darunter verborgene Krankheiten ausscheiden. Der Nachweis von Actinomyces im Sputum allein — selbst im Pleuraeiter — gibt keine Sicherheit der Diagnose. Die Diagnose Aktinomykose ist nur haltbar, wenn der Actinomyces im Gewebe selbst gefunden wird (RABIN und JANOWITZ, VAUCHER et al.).

Schon WASSMUND grenzte von der typischen klassischen Aktinomykose mit eindeutig klinisch und bakteriellem Befund die sog. *avirulente Mischinfektion* bei positivem bakteriellem Befund aber ohne typisches klinisches Bild ab. Nach seiner Ansicht sind nur in 40% der Fälle, die als Aktinomykose bezeichnet werden, die Actinomyceten virulent. In den übrigen 60% müssen sie als avirulente Schmarotzer aufgefaßt werden (JENTSCH).

LORENZ (1959) betonte, daß je nach Pathogenität und Zusammensetzung der Begleitflora das Erscheinungsbild der Aktinomykose variieren kann. Es reicht von typischen Formen bis zu harmlos auftretenden Schwellungen im Kiefer- und Gesichtsbereich.

Somit entsteht die Frage, von welchen Kriterien die *Diagnose* Aktinomykose abhängig gemacht werden muß. Vor allem in den Fällen, in denen sich das typisch klassische Bild noch nicht ausgebildet hat, muß da nicht der Rahmen der diagnostischen Erkenntnis weitergespannt werden und die Diagnose der Aktinomykose bereits bei histologischem Nachweis von kleinen Granulomen mit Actinomyceten, die sich auch bakteriologisch stützen läßt, gestellt werden? Die Folgerung aus derartigen Erkenntnissen wäre vielleicht ein weiterer Weg zur Frühbehandlung der Aktinomykose, wie er unbewußt durch Antibioticagaben bei harmlosen dentogenen Erkrankungen schon beschritten wird. LENTZE (1967) vertrat aber erst kürzlich wieder seine Auffassung über die *abortiven Fälle*, bei denen die Actinomyceten im Rahmen einer Mischinfektion nur eine untergeordnete Rolle spielen und „ausgeschwemmt" werden, ehe sie pathogen werden können. Dafür lehnt er die Bezeichnung Aktinomykose ab mit dem Hinweis, daß sie ein Krankheitsprozeß, der klinisch durch fortschreitende Infiltration des Gewebes präzisiert und nicht nur eine Infektion ist.

Eine weitere Frage drängt sich zur Klärung auf, nämlich ob wir die „Spezifität" der Aktinomykose zu Recht behaupten. Weder histologisch charakteristische Granulationen noch durch reine Actinomyceten reproduzierbare klinische Bilder können eine derartige Ansicht stützen (PORTWICH und SCHLEGEL).

Auch bei einer Rinderaktinomykose wird in seltenen Fällen einmal der Actinomyces isr. als Erreger gefunden (PINE et al.). Daher ist anzunehmen, daß er auch bei Rindern pathogen werden kann. Auf der anderen Seite muß auch mit der Möglichkeit gerechnet werden, daß in einer kleinen Zahl die menschliche Infektion durch den Actinomyces bovis erfolgen kann (THOMPSON, 1950; LENTZE).

Die normalen Actinomycesstämme scheinen von geringer Virulenz zu sein und sind nicht in der Lage, die Barriere der intakten Schleimhaut und der serösen Häute zu durchbrechen. Wie bei allen anaeroben Entzündungserregern bedarf es zur Entwicklung der pathogenen Eigenschaften des *Vorhandenseins* durch Verletzung oder Entzündung hypoxydotisch *geschädigten Gewebes*. Ferner liegt bei der Aktinomykose das in der Mikrobiologie geradezu einmalige Phänomen vor, daß der eigentliche Erreger, der Act. israelii nur dann ins Gewebe eindringen und einen manifesten Entzündungsprozeß auslösen kann, wenn er „Mitläufer" zur Seite hat. Dieses bereits hervorgehobene Phänomen stellt geradezu ein Kuriosum dar, als die Art der Trabanten nahezu von Fall zu Fall wechselt (LENTZE, 1964).

Der Mikroorganismus bringt zunächst in typischer Weise granulomatöse Läsionen im Bindegewebe und in der Muskulatur zuwege und dringt nur selten primär in die Schleimhaut und die serösen Begrenzungen ein. Der Prozeß kann je nach Zusammensetzung der Begleitflora entweder mit wochenlanger Inkubationszeit schleichend als Infiltrat einsetzen oder binnen Tagen akut unter dem Bilde eines Abscesses beginnen. Ein Teil der Fälle heilt nach Spaltung der Abscesse ohne spezielle Therapie aus. Diese sind nach LENTZE als abortive Aktinomykose zu bezeichnen und den anderen Abortivformen von Infektionskrankheiten an die Seite zu stellen. Bei der Mehrzahl tritt nach Eröffnung der Einschmelzungsherde keine Heilung ein, sondern der Entzündungsprozeß breitet sich vielmehr *per continuitatem* unter Bildung von Abscedierungen weiter aus und führt schließlich durch Befall lebenswichtiger Organe oder durch Einbruch aerober Begleitkeime in die Blutbahn, was eine Sepsis oder Pyämie zur Folge hat, bzw. durch allgemeine Kachexie oder Amylidose zum Tode. Im Gegensatz zur Tuberkulose bleiben die Lymphbahnen dabei regelmäßig frei, jedoch können auf hämatogenem Wege Metastasen entstehen. Das Knochengewebe wird im Gegensatz zur Rinderaktinomykose nur selten befallen. Der natürliche Standort des Erregers erklärt zwangslos die auffällige Begrenzung der primären Aktinomykose auf bestimmte Prädilektionsstellen, nämlich die cervicofaciale Region, die bis zu 75% befallen wird, die Lunge sowie die Iliocoecalgegend, das Rectum und die weiblichen Adnexe, also die Beckenregion.

Tabelle 6. *Organbefall bei Aktinomykose*

Autor und Jahreszahl	Fälle	cervico-facial	thorakal	abdominal	übrige
SOKOLOW (1899), Rußland . . .	—	—	30%	—	—
HARBITZ und GROENDAHL (1911)	—	—	23%	—	—
NEW und FIGI (1923).	167	68%	—	—	—
SANDFORD und VOLKER (1925) .	670	—	14%	—	—
GUTSCHER (1935), Zürich	37	75%	11%	15%	—
COPE (1938).	1330	57%	15%	22%	6%
BRUMPT	—	62%	13%	16%	9%
SHAPIRO	—	60%	14%	18%	8%
BANCROFT und STANLEY (1938) .	500	55%	20%	20%	5%
ILLICH, zit. nach COPE (1939) . .	392	59,6%	14,7%	22,7%	2,8%
BURROWS.	—	60%	—	—	—
CUTLER und GROSS (1940) . . .	—	—	15%	—	—
ZETTERGREN (1948)	—	58,4%	17,2%	32,4%	—
PORTER (1936—1948)	98	75%	—	—	—
VOLKOV und PETROV (1949). . .	—	—	28,7%	—	—
REITTER (1954)	—	—	12—20%	—	—
KUONI (1955)	—	—	20%	—	—
FISHER und HARVEY (1956) . .	—	13%	23%	54%	—
BATES und CRUICKSHANK (1957)	85	—	15%	—	—
FAVEZ und VUILLEMOZ	—	—	15—20%	25%	—
BUSCHMANN (1949—1962). . . .	32	78%	16%	6%	—
HARVEY, CANTRELL und FISHER (1932—1957)	37	24%	13%	63%	—

Die *verschiedenen Lokalisationsformen* werden nach klinischen und pathogenetischen Gesichtspunkten seit längerem in folgende 5 Formen aufgeteilt (siehe Tab. 6):

1. die cervico-faciale Aktinomykose,
2. die thorakale Aktinomykose,
3. die abdominale Aktinomykose,
4. die Aktinomykose anderer Lokalisation,
5. die hämatogene Ausbreitung der Aktinomykose.

Bei der *cervico-facialen Form* steht fest, daß die Einwanderung der Actinomyceten durch Infektion von der Mundhöhle aus meist im Verlauf dentogener Entzündungen des Kiefers und der umgebenden Weichteile oder durch ein Trauma ermöglicht wird. So können sie in das weiche Unterhautzellgewebe eindringen (LENTZE, SCHUCHARDT, PUTMAN et al.). Als Eintrittspforten kommen Wunden, hervorgerufen durch ins Zahnfleisch gedrungene Fremdkörper (Borsten von Zahnbürsten, Knochensplitter, Getreidegrannen), Quetschungen oder Zertrümmerungen des Gewebes wie z. B. bei Kieferfrakturen, Durchbruch des Weisheitszahnes (WASSMUND), Entzündungen der Zahnfleischtaschen bei Gingivitiden, cariöse

Zähne und Erkrankungen von Tonsillen (LORENZ) in Frage. HARVEY et al. berichten über eine Infektion, nachdem die Mundschleimhaut von einem Draht zur Schienung einer frakturierten Mandibula durchbohrt worden war. Schon ISRAEL erkannte den pathogenetischen Zusammenhang zwischen der cervico-facialen Aktinomykose und cariösen Zähnen. In einer Tabelle von SCHUCHARDT sind bei 119 klinisch und mikrobiologisch gesicherten Aktinomykosen die Eintrittspforten zusammengestellt. Vorwiegend handelt es sich um die unteren Molaren.

Tabelle 7

Obere Prämolaren	1
Obere Molaren	2
Obere Milchmolaren	1
Untere Frontzähne	8
Untere Prämolaren	11
Untere Molaren	46
Dentitio difficilis	26
Untere Milchmolaren	4
Bruchspaltabscesse	5
Glandula sublingualis	1
Nicht sicher festzustellende Eintrittspforten	14
Insgesamt	119

Auch nach der Zusammenstellung von ZITKA (FEGELER) können die gleichen Rückschlüsse gezogen werden.

GROTTING fand bei 246 Patienten mit cervico-facialer Aktinomykose, daß 46% von ihnen im Anschluß an eine Zahnextraktion entstanden waren und viele andere Zahncaries oder Pyorrhoe hatten. Bei Entzündungen im Gesichts-Zahnbereich gewann MITCHELL (1966) bei 261 Aspirationen Eiter, der in 46 Fällen (34 extraorale, 12 intraorale Punktionen) Aktinomykose ergab. Davon waren 21 Zahnextraktionen und 2 nach Mandibularfraktur entstanden.

Meist ist die erste Manifestation der cervico-facialen Aktinomykose von unspezifischen Erkrankungen im Bereich der Kieferregion nicht zu unterscheiden und kann als einziger Absceß, akut, subakut oder chronisch, der in vielen Fällen ohne weitere Behandlung nach Incision und Drainage abheilt, auftreten. Bei derartigen *Frühformen* ist es immerhin denkbar, daß es sich um Mischinfektionen mit apathogenen Actinomyceten gehandelt hat, die von WASSMUND (1939) und EIKEN (1941) als Pseudoaktinomykose und von LENTZE (1942) als *abortive Aktinomykose* bezeichnet wurden.

Erst eine Zunahme des Infiltrates zeigt (nach SCHUCHARDT, 1959 und 1964) an, daß die Actinomyceten krankheitsbestimmend geworden sind. Das tritt dann ein, wenn die Anaerobiose weit genug gestört ist — gegebenenfalls auch nach Eröffnung eines Abscesses — so daß sich das typische Krankheitsbild entwickeln kann.

Auf seinem Infektionsweg vom Mund aus besiedelt der Actinomyces Knochenkavitäten, die gute anaerobe Bedingungen bieten: Zahncysten, zusammengedrängte Zähne, Kieferbruchspalten, leere Alveolen, peripapicale Osteitiden bzw. gelangt bei fortgeschrittener Caries in den Pulparaum und in den Wurzelkanal. Bei pyogenen Infektionen folgt er dem geschilderten Weg, durchwandert den Knochen und siedelt sich bevorzugt im Bindegewebe, den Fascien, der Muskulatur und der Cutis an. Es entsteht das Bild des *sub- oder perimandibulären Abscesses* bzw. eines *Wangenabscesses*. Für den Befall des Kieferknochens gilt der dentogene Infektionsweg über eine infizierte Pulpa auf den *Kieferknochen*.

Die Aktinomykose zeigt jedoch nach ZITKA keine große Virulenz für die Knochen, wie auch aus der Aufstellung von HEIDSIECK über das Verhältnis der cervico-facialen Form zum Kieferbefall hervorgeht. Daraus ergibt sich, daß

BOHNS	in 42 Fällen 5 Kieferaktinomykosen,
SCHLANGE	in 47 Fällen 1 Kieferaktinomykose,
BARRACZ	in 52 Fällen 7 Kieferaktinomykosen fand.

Nach PERTHES unterscheiden wir eine *periphere und zentrale Form des Knochenbefalls*. Die periphere Form entspricht der sekundären aktinomykotischen Ostitis des übrigen Skelettsystems, die durch ein Übergreifen der Weichteilprozesse auf die Knochen entsteht. Die andere Form ist eine *aktinomykotische Osteomyelitis* chronischen Verlaufs mit Fisteln und Abscessen, die forme pénétrante von PONCET bzw. zentrale Caries von PERTHES. Eine Sequestration ist jedoch ungewöhnlich (COPE). Oder sie tritt als *aktinomykotischer Tumor* auf, der die Weichteile verschont und nur zur Zerstörung und Aushöhlung des Knochens führt. Die rarefizierende Ostitis und produktive Periostitis und Ostitits mit Knochenüberschußbildung läßt es zu einer Ähnlichkeit mit Knochensarkomen kommen. Diese Form kommt der Kieferaktinomykose des Rindes morphologisch am nächsten (HEIDSIECK).

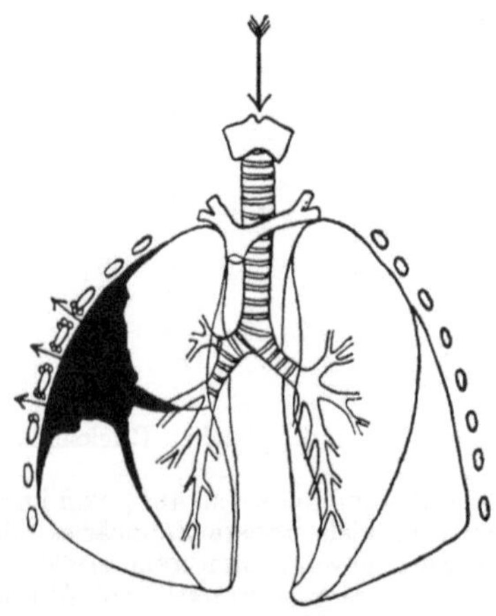

Abb. 5. Primäre Lungenaktinomykose: Unmittelbare aerogene Infektion. Durchbruch in den Pleuraraum, zwischen den Rippen in die Thoraxmuskulatur und schließlich Fistelung nach außen. Periostitis der Rippen (Thoraxwandaktinomykose) (aus SCHINZ, BAENSCH, FRIEDL, UEHLINGER, 1952)

Die meisten beschriebenen Fälle tumorförmiger Aktinomykosen fanden sich bei jungen Patienten im Alter von 6—30 Jahren. Vielleicht spielt hier der Vorgang der Dentition im Kindesalter ätiologisch eine Rolle (HEIDSIECK).

Aktinomykotische Mischinfektionen der *Speicheldrüsen*, wobei die des Unterkiefers häufiger sind, als die Beteiligung der Parotis, sind selten (OSSWALD). Abgesehen von einer sekundären Infektion der Parotis von außen durch Ausbreitung der cervico-facialen Aktinomykose kann es durch canaliculäres Eindringen vom Mund aus in die Drüse zur abscedierenden Infektion kommen (HETZAR; zit. bei SAZAMA) (PILHEU und COLILLAS).

Die *Aktinomykose der Zunge* ist bei Menschen sehr selten, kommt aber vor allem durch das Eindringen der Erreger nach Verletzungen des Organs (z. B. Bißverletzung bei cariösen Zähnen) zustande und betrifft am häufigsten das vordere Drittel.

Für die *Lungenaktinomykose* stellte KOCH 1928 eine der ersten brauchbaren Einteilungen mit 3 Formen auf. Er unterschied die primäre Lungenaktinomykose, das Fortkriechen des Prozesses *per continuitatem* und die hämatogene Streuung bei der Generalisation. Pathogenetisch steht also eine bronchopulmonale Infektion am Beginn der Erkrankung. Nach UEHLINGER folgen wir mit MOHR und WEGMANN der pathogenetischen Einteilung in eine primäre und sekundäre Lungenaktinomykose.

Die seltene *primäre Form* entsteht durch Aspiration keimhaltigen Materials ohne daß primäre Erkrankungsherde in der Mundhöhle vorliegen und führt zur bronchogenen Infektion (Abb. 5). Eine primäre Infektion der Thoraxorgane kann aber auch auf dem Wege über den Oesophagus das Mediastinum erreichen.

Die weit häufigere *sekundäre Form* geht von einem Primärherd im Mund-Nasen-Rachen- bzw. Halsbereich aus, indem sie entweder auf canaliculärem Weg oder durch Ausbreitung der Erkrankung *per continuitatem* descendierend von einem subdiaphragmalen (abdominellen) Prozeß ascendierend die Thoraxorgane erreicht. Ferner kommt es sekundär zur Metastasierung auf hämatogenem und bronchogenem, aber praktisch kaum auf lymphogenem Wege (Abb. 6).

Die Anwesenheit von Actinomyces in eitrigen bronchopulmonalen Prozessen hat an sich noch keine klinische Bedeutung; sie entsteht erst dann, wenn Sekretansammlungen, Verschluß kleiner Bronchialäste und Atelektasenbildung anaerobe Verhältnisse schaffen, die für die Weiterentwicklung erforderlich sind und dem Actinomyces mit seinen Begleitkeimen Gelegenheit geben, durch die geschädigte Schleimhaut das Lungengewebe zu erreichen. Erst dann entsteht das klinische Bild der Lungenaktinomykose. KAY sowie RABIN und JANOWITZ betonen ganz besonders den geringen Virulenzgrad der Actinomyceten in der Lunge und halten sie so lange für Saprophyten, als sie nicht im Gewebe selbst nachgewiesen werden können.

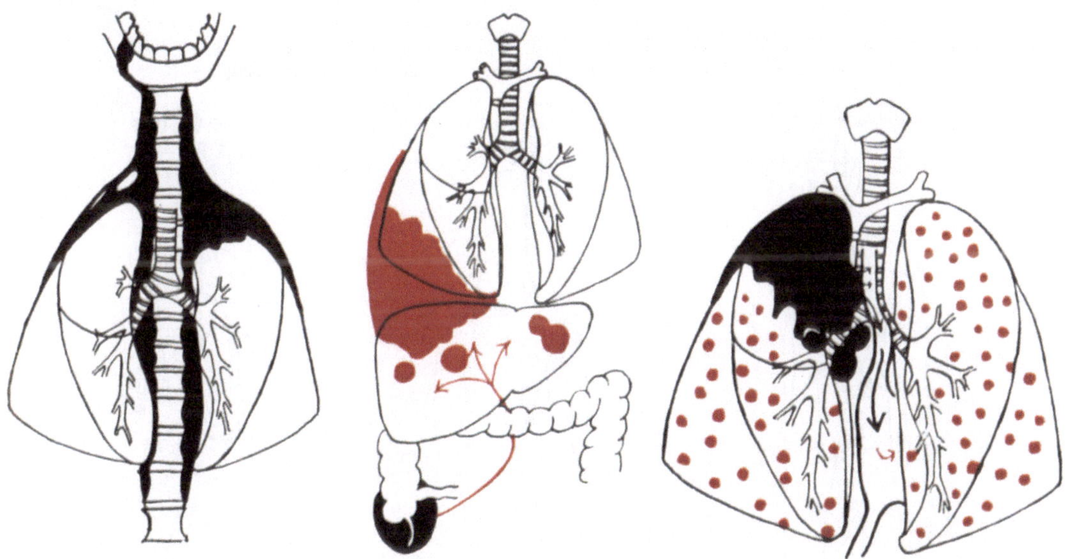

Abb. 6. a—c. a) Sekundäre Lungenaktinomykose: Primäre Kieferaktinomykose mit Senkung entlang des Oesophagus und der Wirbelsäule ins Mediastinum und übergreifend auf beide Lungenoberlappen: descendierende Thoraxaktinomykose. — b) Sekundäre Lungenaktinomykose: Primäre Coecumaktinomykose (schwarz), hämatogene Lebermetastasen mit Durchbruch derselben durch das Zwerchfell in den rechten Lungenunterlappen (rot). c) Primäre und sekundäre Lungenaktinomykose: Primäre Aktinomykose des rechten Lungenoberlappens mit Durchbruch in die Vena cava superior (schwarz). Hämatogene Streuung in alle übrigen Lappen (rot) (aus SCHINZ, BAENSCH, FRIEDL, UEHLINGER, 1952)

Ausgehend von bronchoskopischen Untersuchungen KAY's, der bei Bronchiektatikern ungefähr in 50% der Fälle mikroskopisch Actinomyces nachweisen konnte und selbst in Absceß- und Empyemeiter die Erreger ohne Vorliegen einer klinischen Aktinomykose fand, muß man glauben, daß der Act. isr. unter den besonderen Bedingungen der chronisch bronchopulmonalen Erkrankungen zur Chronizität prädisponieren und zu einem gewissen Grad für die chronische Entwicklung der Erkrankung verantwortlich sein kann, was aber auch für die anderen Keime, die man findet, zutrifft. Im weiteren Verlauf der primären Lungenaktinomykose kann es zum Durchbruch in den Pleuraraum und die Zwischenrippenmuskulatur und schließlich zur Fistelung nach außen kommen (Abb. 7).

Das Fortschreiten *per continuitatem* erfolgt von der Kieferwinkelaktinomykose aus descendierend, zum Thorax hin retropharyngeal und kappenförmig über beide Lungenoberlappen sich ausdehnend, ferner von paravertebralen Senkungsabscessen, vom Oesophagus her, aber auch von einer Leberaktinomykose aus übergreifend auf die Umgebung, das Zwerchfell perforierend und die Lunge ergreifend. Bei der Aktinomykose im coecalen Bereich kommt es zur portalen Metastasierung in die Leber, die Lebermetastasen brechen in den rechten Unterlappen ein und führen zur sekundären Lungenaktinomykose (abscedierende Form [WEGMANN]; Abb. 6 und 7).

Das typische Verhalten gründet sich auf die Eigentümlichkeit der Aktinomykose *Organgrenzen zu durchbrechen* und sich in die Umgebung ungehemmt auszubreiten. So kommt es früher oder später zum Übergreifen auf die Pleura, die zunächst mit einem serösen Erguß reagiert, der aber bald in ein Empyem übergehen kann. Neben Abscedierungen und übermäßiger Schwartenbildung — Vorgänge die nebeneinander bestehen und die sich fortentwickelnd wiederholen — kommt es zum Befall der Thoraxwand mit der für das Spätstadium charakteristischen Fistelbildung in den erheblich infiltrierten Weichteilen. Die Rippen sind im Sinne der Periostitis ossificans mitbeteiligt.

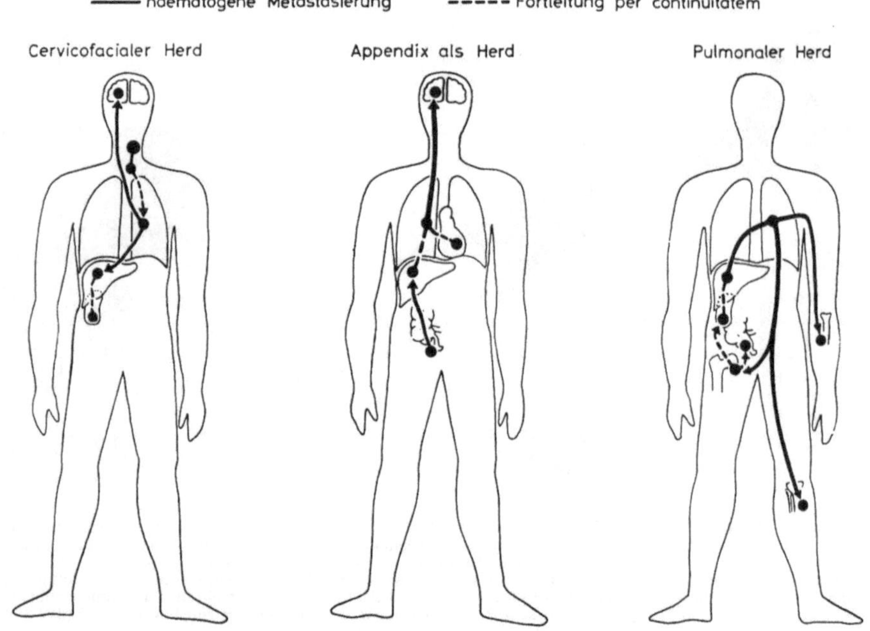

Abb. 7. Beobachtete Metastasierungsformen (modifiziert nach HAMPERL) (aus SCHEIBE, 1965)

Metastatisch breitet sich die Aktinomykose von einem Primärherd auf hämatogenem oder bronchogenem Wege aus (Abb. 7). Von der Lungenaktinomykose kann es über einen Einbruch in die Vena cava superior oder durch Übergreifen auf die Vorhöfe und Durchbruch in die Herzhöhle (DREWES) zu hämatogenen Metastasen in Lunge, Niere, Schilddrüse, Herz, Magen-Darm-Trakt, Gehirn, Meningen, Muskel und Haut kommen. Die Lunge ist am häufigsten Streuherd und Ziel der hämatogenen Metastasierung (FEGELER, DREWES).

Eine Übersicht über die Lokalisation von aktinomykotischen Lungenherden ergibt einen bevorzugt einseitigen Befall, ein Überwiegen der rechten Seite und eine überwiegende Erkrankung der Unterlappen.

Das Herz wird *per continuitatem* erreicht. Isolierte Veränderungen sind kaum beobachtet worden (MOHR).

Die *abdominale Aktinomykose* ist gleichfalls ein langwieriger hartnäckiger Infektionsprozeß kontinuierlicher Ausbreitung, ohne Rücksicht auf Organgrenzen. Wie bei der Lungenaktinomykose können wir auch hier eine primäre und sekundäre Form unterscheiden.

Für eine *Infektion durch* infizierte *Milch* von an Euteraktinomykose erkrankten Tieren gibt es nur sehr wenig, praktisch *zu vernachlässigende Beweise* (COPE, 1949). Wenn die Erreger in der Mundhöhle heimisch sind, braucht es wenig Vorstellungskraft um einzusehen, daß von Zeit zu Zeit ein gewisser Teil von ihnen verschluckt werden kann und den Verdauungstrakt passiert. Meist entsteht dabei keine Erkrankung. Wenn aber ulcerierte oder entzündliche Schleimhautflächen den Erregern Eintritt gewähren, kann es zur Erkrankung kommen wie andernorts auch.

Tabelle 8. *Lokalisation (nicht miliarer Formen)*

Autor und Jahreszahl	Lokalisation		Lokalisation	
OPOKIN (1908)	einseitig	47	doppelseitig	2
ARNDT (1927)	Befall der rechten Lunge	38	Befall der linken Lunge	26
HAHN (1937) (99 Fälle)	Oberlappen:		Unterlappen:	
	rechts	4%	rechts	57%
	links	4%	links	22%
	rechts + links	3%	rechts + links	9%

Unter Fortschreiten der Erkrankung werden das Peritoneum und benachbarte Organe erreicht. Ein subphrenischer Absceß kann entstehen oder eine Infektion des Beckens mit seinen Organen. Der weiteren *Ausdehnung per continuitatem* sind keine Grenzen gesetzt, so daß auch Niere und Leber direkt befallen werden können, oder der Prozeß senkt sich entlang des Psoas-Muskels oder ergreift die Wirbelsäule. In einigen Fällen kommt es zu einem sekundären Befall der Thoraxorgane. Die *sekundäre Abdominalaktinomykose* entsteht durch Weiterkriechen der Erkrankung von den Brustorganen aus ins intercostale Bindegewebe oder Mediastinum. Die endogene Infektion über Schleimhautläsionen nimmt am häufigsten ihren Ausgang vom Wurmfortsatz, bzw. von Stellen, an denen der Darminhalt am längsten verweilt wie vom Coecum, den benachbarten Dünn- und Dickdarmteilen, der Flexura sigmoidea und dem Rectum (MOHR), also Stellen, die einer erhöhten mechanischen Inanspruchnahme ausgesetzt sind. Die *perforierende Appendicitis* ist der häufigste Ursprungsort der abdominalen Aktinomykose. Mit Abstand folgen Geschwürsdurchbrüche an Magen und Duodenum (RAPER) sowie Rupturen von Colondivertikeln, die Perforation rectaler Abscesse und traumatische Läsionen.

Von verschiedenen Autoren wurde als Ursache der Erkrankung die Traumatisierung des Colons durch eine Fischgräte gefunden. MILLER (1963) berichtet über einen Fall, der von der Stelle der Anastomose nach einer Darmresektion ausging. ASTON und SLANEY berichten über eine Duodenalfistel aufgrund einer Aktinomykose nach Teilresektion des Magens.

Einen *Überblick über die Ursprungsorte* gibt folgende Tabelle:

Tabelle 9. *Ursprung der Aktinomykosis abdominalis in enger Beziehung zu:*

	TSUZUKI (1940) 53 Fälle	PUTMAN et al. (1950) 122 Fälle	HARVEY et al. (1957) 23 Fälle	PHEILS (1964) 6 Fälle
Appendicitis	52	88 (72%)	9	4
Perf. Magengeschwür	—	4	3	1
Traumatische Magenperf.	—	1 Knochen	—	—
Duodenal-Ulcus	—	—	—	1
Coecum	—	—	2	—
Colon	—	5 Divertikel	4 traumat.	—
		—	Perf. d. Knoch.	—
Rectum Sigmoid	—	—	1	—
Abdominales Trauma	Schuß 1	2	—	—
Acute Cholecystitis	—	1	—	—
Perf. Gallenblase	—	1	—	—

Spontanrupturen der *Milz* wurden nur von PUTMAN et al. (1950) und SPERLING et al. beschrieben. Der Infektionsweg blieb unklar.

Nach PUTMAN et al., DOCKERTY und WAUGH (1950) liegen die *Verhältnisse bei der abdominalen Form* nicht so klar, wie bei der cervico-facialen Aktinomykose.

Es herrschen drei Meinungen über die Infektionsart vor:

1. Die Organismen sind in der Lage, selbst Schleimhautläsionen primär zu setzen und dehnen sich dann auf andere Gewebe aus.

2. Die Organismen können die intakte Mucosa penetrieren und eine Infektion verursachen und

3. wenn ebenso wie in der Mundhöhle die normale Schleimhautbarriere durch Krankheit oder Trauma geschädigt wird, kann der Organismus eindringen und pathogen werden.

Viele Untersuchungsergebnisse sprechen für den letzten Fall. Meistens wurde die Infektion mehrere Wochen oder gar Monate nach einem akuten perforierenden gastro-intestinalen Ereignis manifest. In 88 von 122 Fällen, die aus den letzten 35 Jahren von der Mayo-Klinik 1950 zusammengestellt wurden, ging eine typisch akute Appendicitis dem Beginn der Aktinomykose voraus (PUTMAN et al.).

Eine primäre *ano-rectale Aktinomykose* ist selten.

Ein Fall wurde von JANTSCHEW (1961) veröffentlicht, bei dem es wahrscheinlich während einer Gastroenteroproktokolitis durch Abwischen des Afters mit Stroh nach der Stuhlentleerung zum Einschleppen der Keime kam. Im bäuerlichen Haushalt befand sich eine aktinomykosekranke Kuh und der Stallhof wurde zur Defäkation benutzt. Die meisten Fälle primärer rectaler Aktinomykose haben zu irgend einer Zeit anale oder anorectale Fisteln gehabt. Als ungewöhnlich wird die Bildung einer perianalen und perinealen Fistel dabei von FRY et al. beschrieben. ANSCOMBE und HOFMEYR können über eine perianale Aktinomykose berichten, die sekundär einen Sinus pilonidalis infizierte.

Die *Aktinomykose des Uro-Genitalsystems* ist selten und entsteht überwiegend sekundär von einer Bauchaktinomykose aus. Bei FEGELER finden wir Angaben über primäre *Penisaktinomykosen* nach LUTZ, SMITH, BLÜMEL, ferner bei MCPARLAND et al. (1961). Bei 6000 in die Harnröhre eingebrachten Fremdkörpern konnte WASMUND nie eine Aktinomykose beobachten und hält es für viel wahrscheinlicher, daß die anaeroben Actinomyceten aus der Mundhöhle stammen. ANDERSON und JENKINS berichten über 7 Fälle einer *Skrotalaktinomykose*. In der englischen Literatur erschienen bisher 7 Fälle einer einseitigen Hodenaktinomykose (GRUBERT und BISHOFF).

Nach den Statistiken der Weltliteratur scheint auch die Aktinomykose der *weiblichen inneren Genitalien* nicht sehr häufig, wenngleich häufiger als die der männlichen zu sein. So konnten bis

1946 von PAALMAN	109 Fälle,
1955 von HANF und HANF	125 Fälle, und bis
1957 von STEVENSON	157 Fälle

aus der Literatur zusammengetragen werden (SWEENEY und BLACKWELDER).

Die meisten Autoren stimmen über die endogene Natur der Entstehung, meist fortgeleitet von einer Darmaktinomykose, überein. Nach MCCARTHY konnten 91% der Fälle auf eine Infektion der Appendix zurückgeführt werden (STEVENSON), was auch für den bevorzugten Befall der rechten Eierstöcke und Tuben sprechen würde (FRIMM).

Von PUTMAN wurden in 10 Fällen von 100 abdominellen Aktinomykosen tubo-ovarielle Läsionen nachgewiesen. Tuben und Ovarien sind überhaupt der Hauptsitz der Infektion, obgleich häufig auch entzündliche Veränderungen im Uterus und Parametrium gefunden werden.

Zunächst und am häufigsten befallen sind die rechtsseitigen *Adnexe*, während die linksseitigen später folgen. GARDENER und WELSH gaben für den Befall folgende Zahlen an:

Bilaterale Infektion	44,4%,
rechtsseitige Infektion	37,8%,
linksseitige Infektion	17,8%.

Nach PAALMAN sind die Ovarien besonders z. Z. der Ovulation bevorzugte Orte der Erkrankung. Eine Kontamination des Bauchraumes mit Darminhalt während einer Operation kann eine Infektion auslösen und wurde in 6 von 122 Fällen nach Appendektomie von PUTMAN beobachtet. Eine aufsteigende Infektion von der Vagina aus wurde verschiedentlich diskutiert (LENTZE, STANGE) und ist denkbar, wenn die Schleimhautoberfläche — durch vieljährigen Gebrauch eines Pessars, im Wochenbett, nach einem Abort mit Infektion (HAUPTSTEIN) nach Eingriffen an den Genitalorganen — für eine Infektion anfällig geworden ist.

Ganz vereinzelt wird (STANGE) über offenbar primäre Aktinomykosen der *äußeren weiblichen Geschlechtsorgane* und der Vagina berichtet, wobei als Möglichkeit für eine primäre Infektion die Implantation der Keime durch Speichel angeführt wird (FEGELER).

Ein isolierter primärer aktinomykotischer Befall der *Niere* wurde von ISRAEL schon 1901 beschrieben. Seither sind nach JUTZLER et al. nur 41 weitere derartige Fälle bekannt geworden. Bei doppelseitigem Befall (4 bekannte Fälle) kann es zum Tode durch Nierenversagen kommen. Häufiger sind jedoch metastatische Nierenaktinomykosen bei generalisierter Erkrankung. Aufsteigende canaliculäre Infektionen sind anscheinend noch nicht beobachtet worden.

Bedenkt man, daß der Befall der *Wirbelsäule* durch die Aktinomykose von MEYER und GALL für einen Zeitraum von 1876—1935 in nur 47 Fällen beobachtet wurde (nur 9 davon wurden zu Lebzeiten korrekt diagnostiziert) und seither weitere 19 Fälle, davon 4 von COPE (1951), berichtet wurden, so ergibt das 66 Fälle in 77 Jahren und man könnte annehmen, daß die Krankheit selten sei. Aber wie oft wurde die Krankheit gar nicht oder erst nach dem Tode erkannt und COPE fragt, wieviel Opfer wohl mit einer falschen Diagnose (Tuberkulose [WINSTON] beerdigt sein mögen. Die Aktinomykose der Wirbelsäule tritt immer sekundär nach Infektion von Weichteilen auf. Wegen dieser dichten Trabekel ist ein Zusammenbruch der Wirbel sehr selten (COPE). Eine Blockwirbelbildung des 2.—6. Halswirbelkörpers wird von DEIBERT im Anschluß an eine cervico-faciale Aktinomykose beschrieben.

Sicher ist die Aktinomykose der *Extremitätenknochen* selten. Eine Periarthritis humeroscapularis wurde von BRÜCKNER und ein ähnlicher Fall von MCCORMACK et al. beschrieben, aber der Unterkiefer wird schon öfter befallen und die Wirbelsäule ist immerhin so oft Sitz der Erkrankung, daß sie differentialdiagnostisch bei unklaren Leiden immer in Erwägung gezogen werden sollte.

*Augen*infektionen durch Aktinomykose sind außerordentlich selten (HARLEY und WEDDING) und nach einem beschriebenen Fall von VERHOEFF (1925) ist anzunehmen, daß die intraokulare Infektion auf eine metastatische Ophthalmitis zurückzuführen ist (SMITH, C.H.). Die häufigste der extraokularen Infektionen ist im Tränenkanal anzutreffen und klinisch als Conjunctivitis imponierend.

Nach den heute gültigen Erkenntnissen kann nach den bakteriologisch möglichen Abgrenzungen der aeroben Actinomyceten und davon insbesondere der Nocardien, die primäre Aktinomykose der *Haut* als sehr selten bezeichnet werden (GÄNGEL et al.). Die wenigen vorkommenden Fälle sind auf Wundinfektionen mit Speichel (LENTZE) oder TRAUMEN (BRINEY) zurückzuführen.

Über *Wundinfektionen* (Kriegsverletzungen) mit anaeroben Actinomyceten, die für den protrahierten Heilungsverlauf verantwortlich waren, berichten GULLEN und SHARP. Der Infektionsweg ist nicht immer klar.

Die primäre Aktinomykose der weiblichen *Brust* wird ebenfalls als sehr seltene Form der Erkrankung von COPE, DAVIES, RAY und TRIBEDI angeführt, während die sekundäre Form — im Verlauf der thorakalen Aktinomykose *per continuitatem* entstanden — zu den häufigeren Komplikationen zählt.

Nach Eliminierung der nicht gesicherten Fälle und der Nocardiosen konnten von BOLTON und ASHENHURST (1964) nur 18 Fälle *cerebraler Aktinomykose* zusammengestellt werden.

Bricolo und McDowell fügten 1964 bzw. 1965 noch je einen weiteren Fall hinzu. Von diesen 20 waren 16 auf hämatogenem Wege entstanden, 3 *per continuitatem* von Aktinomykosen der Kieferregion etc. fortgeleitet und in einem Fall konnte keine primäre Quelle gefunden werden. Meist bestand ein einzelner Hirnabsceß, in 2 Fällen multiple Abscesse. Nur in einem Fall war die *Meningitis* die einzige Manifestation der Krankheit. Es handelt sich also zumeist um ein sekundäres Geschehen. Isolierte cerebrale Aktinomykosen, meist im Lumen des 3. Ventrikels gelegen, gehören zu den größten Seltenheiten (Mohr). 7 davon beschrieb Orr (1945). Die Diagnose wurde histologisch gestellt. Der einzige Fall eines subduralen aktinomykotischen Empyems wurde von Mincy und Peck veröffentlicht.

VI. Epidemiologie

Der Begriff der Epidemiologie ist für diese aus endogenen Ursachen entstehende Erkrankung nicht anwendbar. Die Verbreitung von Mensch zu Mensch entfällt.

Noch bis vor einem Jahrzehnt wurden teils aus bakteriologisch-differentialdiagnostischen Schwierigkeiten, teils aus pathogenetischen Irrtümern heraus verschiedene aerobe und anaerobe Actinomyceten und die Nocardia asteroides für die Erreger der Aktinomykose gehalten. Daher sind ältere Veröffentlichungen für die Statistik nur mit größter Kritik auszuwerten (Noc. ast. siehe Kapitel: Nocardiose).

Die Aktinomykose ist keine sehr häufige Erkrankung. Da es sich um eine endogene Infektion handelt, ist bei dem ubiquitären Vorkommen des Erregers in der Mundhöhle *keine besondere geographische Verteilung* bekannt und auch nicht anzunehmen. Sie wird aber als die verbreitetste und häufigste der „Mykosen" bezeichnet.

Über die Verbreitung der Aktinomykose in *Deutschland* gibt es keine genauen statistischen Unterlagen. Nach den Angaben des statistischen Jahrbuches 1952 bis 1956 kommen auf 10000 Einwohner ungefähr 0,004 Todesfälle. Lentze berichtet aus dem Stadt- und Landkreis Köln mit rund 1 Million Einwohnern in den Jahren 1960—1966 über 84 klinisch manifeste Aktinomykosen, also einen Fall auf 83000 Einwohner pro anno. Aus den Angaben in der Weltliteratur lassen sich folgende Angaben zur *Morbiditätsstatistik* gewinnen:

Tabelle 10. *Aktinomykose-Morbidität*

Autor und Jahreszahl	Land	Zeitraum	Erkrankungsfälle
Sanford (1923)	—	—	678
Naeslund (1931)	USA	1899	58
Naeslund (1931)	USA	1902	100
Naeslund (1931)	USA	1922	700
Gutscher (1935)	Schweiz	20 Jahre	37
Schaub	Schweiz	20 Jahre	7
Cope (1938)	United Kingdom	?	1330
Porter (1951)	Schottland	13 Jahre	186
Kuoni (1953)	Schweiz	30 J., 1924—1953	20 Lung.-Akt.
Kuoni	Schweiz	44675 Sektionen	15 Lung.-Akt.
Marko	Ungarn	40000 Rö.-Aufn.	12
Holm (1965)	Dänemark	ca. 30 Jahre	360
Lentze (1965)	Deutschland	ca. 30 Jahre	1003

Der mittlere *jährliche Befall* an Aktinomykoseerkrankungen wird folgendermaßen angegeben:

Tabelle 11. *Morbidität in Prozent*

Autor und Jahreszahl	Land	Fälle	Jahre	Mittlerer jährl. Befall
Acland (1906)	United Kingdom	109	23	4,7%
Foulerton (1913)	United Kingdom	78	13	6,0%
Sanford und Magath (1921)	USA	96	13	7,4%
Cope (1930)	United Kingdom	167	97	1,7%
Davies (1941)	USA	46	10	4,6%
Porter (1951)	United Kingdom	98	13	7,5%

Bei dem hohen Saprophytismus des Act. isr. ist die relativ niedrige Morbidität erstaunlich. In diesem Zusammenhang sei auf die Befunde von Kay hingewiesen, der bei 240 bronchopulmonalen chronischen Affektionen nicht aktinomykotischer Art 65mal den Act. israelii im Aspirat fand. 50% der Bronchiektatiker sowie 50% der Patienten mit einem chronischen Lungenabsceß dürften *Träger* des Act. israelii sein.

Die *Mortalitätsstatistik* zeigt deutliche Unterschiede in der Zahl der Todesfälle in bezug auf die vorantibiotische und die antibiotische Ära (Tab. 12).

Nicht behandelte Fälle von Lungenaktinomykose starben nach Favez und Vulliémoz in 15—30 Monaten.

Tabelle 12. *Mortalität an Aktinomykose*

Autor und Jahreszahl	Fälle	Formen	geheilt	Mortalität in %	Mortalitätszahl	Anmerkungen
Ponfick (1892)	—	cervicofacial	—	50%	—	—
Harbitz u. Gröndahl (1911)	—	pulmonal	—	100%	—	—
Laederich (1922)	—	alle	—	80%	—	—
Wolff	—	abdom.	—	60-70%	—	—
Dolouch und Peltier (1946)	330	abdom.	30%	54%	—	ohne Sulfon.
	16	abdom.	56%	18%	—	mit Sulfon.
Kay (1947)	20	—	20%	0%	—	—
Sanford und Barnes (1949)	19	abdom.	—	16%	—	—
Hart (1925—1950)	—	—	—	18%	—	—
Eidgenöss. Statistisches Amt Schweiz 1931—1951	—	—	—	—	207	170 männl. 37 weibl.
Sobolev (1955)	—	—	—	9%	—	—
Harvey, Cantrell und Fisher (1957)	21	alle	3 5 unbek.	62%	13	vor 1945
(dito)	16	alle	12	25%	4	nach 1945 m. Penic.-Th.
Bates und Cruickshank (1957)	85	pulmon.	40 Fälle	—	37	ohne od. ungenüg. Penic.
					6	m. Penic. Th.
Hemmes (1962)	—	—	—	—	99	1936—1940
(dito)	—	—	—	—	118	1941—1945
(dito)	—	—	—	—	37	1946—1950
(dito)	—	—	—	—	9	1951—1955
(dito)	—	—	—	—	6	1956—1960

Personen *jeden Alters* und *Geschlechts ohne* irgendeine *rassische* Prädilektion können an der Aktinomykose erkranken. Die Altershäufigkeitsverteilung läßt sich gut mit der Dentifikation und dem Zustand des Gebisses erklären. Auffällig ist das *Freibleiben des frühen Kindesalters*. Die Einwanderung des Act. isr. in die Mund-

Tabelle 13. *Erkrankung der Kinder an Aktinomykose*

Autor und Jahreszahl	Aktinomykosefälle	davon Kinder im Alter von	Anzahl	%
Sanford und Voelker (1925)	670	28 Tage—15 Jahre	45	6,7%
Figi, Rollin und Cutts (1931)	450	2—15 Jahre	14	3,2%
Ellis (1935)	670	2—15 Jahre	39	5,8%
Cope (1938)	1330	unter 10 Jahren	?	3%

höhle erfolgt offenbar erst im Laufe der ersten Lebensjahre nach Einsetzen der Dentition. Im allgemeinen gilt als das *häufigste Befallsalter das 20.—40. Lebensjahr*, während vor dem 20. Lebensjahr die Aktinomykose ausgesprochen selten ist (Tab. 13). Bates und Cruickshank und Favez fanden dagegen eine Gliederung der

Altersgruppen mit erhöhtem Befall zwischen dem 11. und 20. und dem 30.—50. Lebensjahr (Tab. 14) sowie eine dreimal häufigere Beteiligung der Männer. Vom 4. Dezennium an nimmt die Erkrankungshäufigkeit ab.

Tabelle 14. *Befallsalter der Aktinomykosekranken*

Autor und Jahreszahl	Fälle	davon	Alter von ... bis ...	Altersgruppe mit erhöhtem Befall von ... bis ...
PUTMAN et al. (1950)	122	102	10—50	—
HARVEY et al. (1957)	—	—	19—66	—
BATES und CRUICKSHANK (1957)	85	—	$3^1/_2$—76	10—20, 30—50
KOMILSKY (1962).	—	—	6—79	25—55
HEMMES (1962)	53	—	7—72	20—29, 40 >

Die Statistik ergibt nach LENTZE (in GUNDEL, Infektionskrankheiten) eine Verteilung der vorkommenden Fälle nach den Gesetzen des Zufalls bei den *Geschlechtern*. Wie aus der folgenden Tabelle zu ersehen ist, erkranken Männer etwa zweimal häufiger als Frauen (Tab. 15). Eine befriedigende Erklärung für diese Differenz ist in der Literatur nicht zu finden.

Tabelle 15. *Geschlechtsverteilung der Aktinomykosekranken*

Autor und Jahreszahl	Gesamtzahl	männlich Zahl	%	weiblich Zahl	%	Verhältnis m / w
ACLAND (1906), United Kingdom .	101	—	65%	—	35%	2,14:1,7
FOULERTON (1913), United Kingd..	78	—	65%	—	35%	2,14:1,7
SANFORD und MAGATH (1921)* . .	96	—	84%	—	16%	4,7:0,9
SANFORD und MAGATH (1921)* . .	119	—	66%	—	34%	2,2:1,7
COLEBROOK (1921).	—	—	50%	—	50%	1:1
SANFORD und VOELKER (1925) . .	—	—	—	—	—	4:1
SCHMIDT und OLSEN (1941)	—	—	—	—	—	4:1
PUTMAN et al. (1950)	122**	80	66,5%	42	34,5%	2,2:1,7
PORTER (1951), United Kingdom .	98	—	69%	—	31%	2,4:1,4
BATES und CRUICKSHANK (1957) .	85	64	75%	21	25%	3:1
GLAHN (1957)	90***	—	78%	—	22%	3,4:0,98
HARVEY, CANTRALL, FISHER (1957)	37	26	70%	11	30%	2,5:1,4
KOURILSKY et al. (1962), Frankr. .	—	15	—	4	—	—
SPILSBURY und JOHNSTONE (1962)	14	10	71,5%	4	28,5%	2,6:1,2
HEMMES (1962), Niederlande . . .	53	38	72%	15	18%	4,1:1,25

Anmerkungen: * Mayo-Klinik, USA.
** Abdominale Formen.
*** Cervico-faciale Formen.

Irgendeine besondere *Berufs*gebundenheit besteht für die Aktinomykose nicht. Ältere Mitteilungen betonen immer wieder den *häufigeren Befall der Landbevölkerung* im Gegensatz zu den Stadtbewohnern. Diese Befunde haben lange Zeit nicht unwesentlich zur Propagierung der irrigen exogenen Entstehungstheorie der Aktinomykose beigetragen. Als Erklärung für diesen Befund wird heute allgemein der *Mangel an Hygiene und der schlechte Zustand des Gebisses* durch mangelhafte Zahnpflege angeführt (LENTZE, SCHUCHARDT, FAVEZ u. a.). Daß sich in diesen Befunden eine Änderung mit dem Vordringen allgemeiner körperlicher Hygiene in ländlichen Bezirken und der Verwischung des Gegensatzes Stadt/Land anbahnt, zeigt folgende Übersicht.

Jahreszeitlich bestimmte Faktoren für den Beginn oder den Befall mit Aktinomykose konnten bisher ebenfalls von keinem Untersucher gefunden werden.

Der Act. isr. ist dem Penicillin und denBreitspektrumantibiotica gegenüber so empfindlich, daß SEABURY und DASCOMB (1964) eine *Aktinomykose in den letzten Jahren* nur *noch selten* gesehen haben. Nach ihrer Meinung ist dafür zweifelsfrei der *Brauch der Gabe eines Antibioticums* vor oder während einer Zahnextraktion anzusehen. So kann unser allgemeines therapeutisches Verhalten in Grenzen gelegentlich für ein gewisses Abflauen der Morbidität angeführt werden. Zweifellos lassen sich damit die abortiven Fälle erklären. Andernteils wird aber dadurch ebenso das Krankheitsbild verschleiert und die Diagnose hinausgezögert.

Tabelle 16. *Aktinomykosehäufigkeit bei der Land- und Stadtbevölkerung*

	PUTMAN et al. (1950)	BATES und CRUICKSHANK (1957)
Landbevölkerung	44%	6%
Stadtbevölkerung	56%	94% nur pulmonal

Tabelle 17. *Aktinomykose in der Provinz Utrecht 1951—1960* (nach HEMMES, 1962)

Einwohnerzahl in Gemeinden	Fälle	Gesamtbevölkerung
über 20000	32	406680
500—2000	12	125972
unter 5000	9	96224

Die Annahme, daß eine Aktinomykose vom Tier auf den Menschen übertragen als *Berufsinfekt* vorkommen könnte, besteht nach LENTZE zu Unrecht. Bisher ist kein gesicherter Fall einer humanen Aktinomykose, hervorgerufen durch Act. bovis, bekannt. Der Act. bovis ist normalerweise ein im Maul des Rindes (Schwein, Hund, Rehwild) vegetierender, eng an den Organismus des Tieres adoptierter fakultativpathogener Commensale. Die noch unzureichende Verbreitung der neuen Ansichten über die Ätiologie und Übertragungsweise führt auch heute noch zu erheblichen Fehlbeurteilungen, die sich in Gutachtenverfahren als eine Folge von Beschwerden und Einspruchsverfahren niederschlägt.

Die *Inkubationszeit*, beträgt bei der Aktinomykose nach bisher vorliegenden Erfahrungen *4—5 Wochen.* Eine unfallmäßige Übertragung der Aktinomykose ist nur dann anzunehmen, wenn einmal der Erreger Act. isr. bakteriologisch nachgewiesen werden konnte und zum anderen, wenn ein größeres Trauma vorangegangen ist und durch Quetschung und Zertrümmerung des Gewebes und/oder Eindringen eines Fremdkörpers eine endogene Entstehung einer Aktinomykose einleitet (z.B. Kieferbruch) oder als exogene Infektion z. B. Bißverletzung von Mensch zu Mensch an atypischer Stelle (lokale Konkordanz; QUITTÉ) entsteht).

VII. Klinisches Bild

1. Symptomatologie

Für die Besprechung der klinischen Symptome empfiehlt sich der Übersichtlichkeit halber eine Unterscheidung in 5 verschiedene Verlaufsformen (s. S. 168 und Tab. 6).

a) Die cervico-faciale Form. Die Hauptlokalisation der cervico-facialen Form (vgl. S.168f.) sind die Weichteile des Unterkiefers, seltener des Oberkiefers, die die darüberliegende Haut miterfaßt und von dort aus durch die Gewebsspalten entlang dem Wege des geringsten Widerstandes sich weiter ausbreitet.

Von der primären Infektionsstelle aus hat die Erkrankung die Tendenz, aus der Tiefe heraus an die Oberfläche zu steigen. Daraus entsteht schließlich eine derb infiltrierte Haut, zunächst noch nicht schmerzhaft, die anfangs leicht gerötet, später mehr bläulich-rot verfärbt ist. Die Lymphknoten sind so lange nicht beteiligt, als nicht eine Mischinfektion vorliegt, was aber meist der Fall ist. Im ausgeprägten Stadium liegt dann die bretthärte Infiltration vor, die in ihrer Festigkeit zwischen

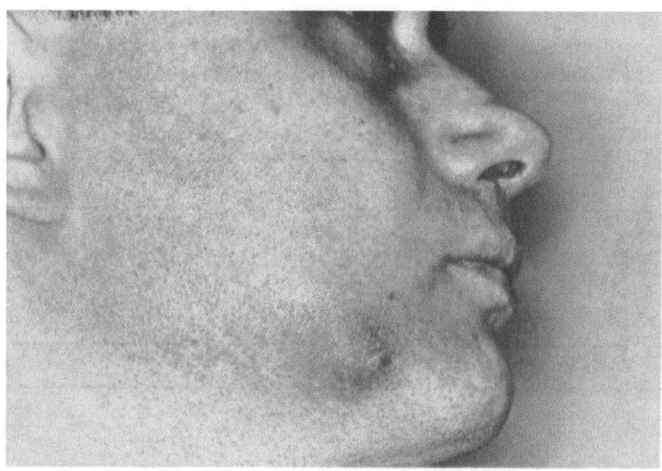

Abb. 8. Aktinomykose, Frühform (Aus der Univ.-Klinik für Zahn-, Mund- und Kieferkrankheiten Köln, Nr. 2189/1967. Zur Verfügung gestellt von Doz. Dr. S. Heinrich)

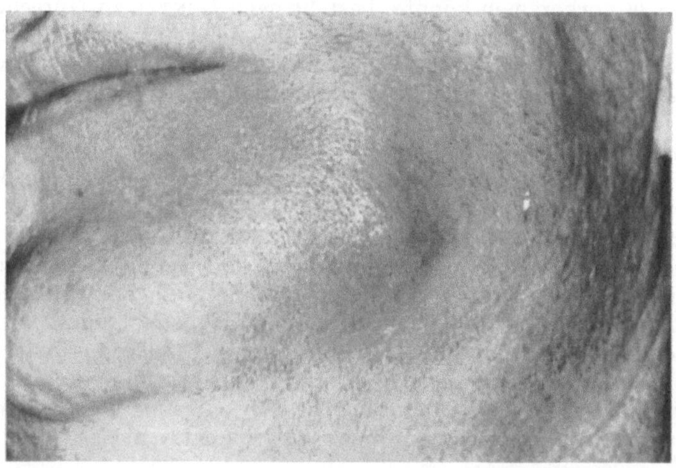

Abb. 9. Aktinomykose, Frühform (Aus der Univ.-Klinik für Zahn-, Mund- und Kieferkrankheiten Köln, Nr. 2189/1967. Zur Verfügung gestellt von Doz. Dr. S. Heinrich)

der Härte des Entzündungsödems und eines Neoplasmas steht und sich fest an die Innen- oder Außenseite des Unterkiefers anlehnt. Bei Descendenz entwickeln sich an den seitlichen Halspartien quer- oder schiefverlaufende wurstförmige Verdickungen und bei Zerfall größere bretttharte Geschwüre.

Die klassische *Symptomatik* umfaßt den *Schmerz*, die *Tumorbildung* mit Schwellung, den *Trismus*, die *Fistelbildung* und die *Drusen* (Dechaume et al.). Temperaturverlauf und Blutbild sind uncharakteristisch und in erster Linie durch die Begleitflora bestimmt (Renk). Das Erscheinungsbild reicht von den typischen Fällen aus dem Lehrbuch bis zu den mehr oder weniger harmlosen Schwellungen im Kiefer- und Gesichtsbereich, die aber auch gar nichts mit dem Bild der typischen Aktinomykose gemeinsam haben (Lorenz, 1959; vgl. S. 168 und 169 f.).

Bei der Infektion mit hochvirulenten Begleitbakterien steht der Actinomyces israelii zunächst im Hintergrund, kann aber unter bestimmten individual-pathologischen Bedingungen fakultativ-pathogen werden. Daher ist auch die Unterscheidung in eine primär chronische oder sekundär chronische Form genaugenommen nicht zutreffend. Es handelt sich doch bei der *initialen Entzündung*, aus der sich später eine spezifische, cervico-faciale Aktinomykose entwickelt, um einen unspezifischen Prozeß, der sich in nichts von einer der üblichen banalen Entzündungen der die Kiefer umgebenden Weichteile unterscheidet (Schuchardt, 1959) (Abb. 8 und 9).

Erst nach Abklingen der akuten Phase und wenn die Actinomyceten eine führende Rolle übernommen haben, geht die Erkrankung in ihr *chronisches Stadium* über. Es zeigt sich dieses zuerst in einer Zunahme des Infiltrates, auch wenn gegebenenfalls ein primärer Absceß ausgiebig eröffnet wurde (Schuchardt, 1959).

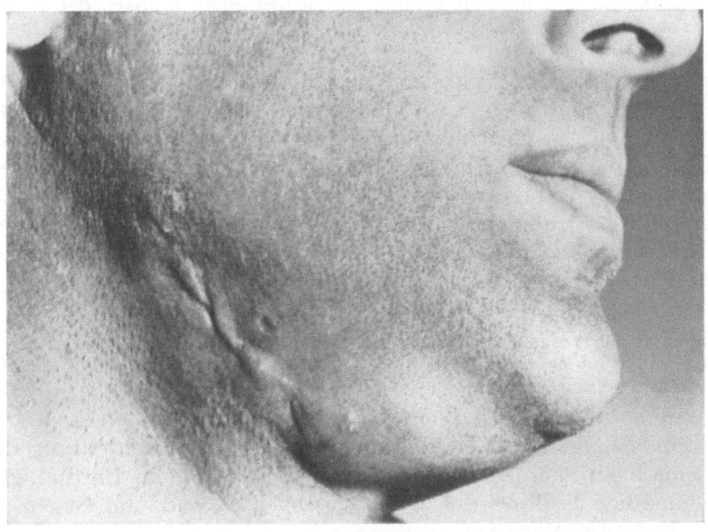

Abb. 10. Aktinomykose im Kieferwinkel (aus Fegeler, 1963)

Auch in diesem Stadium erlaubt der klinische Befund zunächst nur die Verdachtsdiagnose auf Aktinomykose, die durch genaue anamnestische Erhebungen und mikrobiologische Untersuchungen erhärtet werden muß. Oft wird der Befund durch den frühzeitigen Gebrauch von Antibiotica verschleiert und von den Zahnärzten unkorrekt diagnostiziert (Monteleone).

Bei *voll entwickeltem Prozeß* wechseln Infiltrationen mit Abscedierungen und Fistelbildungen laufend ab. Aus den oft weit verzweigten und in die Tiefe gehenden Fistelgängen, die mit schlaffen lividen Granulationen ausgekleidet sind, entleert sich anfangs dickflüssiger Eiter, später oft nur wenig dünnflüssiges Sekret (Abb. 10). Die *Tendenz zur Generalisation* ist ganz außerordentlich groß. Von der buccopharyngealen Region breitet sich die torpide Schwellung auf den Hals, die obere Extremität und in das Mediastinum hin aus. Die hauptsächlichste *Komplikation* stellt zunächst die Fistelbildung am Orte der Entstehung und später die der Ausbreitung dar. Auffallend ist, daß selbst beim Eindringen der Erreger durch den Pulpakanal in die Tiefe sich kaum jemals eine zentrale Knochenaktinomykose entwickelt, sondern fast stets nur eine Periodontitis.

Die klassische Form wird am häufigsten 4—12 Wochen nach einer Läsion, wie etwa einer Zahnextraktion mit derben circumscripten Infiltrationen der Weichteile, die zu bretharten, fast schmerzlosen Infiltrationen meist ohne Fieber und unter Einschmelzung zur Fistelbildung führen können, am häufigsten in der Gegend des Kieferwinkels, dem Bereich der ätiologisch am häufigsten anzuschuldigenden unteren Molaren beobachtet; so etwa von der Tasche eines Weisheitszahnes ausgehend, sich im Gebiet des Ansatzes des Masseter-Muskels ausbreitend, zur Wangenschwellung führend und dann den Unterkiefer umrundend.

Abgesehen von typischen Bildern beschreibt Lorenz eine Anzahl verschiedenster Manifestationen im Gesichts-Halsbereich, die teilweise sehr uncharakteristisch sind. Er konnte u. a. einen kleinen ostitischen Herd im Unterkiefer mit rezidivierender Schwellung in diesem Bereich, einen Subcutanabsceß in der Gegend des unteren Augenrandes, von dem aus eine Metastasenbildung auf intramuralem Wege beobachtet wurde, eine Schwellung der Wangen- und Schläfengegend ohne Schmerzen beobachten. Bennet berichtet über einen Fall, bei dem 4 Monate nach einer Zahnextraktion eine schmerzhafte Schwellung des ganzen rechten Unterkiefers auftrat. In einem anderen Fall von Berggreen waren bereits $2^1/_2$ Jahre vor einer Extraktion Schmerzen am unteren Prämolaren aufgetreten, die nach der Extraktion zwar schwanden, aber wo eine wechselnde Schwellung in diesem Bereich 2 Jahre lang persistierte (zit. nach Fegeler).

Geht die traumatische Form der Aktinomykose von einer Fraktur des Kiefers aus, kann die Latenzzeit mehrere Monate betragen, so daß sich erst nach völlig verheilter Fraktur eine Anschwellung ausbilden kann wie in dem Fall von Fegeler und von Hertz, bei dem die Infektion über eine Cyste in einer Alveole mit Absceß und Trismusbildung erfolgte.

Ein chronisch protrahierter Verlauf ohne Adenopathie mit tief gelegenen, nicht zur Einschmelzung neigenden Infiltraten im erkrankten Bereich, wird als *Aktinomykom* bezeichnet und muß differentialdiagnostisch von Tuberkulose, Tumoren, Lues getrennt werden.

Der diagnostische Wert der Provokationsmethode des Antigens nach Lentze wird im Zusammenhang mit versteckten Herden in den Kiefern oder bei zweifelhafter Diagnose von Lorenz besonders befürwortet.

Das klinische Bild der *aktinomykotischen Parotitis* ähnelt dem der cervicofacialen Form. Im Beginn steht die uncharakteristische Schwellung der Parotisregion mit mäßigen Schmerzen, Indurationen und Fisteln. Im Sialogramm wird eine unregelmäßige Füllung der Drüse beobachtet, ganz im Gegensatz zur gewöhnlichen Parotitis (Sazama).

Bei dem seltenen Sitz des Primärherdes an der *Zungenspitze* findet sich ein umschriebener runder, fester, sich vorwölbender Knoten, der nur leicht druckschmerzhaft ist. Die darüberliegende Schleimhaut ist zunächst kaum verändert. Später breitet sich der Knoten weiter aus und erweicht.

Das seltene Bild einer Mundbodenphlegmone kann zur Kieferklemme, ernstlichen Schluck- und Atemstörungen führen (Mohr).

b) Die thorakale Aktinomykose. Die alte etwas unglückliche Einteilung in primäre und sekundäre Lungenaktinomykose ist heute verlassen.

Unter primärer Lungenaktinomykose sind die Fälle zu verstehen, bei denen durch Aspiration „pilzhaltigen“ Materials ohne Primärherde in der Mundhöhle eine Infektion zustande gekommen ist.

Unter sekundärer Lungenaktinomykose sind alle diejenigen Fälle einzuordnen, bei denen im Mund, im Nasen-Rachenraum oder am Hals sich der Erreger schon angesiedelt hatte und von dort aus entweder per continuitatem, hämatogen oder bronchogen zu einer Lungenerkrankung geführt hat (zit. nach Mohr). Die primäre Form wird häufiger als die sekundäre — etwa im Verhältnis 4:1 gefunden (Buschmann; Schinz, Baensch, Friedl, Uehlinger).

Bei den meisten Fällen thorakaler Aktinomykosen, ganz besonders bei den Frühformen, ist das Erkrankungsgebiet auf die Lunge, die Pleura und die Brustwand begrenzt, so daß man annehmen muß, daß die Infektion einen bronchogenen Ursprung hat.

Für die Belange der Klinik bewährt sich die Einteilung der thorakalen Aktinomykose nach ISRAEL mit ihren 3 Verlaufsformen (s. S. 170):

a) Broncho-pulmonales Stadium,
b) pleuro-thorakales Stadium und
c) fistuläres Stadium.

Ebensowenig wie bei den anderen Einteilungen (z. B. UEHLINGER, BATES und CRUICKSHANK) sind hier scharfe Abgrenzungen möglich und die Übergänge stets fließend.

a) Das broncho-pulmonale Stadium. Der erste von ISRAEL beschriebene Fall gehört zu dieser Form. Pathogenetisch liegt eine von der Mundhöhle ausgehende Aspiration als Infektionsweg vor.

Der Beginn wird gewöhnlich durch banale Symptome gekennzeichnet, die sich progressiv einstellen. Aber die Erkrankung kann auch lange symptomlos bleiben und bei einer zufälligen Untersuchung entdeckt werden.

WEIL kann über eine derartige Latenz von 2 Jahren berichten. Bei einem 62jährigen wurde zufällig eine Hilusverdichtung rechts festgestellt. Er blieb noch völlig gesund und symptomlos bis etwa nach 2 Jahren die ersten klinischen Symptome auftraten. Aber erst ein halbes Jahr später konnte die Diagnose gestellt werden.

In dem Fall von RODSTEIN kam es zur Feststellung der Aktinomykose bei einer Routineuntersuchung durch eine Lebensversicherung. Der Patient konnte nur über eine kurze Periode geringfügiger Brustschmerzen und Hustens etwa 6 Wochen vorher berichten. Es fand sich eine kleine Verdichtung an der rechten Lungenbasis, die sich rasch ausbreitete. Nach der Thorakotomie konnte die Diagnose gestellt werden.

Die rein pulmonalen Formen treten als bronchitische, miliarpneumonische und bronchopneumonische Krankheitsbilder in Erscheinung, die im wesentlichen durch eine *Bronchitis oder Bronchiolitis actinomycotica* gekennzeichnet ist. In dem frühesten Stadium dieser Form können die subjektiven Beschwerden sehr gering sein.

Sie ist sehr selten und ihre Pathogenese (vgl. S. 170 f.) insofern umstritten, als doch ein pulmonaler Herd zugrunde liegen muß.

So beschreibt SKWORZOFF (1926) eine oberflächliche Lungenaktinomykose mit nicht destruktiver spezifischer Bronchitis als Vorstadium der Aktinomykose (DREWES).

COPE führt in seiner Einteilung der pulmonalen Formen als seltene Varietät die *oberflächliche Bronchitis* an. Die Erreger haben sich auf der Schleimhaut angesiedelt, penetrieren sie aber nicht (oder noch nicht). Aber es finden sich Drusen im Sputum.

RUMRICH beschreibt zwei mögliche Frühsymptome, die *hämorrhagische Bronchitis* und die *Bronchusstenose.* Bei einer Landarbeiterin bildete sich eine chronische hämorrhagische Bronchitis aus und bestand bereits über 8 Monate, als man bei klinischer Untersuchung bronchographisch eine Stenose des Mittellappenbronchus feststellen konnte. Im Sputum fanden sich Drusen. Die Stenose konnte bronchoskopisch nicht eingesehen werden und somit keine Aussage darüber gemacht werden, ob der Stenose eine Granulation oder ein Fibrinpfropf zugrunde lag.

In einem ähnlichen Fall, der unter dem Bild einer fraglichen Lungentuberkulose behandelt wurde und der nach 5monatiger Therapie wegen einer bronchoskopisch nachgewiesenen *Stenose* des linken *Oberlappenbronchus* ohne Tuberkelbakteriennachweis der Operation zugeführt wurde (J. SCHMIDT), konnten ein Broncholith, ausgedehnte Bronchiektasen und ulcerierte Bronchialschleimhaut mit Actinomyceskolonien gefunden werden. Der Autor nahm an, daß sich jenseits der Stenose im Bereich der Bronchiektasen sekundär Actinomyces (saprophytisch ?) angesiedelt hatten.

Kalkablagerungen und organisch-anorganische Körper, die als Kristallisationspunkte dienen, können Actinomyces einschließen. Sie kommen als Sialolithen, Tonsillithen, Rhinolithen (SOEDERLUND) vor und können leicht aspiriert werden und eine Broncholithiasis vortäuschen (BAUMANN).

Die Bronchoskopie ist meist unergiebig (Soulas, Mounier-Kuhn) und zeigt nur eine gewöhnliche hyperämische, granulomatöse und entzündliche Schleimhaut (Kay, Bosch del Marco). So haben Bates und Cruickshank sowohl die bronchitischen als die bronchopneumonischen Formen aus ihrer Nomenklatur gestrichen. Auch die aktinomykotische Bronchopneumonie sahen sie nur als eine gelegentliche Komplikation einer bestehenden Lungeninfektion an und fanden in keinem Fall eine initiale Bronchopneumonie.

Der *Beginn der pulmonalen Infektion* ist häufig trügerisch in seiner Symptomatik. Im allgemeinen besteht ein leichter, sich langsam steigernder Reizhusten sowie Mattigkeit und Schwäche. Der Auswurf ist schleimig-eitrig, fade, gelegentlich blutig tingiert und von leicht fauligem Geschmack. Remissionen und Exacerbationen können abwechseln. Die im Beginn subfebrilen Temperaturen können mit der Verschlimmerung ansteigen und es stellen sich Brustschmerzen ein. Je nach dem Grad der *Bronchitis* und der Dauer derselben, die bis zur Ausbildung von Bronchiektasen führen kann, ist der auskultatorische Befund zunächst durch vereinzelte trockene Rasselgeräusche und Giemen bis zu feuchten Rasselgeräuschen gekennzeichnet. Besondere Veränderungen der Blutsenkung, des Blutbildes dürfen hier noch nicht erwartet werden. Trotz des quälenden hartnäckigen chronischen Reizhustens kann bei den leichteren Fällen das Röntgenbild negativ bleiben. Bei schweren Erkrankungsformen bilden sich Bilder heraus, die röntgenologisch denen einer Masern-Bronchiolitis gleichen können.

Bei den *pneumonischen Formen* ist der Beginn etwas stürmisch, kann aber auch blande sein, mit Husten, Fieber, stechenden Schmerzen in der Brust und eitrigem, foetide riechendem Sputum. Kommt es zu größeren und zahlreicheren Abscedierungen, so wandelt sich das Bild zu dem einer schwer *konsumierenden Erkrankung* mit starker Gewichtsabnahme bis zur Kachexie. Auffallend ist, daß auch *Trommelschlegelfinger* schon häufig vorzeitig im Rahmen dieses Krankheitsbildes und nicht erst in sehr ausgeprägtem Stadium der Empyeme und der Fisteln gefunden werden. Andererseits werden sie in gewissen Fällen völlig vermißt. Die Erkrankungsherde werden in allen Teilen der Lunge beobachtet: Isolierte Spitzenherde mit Kavernenbildungen sind beschrieben worden, die perihilären Gebiete und die Unterlappen werden bevorzugt befallen (Lindemann).

Bei relativ akutem Beginn mit Schmerzen, Fieber und Abgeschlagenheit konnte Buschmann in einem Fall einen Rundschatten im linken Oberlappen hilusnahe, im anderen einen im rechten Unterlappen, bei dem auch blutiger Auswurf bestand, nach röntgenologischem Verdacht auf ein Neoplasma der Operation zuführen und nach Lobektomie die Diagnose einer Aktinomykose stellen.

Nach Rodt fanden sich in einem Fall wenig ausgedehnte broncho-pneumonische Herde im rechten Untergeschoß mit Mantelerguß. Es kam zur broncho-pleuralen Fistel. Der abpunktierte Erguß ergab bakteriologisch Actinomyceten. Nach Penicillin- und Supronalbehandlung vollständige *restitutio ad integrum*. Bloedner berichtet über eine fleckig-streifige Verschattung im linken Oberlappen mit deutlicher Schrumpfungstendenz und Fibrose, die später einschmolz. Im Sputum wurde Act. isr. nachgewiesen.

β) Während sich am Anfang des Leidens der Kranke oft kaum beeinträchtigt fühlt, so treten die *Schmerzen* dann auf, wenn der Prozeß die Pleura erreicht und auf sie übergreift, was in der Regel im *pleuro-thorakalen* Stadium der Fall ist.

Dieses Stadium ist durch stärkere subjektive Beschwerden bis zu äußerster Hinfälligkeit gekennzeichnet. Neben der Zunahme des Hustenreizes und des Auftretens von regelmäßigem Auswurf, der eitrig ist, kommt es bei der Entwicklung des zunächst serösen Exsudates bald zu dessen Umschlag in ein Empyem, das entsprechend den Begleitbakterien häufig einen foetiden Geruch ausströmt. Ein eigenes Beispiel sei angeführt: (Arzt)

Fall H.B. (Hamburgisches Krankenhaus Wintermoor): Pleuro-pulmonale Aktinomykose, Abb. 11—16. Bei einer 17jährigen Oberschülerin wurde im September 1964 eine Tonsillektomie durchgeführt. Knapp 8 Wochen danach erkrankte sie akut und hochfieberhaft mit Stichen in der linken Brustseite, Husten und sehr starker Dyspnoe und Malaise. Man fand eine Pleuritis exsudativa (Abb. 11), die zunächst als tuberkulös gedeutet wurde und deren Erguß bei mehrfachen Punktionen (Abb. 12) klar war. Da der Befund sich unter tuberkulostatischer Behandlung erheblich verschlechterte und das Fieber weiter anstieg, wurde sie in unsere Lungenfachklinik verlegt.

Das ganze linke Lungen-Mittel- und Unterfeld war homogen und erheblich verschattet (Abb. 13). Gleich bei der ersten Punktion gewannen wir dicken foetiden gelben Eiter, der bei der routinemäßigen bakterioskopischen Untersuchung typische Actinomycesfäden mit Drusenbildung zeigte. Es lag ferner eine Mischinfektion des Empyems mit Fusobakterien, die für den foetiden Charakter verantwortlich waren, vor. Die weitere bakteriologische und serologische Untersuchung bestätigte eine Aktinomykose.

Unter hohen Dosen von Penicillin, gegeben als intravenöse Infusion von 10 Mega pro Tag und Instillationen in die Empyemhöhle sowie begleitender Gabe von 1 g Erythromycin gelang es uns, den Allgemeinzustand ziemlich schnell zu bessern und den foetiden Charakter des Empyems in wenigen Tagen zu ändern. Die Eitermenge, von der zunächst rund 100—200 ccm täglich gewonnen wurden, nahm langsam ab, bis dann 6 Wochen später kein Eiter mehr gewonnen werden konnte. Die Temperaturen normalisierten sich erst endgültig nach rund 4wöchiger intensiver Therapie. Ein Fistelsymptom bestand offenbar nur wenige Tage.

Die bakteriologischen Kontrollen ergaben von den ersten 5 Punktionen reichlich, bei den folgenden 3 Punktionen spärlich Actinomyces bei anaerober Bebrütung. Die Kulturen von den letzten beiden Punktionen, die nur noch wenig Eiter ergaben, blieben steril.

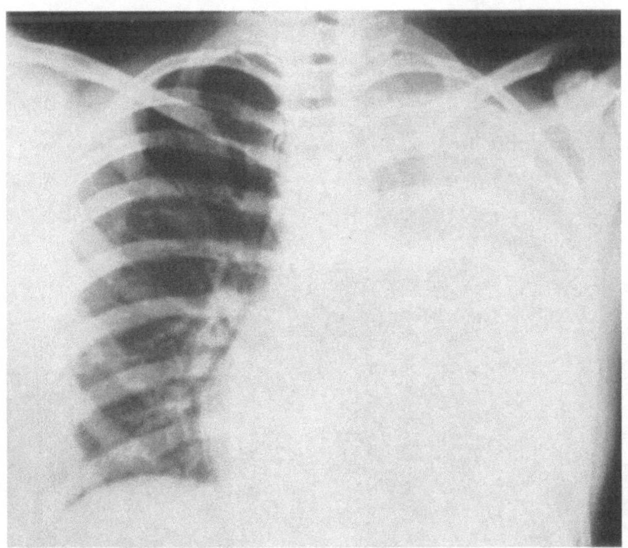

Abb. 11. Pleuro-pulmonale Aktinomykose

Die Agglutination mit dem Eigenstamm der Patientin (Prof. Caselitz, A.K. Altona) stieg von 1:160 zu Beginn der Erkrankung über 1:640 bis auf 1:5000 an, um wieder gegen Ende der Erkrankung auf 1:640 abzufallen. 1 Jahr später 1:40. Die Komplementbindungsreaktion, die zu Beginn noch negativ war, war etwa 10 Wochen nach dem akuten Beginn auf 1:80 angestiegen und war bei späterer Nachkontrolle wieder negativ. Obgleich das klinische Wohlbefinden nach ca. 8 Wochen Gesamtkrankheitsdauer wieder hergestellt war, behandelten wir jedoch über ein ganzes Jahr hin. Die groben Verschattungen haben sich erstaunlich weit zurückgebildet (Abb. 16) und die lungenfunktionellen Ergebnisse einschließlich der Blutgasanalyse und Atemmechanik erlaubten nur die Diagnose einer geringfügigen restriktiven Ventilationsstörung.

Die Gesamtdosierung war 702 Mega Penicillin parenteral über rund $2^1/_2$ Monate hin, begleitet von 1 g Erythromycin täglich, später Leukomycin und Paraxin. Die sich anschließende orale Behandlung, die das therapeutische Jahr abschloß, betrug noch einmal 184 Mega Penicillin.

Das Beispiel zeigt, wie heute durch geeignete und intensive Therapie die frühen Komplikationen vermieden werden können.

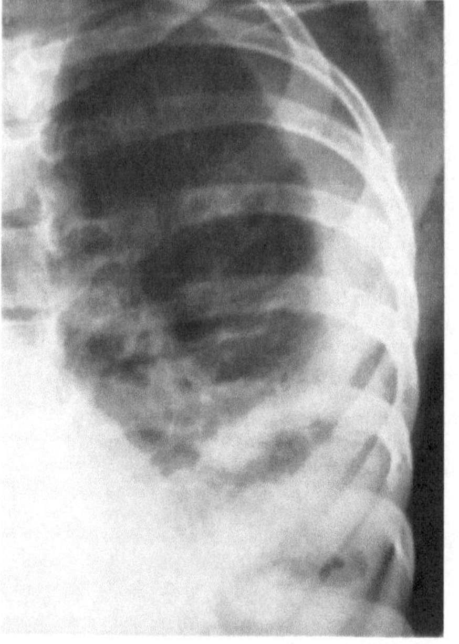

Abb. 12. Nach Abpunktion des Ergusses tritt der pneumonische Befall des U.L. deutlicher hervor

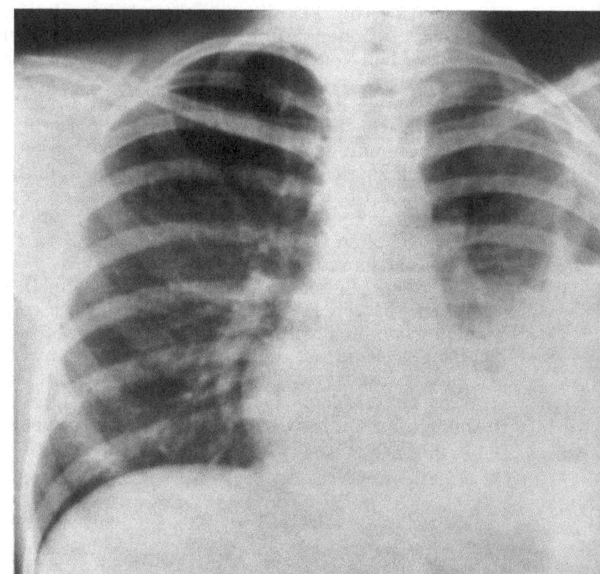

Abb. 13. Als Fistelsymptom zeigt sich li. eine kleine Spiegelbildung

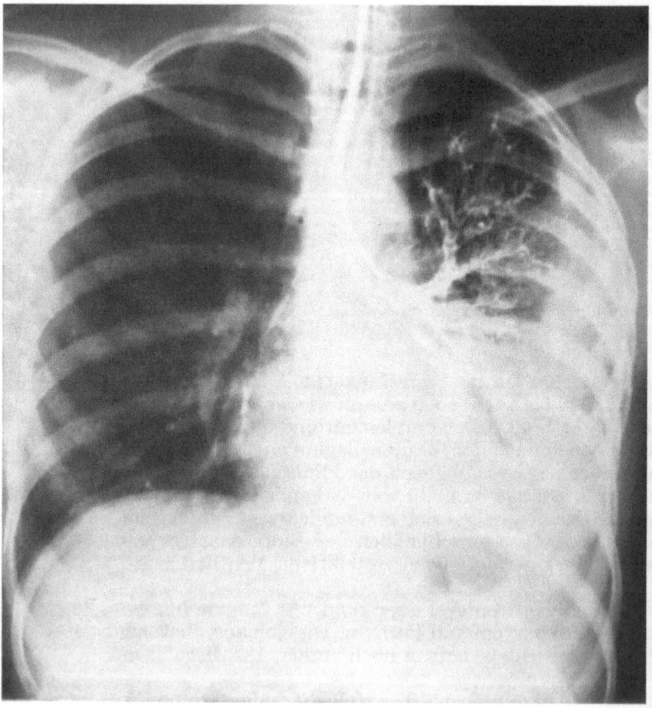

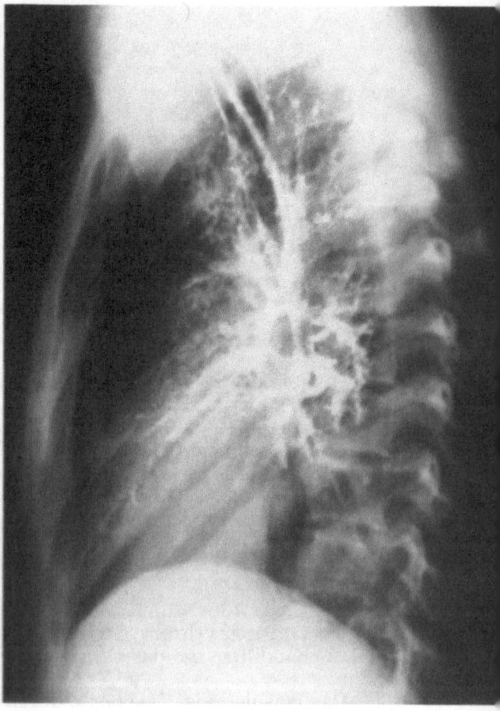

Abb. 14 u. 15. Die beiden bronchographischen Bilder zeigen die Kompression des U.L. durch das Empyem

Die wesentlichen Symptome, die bei der *pleuro-thorakalen Aktinomykose* bei allen Formen im Vordergrund stehen und am häufigsten angetroffen werden, sind der *Brustschmerz* in der befallenen Seite, der *Husten* und eine *Schwäche* bzw. Abgeschlagenheit und Müdigkeit mit Kräfteverfall. Dazu kommt, abgesehen von den rein pleuralen Formen, das Auftreten von Sputum, im wesentlichen eitrig, das gelegentlich blutig gefärbt ist und in großen Mengen regelmäßig produziert werden kann, sowie ziemlich regelmäßig und mit der Krankheitsdauer wachsend ein Abfall des Hämoglobin-Gehaltes im Blut als Zeichen der toxischen Anämie.

Als Merkmal der chronischen Entzündung finden sich bei Abscedierungen und akuten Ereignissen wie der Erguß- bzw. Empyembildung *hohe Leukocytenzahlen* mit starker Linksverschiebung. Im allgemeinen liegen sie über 10000, können aber

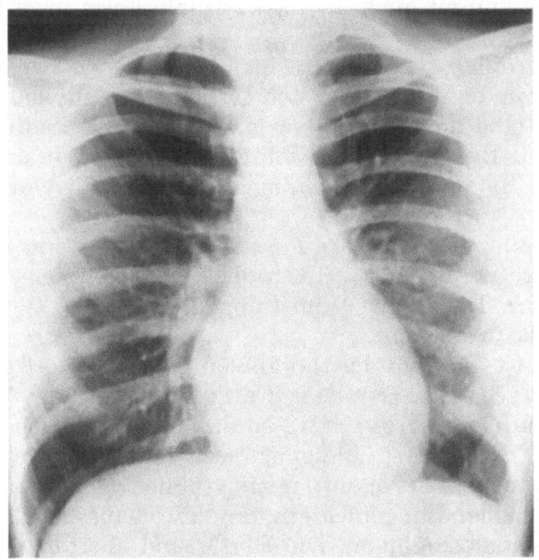

Abb. 16. Weitgehende Restitution mit guter Beweglichkeit des Zwerchfells

40000 und mehr erreichen. Die *Blutsenkung* ist stark *erhöht*. Einen typischen physikalischen Befund vermissen wir, jedoch läßt sich bei größeren Infiltrierungen eine Schallverkürzung und ein abgeschwächtes Atemgeräusch vernehmen. Veränderungen im Bronchialsystem bedingen verschiedenartige entsprechende Rasselgeräusche. Die Dyspnoe steht dann im Vordergrund, wenn der Krankheitsprozeß raumfordernd ist, entweder durch die Ergußbildung oder durch die Ausbreitung im Lungengewebe selbst. Subfebrile Temperaturen, steile Fieberanstiege und Schüttelfröste gehören zum Krankheitsbild.

γ) Fistuläres Stadium. Während mediastinale Prozesse durch den Schmerz hinter dem Sternum gekennzeichnet sein können, tritt der häufig als rheumatisch mißdeutete zwischen den Schulterblättern lokalisierte Schmerz bei der hauptsächlich pulmonalen Form auf. Fortschreitende Formen werden immer zur *Fistelbildung* führen, die im Grunde nur eine Frage des zeitlichen Bestehens der Aktinomykose darstellt. Zu multilokulären Fistelbildungen neigen anscheinend besonders die mediastinalen Formen und die, die von anderen Regionen übergreifen, wie vom Abdomen und von der cervico-facialen Region her. Diese Fisteln sind alle sehr schmerzempfindlich bei Berührung und Druck. Ein Charakteristikum der fortschreitenden Aktinomykose ist die *Pleurabeteiligung* mit ihrer starken *Schrump-*

fungsneigung, die manchmal schon nach verhältnismäßig kurzer Zeit (Bloedner) auftreten kann.

Verlauf: Der Befall der Thoraxorgane und des Thoraxraumes ist natürlich nicht an den broncho-pulmonalen Weg gebunden, sondern er kann auch als Komplikation der cervico-facialen Form der Aktinomykose als descendierende Thoraxaktinomykose mit symmetrischem Befall beider Lungenspitzen und eines paravertebralen Senkungsabscesses auftreten. Hierdurch steht klinisch die *Mediastinitis actinomycotica* im Vordergrund des Krankheitsbildes. Der retrosternale Weg hat eine geringe Bedeutung. Meist breitet sich die Entzündung in den paravertebralen Logen des Thorax aus. Neben Fistelbildungen nach außen können narbige Stenosen und Einbrüche des Granulationsgewebes in die großen Venen des Thorax auftreten, die zur venösen Einflußstauung führen. Als Ausgangspunkt der bilateralen Brustwandaktinomykose kommt auch die mediastinale Form nach Oesophagusfistel in Frage.

Unbehandelt verfallen die Kranken einem chronischen Siechtum. Es kommt zur Metastasenbildung in die verschiedensten Organe, zur Amyloidase, zur Pyämie und zu immer neuen Fistelbildungen, die dieses letzte und dritte Stadium charakterisieren.

Die Actinomyces-Pyämie verlief nach Guleke (1928) in der vorantibiotischen Ära immer tödlich. Sie nahm meist ihren Ausgangspunkt von einer Lungeninfektion (K. Heinrich).

Das Bild *miliarer pneumonischer Formen* entsteht, wenn die Lunge auf dem Blutwege vom Erreger erreicht wird, wobei die Streuquelle intra- oder extrapulmonal liegen kann. Im Vergleich zur Lungentuberkulose sind die Spitzengebiete der Lunge dabei eher verschont.

Röntgenologisch ist das Bild der thorakalen Aktinomykose völlig uncharakteristisch (Buschmann; Schinz, Baensch, Friedl, Uehlinger; Delarue, Böttner und Didon, Delarue und Houdard), so daß sich Vergleiche zu vielen anderen Krankheitsbildern, die differentialdiagnostisch in Frage kommen, ziehen lassen können. Die hämatogene Form mit mittelgrobfleckigen symmetrisch verteilten Verschattungen in beiden Lungenfeldern kann durchaus einer hämatogenen Streuung bei einer Tuberkulose ähneln. Die Herde sind allerdings nicht so dicht, unschärfer begrenzt und etwas größer als bei der miliaren Tuberkulose. Auch fehlen Kalkeinlagerungen und Hilusschwellungen (Riederer). Eine Bevorzugung der Spitzen ist nicht zu verzeichnen.

Sobolev glaubt einige typische Merkmale anführen zu können, da die Aktinomykose der Lungen meist mit einer Endobronchitis beginnt und anschließend eine Peribronchitis entsteht. Infolgedessen ist auf der Röntgenaufnahme eine verstärkte Lungenzeichnung mit starker Verbreiterung des Hilus zu sehen; ferner die charakteristischen produktiven Veränderungen des interstitiellen Lungengewebes, wie z. B. bei der akuten Pneumonie. Die Infiltrate seien charakteristisch hart und dicht, mit unregelmäßigen mehr „strahlenförmigen" Konturen.

Bei den bronchopneumonischen Formen finden sich meist einseitige aktinomykotische Lungeninfiltrate in jeder Größe bis zu dichten massiven Schattenbildungen, besonders in beiden Unterfeldern und perihilär (Schinz, Friedl, Baensch, Uehlinger).

Kay beobachtete doppelseitigen Befall in 113 seiner Fälle, in der Hälfte der Fälle in den Mittelfeldern, dann in den Spitzen und in der geringsten Häufigkeit in den basalen Partien. Einzelne Rundschatten wurden dabei häufig als pseudotumorale Formen der Aktinomykose beschrieben.

Am häufigsten sind noch die ausgedehnten einseitigen Unterlappeninfiltrate oft zusammen mit einer Abscedierung (Harvey et al., Vaucher et al., Poulet). Das Infiltrat breitet sich *per continuitatem* aus, so daß sich schließlich eine massive Infiltration, einen ganzen Lungenlappen erfüllend, ausbilden kann. Selbst bei langer Dauer der Erkrankung bleibt es einseitig.

Die röntgenologischen Verlaufsformen des pneumonischen Types der Lungenaktinomykose (KUONI) führen entweder zur Rückbildung ohne röntgenologisch nachweisbare Schwielenbildung im Lungenparenchym oder zu einer Abscedierung mit Bildung von Schwarten und Schwielen oder nur chronisch-carnifizierenden Pneumonie mit multiplen Abscessen und Gewebsindurationen.

LINDEMANN beschreibt eine Actinomyces-Pneumonie, die sich vollständig zurückbildete. Residuen ließen sich im Lungenparenchym mit Ausnahme von peribronchitischen Verdichtungszonen röntgenologisch nicht nachweisen, jedoch zog sich die Rückbildung über Wochen hin. Völlige Rückbildung von Infiltraten und Empyem wurden von ARZT und KNICK beschrieben.

Kommt es zur Ergußbildung mit Befall der Thoraxwand, so werden in der Folge röntgenologisch die starke Schrumpfung der erkrankten Seite mit einer Verschmälerung der Rippenzwischenräume, die Verziehung des Mediastinums mit Zwerchfellhochstand sowie periostitische Erscheinungen an den Rippen und am Mediastinum im Vordergrund stehen.

Die descendierende Thoraxaktinomykose, die von einem Bereich außerhalb des Thorax von oben nach unten wandert (cervico-facial descendierend) bringt mit ihren symmetrischen Verschattungen beider Lungenspitzen die Erscheinungen des paravertebralen Senkungsabscesses zur Ausbildung. Ein wichtiges Kriterium ist die frühzeitige Mitbeteiligung der benachbarten Rippen, auch wenn es noch nicht zu einer Empyembildung gekommen ist. Die *röntgenologische Diagnose* der Lungenaktinomykose ist eine *Spätdiagnose* und bleibt ohne klinisch-bakteriologische Beweise eine Verdachts-Diagnose.

δ) Zur thorakalen Aktinomykose gehören ferner die Erkrankungen folgender Organe. Die *Brustdrüse* kann durch Ausbreitung von der Lunge her durch die Thoraxwand hindurch befallen werden.

Früher führte man die Infektion in einigen Fällen auf eine Kontaktinfektion bei nackt arbeitenden Erntearbeiterinnen zurück. Als Eintrittspforte wurde die Brustwarze angesehen, da die Fistel meist nahe der Brustwarze mündete und in einigen Fällen eine Eiterabsonderung durch diese stattfand. Diese traditionelle Ansicht hat aber COPE in das Reich der Fabel verwiesen. Die Infektion muß indirekt erfolgen. Direkt wäre sie allenfalls denkbar durch Küssen (COPE kann von einem Fall darüber berichten) oder durch die Zähne des Kindes bei langer Brusternährung (RAY und TRIBEDI).

Die Brustwarze ist eingezogen. Dahinter findet sich eine indurierte Zone. Auf Druck tritt häufig Eiter durch die Brustwarze aus. Das Verwachsensein der Brust mit tieferen Geweben ist das Vorzeichen der Mitbeteiligung von Brust und Bauchwand bzw. den entsprechenden Höhlen. Lymphknoten sind primär nie befallen, da die Größe der Organismen die Passage entlang der Lymphbahnen erschwert. Jedoch führen auch hier die Mischinfektionen häufig zu Lymphknotenschwellungen im zugehörigen Gebiet. Die Ausbreitung erfolgt durch direkte Extension mit wiederholten Abscedierungen, wobei die resultierende Verformung, die zumeist hochgradig und durch die extreme Fibrose bedingt, typisch ist. Eine vergleichsweise langsame Ausbreitung führt manchmal zu einem *chronischen Absceß der Brust.*

DAVIES konnte über 14 Fälle berichten, die mit einer Schwellung der Brust, nahe der Brustwarze einhergingen und induriert und abgegrenzt waren. Sie dehnten sich weiter in die Brust hinein aus und waren zunächst noch schmerzlos. Später kam es zu Einschmelzungs- und Entzündungszeichen unter dem klinischen Bilde des Abscesses. Die Entleerung erfolgte dann durch eine Fistel oder durch die Brustwarze selbst. Nach einer Ruheperiode kann dann eine neue Entzündung mit Absceß, Fistel und weiterer Ausdehnung folgen.

Neben diesem frühen Stadium wird von DAVIES ein Spätstadium unterschieden, das multiple Fistelbildung mit Verformung der Brust und extremer Narbenverziehung der Haut und zahlreiche Fisteln umfaßt. Die Fisteln sind bemerkenswert stark vascularisiert. Die Brust ist fest mit dem tiefen Gewebe verwachsen. Die Eiterentleerungen sind häufig mit Blut vermengt und es kommt zu sekundären pyogenen Infektionen. Im dritten oder Ruhestadium kommt es zur chronischen Abscedierung.

Bei sehr harten Abscessen der Brust entsteht dann die Differentialdiagnose zum cirrhösen Carcinom. Zwei derartige Fälle werden von Davies angeführt.

ε) Seit 1882 wurde in der Weltliteratur über 71 Fälle der Aktinomykose des *Herzbeutels* berichtet, wovon 14 klinisch das Syndrom der chronischen kardialen Konstriktion zeigten. Dabei wurden allein bis 1944 von Cornell und Shoukoff 70 Aktinomykosen des Herzbeutels beschrieben. Seither nur noch einer von Hara und Pierce.

An sich ist die Aktinomykose eine ungewöhnliche Ursache chronisch konstriktiver Perikarditis. Sie war früher sicher häufiger, da sie als Beteiligung des Herzens und des Perikards im Terminalstadium als Komplikation einer letalen Infektion anzusehen ist. Durch die jetzt adäquate Behandlung der Aktinomykose sind diese Fälle seltener geworden.

Das Perikard wird am meisten durch die kontinuierliche Ausbreitung von der Lunge aus mitbeteiligt. Dabei kann es neben leichten Entzündungen des parietalen Blattes bis zu schweren fibropurulenten Formen und vollständiger Obliteration des Perikardsackes kommen. Klinisch gesehen ist ein adhärentes Perikard nicht notwendigerweise synonym mit einer klinisch kardialen Konstriktion (Hara und Pierce).

ζ) In einem Drittel der aktinomykotischen Perikartiden wurde eine Invasion des *Myokards* mit multiplen Abscessen und häufiger Ausdehnung bis auf das Endokard gefunden. Manchmal ragten die granulomatösen Massen bis in die Herzkammer hinein und führten durch Perforation des Endokards zur Pyämie.

c) Die abdominale Form. Bei der *abdominalen Aktinomykose* liegt, wie bei den anderen Lokalisationsformen im wesentlichen eine endogene Infektion vor, wobei die Schädigung der Schleimhaut und insbesondere andersartig verursachte unspezifische Entzündungen disponierende Faktoren sind (vgl. S. 173). Dazu gehören auch Darmcarcinome, Tuberkulosen u. ä.

Nach Morton kann man die abdominellen Verlaufsformen in 3 Gruppen einteilen:

a) Solche, die einer akuten Appendicitis ähneln und bei denen ein Absceß und/oder Fistel zurückbleibt.

b) Solche, die durch einen Tumor im rechten unteren Quadranten gekennzeichnet sind und

c) solche, die einen rapiden Verlauf mit Ausbreitung in das retroperitoneale Gewebe, gefolgt von Psoasspasmen, zeigen (Sanford und Barnes).

Die *abdominelle Form* wird *spät erkannt* und zeichnet sich sowohl durch ihren *schleichenden Verlauf* als auch zunächst durch Symptomarmut aus. Klinisch tritt sie eigentlich erst in ihrem fortgeschrittenen Stadium in Erscheinung. Am ehesten tritt die abdominale Aktinomykose als Komplikation einer anderen akuten Erkrankung des Gastrointestinaltraktes, vor allem der Appendicitis — selten nur als primäre Erkrankung — auf. Dieses Verhalten muß als Beweis dafür gewertet werden, daß der Act. israelii lange Zeit vor allem in nicht vascularisiertem Gewebe ruhend bleibt und erst nach langer Latenz unter für ihn günstigen Umständen pathogen wird.

Von den 122 Fällen, die Putman et al. beschrieben, mußten 103 einer dringlichen Operation wegen einer akuten oder perforierenden gastrointestinalen Erkrankung unterzogen werden. Die Rekonvaleszenz erscheint dann zunächst durchaus normal und die Operationswunde heilt *per priman.* Aber nahe dem Operationsgebiet kann ein harter, unbeweglicher, schmerzloser Tumor entstehen. Gewiß kann auch gelegentlich eine Fistel aus der Operationswunde als erstes Zeichen der Erkrankung persistieren. Die tumorige Masse kann dann nach Tagen oder Wochen erweichen, schmerzhaft werden, und die darüberliegende Haut wird ödematös und dunkelrot.

Grob gesehen ist die abdominale Aktinomykose in ihrer ausgeprägten Form durch den Befund großer indurierter Massen, die schlecht abzugrenzen sind, charakterisiert.

Klinisch beginnt das Bild mit leichten ziehenden Schmerzen, verbunden mit peritonealen Reizerscheinungen und Temperatursteigerungen. Gelegentlich werden auch Stuhlunregelmäßigkeiten oder vorübergehende Durchfälle angegeben. Seltener kolikartige Schmerzen mit Erbrechen (NOODT).

Manche Beschwerden sind überhaupt nicht genau zu lokalisieren. Andererseits weisen sie wieder auf bestimmte Organe hin; am allerhäufigsten auf die Zone im rechten Unter- und Mittelbauch und unter dem linken Rippenbogen. Ihr Hauptsitz ist der untere Dünndarm und der gesamte Dickdarm. Nach NOODT tritt die Aktinomykose am meisten dort auf, wo der Kot am längsten verweilt und noch dünn ist, nämlich im Coecum, Appendix, Ilium terminale, Colon ascendens, Flexura linealis. Mastdarm und Ampulle sind weitaus seltener befallen.

Je nach Art und Umfang der Veränderungen können *Ileuserscheinungen* (TIWISINA und MOORMANN) hervorgerufen werden. Besonders bei phlegmonösen Darmwandentzündungen kann es zu Konglomerattumoren und zum Ileus, andererseits zur Perforation und Fistelbildung nach außen kommen.

Indes bleiben manchmal die Tumoren und Fisteln jahrelang im Bereich des unteren Abdomens (Beckenregion) oder der Bauchwand bestehen. Gewöhnlich erfolgt jedoch ein Fortschreiten unter Einbeziehung der im Wege der Ausbreitung liegenden Muskeln und Fascien und führt zu schmerzhaften Kontrakturen. Wird der Iliopsoas-Muskel betroffen, tritt eine Beugekontraktur der (meist rechten) Hüfte ein.

Chronische und stürmische Entwicklungen sind gleicherweise bekannt. Bei den *Perforationen* nach außen färbt sich die Haut zunächst dunkelrot, die Massen erweichen nach Tagen oder Wochen unter *Fistelbildung*. Diese Fisteln neigen dazu, zu fibrosieren, zu heilen und woanders dafür wieder aufzubrechen. Nekrose, Absceßbildung und Fibrose laufen nebeneinander her. Aus den Fisteln entleert sich gelbes, serogangränöses oder purulentes, manchmal spärliches Exsudat mit Drusen. Die sporadische Ausbreitung mit den akuten Reaktionen, Absceß, Fistel und die häufige Wiederholung dieses Turnus ist geradezu ein typisches Bild für den weiteren Ablauf der Erkrankung. Sie führt dann ebenso wie die pulmonale Form zu äußerster Kachexie, Amyloidose, Anämie und bizarren Narben und Fisteln.

Die allgemeinen *klinischen Zeichen* sind im Beginn unbedeutend oder auch vieldeutig. Geringe Temperaturerhöhungen, leichte Schwäche und Ermüdbarkeit kommen ebenso wie bei den anderen Formen als Prodromi in Betracht. Das Fortschreiten der Erkrankung bringt Episoden akuter Systemreaktionen mit Absceß und Fistelbildungen mit sich, die wieder von Perioden scheinbarer Erholung gefolgt werden. Im weiteren Verlauf kommt es dann jedoch unweigerlich zu Gewichtsverlust, Anämie und allgemeinem Verfall.

Bei ausgedehnten Erkrankungen ist die Blutsenkung sehr hoch, über 110 und 130 in der ersten Minute. Die Leukocytenzahl kann dagegen mäßig sein und bei Exacerbationen stark steigen. Unterernährung und Eiweißverlust führen zu Bettlägerigkeit und Verfall. Die weitere Ausdehnung auf andere Organe und das Hinzutreten anderer infektiöser Prozesse führen dann schließlich in unbehandelten Fällen zum Tode.

An das Vorliegen einer seltenen Aktinomykose der *innere weiblichen Genitalien* pflegt man bei einer Unterleibsentzündung gemeinhin nicht zu denken, da auch hier die Initialsymptome völlig uncharakteristisch sind. Douglasinfiltrate, hohes Fieber, Psoaskontrakturen, schleimig-eitrige Beimengungen zum Stuhl, Kolonverengungen, große derbe Tumoren im Becken mit häufigen Remissionen der Beschwerden und Fistelbildungen sollten die Aufmerksamkeit auf diese Diagnose lenken. Verdächtig sind immer die jeder Therapie trotzenden derben Infiltrationen des Parametriums, besonders, wenn die Neigung zu Durchbrüchen in das Rectum, die Bauchwand oder eine Einengung des Darmlumens hinzukommt (Glaesmer), und die Drainage eines Abscesses nicht zum Erfolg führt. Die Menstruationsperioden können gestört sein. Im Urin werden sehr häufig Eiter und Albumin gefunden.

Das typische klinische Bild, wie es Paalman et al. beschrieben haben, ist das einer gesunden Frau, die plötzlich mit einem lokalisierten und diffusen Unterbauchschmerz, Übelkeit, Erbrechen und Fieber erkrankt, oder der Verlauf ist von Anfang an graduell und die Symptome sind intermittierend und zeigen mehr oder weniger akute Exacerbationen und beziehen sich auf die Beckenorgane. Eine tumoröse Masse wird im Anfangsstadium nur selten von den Patienten selbst bemerkt.

Im *Spätstadium* werden Befunde berichtet, die zu ausgedehntem Fortkriechen des aktinomykotischen Prozesses im lockeren Bindegewebe und entlang der Gewebsspalten geführt haben und durch zahlreiche Fisteln den Eiter entleert haben. Abgesehen von der Beteiligung des Darmes, die schon erwähnt wurde, wurde auch eine akute *Pyelonephritis* beobachtet und *Senkungsabscesse* und *Fisteln* im Bereich der Leistenbänder bzw. Durchbrüche des Eiters in das Hüftgelenk. Die Tumormassen können erhebliche Auftreibungen des Bauches bewirken. Die Tendenz zum Durchbruch an die Oberfläche läßt die Haut und das Unterhautbindegewebe induriert und dunkelrot-blau erscheinen. Douglas-Infiltrate und Psoaskontrakturen gehören dann zum klinischen Bild.

Die Dauer der Symptomatik bis zur klinischen Diagnosestellung ist vor allem wegen des uncharakteristischen Bildes ähnlich wie bei den anderen Aktinomykoseformen übermäßig lang (Stevenson).

Der weitere Ausbreitungsweg läßt es verständlich erscheinen, daß auch die *Nieren* und harnableitenden Organe ergriffen werden, wie in dem Fall von Sweeney und Blackwelder mit einer großen Absceßhöhle von der rechten Niere bis zur Fossa iliaca. Er berichtet erstmals über einen bemerkenswert hohen Gamma-Globulinspiegel bei der Serumelektrophorese, der bei der chronischen suppurativen Form der Erkrankung verständlich ist. Die sehr seltenen aktinomykotischen Infektionen der Niere verlaufen als circumscripte chronische Eiterungen, *Pyonephrose* oder chronisch-eitrige Pyelonephritis. Das klinische Bild ist uncharakteristisch.

Die Symptomatik chronischer aktinomykotischer *Pyelo-Nephritiden* unterscheidet sich nicht von der sonstiger Pyelo-Nephritiden. Auch die Auswirkung auf die Nierenfunktion ist keineswegs uncharakteristisch und nur von dem Ausmaß der Zerstörung abhängig (Jutzler et al.).

Da jeder Teil des Intestinaltraktes durch verschluckte Act. israelii infiziert werden kann, so findet sich diese Erkrankung auch im *Rectum* und hat im allgemeinen *anale oder anorectale Fisteln* im Gefolge. Neben den auch sonst bei einer Aktinomykose gefundenen Symptomen wird bei dieser Befallsform über Diarrhoe und Tenesmen (Jantschew), Fremdkörpergefühl im Mastdarm, Schmerz und heftigem Drang bei Stuhlentleerung berichtet. Eine indurierte Stenose des Rectums ohne Fistelbildung beschreibt Morson.

Chronische *perianale und perineale* Abscesse mit Fisteln sind eine ungewöhnliche Manifestation dieser Krankheit (Gordon und Dubose, Fry et al.).

Swinton und Schatman beschreiben einen Fall, der mit schmerzhaften perianalen Abscessen einherging, die trotz Incision rezidivierten.

Wenige sichere Fälle einer Aktinomykose des *Magens* und des *Duodenums* wurden beschrieben.

Eine primäre Magenaktinomykose beschrieb Cogniaux (Mohr). Andere Fälle berichteten Keynes (1924), Nathan (1929), Behring (1933) und Wilson (1961). Dieses seltene Vorkommen wird auf die Acidität des Magenmilieus zurückgeführt (Keynes, zit bei Pheils et al.). Einen besonderen schnellen Verlauf zeigten die Formen nach der Perforation eines Magengeschwürs, die nach Ausbildung subphrenischer Abscesse auf Leber und Lungen übergriffen. Ähnliche akute Verläufe wurden bei perforierender Appendicitis mit subphrenischen Abscessen von Putman et al. gesehen. Mehrere instruktive Fälle dieser Art werden bei Pheils, Reid, Ross (1964) beschrieben.

Eine *Gallenblasenaktinomykose* wurde von Sullivan et al. geschildert (Mohr), während Rewerts aus A- und B-Galle Actinomyces israelii züchten konnte.

Morphologisch lag in diesem Fall jedoch keine Aktinomykosekrankheit vor, weil die Gewebsinfiltration nicht nachweisbar war. Er fragt sich, ob hier nicht ein Frühstadium mit noch nicht faßbaren Wandveränderungen vorgelegen haben kann.

Häufiger beteiligt ist die *Leber*. Das Krankheitsbild geht mit *Absceßbildung* einher. Sie kann durch kontinuierliches Übergreifen einer thorakalen Aktinomykose oder bei der abdominalen Form durch die Ausbreitung eines subphrenischen Abscesses (Biggs, 1960), einer diffusen aktinomykotischen Peritonitis oder einer Retroperitonealphlegmone entstehen. Häufiger sind jedoch die Formen, wo die Erreger hämatogen über die Pfortader die Leber erreichen. Auch hier steht dann evtl. wieder die Appendicitis als ursächliches und auslösendes Moment im Vordergrund.

Hengel und Linke sowie Foreman beschreiben einen aktinomykotischen Absceß der Leber und des subphrenischen Raumes. Bei den ersteren Autoren war er im Endstadium einer Schwangerschaft entstanden. Bei dem Fall von Foreman schien der Primärsitz der Erkrankung im Rectum zu liegen, obgleich kein Beweis dafür erbracht werden konnte.

d) Knochenaktinomykose. Die *Knochenaktinomykose* ist im Verhältnis zum Befall der Weichteilaktinomykose relativ selten. Nach Cope (1951) wurde über den Befall von Extremitätenknochen in weniger als einem Dutzend von Fällen berichtet. Dagegen ist der Unterkieferknochen ein recht häufiger Sitz der Krankheit und die Wirbelsäule ist oft genug befallen.

Die Symptome der *Lendenwirbelsäulenaktinomykose* sind sehr verschieden und nicht konstant. Sie ähneln oft der klassischen Spondylitis. Schmerzen und Empfindlichkeit über der befallenen Stelle mögen vorhanden sein, die entlang den austretenden Nerven ausstrahlen. Dadurch werden manchmal gastrische oder tabische Krisen simuliert. Steifheit und Bewegungseinschränkung geben weitere Hinweise. Eine Kyphose ist selten. Das Zentralnervensystem kann befallen sein und führt dann zu cerebrospinaler Meningitis mit Schwächezeichen in den Extremitäten und Konvulsionen. Die wichtigste Allgemeinsymptomatik wird auch hier von Gewichtsverlust, unregelmäßigem Fieber, sekundärer Anämie, mäßiger Leukocytose, Abscessen und Fisteln dargestellt.

Die *Röntgendiagnostik* kann weiterhelfen, ist aber nicht sicher in ihrer Symptomatik. Vorwiegend handelt es sich um Sklerose und Entkalkungszonen sowie um Aussparungen, die wie weggeknipst erscheinen. Dehnt sich die Weichteilinfektion auf das Periost aus, so kann es zu beachtlicher subperiostaler Knochenneubildung kommen. Bei schnellem Vordringen erfolgt jedoch eine Invasion des Knochens mit lokalisierter Zerstörung und Caries mit Fistelbildung. Osteoblastische Reaktionen werden zumindest im späteren Stadium gefunden.

Die Wirbelinfektion geht für den Halsbereich im allgemeinen vom Kieferwinkel aus, für die Thoraxsegmente vom hinteren Mediastinum und für den Lumbalbereich von Abscessen aus der Kolongegend, in sehr seltenen Fällen noch über den Blutweg metastatisch. Im allgemeinen werden 2 Wirbel gleichzeitig multilokulär befallen. Die Abscesse konfluieren zu einem großen perivertebralen Absceß, der nach außen durchbricht, während am Ausgangsort die sklerosierende Reaktion einsetzt. Der Discus intervertebralis wird nicht erfaßt, aber er sklerosiert.

Deibert sah eine atypische Blockwirbelbildung der HWS. Die Ausbildung eines Medusenhauptes wird von De Graeve als Folge der Kompression der V. cava inf. beschrieben. Ausgehend von einem Pilonidal-Sinus berichtet Anscombe und Hofmeyr über den Befall des Os coccygis.

Berichte über Befall des *Humerusknochens* finden sich bei McCormack et al. und verschiedene Hinweise über Befall der *Handknochen* bei Mendelsohn, Montgomery, Weltow und Wearne, die fast ausschließlich nach Verletzungen durch Schlag und Infektion der Wunden auftraten.

e) **Hautaktinomykose.** Hier kann man zwischen der primären exogenen Form und der sekundären endogenen Form unterscheiden (Polemann). Die *primäre Form,* die als Rarität anzusehen ist, entsteht durch Benetzung mit actinomyceshaltigem Speichel bei Bissen oder Traumen. Es entstehen multiple schmerzlose Knötchen in der Subcutis, die über livide brettharte Knoten zur Erweichung und Fistelbildung mit Drusenausstoß führen kann. Auch ulcerierende Formen werden beobachtet.

Die *sekundäre Form* entsteht gewöhnlich durch Fortleitung *per continuitatem* von einem in der Tiefe gelegenen Herd aus, wobei in der Mehrzahl der Fälle die Mund-Rachenhöhle die Eintrittspforte abgibt (cervico-faciale Form) oder als hämatogene Metastase (Finch). Im Vordergrund steht die Schwellung der Haut, die blau-rot verfärbt ist und bretthart sein kann und zur Absceß- und Fistelbildung wie jede andere Form der Aktinomykose neigt. Eine Lymphadenitis wird nur durch die pyogene Begleitbakterienflora verursacht (Polemann). Bei Befall des Darmes und der Lunge wird bei fortschreitender Krankheitsentwicklung die Haut durchbrochen und es entstehen Knoten und Fisteln auf der Brust und Bauchhaut und von da weiterschreitend auf den Extremitäten (Meyer-Rohn, Gängel et al.).

f) **Aktinomykotische Gehirnabscesse oder Meningitiden.** Diese zeigen keine wesentlichen klinischen Unterschiede gegenüber anderen Infektionen des ZNS (Zander). Meist handelt es sich um ein sekundäres Geschehen bei metastasierender generalisierter Form der Erkrankung (Mohr, Bolton und Ashenhurst). Eine solche tritt besonders dann leicht auf, wenn es zum Einbruch in die Vena cava gekommen ist, oder auch in den Vorhof und nun infektiöses Material in Schüben, die sich auch klinisch mit Schüttelfrost, hohen Temperaturen, Leukocytenerhöhung und schwerem Krankheitsgefühl abzeichnen, in alle Teile des Körpers verschleppt wird (Mohr). Gewöhnlich kommt es zu einem Solitärabsceß einer Hemisphäre, seltener werden multiple Abscesse, gelegentlich auch im Epiduralraum, gesehen.

Nach Bolton und Ashenhurst bestanden bei aktinomykotischen Hirnabscessen länger als 1 Monat Beschwerden vor der Krankenhausaufnahme, so daß daraus geschlossen werden muß, daß sich diese Abscesse langsamer als die anderer Genese entwickeln. Einen extremen Fall dürfte der von Yannopoulu und Thiry berichtete zehnjährige Verlauf einer Orbitalhöhlen- und Schädelbasisaktinomykose, die schließlich zu einem temporalen Absceß führte, darstellen.

Bei Ansiedlung im Bereich der *Schädelbasis* kommt es je nach der Lage zu Schädigungen im Bereich der Hirnnerven. Die *vordere Schädelgrube* ist relativ selten befallen. Dabei können Augen- und Stirnkopfschmerz, Störungen des Riechorgans mitunter als frühe Symptome eintreten. Protrusio bulbi, Augenmuskellähmung, Doppelbilder, Opticusschädigungen, die zur Erblindung führen, kennzeichnen den weiteren Verlauf. Ist die *mittlere und hintere Schädelgrube* beteiligt, so bestehen inkonstante Kopfschmerzen, einseitige Gesichtsschmerzen, die sensiblen Ausfällen der Trigeminusäste vorangehen. Später folgt eine Lähmung der Kaumuskulatur. Occulomotorius- und Abducenslähmungen, Fascialislähmungen, Ertaubung, Zungen- und Gaumensegellähmung weisen auf weitere Ausbreitung hin.

Bei den sub- und epiduralen Abscessen stehen andere neurologische Symptome stets im Vordergrund, die von den gleichzeitig bestehenden aktinomykotischen

Prozessen der Basis, seltener von der Kalotte, ausgehen. Sie werden meist auch erst bei der Sektion gefunden.

Die isolierte *Meningitis* ist selten. Ein meningitisches Syndrom findet sich mitunter bei Beteiligung des Gehirns mit Nackenkopfschmerzen, Übelkeit, Erbrechen, Benommenheit und späterer Nackensteife in unterschiedlichen Graden. Dabei ist der Liquorbefund entzündlich, der Liquordruck angestiegen. Ferner findet sich eine Proteinvermehrung, eine Verminderung der Glucose und eine lymphocytäre oder leukocytäre Pleocytose (REY-BELLET). Im Laufe der Zeit tritt eine Bewußtseinstrübung ein. Ist die Meningitis basalbetont, so stehen die Ausfälle der Hirnnerven mehr im Vordergrund. Ein Verlust der Beinreflexe charakterisiert die Kompression des Hirnstammes.

Die *purulente Meningitis* wird im allgemeinen merkwürdig gut toleriert und es kommt dabei zu Remissionen und wiederum Spontanrückfällen mit cerebralen Abscessen (REY-BELLET, WICKBOM et al.). Bei der *Meningoencephalitis* kombinieren sich meningitische Symptome mit zentralen Herdzeichen.

Je nach dem Sitz treten *Hemiparesen* spastischer Art, Aphasie, Krämpfe etc. und *Querschnittssyndrome* auf. Hirnabscesse, die hämatogen metastatisch angelegt sein können, bewirken organische Wesensveränderungen, hirnorganische Krämpfe oder neurologische Ausfallserscheinungen. Bei multiplem Auftreten besteht eine bunte neurologische Symptomatik, bei raumbeengenden Prozessen Stauungspapillen. Der Liquorbefund ist meist negativ oder nur gering entzündlich, wird aber natürlich meningitische Zeichen bei Vorliegen einer Perforation ergeben. Eine besondere Form ist das vom Chorioidplexus ausgehende isolierte Aktinomykom des 3. Ventrikels mit intermittierendem Hydrocephalus.

Die *spinalen Formen* lassen eine Wirbelosteomyelitis oder etwa einen epiduralen Absceß mit radikulären Beschwerden durch Kompression in den Vordergrund des klinischen Bildes rücken. Die Liquoruntersuchungen und der Queckenstedt-Versuch zeigen die Unterbrechung der spinalen Liquorpassage an (POLEMANN).

g) Generalisierte Aktinomykose. Als Ausgangsherd der *metastatischen Aktinomykose* kommen alle Formen in Frage. Nach LENTZE sollen die Lungen- und Darmaktinomykosen wesentlich häufiger als die cervico-facialen Formen metastasieren.

Bei einer generalisierten Aktinomykose mit Actinomycesnachweis in den Abscessen am Arm und den Waden und im Stuhl konnte von SAVIDGE und DAVIES das Endokard als Fokus der Pyämie angesprochen werden, während die fäkale Ausscheidung des Erregers auf eine primäre Oesophagusläsion hinwies.

Daß von pleuropulmonalen Prozessen generalisierte septicopyämische Aktinomykoseformen ihren Ausgang nehmen können, *bestätigen* KESZLER und FLÓRIÁN, BLAINEY und MORRIS, die nach pulmonaler Resektionsbehandlung und lokalem Rezidiv die Entwicklung multipler metastatischer Abscesse am Oberschenkel und Rücken beobachteten.

Zeichen der *Sepsis* sind ein Fortschreiten der Krankheitssymptome, die sich sowohl durch allgemeine Symptome wie Kräftezerfall und speziell durch septische Fieberschübe, Erhöhung der Blutsenkungsgeschwindigkeit, Linksverschiebung unter Abnahme der Lymphocyten, hypochrome Infektanämie, Hypalbuminämie und Gammaglobulinämie bemerkbar machen kann. Die häufigsten beobachteten Metastasenformen sind in der Abbildung von HAMPERL, von SCHEIBE modifiziert, enthalten (s. Abb. 8).

Unzureichende oder unterbrochene Therapie verschleiert das Krankheitsbild, führt zu chronischem Siechtum und zum Auftreten von Metastasen. Fehlbehandlung und Fehldiagnose tragen ganz wesentlich zu dieser Verlaufsform bei.

2. Komplikationen

Nachdem die Komplikationen der Aktinomykose, wie sich sich aus ihrer sekundären Ausbreitung vielfach aufgrund ihres Charakters einer obligaten Mischinfektion ergeben, bereits in den Kapiteln über Pathogenese und Klinik eingehend gewürdigt wurden, bleibt hier nur noch Raum, auf einige *Kombinationen mit anderen Krankheiten* oder Infekten hinzuweisen.

a) An erster Stelle steht hier die Mischinfektion *Aktinomykose und Tuberkulose*, Erkrankungen, deren Erreger vor allem taxonomisch eine große Ähnlichkeit besitzen. Sie wurde in mehreren Fällen in der Literatur, so insbesondere von Böttner und Didion beschrieben.

v. Arnim diskutiert in seiner Beobachtung der gleichzeitigen Erkrankung an Tuberkulose und Aktinomykose, ob letztere infolge möglicher jedoch nicht bewiesener silikotischer Schädigung der Lunge oder im Verlauf einer Lobärpneumonie mit Aktivierung alter tuberkulöser Herde aufgetreten ist. Lungenseitig getrennte Prozesse der Aktinomykose und Tuberkulose fand Lenzner und Schmidt. Gyr konnte auf eine Tuberkulose hinweisen, die beiden Oberlappen, im Spitzenbereich gelegen war, verkalkt war und bei der eine Aktinomykose im linken Unterlappen auftrat. Die Besiedelung einer tuberkulösen Oberlappenkaverne mit Actinomyces beschreiben Balack und Beierlein.

Zander et al. können noch über einen primären aktinomykotischen Hirnabsceß bei bestehender bakterienpositiver Lungentuberkulose berichten.

Allgemein besteht die Annahme, daß die Tuberkulose zuerst da ist und in gewisser Weise eine wegbereitende Bedeutung für die Aktinomykose hat und sich der Actinomyces sekundär hinzugesellt. Eine direkte gegenseitige Beeinflussung im fördernden oder hemmenden Sinne besteht wohl nicht, doch schafft sich das Mycobacterium tuberculosis mit seinen örtlichen Gewebsveränderungen eine günstige Möglichkeit zum Haften des Strahlenpilzes (Mohr).

β) Über die seltene Kombination einer Aktinomykose mit einer *Echinokokkose* berichtet Cazes. In einer Restkaverne einer Echinokokkencyste hatte sich Actinomyces angesiedelt und durch Fortentwicklung zu einem aktinomykotischen Empyem geführt.

γ) In letzter Zeit wurde auch öfter über eine Komplikation mit einer Moniliasis und einer infektiösen Mononucleose berichtet *(Jama Editorial)*.

Einen Bericht über die Infektion von Aktinomykose und *Blastomykose* veröffentlichten Lengyel, Kaldor und Domonkos. Die Blastomykose hatte sich zu einer Darm-Aktinomykose hinzugesellt und konnte durch histologische Untersuchung mittels gezielter Probeexcision aus der Tiefe des aktiven Herdes gesichert werden.

δ) Bei langem Bestehen der Erkrankung ist die prognostisch als ungünstig anzusehende *Amyloidose* besonders bei den schweren thorakalen und abdominalen Formen zu nennen. Gelegentlich kann sie frühzeitig akut als Komplikation auftreten (Tubbs und Turner).

Auf eine besonders auffällige Neigung der Lungenaktinomykose durch Nieren- bzw. Nebennierenbefall kompliziert zu sein, weist Reitter hin. Es handelt sich um Peri- und Paranephritis sowie paranephritische Abscesse und um direktes Übergreifen auf die Nebennieren. Neben dem direkten Infektionsweg wird der hämatogen metastatische Weg diskutiert.

ε) Die *mikrocytäre Anämie*, die gelegentlich stark ausgeprägt sein kann, ist eine gewöhnliche Komplikation der thorakalen Aktinomykose (Bates und Cruickshank).

3. Diagnostische Hilfsmittel

Die Diagnose ruht auf der Anamnese, der Klinik, dem Actinomyceten- und Drusennachweis sowie der Biopsie.

Das *Material*, auf das sich im allgemeinen die Diagnose stützt, ist der *Eiter*, bei Lungenerkrankungen als Alternative das *Sputum*. Letzteres ist selten hilfreich, denn es kann durch die Mundflora verunreinigt sein, ist doch der Actinomyces ein normaler Commensale der Mundhöhle. Auch stellen oft im Sputum gefundene Actinomyceten nur Actinomyces naeslundi dar, eine normale Verunreinigung der Mundhöhle. Verläßlicher ist schon der Nachweis im *Bronchialsekret* und noch sicherer der in *bioptischem Material*, das bronchoskopisch oder operativ gewonnen wurde. Aber selbst der Nachweis von Actinomyceten im bronchoskopischen Material wird auf die Pathogenität hin angezweifelt (CANTO, KAY). Insbesonders bei Bronchitikern und Bronchiektatikern muß der Nachweis von Actinomyceten so lange als saprophytisch angesehen werden, als nicht weitere klinische oder histologische Beweise vorliegen (KAY, GARROD).

Die aktinomykotischen Absonderungen, Eiter, Sputum, Fistelsekret, können Actinomyces in der Form der *Actinomycesdrusen* enthalten. Das zur Laboratoriumsuntersuchung verwandte Material sollte durch sterile *Technik* gewonnen werden. Dies ist jedoch oft unmöglich, insbesondere wenn sich Fisteln entwickelt haben. Diese können irrigiert oder curettiert werden um Material zu gewinnen (McQUOWN).

Bei intraoraler submuköser Absceßbildung ist der Eiter unter sterilen Kautelen durch Außenincision von der Wangenseite her zu gewinnen, um eine Kontamination mit dem Actinomyces israelii-haltigen Speichel zu vermeiden.

Das Sputum, Aspirat, Punktat oder Exsudat (Eiter) sollte in ein steriles Reagensglas oder eine Petrischale gebracht werden und bei hellem Licht gegen schwarzen Untergrund auf die Anwesenheit von Drusen überprüft werden.

Man findet Drusen als kleine, $^1/_2$ mm im Durchmesser große, weißlich-gelbliche Körnchen bei minutiöser Untersuchung. Eine Lupenbetrachtung des Eiters oder ein Durchsieben durch ein engmaschiges Tuch wären dabei von Vorteil. Findet man keine Drusen, so streicht man das Material aus und färbt es, wobei man im allgemeinen keine oder nur sehr wenig Bakterien findet, was nach DECHAUME den Eiter aus aktinomykotischen Herden von banalen Abscessen unterscheidet.

Zur *Untersuchung der Drusen* zerquetscht man sie entweder vorsichtig zwischen Objektträger und Deckglas und betrachtet sie bei ca. 700facher Vergrößerung, oder man fertigt einen Gefrierschnitt an, bei dem man nach Gramfärbung die strahlenförmig angeordneten Massen mit kolloidartigen Endverdickungen inmitten zahlreicher Leukocyten und polynucleärer Zellen sowie zentrale Massen grampositiver Bakterien sehen kann. Die Erkennung wird im Eiter dadurch erschwert, daß in den Einschmelzungsherden der Abbau der typischen Kolbenstruktur der Drusenstrahlen stattfindet und andererseits in spezifisch-banalen Entzündungsprozessen Konglomerate bzw. Kolonien von Mikroorganismen der Leptotrichia-Gruppe auftreten, die Actinomyces-Drusen außerordentlich ähneln können (LENTZE in REPLOH und OTTE).

Zum Drusennachweis empfiehlt GARROD das Eitermaterial im Reagensglas zu schütteln, so daß die kleinen Körnchen am Glase kleben bleiben oder mit 5 Teilen Wasser zu verdünnen, dann setzen sich die Drusen am Boden ab.

Die Druse des Actinomyces bovis ist regelmäßig ringsum mit großen de facto kristallähnlichen kolbigen Ausläufern besetzt. Die Druse des Actinomyces israelii ist bei geringer Vergrößerung keineswegs kristallähnlich, sondern besteht überwiegend aus Mycelmassen, die, wenn überhaupt, einen Besatz von relativ kleinen nur wenig verdickten stachelartigen Ausläufern tragen, ähnlich einem mit Igelstacheln besetzten blumenkohlartigen Gebilde (LENTZE).

Diese morphologischen Verhältnisse lassen sich im histologischen Schnitt kaum beurteilen. Besser ist dafür die Nativuntersuchung in 1%iger Methelenblaulösung (nicht Kalilauge) unter leicht angedrücktem Deckglas. Die mikroskopische Betrachtung solcher Präparationen sollte mit einem Trockensystem niedriger und hoher Vergrößerung (700—800 ×) unter dem Mikroskop bei reduziertem Licht erfolgen. Können keine Drusen gesehen werden, verteilt man eine genügende Menge des Materials auf einem Deckglas, prüft die Säurefestigkeit, färbt nach GRAM und sucht nach grampositiven, sich verzweigenden Filamenten.

Eine Actinomycesdruse liegt nur dann vor, wenn im Grampräparat grampositive verzweigte und z. T. leicht gewellte Fäden festzustellen sind.

Zur diagnostischen Sicherung sind *kulturelle Untersuchungen* erforderlich, auch aerobe Kulturen sollten angesetzt werden. Dazu sollten einige Granula in steriler Saline gewaschen und mit dem Stößel zerkleinert, suspendiert und verimpft werden. Die primäre Anzüchtung des Erregers der Aktinomykose scheitert nicht so selten an einem optimalen Kulturmedium (LENTZE, 1967). Eiweißreiche Nährböden auf der Grundlage von Organauszügen (Gehirn, Herz) oder auch flüssige Nährböden wie der Beaf-Infusion-Glucose-Agar oder die Thioglykolatbouillon werden empfohlen. Qualität und Verläßlichkeit solcher Nährböden sind aber häufig und unberechenbar eingeschränkt. Heinrich und Korth haben daher ein standardisiertes *Nährmedium* zur Aktinomykosediagnostik angegeben, von dem jede Charge mit Eiterproben gesicherter Fälle auszutesten ist. Er ist zur primären Anzüchtung des A. israelii ebenso wie seiner Begleitbakterien gut geeignet und gewährleistet im Vergleich zu biologischen Substraten eine größere Zuverlässigkeit.

Zur Frühdiagnostik ist es wichtig, daß der Nährboden durchsichtig ist und nach zweitägiger Bebrütung täglich von der Rückseite der geschlossen bleibenden anaeroben Platte (handgeblasene Petrischalen) durch den Nährboden hindurch bei 100facher Vergrößerung mikroskopiert werden kann. Die Anaerobiose wird also nicht unterbrochen. Dadurch gelingt es während der ersten Bebrütungsphase den Keim in seiner noch mycelialen Phase zu erfassen. In dieser ersten Wachstumsphase ist es auch möglich, morphologisch den Actinomyces naeslundi und andere aerobe Actinomyceten abzutrennen, die in der Mundhöhle stets vegetieren und nicht pathogen sind, keine spezifische Entzündung verursachen, aber in die Flora mit hineingelangt sein können. Dadurch gelingt es binnen weniger Tage den A. israelii in einer für klinische Zwecke ausreichenden Zuverlässigkeit zu identifizieren (Abb. 17 und 18).

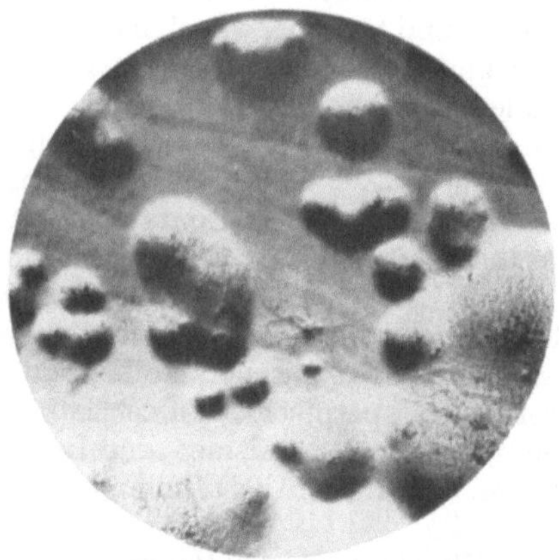

Abb. 17. Diagnostische Kultur des *A. israelii* in Eiter-Ausstrich auf Ascites-Agar nach 48stündiger Bebrütung, anaerob nach Fortner (Vergr. 80×) (aus Lentze, 1967)

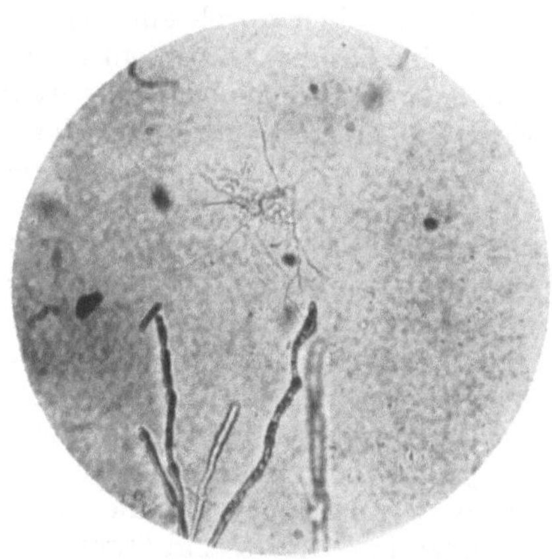

Abb. 18. *A. israelii* (oben) in Mischkultur mit Candida (unten) — Größenverhältnis (Vergr. 150×) (aus Lentze, 1967)

Da nur gelegentlich im *Tierversuch* ein Fortschreiten der Erkrankung bei Labortieren, die mit Actinomyces israelii beimpft wurden, zu finden war, so muß zur Identifikation des Organismus die kulturelle Untersuchung und die mikroskopische Untersuchung des gefärbten Präparates noch an erster Stelle stehen.

Der *Actinomyces-Hauttest* ist annähernd brauchbar, aber niemals beweisend, denn inapperzepte Infekte bewirken eine allergische Reaktionslage des Organismus und sagen lediglich aus, daß ein Kontakt stattgefunden hat. In der anergischen Phase, im fortgeschrittenen Krankheitsstadium können die Hautteste wieder negativ werden (Kuoni).

Für die *komplementbindenden Antikörper* und die *Agglutinine* gelten die gleichen Reserven wie für den Hauttest.

Die spezifische Allergie des entzündlichen Gewebes im Sinne des Arthus-Phänomens genutzt, kann zum Nachweis unklarer Infiltrate ohne Einschmelzungen (z. B. im Kiefer-Halsbereich) als *spezifische Provokation* benutzt werden. Bereits Neuber wies auf die damit erreichbare Herdreaktion hin, die zu einem Diagnostikum unklarer Fälle ausgebaut werden konnte (Lorenz, Lentze, Renk, Sielaff und HEINRICH). BRAUN und PINKER mahnen jedoch zur Vorsicht bei pulmonalen Herden. Eine Gefahr der Streuung wie bei der Tuberkulose wurde von LENTZE bisher nicht beobachtet. Provokationen bis zur Absceßbildung liefern den zur mikrobiellen Untersuchung notwendigen Eiter. OSSWALD verwendet unterschwellige Dosen Kurzwelle um einen Prozeß zur Exacerbation zu bringen.

Die *Liquoruntersuchung* bei Beteiligung der Meningen an einem aktinomykotischen Prozeß wird eine Zellvermehrung bis zu eitrigem Liquor, eine Pleocytose von 100—10000/3 Leukocyten und Lymphocyten, eine Xanthochromie durch Blutaustritt, einen positiven Pandy, eine Eiweißvermehrung von 3—10 nach KAFKA, normale wie auch erhöhte Eiweißquotienten Albumin zu Globulin, eine Kolloidkurve vom Meningitis-Typ, bei länger bestehender Meningitis erniedrigte Zucker- und Chlorwerte, dagegen nur ausnahmsweise den Erreger selbst, nachweisen lassen. Die Kultur ist hier von größter Bedeutung, obgleich ein regelmäßiger Nachweis nicht immer zu erhalten ist (POLEMAN et al.).

Bei diffusen, vor allem hämatogenen Prozessen im Lungenbereich kann die *Lungenbiopsie* (WINGO und WILLIAMS) der Lingula wie auch bei ähnlich gelagerten anderen Krankheiten erfolgreich sein und es möglich werden, die Aktinomykose histologisch nachzuweisen.

Das Stadium der Erkrankung ist für das Gelingen der *histologischen Diagnose* entscheidend. Bei den Frühformen ist die Diagnose schwierig. Es fehlt noch das ausgebildete Granulationsgewebe, das an sich noch nicht charakteristisch ist, aber auch Drusen werden vermißt, obwohl im Eiter schon Strahlenpilzkonglomerate erkannt werden können.

Nach BADER enthalten die vitalen Organismen reichlich Polysaccharidverbindungen und geben dadurch eine deutlichere Darstellung mit der PAS-(Periodischen-sauren-Schiff-Färbung nach MCMANUS) und Grocott-Methode als bei der Gram-Färbung bei frischem Gewebsmaterial. Bei der Gram-Färbung erscheinen die Mycele und Granula dunkelblau, während sich Keulen rot anfärben. Bei der PAS-Färbung sind die Granula rot und die Keulen grün gefärbt.

Der *bronchoskopische* Befund ist häufig nichtssagend. In manchen Fällen ist die Schleimhaut jedoch hyperämischer und granulomatöser und entzündeter als gewöhnlich. In seltenen Fällen kann man mit Stenosen, besonders bei bronchiektatischen Befunden rechnen. Nur ausnahmsweise werden granulomatös aktinomykotische Läsionen beschrieben.

An das saprophytäre Vorkommen von Actinomyces im Bronchialbaum soll hier nochmals erinnert werden. Bei Fällen neutrophilen Bronchialsekretes ohne nachweisbare Bakterien sollte nach BUCHER immer auf die feinen Mycelien des Actinomyces geachtet werden. In zwei Fällen konnte er bei Lungenabscessen im ausgewaschenen Sputum Actinomycesdrusen nachweisen, ein Befund, der sich später bei der Operation bestätigen ließ.

Für die spezielle Diagnostik ist die *Röntgenologie* nicht verbindlich und kann nur im Rahmen der Klinik und der bakteriologischen Untersuchungen verwertet werden.

Ventrikulographie und Angiographie können bei Verdacht auf intrakranielle Raumbeengung erforderlich werden. Die Carotiden-Angiographie kann unregelmäßige Verengungen und leichte Verlagerungen der Gefäße, die wahrscheinlich auf einer Arteriitis beruhen, und eine Mangeldruchblutung aufdecken (WICKBOM und DAVIDSON). Auch kann sie osteomyelitische Herde am Schädel, häufiger an der Basis als an der Kalotte, erkennen lassen. Im Frühstadium entziehen sich natürlich kleine Herde der Diagnostik (weitere Hinweise zur Lungendiagnostik siehe S. 188 ff.).

Für die Beurteilung der Herdausdehnung ist die röntgenologische Darstellung der Fistelvorgänge durch Kontrastmittel wesentlich.

4. Diagnose und Differentialdiagnose

Die Diagnose wird im allgemeinen leider meist sehr spät, häufig erst auf dem Sektionstisch, gestellt. Bei den cervico-facialen Formen noch am frühesten, während bei der thorakalen und abdominalen Form die durchschnittliche Dauer bis zur Erkennung 20 Monate (KUONI) und in Einzelfällen viele Jahre betragen kann. Die Erklärung liegt zweifelsfrei in der dem Betrachter leichteren Zugänglichkeit der Veränderungen im Haut- und Cervico-Facialbereich, während die Aktinomykosen der inneren Organe sich dem „direkten diagnostischen Zugriff“ zunächst und besonders in den Frühfällen entziehen. Sie gehört daher zu den am häufigsten fehldiagnostizierten Erkrankungen. Die Mehrzahl der an dieser Erkrankung leidenden Patienten wird oft jahrelang als Tuberkulose beobachtet oder behandelt, ohne daß jemals der Nachweis von Tuberkelbakterien gelingt (BARTHEL), oder sie werden als carcinomverdächtig klinischer Behandlung zugeführt.

Die Diagnostik beruht auf einer Vielzahl charakteristischer Merkmale, von der jede für sich keinen spezifischen Wert besitzt.

Mit dem Nachweis von Actinomyceten ist noch lange kein Beweis für das Vorliegen einer Aktinomykose, wenn nicht mit Sicherheit der Typ Actinomyces israelii nachgewiesen wird, gegeben (LORENZ). Es gibt Untersucher, die eine Aktinomykosekrankheit nur dann annehmen, wenn tatsächlich Actinomyces israelii im Gewebe angetroffen wird (KAY). Der pathognomonische Wert der Druse ist zu bejahen, obgleich sie von LENTZE nur in ca. 60% und von DECHAUME in 15,6% der Fälle angetroffen wurde. Insbesondere wird man ihn dann verwerten können, wenn man mikroskopisch strahlenförmige Massen mit kolbenartig verdickten Enden oder Actinomyces israelii selbst oder einen seiner Begleitkeime antrifft. In anderen Fällen hat der Drusennachweis keine Bedeutung, denn nicht jede Druse wird vom Actinomyces gebildet. Ferner muß beim Nachweis von Actinomyces und von Actinomycesdrusen aus dem Sputum oder dem Bronchialsekret an das Vorkommen der Keime als Saprophyten in den Atemwegen gedacht werden. Keine Zweifel entstehen dann, wenn im bioptisch gewonnenen Material Erreger im Gewebe in Beziehung zu der von ihnen bewirkten charakteristischen Entzündung (R.D. BAKER) selbst gesehen werden können.

Die Wichtigkeit des kulturellen Nachweises kann nicht genug betont werden, insbesondere wegen der Keimempfindlichkeitstestung zur Einleitung der richtigen Behandlung. Besonders ein foetider Geruch des Eiters sollte zu einer gezielten Untersuchung auf Actinomyces veranlassen.

Die Erkennung der Aktinomykose in ihren verschiedenen lokalisierten Formen wurde bereits vorn eingehend besprochen, so daß für die Differentialdiagnose darauf verwiesen sei.

5. Prognose

Die *Prognose* der Aktinomykose ist im wesentlichen von der Frühdiagnose und von der möglichst frühzeitigen und ausreichenden antibiotischen Behandlung in genügend hoher Dosierung und für eine genügend lange Zeit abhängig. Trotzdem ist die Prognose in Fällen ausgedehnter pulmonaler und abdominaler Aktinomykosen ernst, hat sich aber mit dem Aufkommen der Chemotherapie und der Antibiotica ganz wesentlich und entscheidend verbessert.

6. Prophylaxe

Da es sich um eine endogene Infektion handelt, gibt es eine Prophylaxe im eigentlichen Sinne nicht. Die Bekämpfung der Aktinomykose läuft mit der Ausschaltung infektiöser entzündlicher Prozesse an den Kiefern parallel und verleiht hier der Entfernung sog. Wurzelgranulome und der Überwachung nicht völlig durchgebrochener Weisheitszähne erhöhte Bedeutung. Sehr wesentlich ist weiterhin eine sorgfältige Mundpflege, eine Entfernung cariöser Herde an den Zähnen und vor allem das rechtzeitige Darandenken bei beginnenden und noch harmlosen Prozessen besonders im Cervico-Facialbereich, die frühzeitig zur Chronicität neigen.

Zur Verhütung der abdominalen Aktinomykose wird die frühzeitige Appendektomie bei Appendicitis (PAALMAN) propagiert.

7. Therapie

Zu der Zeit, als es die Chemotherapeutica und die Antibiotica noch nicht gab, war die Behandlung der Aktinomykose äußerst entmutigend. Verschiedene zu ihrer Zeit in hohem Ansehen stehende Methoden wie die Jod-, Methylenblau-, Kupfersulfat- und Thymol-Therapie, die Radium- und Röntgenbehandlung und die chirurgische Drainage sind mit Ausnahme letzterer, die bei vernünftiger Indikationsstellung auch heute noch nicht zu entbehren ist, mit Recht verlassen worden. Sie bleiben medizin-historisch für die Behandlung interessant, haben aber in der modernen Therapie keinen Platz mehr. Diskutabel bleiben auch Versuche mit der Vaccinebehandlung in Verbindung mit anderen modernen Behandlungsmethoden, wenn diese nicht endgültig zum Ziele führen (ASNIN).

Tabelle 18. *Therapieerfolge* (nach BATES und CRUICKSHANK, 1957)

Form der Erkrankung	A Therapie ohne Sulfonamide oder Penicillin		B Therapie weniger als 1 Monat kontinuierl. Sulfonamide oder 8 Mega Penicillin		C Adäquate antibiotische Therapie		Gesamtzahl der Fälle
	überlebend	gestorben	überlebend	gestorben	überlebend	gestorben	
Pleuropulmonale Form:							
vorwiegend pleural	3	4	—	1	10	—	18
vorwiegend pulmonal	—	2 unbek. 9	—	5	8	3	27
Bronchopulmonale Form:							
Lungenabsceß	1	2	—	1	3	—	7
Pseudoneoplasma	—	—	—	—	4	1	5
Mediastinale Form	—	3	—	2	1	—	6
Sekundäre Ausbreitung:							
vom Abdomen aus	—	3	—	4	4	2	13
von der Halsregion aus	—	—	—	1	1	—	2
Metastatische Form:							
Pyämie	—	—	—	—	2	—	2
Brustwand	—	2	—	—	—	3	5
Summe	4	23 2 unbek.	—	14	36	6	
Gesamt A, B, C		29		14		42	85

Die Einführung der *Chemotherapeutica und Antibiotica* hat die Prognose der Aktinomykose entscheidend beeinflußt (Tab. 18). Ganz wesentlich zu diesem Erfolg hat aber auch der Beitrag der Erkenntnis der Erregernatur und der Rolle der Begleitbakterien beigesteuert. Als *Mittel der Wahl* ist heute das *Penicillin* anzusehen. Aber Therapieversager geben nicht das Recht, auf ältere, erkannt unwirksame Mittel zurückzugreifen — ein Vorschlag, der besonders in der deutschen Literatur immer noch auftaucht — sondern sollten Anlaß zu besserer und vor allem intensiverer bakteriologischer Diagnostik mit Empfindlichkeitsaustestung der Erreger und Ausweitung der Behandlung durch Nutzung der Sulfonamide und Breitbandantibiotica sein.

Die *in vitro*-Testungen von A. israelii zeigen ähnlich wie die *in vivo*-Testungen eine beachtliche Variation in der Empfindlichkeit gegenüber chemotherapeutischen und antibiotischen Medikamenten. Daher ist es unbedingt notwendig, die Empfindlichkeit *in vivo* auszutesten und unter der Therapie zu kontrollieren. Trotzdem durch die erheblichen mechanischen Schranken mit einem starken Gefälle der Konzentration des Therapeuticums im Kreislauf (Blutspiegel) und am Wirkungsort im Entzündungsprozeß zu rechnen ist, hat sich gezeigt, daß der A. israelii gegenüber allen gebräuchlichen Antibiotica innerhalb der erreichbaren Blutspiegelwerte empfindlich ist (Tab. 19, 20, 21).

Tabelle 19
In vitro-Empfindlichkeit des A. israelii gegen Penicillin-G

Autor und Jahreszahl	Wachstumshemmung IE/ml
ABRAHAM (1941)	wie Staphylokok.
KEENEY (1944)	0,01
DOBSON und CUTTING (1945)	1,5
ABRAMS et al. (1946)	0,1—0,2
NICHOLS und HERRELL (1947/48)	0,01—0,1
HOLM (1948)	0,016—0,08
BOAND und NOVAK (1949)	0,05—0,5
LITTMANN et al. (1950)	0,05—0,1
STRAUSS et al. (1951)	0,6—3
GARROD (1952)	0,03—0,25
HANF und HEINRICH (1953)	0,025—0,1
BLAKE (1964)	0,015
FRITSCHE (1967)	0,01—0,25

Tabelle 20. *Wachstumshemmung*

Antibioticum	beginnend γ/ml	vollkommen γ/ml	Blutspiegel γ/ml
Penicillin	0,05	0,1	0,1—4 IE
Ampicillin	<0,085	0,085—0,85	0,5— > 6,8
Streptomycin	2,5	5,0	7,5—15
Aureomycin	1,0	2,5	2—10
Chloramphenicol	1,0	2,5	5—10
Oxytetracyclin	0,25	1,0	2—6
Erythromycin	0,025	0,25	0,5—10
Oleandomycin	0,025—0,5	0,5—2,5	7—10
Magnamycin	0,025	0,25	0,1—1,4
Polymyxin-B	keine Hemmung bis zu 50 E/ml		20—80 IE

Tabelle 21. *Wachstumshemmung durch lokal wirkende Antibiotica* (nach HANF)

Bacitracin	Neomycin	Tyrothricin	Xanthocillin	Suprathricin
1,0—5,0 μg/ml	5,0—10,0 μg/ml	0,5—1,0 μg/ml	1,0—5,0 μg/ml	0,5—2,5 μg/ml

Es ist nicht ausreichend, nur an die Vernichtung der Actinomyces selbst zu denken, sondern nach unserem derzeitigen therapeutischen Wissen hat gerade auch die Behandlung der Begleitbakterien eine ausschlaggebende Rolle zu spielen (Tab. 3, S. 154). Der Actinobacillus actinomycetem comitans ist resistent gegen Penicillin, Oleandomycin, Selectomycin, und mit vereinzelten Ausnahmen auch gegen Erythromycin (HEINRICH, 1960).

Nur aus dem Mißverständnis dieser Situation erklären sich die immer wieder in der Literatur berichteten „Therapieversager". Die bakteriologische Diagnostik beschränkt sich zu oft auf den Nachweis der Actinomyceten ohne bei ihnen oder den Begleitbakterien Resistenzbestimmungen durchzuführen. Primär oder sekundär resistente Fälle sind bisher nicht bekannt geworden (PORTWICH und SCHLEGEL).

Von BOAN und NOVAK wird jedoch die Möglichkeit einer Resistenzentwicklung erwähnt. Es ist also mit ihr zu rechnen, sie kann aber nie zu einer selektiven Ausbreitung der Resistenz führen, da der Act. isr. allem Wissen nach in der Regel nicht von Mensch zu Mensch übertragen werden kann.

Als reale Möglichkeit ergibt sich nach SCHUCHARDT heute noch, daß im Zeichen des „Hospitalismus" eine Operationswunde einer incidierten Aktinomykose von resistenten Staphylokokken als Superinfektion befallen werden kann, die dann einen auf das angewandte Antibioticum ansprechenden Fall sekundär therapieresistent werden lassen kann.

Der eigentümliche Charakter der aktinomykotischen Gewebsveränderungen läßt gewisse therapeutische Schwierigkeiten erklärlich erscheinen. Die befallenen Gebiete sind gewöhnlich ausgedehnt, deutlich induriert und relativ gefäßarm, gerade dort wo der Actinomyces wächst und sich vermehrt. Dadurch entstehen ernste Schwierigkeiten das wirksame Medikament in geeigneter Konzentration in das Gebiet der aktiven Infektion zu bringen (HARVEY, CANTRELL, FISHER). Ganz ungeachtet der Ausdehnung und Lokalisation der Aktinomykose sind noch andere einschlägige pathologische Verhaltensweisen zu berücksichtigen, damit es nicht zu einer ungenügenden Behandlung kommt. Das Studium der *in vitro*-Empfindlichkeit des Act. isr. zeigte nämlich, daß ganze Kolonien des Keimes eine größere Medikamentenresistenz besitzen als eine Aufschwemmung (HOLM, 1948). Ferner wird von FRITSCHE (1967) herausgestellt, daß unter adäquater Penicillintherapie zwar die mycelial proliferierenden Strahlenpilze gut beeinflußt werden und somit auch die Neubildung von Drusen verhindert wird; bereits vorhandene Drusen werden jedoch nicht sofort vernichtet. Die Strahlenpilze und ihre Begleitbakterien können in Form einer Druse in einem absoluten Ruhestadium verharren, sind somit für das Penicillin im Augenblick unangreifbar und können zum Ausgangspunkt eines Aktinomykose-Rezidivs werden. Daher muß ein *ausreichender Penicillinspiegel* ihre Reaktivierung so lange unterdrücken, *bis* auch die *letzte Druse abgestorben* oder auch vom Penicillin (?) abgetötet worden ist. Bei Beachtung dieser grundlegenden pathologischen Gegebenheiten wird man immer — gelegentlich unter Hinzuziehung chirurgischer unterstützender Maßnahmen — zu einem endgültigen Heilerfolg kommen.

Versucht man eine *geschichtliche Übersicht* der Therapie der Aktinomykose zusammenzustellen, so stößt man zunächst auf die Versuche von HARSHA und BEVAN (1904) mit der *Radiotherapie*. Bereits 1908 wurde von WYNN ein Fall cervico-facialer und thorakaler Aktinomykose mit Vaccine erfolgreich behandelt. Daran schlossen sich seit FOULERTON (1913) die Berichte über die günstige Heilwirkung von *Jod*. Viele Jahre wurde geglaubt, daß das Jod eine spezifische Wirkung habe. Die Jodwirkung ist jedoch das Resultat der Resorption von Bindegewebe und der verbesserten Durchblutung, so daß andere Therapeutica besser an den Herd herankommen können bzw. die Eigenabwehr des Körpers zum Zuge kommen kann. Von der *Röntgenbestrahlung* und der Vaccinetherapie allein konnten keine sicheren und andauernden Erfolge erwartet werden. Die Behandlung mit Jodpräparaten und die Bestrahlung müssen als veraltet gelten. Auch die Anwendung von Kupfersalzen, Goldarsen, Lymphknotenextrakten u. a. sind zu verwerfen. Radikalere *chirurgische Maßnahmen*, Incisionen und Drainagen wurden von WANGENSTEIN (1936) postuliert und haben auch heute noch ihren begrenzten Wert. Eine entscheidende Wendung in der Erfolgsstatistik der Behandlung trat wahrscheinlich mit der Entdeckung der *Sulfonamide* ein. Sie wurden seit 1937 angewandt. Die ersten Erfolge mit Prontosil konnten 1938 bekanntgegeben werden.

1943 gab KIEFER (GEISTER und MEYER) den ersten Hinweis, daß *Penicillin* in der Behandlung der Aktinomykose einige Hilfe verspreche. Seither haben sich die Berichte über eine erfolgreiche Behandlung gehäuft und das Penicillin ist trotz der Unterschiedlichkeit in der Empfindlichkeit verschiedener Stämme das wirksamste Mittel in der Behandlung der Aktinomykose geworden. Ihm zur Seite stehen die *Breitbandantibiotika* und die Sulfonamide, die sowohl bei minderer Empfindlichkeit des Act. isr. als auch zur Bekämpfung der Begleitflora angewendet werden müssen.

Allgemeinbehandlung

Die *allgemeinen Voraussetzungen* zur erfolgreichen Therapie der Aktinomykose umfassen zunächst die Sorge um eine zweckdienliche Allgemeinbehandlung. Besonders für schwere Aktinomykoseformen mit Anämie und Kachexie gelten natürlich die Grundsätze der allgemein-roborierenden Therapie. Hier sind vor allem Blut- und Plasmatransfusionen, eine ausreichende eiweißreiche Ernährung und Vitamingaben zu nennen. Zur Erhöhung spezifischer Abwehrkräfte kann auch die Vaccinetherapie herangezogen werden.

Jodtherapie

Die Einführung der *Jodtherapie* stützte sich in ihren Anfängen auf die günstigen therapeutischen Ergebnisse, die damit bei der Actino-bacillose der Rinder erzielt wurden. Diese Erkrankung, die anfangs mit der menschlichen Aktinomykose verwechselt wurde, wird durch die Actinobacillen (einen aeroben gramnegativen Bacillus, der durch Jodide zerstört wird) hervorgerufen und führte klinisch zu dem Bild der „Holzzunge“ bei Rind und Schwein und sprach gut auf Jod an. Irgendwie hat sich diese Vorstellung, daß Jodide unschätzbar in der Therapie seien, noch lange gehalten, völlig ohne Grund wie wir heute wissen.

Eine nähere Erörterung der Behandlung mit Jodpräparaten erübrigt sich heute, obgleich von Wegmann die Möglichkeit der Förderung der Resorption des Granulationsgewebes bei der Behandlung mit Kaliumjodat durch die Hyperämie nochmals hervorgehoben wird in der Hoffnung, dadurch einen engeren Kontakt zwischen dem Penicillin und den Sulfonamiden mit dem Erkrankungsherd zu ermöglichen.

Röntgentherapie

Die Röntgentherapie, die einst weit verbreitet war, wird auch heute noch gelegentlich bei cervico-facialen Formen der Aktinomykose in Verein mit modernen Behandlungsmethoden von deutschen Autoren vor allem als Entzündungsbestrahlung empfohlen. Von der Röntgenbestrahlung allein können keine sicheren Erfolge erwartet werden. Bei pulmonalen und abdominalen Formen ist sie nicht nur wertlos, sondern schädlich. Auf die Gefahren der Unterdosierung der wirksamen Antibiotica wird an anderer Stelle hingewiesen werden.

Chirurgische Behandlung

Von den vielen lange Zeit hoch angesehen Behandlungsmethoden ist nur die chirurgische Therapie nicht überflüssig geworden. Ihre Indikationen haben sich in mancher Hinsicht Einschränkungen gefallen lassen müssen, in anderer Hinsicht konnten sie jedoch ausgeweitet werden. Aber im allgemeinen spielt die chirurgische Therapie nur noch selten eine ausschlaggebende Rolle in der Behandlung der verschiedenen Aktinomykoseformen.

Mit dem Einsetzen der Penicillintherapie sind die chirurgischen Maßnahmen im allgemeinen auf Methoden beschränkt, die eine vermehrte Einwirkung des Penicillins auf die befallenen Gewebe erlauben. Das sind *Incisionen und Drainagen*, die den Schmerz beseitigen helfen, die weitere Ausbreitung begrenzen und in der Diagnose helfen.

So haben gerade die Schwierigkeiten, therapeutisch wirksame Dosen von Penicillin in das dichte avasculäre Gebiet der aktinomykotischen Erkrankung zu bringen (Harvey, Cantrall und Fisher [*John Hopkins*]) dazu geführt, weite chirurgische Incisionen routinemäßig im infizierten Gebiet anzubringen und massiv mit Penicillin zu behandeln. Ihre Erfolgsquoten stiegen dabei bei abdominellen Aktinomykosen bis 88% an. Sie gaben zunächst für 30—45 Tage täglich 10—20 Mega Penicillin im i.v. Dauertropf. Nach breiter Excision des befallenen Gebietes in der postoperativen Phase 2—5 Mega pro die i.m.

Die *radikale Entfernung befallener Organe* mag notwendig werden, aber diese Maßnahmen sollten zurückstehen, bis eine geeignete medikamentöse Behandlung eine Lokalisation und Beruhigung des Prozesses gebracht hat (PUTMAN), also ein Vorgehen, wie es heutzutage bei der chirurgischen Behandlung der Tuberkulose weitgehend geübt wird. Bei der Aktinomykose wie bei der Tuberkulose nimmt die *Resektionstherapie* heute einen festen Platz ein, sei es zur Entfernung eines persistierenden Fokus oder einer Kaverne oder zur Resektion eines zerstörten Teils der Lunge. KAY stellte schon 1947 als erster diese Richtlinien auf, indem er gleichzeitig auf die Gefahren zu sparsamer Resektion hinwies. Die Größe des chirurgischen Eingriffs hat sich nach der Ausdehnung der pathologischen Veränderungen zu richten. Eine möglichst radikale Beseitigung der Herde ist anzustreben, so daß ein kleinerer Eingriff als eine Lobektomie wohl nicht zur Diskussion steht (DREWES). Um post-operativ möglichen Aussaaten zu begegnen, sollte die chemotherapeutisch-antibiotische Abschirmung über längere Zeit, keinesfalls unter 2—3 Monaten erfolgen.

Zweifellos angeregt durch die günstigen Verläufe unter entsprechender medikamentöser Abschirmung empfiehlt DREWES, daß postoperativ die Behandlung mit Antibiotica und Sulfonamiden nur mindestens 4 Wochen lang fortgesetzt wird. Diese Zeit dürfte generell als zu kurz bemessen erscheinen. Sie hat sich nach dem Ausmaß der Operation, der Symptomatik und dem bakteriologischen Befund zu richten, sollte im allgemeinen aber viel länger dauern.

Nach PRITZKER und MCKAY (1963) wurde auch ein frühzeitiges operatives Vorgehen nach Erkennung der Diagnose und Einleitung der richtigen Therapie gut überstanden und es kam zu einer völligen Heilung.

DREWES berichtet über 2 von 5 Fällen von Lungenaktinomykose, die in den letzten Jahren behandelt wurden und eine Lobektomie erforderlich machten. In einem Fall handelte es sich um einen weitgehend vernarbten und verschwielten Oberlappenprozeß mit zahlreichen bronchialdrainierten Hohlräumen. Im anderen Fall um einen apfelgroßen Absceß des rechten Oberlappens mit perifokal pneumonischer Infiltration. Weitere erfolgreiche, zum Teil ausgedehnte Resektionen mit plastischen Eingriffen wurden von CORNET, BATES und CRUICKSHANK, KAY, KUGEL, FORSTER, PRITZKER und MCKAY, VILLEGAS durchgeführt.

KUGEL et al. hatten 1953 über 5 Fälle von Lungenaktinomykose berichtet, von denen 2 konservativ, 2 durch Lobektomie und 1 durch Pneumektomie geheilt wurden. Davon wurde in 2 Fällen die Resektion wegen Verdachts auf Bronchialcarcinom durchgeführt.

Auch in zahlreichen anderen Fällen der Literatur wurde ein chirurgisches Vorgehen angewandt ohne die Diagnose zu kennen. Es handelt sich hier vorwiegend um pseudotumoröse Lungenherde, die unter dem Verdacht auf ein Lungencarcinom praktisch als Fehldiagnose der Thorakotomie zugeführt wurden (PRITZKER et al., CORNET, BATES und CRUICKSHANK, BRINCEÑO und POLLAK). Auch eine diffuse Verschattung des Mittel- und Unterfeldes, die den Verdacht auf einen malignen Tumor hervorrief, wurde nach Resektion als Aktinomykose erkannt (DAMBRIN et al.).

BRUNNER nennt die chirurgische Behandlung an dritter Stelle und setzt an die erste das Penicillin, da er nach den günstigen Erfahrungen überzeugt ist, daß man bei genügend hoher Dosierung und konsequenter Durchführung in der Regel mit medikamentöser Behandlung zum Ziele kommt. Das chirurgische Eingreifen kann bei begleitendem Pleuraempyem noch in Frage kommen, wenn nach lokaler Punktions- und Spülbehandlung eine starre Empyemhöhle zurückbleibt, die man nach Rückbildung des Lungenprozesses durch Dekortikation oder eine Resthöhlenoperation beseitigen muß.

Chronische Fisteln und kleine Abscesse in der Brustwand erfordern heute nicht mehr eindeutig ein chirurgisches Vorgehen, da sie unter Penicillin allein häufig ansprechen. Lediglich große Eiteransammlungen sollten drainiert werden. Die chronische Lungeninfektion kann ausnahmsweise zu Bronchiektasen und Fibrose führen und diese Folgeerscheinung der Aktinomykose kann dann eine Resektionstherapie notwendig machen, wenn Symptome als Ergebnis einer sekundären Infektion eintreten. In diesen Fällen wird man *operieren*, aber nicht wegen der Aktinomykose, sondern wegen der *strukturellen Schäden*, die die chronische Infektion hinterlassen hat (Tubbs, Riddell und Stewart). Das Ausmaß der Resektion soll dann sparsam sein.

Hara und Pierce konnten 1957 über die erste erfolgreiche Perikardektomie nach chronisch-konstriktiver Perikarditis actinomycotica berichten. Erfolgreiche chirurgische Behandlungen von Hirnabscessen konnten (Stevens (1953), Barter und Falconer (1955), Barontini (1956), Brucher et al. (1958), Teng (1960), Peitersen (1962), Bricolo (1964), Bolton (1964) natürlich unter allgemeiner und intrathekaler bzw. intracerebraler Antibioticatherapie durchführen.

Ganz ähnlich liegen heute die Indikationen zu chirurgischen Eingriffen bei den übrigen Formen der Aktinomykose. Bei entsprechender antibiotischer Therapie wird man immer den initialen Erfolg abwarten können und abgesehen von Absceßpunktionen die chirurgische Indikation nach dem Ausmaß des Restzustandes stellen. Auch aktinomykotische Bauchfisteln sollten erst dann der chirurgischen Ausrottung verfallen, wenn alle konservativen Versuche — zu denen auch die Anwendung proteolytischer Fermente mit ausgetesteten Antibiotica im Wechsel als Spätbehandlung zählen (Krämer) — fehlgeschlagen sind.

Ein initiales chirurgisches Eingreifen wird nur von Schuchardt zur Beseitigung der Eintrittspforte bei cervico-facialen Aktinomykosen im Sinne von Extraktionen der in Frage kommenden Zähne und von Bolton bei Hirnabscessen — wann immer dies möglich ist — gefordert.

Reiztherapie

Die *Jod-Jontophorese*, die am Ende des vorigen Jahrhunderts von Wirz, Darier, Gautier und später von Wassmund vertreten wurde, beruht im wesentlichen auf der Wirkung des galvanischen Stromes. Durch diesen kommt es nach vorübergehender Kontraktion zu einer Erweiterung der Blutgefäße im Sinne einer aktiven Hyperämie. Sie wird auch heute noch von Schuchardt, Portwich und Schlegel bei cervico-facialer Aktinomykose im Verein mit Penicillin angewandt.

Während der üblichen antibiotischen Behandlung wird von Osswald eine *Kurzwellenbestrahlung* durchgeführt.

Vaccine-Therapie

Die seinerzeit vielversprechende Vaccinebehandlung, der eine Stimulierung der natürlichen Abwehrvorgänge des Körpers zugrunde liegt, hat ebenfalls an Bedeutung stark eingebüßt.

Sie wurde 1905 von Wright durchgeführt, kam aber erst nach 1930 durch v. Payr, Neuber, Lentze zu breiter Anwendung. Colebrook und v. Payr wie auch später Jentsch verwandten eine Autovaccine, die sich im Einzelfall nicht vor 6 Wochen herstellen ließ. Neuber und Lentze (1936) brachten dann eine Heterovaccine auf den Markt. Nach der Feststellung eines unerwartet einheitlichen Antigenaufbaues des Act. isr. durch Lentze stellte diese Heterovaccine ein sofort greifbares Standardpräparat dar.

Lentze und Schuchardt (1939) konnten damit die ersten praktischen Erfolge erzielen. Nach dem Kriege erweiterte Lentze die Zusammensetzung durch Zusatz von abgetöteten Actinobact. act. comitans. Obwohl diese Vaccinetherapie außerhalb Deutschlands nie eine weite Verbreitung gefunden hat, wurden mit ihr gerade in der „penicillinlosen“ Nachkriegszeit beachtliche Erfolge erzielt. Heute wird sie bevorzugt als Diagnosticum angewandt. Die Vaccinetherapie hat nur Aussicht auf Erfolg, wenn die Kranken eine positive Intracutanreaktion mit dem entsprechenden Antigen haben. Als Anfangsdosis ist im allgemeinen die Menge zu wählen, die eine positive Hautreaktion gibt. Im Gegensatz zu anderen Vaccinebehandlungen ist die Lokalreaktion und die Reaktion am Krankheitsherd sowie die Allgemeinreaktion erwünscht und sogar notwendig. Die Vaccineinjektionen werden in 5—7tägigen Intervallen in steigenden Dosen, insgesamt 10—15 Injektionen, verabfolgt (Mohr). Bei Ausbleiben des Erfolges kann nach einer Pause von 8—10 Wochen eine zweite Kur angeschlossen werden. Die positiven Erfolge liegen im wesentlichen bei der Behandlung der cervico-facialen Formen, wie schon Mohr (1935/1936) feststellen konnte, während sie allein bei schweren Organtuberkulosen den desolaten Verlauf nicht aufzuhalten vermag.

Sulfonamide

Die entscheidende Wende brachte die Anwendung der Sulfonamide, die seit 1937 mit ihren verschiedensten Abkömmlingen teilweise als Kombinationssulfonamide protrahiert angewendet wurden. Die ersten Erfolge brachten das Prontosil (Stange, 1941), Cibazol (Fanconi, 1943), Sulfonamid (Constam, 1943), Irgamid (Merkle, 1943).

Die Sulfonamide haben einen hemmenden Effekt auf den A. israelii *in vitro*, wie Cutting und Gebhard (1941) feststellen konnten. Zum Abtöten der Keime sind jedoch für den Menschen intolerante Dosen erforderlich. Wie Dobsen, Holman und Cutting bereits 1941 erkannten, besteht die günstige Wirkung der Sulfonamide in der *Bekämpfung der Mischinfektion*, so daß die natürliche Abwehrentwicklung Herr über die Actinomyceskeime werden kann. Auch sie betonten die Behandlung über lange Zeit. Mit dieser Erkenntnis trat eine entscheidende Verbesserung der Prognose ein. So konnten schon in den vierziger Jahren Erfolge mit Sulfanilanid, Sulfapyridin, Sulfathiazol, Sulfadiazin, bei Langzeitanwendung (1 Jahr und länger) erzielt werden. Bei *in vitro*-Experimenten mit Sulfonamiden fanden Keeney, Ajello und Lankford (1944), daß Sulfamezathine, Sulfadiazine und Sulfathiazole wirkungsvoller als Sulfonamide waren. Sulfadiazin war lange Zeit das bevorzugte Chemotherapeuticum allein oder in Kombination mit Antibiotica. Die Anwendung moderner Langzeitsulfonamide ist mit weniger unerwünschten Nebeneffekten verbunden. So wurden Sulfapräparate für eine begrenzte Zeit die Mittel der Wahl, bis sie vom Penicillin endgültig in ihrer Vorrangstellung abgelöst wurden.

Penicillin

Die *in vitro*-Empfindlichkeit des A. israelii gegenüber dem Penicillin wurde 1941 von Abraham et al. (Oxford) gefunden (Tab. 19).

Die ersten Therapieversuche mit Penicillin (1943) lassen erkennen, daß die Dosis zunächst mit 10000—20000 E 4stündlich noch sehr niedrig gewählt wurde. Enthusiastische Erfolgsberichte konnte Herrell (1944) veröffentlichen. Auch Keeney et al. fanden das Penicillin wirksamer als Sulfadrogen. Schon sie verwandten Dosen nicht unter 1 Mega Penicillin pro die. Kay und Meade (1945) kamen nach der Beobachtung an 93 behandelten Fällen zu dem Schluß, daß Penicillin besser als Sulfonamide wirkt, aber daß beide zusammen die besten Erfolge gaben. Im allgemeinen wurde jedoch (Roberts, Tubbs und Bates) auch 1945 eine 28tägige Therapiedauer als lang und eine Dosis von 200000 E pro die als ungewöhnlich hoch betrachtet, obgleich Dobson und Cutting schon eine Behandlungszeit bis zu 1 Jahr erfolgreich durchgeführt hatten. Die inadäquate Therapie führte bei der jetzt sich ausbreitenden Behandlung der Aktinomykose mit Penicillin zunehmend zur Häufung von Versagern. Als tragisches Resultat dieser *zu niedrigen Dosierung über zu kurze Zeit* ist der Fall von Shulman anzusehen. Über 1 Jahr lang wurden 5mal Penicillinstöße verabreicht, die jedesmal eine Besserung bewirkten, aber zur Ausheilung nicht ausreichten, so daß der Patient schließlich doch starb.

Überzeugende Erfolge erzielten nur Nichols und Herrell (1944). Bei den behandelten 60 Patienten variierte der Erfolg etwas mit der Lokalisation der Erkrankung, erreichte aber bei der cervico-facialen Form in 90% bei den abdominalen in 80% und bei den pulmonalen Formen in 55% eine Heilung allein mit Penicillin.

Über die Jahre hin wurde es dann klar, daß entscheidend höhere Dosen des Penicillins benötigt werden würden, besonders bei ausgedehnten Infektionen und ernsten Organerkrankungen, um einen Erfolg zu erzielen. Als Beispiel der Notwendigkeit hoher Dosen stehen die Erfolge von Sanford und Barnes (1948), die in einem Fall 128 Mega Penicillin und 874 g Sulfonamide in 8 Monaten und in einem anderen Fall 58 Mega Penicillin und 1000 mg Sulfonamide in 9 Monaten verabreichten. Überzeugende Erfolge brachte die Einführung massivster Dosen von 644 Mega in 67 Tagen, resp. 586 Mega in 48 Tagen. Peabody und Seabury (1960), Peabody et al. (1964) (in Steele) empfehlen jetzt 1—6 Mega Penicillin täglich bei einem Minimum von 6—8 Wochen und in schweren Fällen bis zu 12 Mega täglich zu geben. Über diese Dosis ging schon Harvey (1957) mit seiner Empfehlung einer täglichen Dosis von 10—20 Mega Penicillin, die über Monate — ja bis zu Jahren zu geben sei — hinaus. In schwersten Fällen einer abdominalen Aktinomykose wurden bis zu 40 Mega täglich bis zu einer Gesamtdosis von 600 Mega Penicillin (Sanford und Barnes, 1949) (Romansky, 1946!) gegeben.

Wegen der mangelnden Toxizität scheint es keine obere therapeutische Grenze zu geben. Ähnlich wie bei der Tuberkulose muß die Behandlung über Monate bis zu 1 Jahr, in einigen Fällen sogar länger, durchgeführt werden.

Inhalationen mit Penicillin (2mal täglich 10000 E) über längere Zeit werden von RUMRICH bei Bronchus-Aktinomykose empfohlen.

Neuerdings konnten auch Erfolge mit der *oralen Penicillintherapie* mit Propicillin (JANKE, 1962) und Ampicillin — 6stündlich 500 mg — (VERBOV, 1965; BISSERU, 1965; CROYDO) erzielt werden. Die orale Verabreichung ist besonders im Hinblick auf die Vermeidung von Injektionen bei Kleinkindern wertvoll, wie H. G. WEBER anhand einer Aktinomykosegeschwulst am Mundboden bei einem 3jährigen Kind, die er mit täglich Stapenor 2,0 g heilte, nachweisen konnte.

Penicillin hat sich als sehr wirksames Mittel — wirksamer als die Sulfonamide — erwiesen. Selbst wenn es nicht immer allein zum Erfolg führen konnte, so hat es sich doch in Kombination mit chirurgischen Maßnahmen, gelegentlichen Sulfonamid- und Breitspektrumantibioticagaben als unersetzlich erwiesen. Voraussetzung ist die genügend hohe Dosierung und ausreichend zeitlich lange Gabe des Medikamentes. Die Dosierung muß mit dem besonderen Stamm, seiner Empfindlichkeit gegenüber Penicillin, der wechselnden Ausdehnung und dem klinischen Erfolg abgestimmt werden.

Streptomycin

Auf der Suche nach Ersatz für das Penicillin gibt es eine Reihe von Möglichkeiten. Streptomycin ist eines der weniger wirksamen Mittel, das aber in einigen Fällen erstaunlich erfolgreich eingesetzt werden konnte.

MEURERS (1951) war der erste, der über eine mit Streptomycin und Supronal erfolgreich behandelte pulmonale Aktinomykose berichtete. In der Folge haben verschiedene Autoren, gerade bei Versagen des Penicillins oder anderer Behandlungsmethoden, eine gute Wirksamkeit des Streptomycins gesehen (TORRENS und WOOD, GRÄF, LUGER, COSTIGAN).

Bei der Kombination mit Penicillin wird das Streptomycin in erster Linie aus Erwägungen der Behandlung der Begleitkeime gewählt (JEPSON, ROSE und TONKIN), ein Problem, auf das noch später eingegangen wird.

Breitspektrumantibiotica

In einigen Fällen ist der A. isr. hochempfindlich gegen Breitspektrumantibiotica. Leider haben diese Mittel aber, wenn sie in den für die Behandlung der Aktinomykose erforderlichen Zeiträume gegeben werden, beachtliche Nachteile. Es erscheint nur berechtigt darauf zurückzugreifen, wenn der A. isr. allen anderen Chemotherapeutica und dem Penicillin gegenüber resistent ist oder eine Penicillinüberempfindlichkeit vorliegt. Überraschende Erfolge wurden bei der Verwendung von *Chlortetracyclin* (HELLER, BRACHMANN, KELLY, REITTER, SELIGMANN, MCVAY et al., WITT), *Chloramphenicol* (LITTMANN et al., 1952), *Oxytetracyclin* (LANE et al., 1953), *Tetracyclin* (MARTIN et al., LURIA) besonders bei disseminierten Formen; BRAMLEY und ORTON bei cervico-facialen Formen kombiniert mit Drainage: BRÜCKEL bei Empyem kombiniert mit Oleandomycin und *Erythromycin* (HERRELL et al.) gesehen.

MCVAY verabreichte bis 84 g Chlortetracyclin in 5 Wochen, HOLLER 72 g peroral und 5 g intrapleural und Ross und KNIGHT 139 g in 43 Tagen bei einem subpleuralen Absceß mit Perforation in die Lunge.

Auch in Kombinationbehandlung erwies sich das Chloramphenicol als erfolgreich.

KELLY kombinierte Chloramphenicol mit Chlortetracyclin 0,5 g von jedem, über 7 Monate, um zu einem Erfolg bei einer abdominellen Aktinomykose zu kommen.

INH

Die Berichte über den erfolgreichen Einsatz des INH beschränken sich auf Anwendungen bei leichten cervico-facialen Formen (DE GRACIANSKY und GRUPPER, MCVAY und SPRUNT, LESNEY und TRAEGER, GREENE und BLACK), abgesehen von DUPPERRAT und GOUDOT, die eine Humerus-Aktinomykose mit ausreichendem Erfolg behandeln konnten. Die Dosen liegen zwischen 300 mg und 900 mg täglich über mehrere Monate hin. Nach MCVAY und SPRUNT liegt die erforderliche Dosis viel höher als in der Tuberkulosetherapie. Die bei diesen hohen Dosierungen zu erwartenden neurologischen Schäden lassen es fraglich erscheinen, ob das Mittel eine weitere Verbreitung bei dieser Indikation finden wird.

Kombinationstherapie

In Anbetracht gelegentlich vorkommender geringerer Penicillinempfindlichkeit des A. isr., häufiger Penicillinresistenz seiner Begleitkeime und deren möglicher Penicillasebildung, die eine Ausschaltung der Penicillinwirkung mit sich bringt, sowie der Chronizität des Leidens ist eine kombinierte medikamentöse Behandlung anzustreben. Dabei sind Antagonismus und Synergismus sowie additive und potenzierende Wirkungen zu beachten (Manten).

Zur Kombination mit dem Penicillin eignet sich fast jedes Breitspektrumantibioticum (nicht jedoch Fungicide wie Amphotericin B, die bei Actinomyces völlig wirkungslos sind). Den Ausschlag für dieses oder jenes Mittel muß die Empfindlichkeitstestung bringen.

Von den Sulfonamiden wurde das Sulfadiazin — obwohl zeitweise das Mittel der Wahl — später lange zur Kombinationstherapie benutzt, doch hat sich in den letzten Jahren eine Wendung zu den Breitspektrumantibiotica hin wegen ihrer größeren Wirksamkeit vollzogen. Im Einzelfall muß auch hier die Wahl der Kombination von einer strengen klinisch-bakteriologischen Indikation abhängig gemacht werden, aber auch bedacht werden, daß die Anwendung der Breitspektrumantibiotica über zu lange Zeit unerwüscht ist.

Neuere Antibiotica

Die *in vitro*-Austestung der Empfindlichkeit des A. isr. sowie des Actinobacillus actinomycetem comitans und des Bacteroides melaninogenicus gegen *neuere Antibiotica* ergab, daß keines davon *in vitro* als vollwertiges Therapeuticum der Aktinomykose anzusehen ist. Es handelt sich dabei um das Ampicillin, Aminosidin, Colistin, Kanamycin, Novobiocin, Inamycin, Oleandomycin, Spiramycin, Vancomycin. Diskutabel bleibt nach Fritsche außer dem Therapieversuch mit Novobiocin (Inamycin), der jedoch durch die pharmakologischen Eigenschaften des Antibioticums begrenzt wird, die Anwendung des *Ampicillins* in hoher Dosierung oral oder als Kurzinfusion von 50 mg (Binotal, Amblosin). Das Ampicillin ist im Vergleich zum Penicillin etwas wirkungsschwächer, kann jedoch in therapeutisch leicht erreichbaren Konzentrationsbereichen zur Anwendung kommen. Außerdem erstreckt es seine Hemmkraft auch auf den ständigen Begleiter des A. isr., den Actinobacillus actinomycetem comitans.

Bei mit Actinobac. act. com. mischinfizierter Aktinomykose könnte das *Kanamycin* befristet als bewährtes Therapeuticum angewendet werden, denn seine Hemmkraft gegen den Actinobac. act. com. ist ausgezeichnet (Fritsche). (Cave Schädigung des Nervus VIII und der Niere.) Das *Novobiocin* (Inamycin) kann nur eine begrenzte Anwendung finden, da die Belastung der Leber außerordentlich hoch ist. Es ist jedoch *in vitro* ausgezeichnet gegen A. israelii mit einer sehr guten Breitenwirkung auf die Mischflora wirksam. Das *Oleandomycin* und das *Selectomycin* stellen keine Bereicherung der Therapeutica dar. Außerdem ist der Actinobac. act. com. meistens dagegen resistent. Gleichfalls unwirksam gegen den Actinbacillus act. com. ist das *Vancomycin*, jedoch hemmt es das Wachstum des A. israelii. Andere Antibiotica mögen sich als von gleicher oder besserer Wirksamkeit erweisen, aber die geringe Toxizität des Penicillins selbst in massivsten Dosen und sein therapeutischer Erfolg stellen einen gegenwärtig unerreichbaren Wert dar.

Corticoide

Die günstige antireaktive, exsudathemmende Corticoidwirkung bei pleuraler und meningialer Erkrankungsform wird von Knick herausgestellt. Sie erleichtert und begünstigt den Zugriff der kausalen antibiotischen Therapie und ist für die Vermeidung funktionseinschränkender Adhäsionen bedeutsam. Auf diese Weise soll auch eine erneute Ausbreitung latenter Keime mit klinischen Rezidiven verhindert werden können. Besonders günstig ist in dieser Hinsicht nach Knick die

Lokalwirkung des Prednisolonmethylacetats. Ihre generelle Anwendung dürfte aber noch umstritten bleiben bis eindeutige Ergebnisse vorliegen und beklagenswerte Generalisationen der Erkrankung ausgeschlossen sind.

Bemerkungen zur organspezifischen Therapie

Eine besondere organspezifische Therapie gibt es nicht. Gelingt es nicht, mit antibiotischen und chemotherapeutischen Maßnahmen eine entscheidende Besserung zu erzielen — im allgemeinen kommt es jedoch immer zu einer Allgemeinerholung und Minderung der Toxizitätssymptome — so bringt bei Vorhandensein von Abscessen, auch cerebral, die chirurgische Drainage bzw. Resektion den Wendenpunkt im Heilungsverlauf.

Bei der Lokalbehandlung der Aktinomykose wurden von Kraemer bei abdominellen Fisteln täglich *Spülbehandlungen* unter liegendem Katheter mit einem ausgetesteten Antibioticum durchgeführt. Dabei soll unbedingt mit einem Sulfonamid abgewechselt werden. Zur Auflösung zäh-flüssigen Sekrets und um nekrotisches Gewebe aufzulösen, wurden *proteolytische Enzyme* wie Trypure verwandt. Neben dieser Dreifachspülung wird zusätzlich die normale hochdosierte orale und perorale Antibioticatherapie durchgeführt. Ähnliche Behandlungen können auch bei Fisteln in anderen Bereichen durchgeführt werden. Über intrabronchiale Anwendung von Penicillin, Streptomycin und Sulfonamiden berichten Jacyna et al.

Auch bei cerebralen Abscessen wurde die Spül- bzw. Instillationsbehandlung häufig durchgeführt. Wenn irgend möglich, ist jedoch die chirurgische Resektion des Abscesses vorzuziehen (Bolton). Bei Hirnabscessen wurde übrigens von Zander et al. beobachtet, daß das Penicillin in der erforderlichen hohen Dosierung (80 Mega/die) in den Absceß übergeht.

Die heutige Therapie

Es ist anzunehmen, daß ein therapeutischer Erfolg nur dann zu erwarten ist, wenn die Hemmwerte für den Strahlenpilz und seine Begleitflora weit unterhalb des klinisch erreichbaren Blutspiegels liegen (vgl. Tab. 19—21). Außerdem sprechen neben manchen primär resistenten Actinomycesstämmen auch nicht alle Begleitkeime auf Antibiotica an. Dies mag besonders bei manchen Proteus- und Pyoceaneus-Stämmen (Penicillasebildung) sowie gewissen anaerob wachsenden Keimen der Fall sein (Hengel und Linke).

Als *Minimum-Dosierung* wird bei unkomplizierten Befunden Penicillin G oder V 1—6 Mega pro die für die Dauer von 6—8 Wochen angesehen. Entsprechend der Schwere des klinischen Befundes kann man die *Normdosierung* über 10 Mega bis selbst 100 Mega täglich, die gut vertragen werden, steigern. Diese Konzentrationen, die vor allem in der akuten Phase schwerer Infektionen erforderlich sind, werden am besten in der Form *intravenöser Infusionen* verabreicht. 5—10 Mega Penicillin G in 50—100 ml 5%iger Traubenzuckerlösung (oder 0,4%ige NaCl-Lösung). 20 Mega Penicillin G in 200—300 ml 5%iger Traubenzuckerlösung. Ist die Applikation von mehr als 40 Mega Penicillin erforderlich, empfiehlt sich eine Dauertropf-Infusion über 24 Std. Da die intravenöse Therapie mit Penicillin aus rein äußeren Gründen nur für eine gewisse Zeit fortgeführt werden kann, hat später an ihre Stelle die Oralbehandlung mit Ampicillin 500 mg 6stündlich und mehr oder einem anderen oralen Penicillinpräparat zu treten. Die allergische Reaktion ist bei hohen Dosen nicht häufiger zu erwarten als bei geringen Dosen. So ist man heute zu der Ansicht gelangt, daß es eine Dosisgrenze nach oben nicht gibt.

Verständlich ist, daß mit der Schwere des initialen Krankheitsbildes auch die *Länge der Therapie* variieren muß. Das Schwinden aller Symptome darf nicht als Zeichen aufgefaßt werden, die Therapie abzubrechen. Der Erreger kann latent bleiben und bei Gelegenheit wieder aktiv werden. Die Therapie muß noch lange Zeit fortgeführt werden, nachdem es dem Patienten gut geht und unter „lange Zeit“ ist in diesem Sinne oft der Zeitraum von *6 Monaten bis zu 2 Jahren* zu verstehen.

In der modernen Antibiotica- bzw. Sulfonamidtherapie der Aktinomykose spielt die polybakterielle Genese eine ausschlaggebende Rolle und dürfte bei der bekannt guten *in vitro*-Empfindlichkeit des Actinomyces fast allen diesen Mitteln gegenüber nicht selten als Ursache des einen oder anderen therapieresistenten Falles angesehen werden können.

Der Actinobacillus actinomycetem comitans, der eine bevorzugte Rolle für die Entstehung und den Verlauf der Krankheit spielt, ist innerhalb der erreichbaren Blutspiegelwerte gut für die Antibiotica der Tetracyclinreihe und des Inamycins empfindlich. Beim Penicillin beginnt erst eine Wachstumshemmung, die bei Dosen liegt, die außerhalb des erreichbaren Blutspiegelwertes liegen.

Die Sulfonamide Supronal, Aristamid und Lederkyn lassen innerhalb der erreichbaren Blutspiegelwerte nur minimale Hemmwerte erreichen, so daß die vielfach berichteten guten klinischen Erfolge auf die langfristige Einwirkung dieser subtotalen Hemmdosen zurückgehen dürften, deren bakteriostatischer Effekt somit für den Behandlungserfolg auszureichen scheint.

Hat sich nach der Empfindlichkeitsbestimmung eine Sensibilität gegenüber anderen Antibiotica ergeben, so ist das Tetracyclin in der Dosierung von 1,5—2 g pro die oral (Kinder 15—30 mg/kg) bzw. i.v. von 1—1,5 g, Streptomycin 1—2 g täglich i.m. (2 g/die 4 Wochen, dann 0,5 g/die für 3 Monate), oder Erythromycin, Oleandomycin, 1,2—1,6 g oral täglich (2 g Utz) (Kinder 30 mg/kg) zu verabreichen. Das Chloramphenicol ist wegen seiner bedrohlichen Knochenmarkswirkung heute nicht mehr zu empfehlen.

Ganz im Gegensatz zu früheren Zeiten bis 1952 (s. Mohr) sind wir heute in der Lage, grundlegende und einheitliche Behandlungsrichtlinien aufzustellen, die, wenn sie auch mit einigen Problemen behaftet sind, uns bei Kenntnis der Zusammenhänge zu einem bisher nie geahnten befriedigenden Erfolg verhelfen.

Literatur

Akovbianz, A., u. W. Germann: Casuistischer Beitrag zur Behandlung pleuro(thoraco-)-pulmonaler Formen der Aktinomykose. Thoraxchirurgie V, 508—513 (1957).

Anderson, C.W., and R.H. Jenkins: Actinomycosis of the scrotum. New Engl. J. Med. **219**, 953 (1938).

Anscombe, A.R., and J. Hofmeyr: Perianal actinomycosis complicating pilonidal sinus. Brit. J. Surg. **41**, 666 (1954).

Arnim, H.H. von: Über einen Fall von gleichzeitiger Thoraxaktinomykose und Lungentuberkulose. Beitr. Klin. Tuberk. **101**, 595—607 (1949).

Arzt, G.H.: 66. Tagung der Nordwestdeutschen Gesellschaft für Innere Medizin, Hamburg, 1966.

Askanazy, M.: In Aschhoff, Pathologische Anatomic, Bd. 1, Jena 1923.

Asnin, D.I.: Intracutaneous immunotherapy of actinomycosis. Abs. in Intern. Med., Excerpta med. (Amst.), Sect. V, **4**, 1023 (1950).

—, **u. T.G. Suteeva:** Die Behandlung der Hals-Gesichts-Actinomycose mit Biomycin (Chlortetracyclin). Sovetsk. Med. **24**, 117—120 (1960), Nr. 2 (Ref.).

Ashton, F., and G. Slaney: Post-gastrectomy duodenal fistula due to actinomycosis. Brit. J. Surg. **50**, 884—886 (1963).

Axhausen, G.: Die Pathogenese und Klinik der Kieferaktinomykose. Dtsch. Zahn-, Mund- u. Kieferheilk. **2**, 197 (1935).

Babou, G., et A.R. Prevot: Nouveau cas d'actinobactériose pleuro-pulmonaire à Act. israelii guéri par l'antibiothérapie. Bull. Acad. nat. Méd. (Paris) **124**, 409—410 (1960); J. franç. Méd. Chir. thor. **15**, 65—66 (1961).

Bader, G.: Die visceralen Mykosen. Pathologie, Klinik und Therapie. Jena: Gustav Fischer 1965.

Baltimore Biological Laboratory, Inc.: Media for pathogenic Fungi.

Barontini, F.: Ascesso cerebrale da actinomices Wolff-Israeli; gnarigione completa dopo sonotamento radicale e somminostrazione di antibiotici. Rass. Studi psichiat. **45**, 1183—1188 (1956).

Barter, A.P., and M.A. Falconer: Actinomycosis of the brain. Report of a successfully treated case. Guy's Hosp. Rep. **104**, 1, 35—45 (1955).

Barthel, H.: Diagnostische Fehldeutung chirurgischer Lungenerkrankungen. Thoraxchirurgie 5, 413—430 (1957/1958).

Bates, M., and G. Cruickshank: Thoracic actinomycosis. Thoraxchirurgie **12**, 99—124 (1957).

Bates, R.: Actinomycosis. Lancet **1933 I**, 571—573.

Baumann, J.: Beitrag zur Frage der Broncholithiasis. Thoraxchirurgie **5**, 12 (1957).

Bergey's Manual of Determinative Bacteriology, 7. Ed. 1957, Baltimore.

Biggs, J.S.G.: Actinomycosis of the liver: a report of two cases. Med. J. Aust. **47**, 939—940 (1960).

Bisseru, B.: Pulmonary act. Brit. med. J. **1965 I**, 231—232.

Blainey, J.D., and E.O. Morris: Actinomycotic pyaemia. Brit. med. J. **4842**, 913—916 (1953).

Bloedner, C.D.: Ein Beitrag zur Aktinomykose der Lungen. Tuberk.-Arzt **4**, 658—663 (1950).

Böttner, H., u. H. Didion: Mischinfektion der Lunge mit Tuberkulose und Aktinomykose. Monographien der Med. Klin., Heft 2, 1948.

Bollinger, O.: Über eine Pilzkrankheit beim Rinde. Zbl. med. Wiss. **15**, 481 (1877).

— Über primäre Actinomycose des Gehirns beim Menschen. Münch. med. Wschr. **34**, 47 (1887).

Bolton, C.F., and E.M. Ashenhurst: Actinomycosis of the brain. Case report and review of the literature. Canad. med. Ass. J. **90**, 922—928 (1964).

Boone, C.J., and L. Pine: Rapid method for characterization of actinomycetes by cell wall composition. Appl. Microbiol. **16**, 279—284 (1968).

Bosch del Marco, L.M.: Empiema pleural de origen Actinomycesico. An. Fac. Med. Montevideo **49**, 356—364 (1964).

Bostroem, E.: Untersuchungen über eine Actinomycose des Menschen. Beitr. path. Anat. **9**, 1 (1891).

Brachmann, F.: Aureomycintherapie bei Aktinomykose. Zahnärztl. Rdsch. **62**, 290—291 (1953).

Braun, H., u. H. Pinker: Zur Therapie röntgenrefraktärer Fälle von Aktinomykose, unter besonderer Berücksichtigung der Penicillinbehandlung. Dtsch. med. Wschr. **76**, 711—713 (1951).

Brede, H.D.: Zur Ätiologie und Mikrobiologie der Aktinomykose. I. *in vitro*-Versuche zur Frage der fermentativen Unterstützung des Actinomyces israelii durch Begleitbakterien. II. Definition und praktische Diagnostik des Actinobacillus actinomycetem comitans. Zbl. Bakt., I. Abt. Ref. **174**, 110—122 und 123—132 (1959).

Briceño Maaz, T. y L. Pollak: Nocardiosis y actinomycosis pulmonares. Macopath. Mycol. appl. **15**, 358—366 (1961).

Bricolo, A.: Ascesso cerebrale actinomicotico. Minerva neurochir. 8, 79—84 (1964).

Briney, R.R.: Primary cutaneous actinomycosis. J. Amer. med. Ass. **194**, 679—680 (1965).

Brucher, J.M., A. Dereymaeker, et H. van de Voorde: Trois cas d'abcès cérébraux actinomycotiques. Acta neurol. belg. **58**, 372—388 (1958).

Brückel, K.W.: Zur Aktinomykosebehandlung. Dtsch. med. Wschr. **83**, 1549 (1958).

Brückner, H.: Eine seltene Lokalisation der Aktinomykose. Med. Klin. **53**, 500—504 (1958).

Brunner, A.: Chirurgie der Lunge und des Brustfells. Darmstadt, 1964.

— Die Lungenmykosen in chirurgischer Sicht. Chirurg **35**, 1949—1952 (1964).

Buchanan, B.B., and L. Pine: Characterization of a propionic acid producing actinomycete, Actinomyces propionicus Sp. nov. J. gen. Microbiol. **28**, 305—323 (1963).

Bucher, U.: Die Sputumuntersuchung bei unspezifischen Krankheiten der tiefen Lungenwege. p. **127**, Bern 1965.

Buschmann, O.: Pilzerkrankungen der Lunge. Fortschr. Röntgenstr. **99**, 284—293 (1965).

Canto Borreguero, G.: El studio micológico del material broncoscópico en el diagnóstico de las actinomicosis respiratorias. Rev. clin. esp. **46**, 359—363 (1952).

Caces, M.: Actinomicosis pleuropulmonar injerdada sobre secuela hidática. El tórax **14**, 81—84 (1965).

Colemann, B.R., and H.D. Janowitz: Actinomyces in putrid Empyema. J. thorac. Surg. **19**, 355 (1950).

Conant, N.F.: Laboratory diagnosis of pulmonary mycoses. Amer. Rev. Tuberc. **61**, 690—707 (1950).

—, **Smith, Baker, Callaway, and Martin**: Manual of Clinical Mycology. London: W.B. Saunders Comp. 1963.

Cope, Z.: Aktinomycosis. London: Oxford University Press 1938.

— Actinomycosis of bone with special reference to infection of the vertebral column. J. Bone Jt Surg. **2**, 205—214 (1951).

Cope, Z.: Brit. med. J. **1949 II**, 1311.
Cornet, E., I. P. Kerneis, A. Charritte, H. Dupon, P. Fertil, A. Gugelot, et P. Coiffard: A propos d'un cas d'actinomycose pulmonaire traité par pneumonectomie. Poumon **12**, 685—698 (1956).
Costigan, P. G.: A case of actinomycosis treated with streptomycin. Canad. med. Ass. J. **56**, 431 (1947).
Croydo, E. A. P.: Les nouvelles penicillines synthétiques. Etudes cliniques. Med. Hyg. **20**, 966 (1962).
Cullen, C. H., and M. E. Sharp: Infection of wounds with Actinomyces. J. Bone Jt Surg. **33**, 221—227 (1951).
Cummins, C. S.: J. gen. Microbiol. **28**, 35—50 (1962).
—, and **H. Harris**: Studies on the cell wall composition and taxonomy of actinomycetales and related groups. J. gen. Microbiol. **18**, 173—180 (1958).
Dambrin, P., G. Moreau, H. Eschapasse, et I. Gordou: Les formes pseudo-cancéreuses de l'actinomycose pulmonaire. Sem. Hôp. Ann. Chir. 223—229 (1957).
Davies, G. R., and R. B. Lynn: Abdominal actinomycosis. Report of an unusual case and review of literature on antibiotic therapy. Canad. J. Surg. **2**, 305—310 (1950).
Davies, J. A. Lloyd: Primary actinomycosis of the Breast. Brit. J. Surg. **38**, 378—381 (1951).
Dechaume, M., G. Carlier, M. Goudart, et H. Beerens: L'actinomycose cervico-faciale et ses problèmes. Aspect clinique; Aspect bactériologique. Presse méd. **63**, 448—452 (1955).
— — — — L'actinomycose cervico-faciale meladie et syndrome. Rev. Stomat. (Paris) **56**, 1—33 (1955).
De Graciansky, P., et C. Grupper: Un cas d'actinomycose guérie par le rimifon. Bull. Soc. franç. Derm. Syph. **60**, 454—457 (1953).
De Graeve, R.: Een geval van spondylitis actinomycotica der lumbale wervelzuil. J. belge Méd. Phys. Rhum. **19**, 245—256 (1964).
Deibert, K.: Atypische Blockwirbelbildung der HWS nach cervico-facialer Aktinomykose. Med. Klin. **7**, 263—264 (1966).
Delarue, J.: A propósito de algunos cases de actinomicosis pulmonar. Rev. mex. Tuberc. **16**, 232—242 (1955).
— Diagnostic et traitement de l'actinomycose médiastino-pulmonaire. Sem. Hôp. Paris 917—918 (1954).
Dobson, L., and W. Cutting: Penicillin and sulfonamides in the therapy of actinomycosis. J. Amer. med. Ass. **128**, 856 (1945).
Drewes, J.: Die Pilzerkrankungen der Lunge. In: Handbuch der Thoraxchirurgie, Bd. III, S. 167—179. Berlin-Göttingen-Heidelberg: Springer 1958.
Dupperat, B., et B. Goudot: Actinomycose humérale rebelle à tous les traitements. Amélioration considérable après acupuncture et isoniazide. Bull. Soc. franç. Derm. Syph. **61**, 347—348 (1954).
Eggeling, W., u. S. Heinrich: Ein Beitrag zur Lungenaktinomykose. Med. Welt **30**, 1610—1622 (1964).
Eiken, Th.: Über Pseudoaktinomykose. Ugeskr. Laeg. 805—810 (1941).
Emmons, C. W., C. H. Binford, and J. P. Utz: Medical Mycologia. Lea & Febinger, 1963.
— Microaerophilic strains of actinomyces isolated from tonsils. Mycologia **29**, 377 (1937).
Ennever, J., H. B. G. Robinson, and P. C. Kitchin: J. dent. Res. **XXX**, 88 (1951).
Erikson, D.: Ann. Rev. Microbiol. **3**, 23—54 (1949).
Favez, G., et P. Vulliémoz: Les mycoses respiratoires. Rev. méd. Suisse rom. **83**, 671—733 (1963).
Fegeler, F.: Aktinomykose. In: Jadassohn, Handbuch der Haut- und Geschlechtskrankheiten, Erg.-Werk, Bd. IV/4, S. 527—588. Berlin-Göttingen-Heidelberg: Springer 1963.
Figi, F. A., E. Rollin, and M. D. Cutts: Amer. J. Dis. Child. **42**, 279 (1931).
Finch, P. G.: Actinomyces of forearm. Canad. med. Ass. J. **68**, 595—596 (1953).
Fisher, A. M., and J. C. Harvey: Actinomycosis: some concepts of therapy and prognosis. Postgrad. Med. **19**, 32—35 (1956).
Foreman, J. M.: Actinomycosis of the liver. N.Z. med. J. **62**, 536—537 (1963).
v. Forster, E., R. Moeller, et J. Muller: Un nouveau cas d'actinomycose thoracopulmonaire traité chirurgicalement. J. franç. Méd. Chir. thor. **11**, 317—324 (1957).
Frágner, D.: Parasitische Pilze beim Menschen. Prag 1958.
Frimm, C. E., C. Marigo, and M. Degni: Actinomicose intestinal. Hospital (Rio de J.) **64**, 173—201 (1963).
Fritsche, D.: Z. Hyg. Infekt.-Kr. **150**, 50—57 (1964).
— Zur bakteriziden Wirkung des Penicillins auf den Erreger der Aktinomykose. In: Krankheiten durch Aktinomyzeten und verwandte Erreger. Hrsg. von H.-J. Heite, S. 29—33. Berlin-Heidelberg-New York: Springer 1967.

Fry, G.A., W.J. Martin, W.H. Dearing, and **C.E. Culp**: Primary actinomycosis of the rectum with multiple perianal and perineal fistulae. Mayo Clin. Proc. **40**, 296—299 (1965).
Gängel, G., P.E. Gehreis, u. **H. Meinersen**: Generalisierte kutan-subkutane Aktinomykose, ein Beitrag zur Problematik der Strahlenpilzerkrankung. Z. Haut- u. Geschl.-Kr. **36**, 67—79 (1964).
Gardiner, S.S.: Actinomycosis of the head and neck. Aust. N.Z. J. Surg. **6**, 186 (1936).
—, and **D.A. Welsh**: Aust. N.Z. J. Surg. **4**, 279 (1935).
Garrod, L.P.: Actinomycosis of the lung. Aetiology, diagnosis and chemotherapy. Tubercle (Edinb.) **33**, 258—266 (1952).
— The sensitivity of Actinomyces israelii to antibiotics. Brit. med. J. **4771**, 1263—1264 (1952).
Geister, R.S., and **Esther Meyer**: The effect of aureomycin and penicillin on experimental actinomycosis infections in Mice. J. Lab. clin. Med. **38**, 101—111 (1951).
Glaesmer-Zaff, M.: Ein Schulfall einer Ovarialaktinomykose. Zbl. Gynäk. **74**, 1927—1932 (1952).
Glahn, M.: Cervico-facial actinomycosis, typical and non-typical. Acta chir. scand. **99**, 537—544 (1950).
— Cervico-facial actinomycosis, etiology and diagnosis. The pathogenesis of cervico-facial actinomycosis. Acta chir. scand. **108**, 183—204 (1954).
Gordon, M.A., and **H.M. Dubose**: Anorectal actinomycosis with extensive gluteal and thigh involvement. Report of a case. Amer. J. clin. Path. **21**, 460—663 (1951).
Grässer, R.: Pathogenitätsteste mit anaeroben Actinomyceten. Zbl. Bakt., I. Abt. Orig. **181**, 103—110 (1961).
— Untersuchungen über fermentative und serologische Eigenschaften mikroaerophiler Actinomyceten. Zbl. Bakt., I. Abt. Orig. **188**, 251—263 (1963).
Greene, L.W., and **W.C. Black**: Treatment of cervico-facial actinomycosis with isoniazid. Rocky Mtn med. J. **52**, 43—46 (1955).
Greer, A.E.: Disseminating Fungus Diseases of the Lung. Springfield/Ill.: Ch. C. Thomas 1962.
Gutscher, V.: Dtsch. Z. Chir. 244 (1935).
Hallmann, L.: Bakteriologie und Serologie. Stuttgart: Georg Thieme 1961.
Hanf, U.: Untersuchungen über die in vitro-Empfindlichkeit des Actinomyces israelii gegen Erythromycin, Magnamycin, Polymyxin B, Bacitracin, Neomycin, Tyrothricin, Xanthocyllin und Suprathricin. Z. Hyg. Infekt.-Kr. **143**, 127—133 (1956).
—, u. **G. Hanf**: Ein Beitrag zum Infektionsmodus der weiblichen Genitalaktinomykose. Geburtsh. u. Frauenheilk. **15**, 355—374 (1955).
—, **S. Heinrich,** u. **F. Legler**: Zur Frage der Antibiotica-Resistenz des Erregers der Aktinomykose. Med. Klin. **49**, 250—251 (1954).
Hara, M., and **M.D. Pierce**: Chronic constrictive pericarditis due to Actinomyces bovis. Report of a case by pericardectomy. J. thorac. Surg. **33**, 730—737 (1957).
Harbitz, F., u. **U.B. Groendahl**: Beitr. path. Anat. **50**, 193 (1911).
Harley, R., and **S. Wedding**: Amer. J. Ophthal. **29**, 524 (1946).
Harvey, I.C., J.R. Cantrell, and **A.M. Fisher**: Actinomycosis: its recognition and treatment. Ann. intern. Med. **46**, 868—884 (1957).
Harz, K.U.: Actinomyces bovis, ein neuer Schimmel in dem Gewebe des Rindes. Jahresbericht d. kgl. Centr. Thierarznei-Schule in München. **1879**, 125 (1877—1878).
Hauptstein, P.: Aktinomykose im Bereich des kleinen Beckens nach Abortus. Dtsch. med. Wschr. **38**, 1778—1781 (1960).
Hazen, E.L., G.N. Little, and **H. Resnick**: The hamster as a vehicle for the demonstration of pathogenicity of Actinomyces bovis. J. Lab. clin. Med. **26**, 581 (1947).
Heidsieck, C.: Über tumorförmige Aktinomykose des Unterkiefers. Zbl. Chir. **77**, 1201—1211 (1952).
Heinrich, K.: Ärztl. Wschr. 4, 740—742 (1949).
Heinrich, S.: Zur Ätiologie und Mikrobiologie der Aktinomykose. Zbl. Bakt., I. Abt. Orig. **177**, 255—263 (1960).
—, u. **H. Korth**: Zur Nährbodenfrage in der Routinediagnostik der Aktinomykose. In: Krankheiten durch Aktinomyzeten und verwandte Erreger. Hrsg. von H.-J. Heite, S. 16—20. Berlin-Heidelberg-New York: Springer 1967.
—, u. **G. Pulverer**: Zur Ätiologie und Mikrobiologie der Aktinomykose. III. Die pathogene Bedeutung des Actinobacillus actinomycetem comitans unter den Begleitbakterien des Actinomyces israelii. Zbl. Bakt., I. Abt. Orig. **176**, 91—101 (1959).
Heite, H.J.: Krankheiten durch Actinomyceten und verwandte Erreger. Berlin-Heidelberg-New York: Springer 1967.
Heller, A.: Über die Behandlung einer primären Lungenaktinomykose mit Aureomycin. Med. Klin. **49**, 1475—1477 (1954).
Hemmes, G.D.: Enige bevindingen over actinomycose. Ned. T. Geneesk **107**, 193—196 (1963).

Hengel, R., u. **A. Linke**: Beitrag zur Differentialdiagnose und Therapie der Abdominal-Aktinomykose. Dtsch. med. Wschr. **79**, 1372—1375 (1954).
Herrell, W.E.: The clinical use of penicillin. J. Amer. med. Ass. **124**, 622 (1944).
—, **A. Balows**, and **J.S. Dailey**: Erythromycin in the treatment of actinomycosis. Antibiot. Med. **1**, 507—513 (1955).
Hertz, J.: Actinomycosis; oral, facial and maxillary manifestations. J. int. Coll. Surg. **28**, 539—556 (1957).
— Actinomycosis of the mandible. Report of an atypical case. Acta path. microbiol. scand. **36**, 205—209 (1955).
— Actinomycosis: Borderline cases. J. int. Coll. Surg. **34**, 148—168 (1960).
Holm, P.: Studies on the aetiology of human actinomycosis. I. The "other mikrobes" of actinomycosis and their importance. Acta path. microbiol. scand. **27**, 736—751 (1950).
— Studies on the aetiology of human actinomycosis. II. Do the "other microbes" of actinomycosis possess virulence. Acta path. microbiol. scand. **28**, 391—406 (1951).
Howell, A.: In vitro susceptibility of Actinomyces to terramycin. Antibiotics **3**, 378—381 (1953).
—, **W.C. Murphy**, **F. Paul**, and **R.M. Stephan**: Oral strains of actinomyces. J. Bact. **78**, 82—95 (1959).
Intile, J.A., and **J.H. Richert**: Cervicofacial Actinomycesis complicated by Meningitis. J. Amer. med. Ass. **181**, 724—726 (1962).
Israel, J.: Neue Beobachtungen auf dem Gebiet der Mykosen des Menschen. Arch. path. Anat. **74**, 15 (1878).
JAMA Editorial: Actinomycosis. J. Amer. med. Ass. **181**, 721—722 (1962).
Janke, D.: Experimentelle und klinische Erfahrungen mit Propicillin in der dermatologischen Praxis. Z. Haut- u. Geschl.-Kr. **33**, 279—330 (1962).
Jantschew, W.G.: Über primäre Aktinomykose des Mastdarmes. Z. ges. inn. Med. **16**, 476—480 (1961).
Jawetz, E., **J.L. Melnick**, u. **E.A. Adelberg**: Medizinische Mikrobiologie (p. 296). Berlin-Göttingen-Heidelberg: Springer 1963.
Jepson, E.M., **F.C. Rose**, and **R.J. Tonkin**: Thoracic actinomycosis. Brit. med. J. **5078**, 1025 bis 1027 (1958).
Jutzler, G.A., **W. Leppla**, u. **H.J. Brunck**: Primär doppelseitige Nierenaktinomykose als Ursache eines Nierenversagens. Ärztl. Forsch. **15**, I, 340—345 (1961).
Kaiser, F.H., u. **J. Bircher**: Bakt. Endokarditis durch einen Aktinobacillus. Dtsch. med. Wschr. **92**, 21—23 (1967).
Kaufmann, E.: Spezielle anatomische Anatomie. 11. und 12. Aufl. Berlin: Walter de Gruyter u. Co. 1955.
Kay, E.B.: Bronchopulmonary Aktinomycosis. Ann. intern. Med. **26**, 581—593 (1947).
— Actinomycosis in chronic bronchopulmonary infections. Amer. Rev. Tuberc. **57**, 322—329 (1948).
Kelly, H.H.D.: Intestinal actinomycosis treated with chloramphenicol and aureomycin. Case report. Brit. med. J. **4734**, 779 (1951).
Keszler, P., u. **E. Flórián**: Generalisierte, geheilte Aktinomykose. Orv. Hetil. **101**, 1940—1943 (1960); Referat in Zbl. ges. Tuberk.-Forsch. **89**, 216 (1961).
King, S., and **E. Meyer**: Metabolic and serologic differentiation of Actinomyces bovis and "anaerobic diphtheroids". J. Bact. **74**, 234—238 (1957); **85**, 186—190 (1963).
Klinger, R.: Untersuchungen über menschliche Aktinomykose. Zbl. Bakt., I. Abt. Orig. **62**, 198 (1912).
Knick, B.: Konservative antibiotische Empyembehandlung bei pleuropulmonaler Aktinomykose. Ther. d. Gegenw. **99**, 279—281 (1960).
Kohn, P.M., **M. Tager**, **M.L. Siegel**, and **R. Ashe**: New Engl. J. Med. **245**, 640—645 (1951).
Kolle, W., **R. Kraus** u. **P. Uhlenhut**: Handbuch der pathogenen Mikroorganismen. 3. Aufl. Jena-Berlin-Wien: Gustav Fischer und Urban & Schwarzenberg 1928.
Kourilsky, R., **R. Piéron**, **J.C. Bognel**, et **H.C. Maneche**: Les Aktinobaktérioses respiratoires. J. franç. Méd. Chir. thor. **16**, 625—668 (1962).
Kraemer, H.: Zur abdominalen Aktinomykose und ihrer Behandlung. Münch. med. Wschr. **101**, 2009—2010 (1959).
Krasil'nikov, N.A.: Int. Bull. bact. Nomencl. **9**, 63—69 (1959).
— Taxonomic principles in the Actinomycetes. J. Bact. **79**, 65—74 (1960).
— Rules for the classification of antibiotic-producing Actinomycetes. J. Bact. **79**, 75—80 (1960).
Kugel, E., **A. Harlacher** u. **O. Hueck**: Bemerkungen zur Differentialdiagnose und Therapie der Lungenaktinomykose. Thoraxchirurgie **1**, 206—214 (1953).
Kuoni, R.: Zur Klinik der Lungenaktinomykose am Beobachtungsgut des Zürcher Kantonspitals in den Jahren 1924—1953. Zürich: Dissertation 1955.

Lane, S.L., A.H. Kutscher, and **R. Chaves**: Oxytetracycline in the treatment of orocervical facial actinomycosis. Report of seven cases. J. Amer. med. Ass. **151**, 986—988 (1953).

Le Brigand, H., et **G.D. Pesle**: Deux cas de fausse tumeur thoracique par actinomycose. J. franç. Méd. Chir. thor. **12**, 498—507 (1958).

Le Lourd, R., et **F. Le Lourd**: Poumon **22**, 89 (1966).

—, et al.: Actinomycose pulmonaire pseudo-tumorale avec foyer métastatiques cútané, musculaire et osseux. J. Méd. Bordeaux **142**, 1629—1639 (1965).

Lengyel, J., I. Kaldor, and **R. Domonkos**: Simultaneous infection with actinomycosis and blastomycosis. Mycopathologia (Den Haag) **24**, 289—293 (1964).

Lentze, F.A.: Actinomycetaceae. In: Reploh und Otte, Lehrbuch der Medizinischen Mikrobiologie. Stuttgart: Gustav Fischer 1965.

— In: Infektionskrankheiten. Hrsg. von Gundel. Stuttgart: Georg Thieme 1950.

— Zur Ätiologie und spezifischen Diagnostik der Aktinomykose. Med. Klin. **45**, 992—996 (1950).

— Die mikrobiologische Diagnostik der Aktinomykose. Münch. med. Wschr. 2. Halbj., 1826 bis 1829 (1938).

— Mikrobiologische und klinische Beobachtungen und Erfahrungen bei cervico-facialer Aktinomykose. Fortschr. Kiefer- u. Gesichtschir. **9**, 253—258 (1964); Klin. Teil: **9**, 253—258 (1964).

— Die Aktinomykose und ihre Mikrobiologie. In: Krankheiten durch Aktinomyzeten und verwandte Erreger. S. 1—11. Hrsg. von H.-J. Heite. Berlin-Heidelberg-New York: Springer 1967.

Lentze, F.: Die Aktinomykose und die Nocardiosen. In: Die Infektionskrankheiten des Menschen und ihre Erreger. Hrsg. von A. Grumbach und W. Kikuth. Stuttgart: Georg Thieme 1969.

Lesney, T.A., and **K.A. Traeger**: Cervico-facial actinomycosis: a post extraction complication. J. oral Surg. **17**, 51—59 (1959).

Lieske, R.: Morphologie und Biologie der Strahlenpilze. Leipzig: Gebr. Bornträger 1921.

Lindemann, B.: Die Aktinomykose-Pneumonie. Fortschr. Röntgenstr. **71**, 727—735 (1949).

Littman, M.L.: The Systemic Mycoses. Amer. J. Med. **27**, 1—3 (1959).

—, **J.S. Pauls,** and **M.H. Fusillo**: Treatment of pulmonary actinomycosis with chloramphenicol. J. Amer. med. Ass. **148**, 608—612 (1952).

Lloyd Davies, J.A.: Primary actinomycosis of the breast. Brit. J. Surg. **38**, 378—381 (1951).

Lord, F.T., and **L.D. Trevett**: The pathogenesis of actinomycosis, recovery of actinomyces-like organisms from normal mouth. J. infect. Dis. **58**, 115 (1936).

Lorenz, O.: Zur praktischen Diagnostik und Therapie der cervico-facialen Aktinomykose. Med. Klin. **45**, 996—998 (1951).

— Neuere Erkenntnisse zur Pathogenese und Klinik der cervico-facialen Aktinomykose. Med. Klin. **54**, 9—13 (1959).

— Die cervico-faciale aktinomykotische Mischinfektion — eine stomatogene Infektion. Med. Mschr. **6**, 580—584 (1952).

Luger, A.: 2 Fälle von Aktinomykose. Ref. in Z. Haut- u. Geschl.-Kr. **80**, 112 (1952).

Luria, D.B.: Pulmonary Actinomykosis. J. Amer. med. Ass. **200**, 426 (1967).

Mannes, P., R. Derriks, et **R. Nicaise**: Infiltrat rond et empyème actinomycosiques. J. franç. Méd. Chir. thor. **9**, 142—147 (1955).

Manten, A.: Proceedings 3rd international Congress for Chemotherapy 1963. Vol. I, S. 243. Stuttgart: Georg Thieme 1964.

Mariat: in Riddel and Stewart: Fungus Diseases and their Treatment. P. 114—122. London 1958.

Martin, W.J., D.R. Nichols, W.E. Wellmann, and **L.A. Weed**: Disseminated Actinomycosis treated with tetracycline. Arch. intern. Med. **97**, 252—258 (1956).

McCormack, L.J., J.A. Dickson, and **A.R. Reich**: Actinomycosis of the humerus. J. Bone Jt Surg. **36**, 1255—1258 (1954).

McDowell, D.E., J.L. Ulmer, A.G. Velo, W.S. Ekren, and **J.E. Kriz**: Cerebral abscess due to Actinomyces israeli. Sth. med. J. (Bgham, Ala.) **58**, 227—230 (1965).

McManus, J.F.A.: Histological Demonstration of Mucin after periodic Acid. Nature (Lond.) **158**, 202 (1946).

McParland, N., J.S. Grove, and **B. Chomet**: Actinomycosis of penis. J. Urol. (Baltimore) **86**, 95 (1961).

McQuown, A.L.: Actinomycosis and nocardiosis. Amer. J. clin. Path. **25**, 2—13 (1955).

McVay, L.V., D. Dunavant, F. Guthrie, and **D.H. Sprunt**: Treatment of actinomycosis with aureomycin. J. Amer. med. Ass. **143**, 1067—1068 (1950).

—, **D. Guthrie,** and **D.H. Sprunt**: Aureomycin in the treatment of actinomycosis. New Engl. J. Med. **245**, 91—96 (1951).

McVay, L.V., and D.H. Sprunt: A long-term evaluation of aureomycin in the treatment of actinomycosis. Ann. intern. Med. **38**, 955—966 (1953).
— — Treatment of actinomycosis with isoniazid. J. Amer. med. Ass. **153**, 95—98 (1953).
Mendelsohn, B.G.: Actinomycosis of a metacarpal bone. J. Bone Jt Surg. (Brit.) **47**, 739—742 (1965).
Meurers, M.: Streptomycinerfolg bei Lungenaktinomykose. Mschr. Kinderheilk. **11**, 368—390 (1951).
Meyer, E., and P. Verges: Mouse pathogenicity as a diagnostic aid in the identification of Actinomyces bovis. J. Lab clin. Med. **36**, 667 (1960).
Meyer-Rohn, J.: Therapeutische Berichte „Bayer". **4—5**, 135 (1958).
Mikkelsen, O.A.: Actinomycosis simulating malignant tumor. Nord. Med. **73**, 287 (1965).
Miller, A.G.: Actinomycosis of the colon. Dis. Colon Rect. **7**, 207—210 (1964).
Mincy, J.E., and F.C. Peck: Actinomycotic subdural empyema. N.Y. St. J. Med. **66**, 2155—2156 (1966).
Mitchell, R.G.: Actinomycosis and the dental abscess. Brit. dent. J. **120**, 423—429 (1966).
Mohr, W.: Die Aktinomykose und verwandte Fadenpilzerkrankungen. In: Handbuch der Inneren Medizin, Bd. I/1, S. 903—927. Berlin-Göttingen-Heidelberg: Springer 1952.
Monteleone, L.: Actinomycosis. J. oral Surg. **21**, 313—318 (1963).
Montgomery, R.M., and W.A. Welton: Primary actinomycosis of the upper extremity. Arch. Derm. **79**, 578—580 (1959).
Moore, W.R., and J.G. Scannel: Pulmonary actinomycosis simulating cancer of the lung. J. thorac. cardiovasc. Surg. **55**, 193—195 (1968).
Morson, B.C.: Primary actinomycosis of the rectum. Proc. roy. Soc. Med. **54**, 723—724 (1961).
Mullan, D.P.: An unusual case of actinomycosis. J. roy. Army med. Cps. **106**, 171—175 (1960).
Naeslund, C.: Studies of Actinomyces from the oral cavity. Acta path. microbiol. scand. **2**, 110 (1925).
— Experimentelle Studien über die Ätiologie und Pathogenese der Aktinomykose. Acta path. microbiol. scand. Suppl. 1931, Bd. VI.
Nichols, D.R., and W.E. Herrel: Penicillin in the treatment of actinomycosis. J. Lab. clin. Med. **32**, 1405 (1947).
Noodt, H.: Zur Klinik der abdominellen Aktinomykose. Bruns' Beitr. klin. Chir. **196**, 445—453 (1958)
Osswald, M.: Die cervico-faciale Aktinomykose und ihre moderne Behandlung. Z. ärztl. Fortbild. **55**, 607—613 (1961).
Overmann, J.R., and L. Pine: Z. ärztl. Fortbild. **86**, 656—665 (1963).
Paalman, R.J., M.B. Dockerty, and R.D. Mussey: Actinomycosis of the ovaries and Fallopian tubes. Amer. J. Obstet. Gynec. **58**, 419—431 (1949).
Page, M.I., and E.O. King: Infection due to Actinobacillus actinomycetem comitans and Haemophilus aphrophilus. New Engl. J. Med. **275**, 181—188 (1966).
Paul, F.M.: Two cases of thoracic actinomycosis in children. Arch. Dis. Childh. **38**, 276—279 (1963).
Peabody, jr., J.W., and J.H. Seabury: Actinomycosis and nocardiosis. A review of basic differences in therapy. Amer. J. Med. **28**, 99—115 (1960).
— — Actinomycosis and Nocardiosis. J. chron. Dis. **5**, 374—403 (1957).
Peitersen, E.: Actinomycotic abscess of the brain in a patient with congenital heart disease. Dan. med. Bull. **9**, 61—64 (1962).
Pheils, M.T., D.J. Reid, and C.F. Ross: Abdominal Actinomycosis. Brit. J. Surg. **51**, 345—350 (1964).
Pilheu, F.R., and R. Colillas: Actinomycosis de parótida a forma tumorial. Pren. méd. argent. **44**, 472—473 (1957).
Pine, L.: Ann. Soc. belge Méd. trop. **43**, 247—257 (1963).
—, and **H. Hardin**: Actinomyces israelii a cause of lacrymal canalaculitis in man. J. Bact. **78**, 164—170 (1959).
—, **A. Howell, and S.J. Watson**: J. gen. Microbiol. **23**, 403—424 (1960).
Polemann, G., T. Wegmann u. A. Stammler: Klinik und Therapie der Pilzkrankheiten. Stuttgart: Georg Thieme 1961.
Ponfick, E.: Die Aktinomykose des Menschen, eine neue Infektionskrankheit an vergleichenden pathologischen und experimentellen Grundlagen geschildert. Berlin: A. Hirschwald 1882.
Porter, I.A.: Actinomycosis in Scotland. Brit. med. J. **4845**, 1084—1086 (1953).
— Actinomycosis in the north-east of Scotland. Brit. med. J. **4719**, 1360—1363 (1951).
Portwich, G., u. D. Schlegel: Die cervico-faciale Aktinomykose. Teil II: Therapie. Med. Mschr. **14**, 794—797 (1960).
Prévot, A.R., R. Kourilsky, R. Pieron, et J.C. Bognel: Contribution á l'étude des actinobactérioses bronche-pleuro-pulmonaires. Bull. Soc. méd. Hôp. Paris **77**, 738—746 (1961).

Pritzker, H.G., and **J.S. Mackay**: Pulmonary actinomyces simulating bronchogenic carcinoma. Canad. med. Ass. J. **88**, 785—791 (1963).
Putman, A.C., **M.B. Dockerty**, and **J.M. Waugh**: Abdominal actinomycosis. An analysis of 122 cases. Surgery **28**, 781—800 (1950).
Quitté, Ch.: Strahlenpilzkrankheit und Arbeitsunfall. Med. Mschr. **17**, 652—655 (1956).
Rabin, C.B., and **H.D. Janowitz**: Actinomyces in putrid empyema. J. thorac. Surg. **19**, 355—360 (1950).
Raper, F.P.: Abdominal actinomycosis following a perforated duodenal ulcer. Brit. J. Surg. **38**, 240—241 (1950).
Ray, P.N., and **B.P. Tribedi**: Brit. J. Surg. **26**, 30 (1938).
Reitter, H.: Die primäre pleuro-pulmonale Aktinomykose. Zbl. Chir. **79**, 993—1001 (1954).
Renk, H.: Zur Behandlung der cervico-facialen Aktinomykose. HNO (Berl.) **11**, 316—321 (1963).
— HNO Wegweiser der gesamten fachärztlichen Praxis **12**, 109 (1964).
Reploh u. **Otte**: Lehrbuch der Medizin, Mikrobiologie und Infektionskrankheiten. Stuttgart: Gustav Fischer 1965.
Rey-Bellet, J.: Les mycoses du système nerveux central. Rev. méd. Suisse rom. **83**, 734—748 (1963).
Riddel, R.W., and **G.G.T. Stewart**: Fungus Diseases and their Treatment. London 1958, Mariat p. 114—122.
Riederer, J.: Zur Diagnose und Behandlung der pleuro-pulmonalen Aktinomykose. Ärztl. Wschr. **13**, 181—183 (1958).
Rodstein, M., **R.S. Gubner**, and **W.F. Browne**: Actinomycosis detected on periodic examination. Arch. environm. Hlth **10**, 811—815 (1965).
Rosebury, F.: The parasitic actinomycetes and other filamentous micro-organisms of the mouth. Bact. Rev. **8**, 189—223 (1944).
Rosebury, T., **L.J. Epps**, and **A.R. Clark**: A study of the isolation, cultivation and pathogenicity of actinomyces israelii recovered from the human mouth and from Actinomycosis in man. J. infect. Dis. **74**, 131 (1944).
Ross, J.A., and **I.C.S. Knight**: Actinomycosis of the subphrenic space. Edinb. med. J. **61**, 170—174 (1954).
Rumrich, A.: Zur Klinik und Therapie der Bronchusaktinomykose. Dtsch. med. Wschr. **78**, 854—855 (1953).
Sanford, A.H., and **M. Voelker**: Actinomycosis in the U.S. Arch. Surg. **11**, 809 (1925).
Sanford, G.E., and **R.O. Barnes**: Massive penicillin therapy of abdominal actinomycosis. Surgery **25**, 711—722 (1949).
Savidge, R.S., and **D.M. Davies**: Generalized actinomycosis with possible cardiac involvement. Brit. med. J. **4828**, 136 (1953).
Sazama, L.: Actinomycosis of the parotid gland. Oral Surg. **19**, 197—204 (1965).
Schabinski, G.: Grundriß der medizinischen Mykologie. Jena: Gustav Fischer 1960.
Scheibe, G.: Metastasierende Aktinomykose. Bruns' Beitr. klin. Chir. **210**, 60—79 (1965).
Schinz, H.R., **W.E. Baensch**, **E. Friedl** u. **E. Uehlinger**: Lehrbuch der Röntgendiagnostik. 6. Lieferung, S. 2408. Stuttgart: Georg Thieme 1952.
Schmid, J.: Lungenaktinomykose. Praxis 25, 573—575 (1956).
Schneider, G.: Die cervico-faciale Aktinomykose im Lichte diagnostischer Betrachtungen. Dtsch. Zahn-, Mund- u. Kieferheilk. **16**, 396—424 (1952).
— Über verschiedene Riesenzellformen bei Ablauf der Aktinomykose. Dtsch. Zahn-, Mund- u. Kieferheilk. **20**, 425—434 (1954).
Schuchardt, K.: Mikrobiologische und klinische Beobachtungen und Erfahrungen bei der cervico-facialen Aktinomykose. Klinischer Teil. Fortschr. Kiefer- u. Gesichtschir. **9**, 959—967 (1964).
— in Haupl, Meyer, Schuchardt: Die Zahn-, Mund- und Kieferkrankheiten. München: Urban & Schwarzenberg 1955.
— Fortschr. Kiefer- u. Gesichtschir. **9**, 259—267 (1946).
Seabury, J.H., and **H.E. Dascomb**: Results of the treatment of systemic mycoses. J. Amer. med. Ass. **188**, 509—513 (1964).
Seeliger, H.P.R.: Mykologische Serodiagnostik. Leipzig 1958.
— Immuno-chemistry of fungi. Mykosen **7**, 71—81 (1964).
— Serodiagnostik der Pilze und mykotischen Infektionen. Zbl. Bakt., I. Abt. Orig. **184**, 203—226 (1962).
— Mykologische Berichte. Med. Mitt. Schering A.G. Berlin **19**, 12 (1958).
Seligman, S.A.: Treatment of actinomycosis with Auoreomycin. Brit. med. J. **1954 I**, 1431.
Sielaff, H.J., u. **S. Heinrich**: Über die diagnostische Verwertbarkeit der Intrakutantestreaktion bei der Aktinomykose. Dtsch. med. Wschr. **76**, 977—979 (1951).

Slack, J.: The source of infection in actinomycosis. J. Bact. **43**, 193 (1942).
Smith, C. H.: Ocular actinomycosis. Proc. roy. Soc. Med. **46**, 209—212 (1953).
Sobolev, V. I.: Zur Röntgendiagnostik der Aktinomykose der Lungen. Ref. in Zbl. Tuberk.-Forsch. **71**, 290 (1956).
Soulas, A., et **P. Mounier-Kuhn**: Bronchologie, Paris 1956, p. 337 l'actinomycose.
Sperling, R. L., R. Heredia, W. J. Gillesby, and **B. Chomet**: Rupture of the spleen secondary to actinomycosis. Arch. Surg. **94**, 344—348 (1967).
Spilsbury, B. W., and **F. R. C. Johnstone**: The clinical course of actinomycotic infection. Canad. J. Surg. **5**, 33—48 (1962).
Stange, H. H.: Die exogene Aktinomykose der weiblichen Genitale. Zbl. Gynäk. **73**, 1689—1694 (1951).
— Über die Wirkung der Penicillin-Röntgentherapie auf die Drüsen bei einem Fall von Parametritis actinomycotica. Geburtsh. u. Frauenheilk. **10**, 622—632 (1950).
Stevens, H.: Actinomycosis of the nervous system. Neurology **3**, 761—772 (1953).
Stevenson, A. E. M.: Actinomycosis of ovaries and fallopian tubes. Report of a case. J. Obstet. Gynaec. Brit. Emp. **64**, 365—369 (1957).
Strauss, R. E., A. M. Kligman, and **D. M. Pilsbury**: The Chemotherapy of Actinomycosis and Nocardiosis. Amer. Rev. Tuberc. **63**, 441—448 (1951).
Sweeney, D. F., and **T. F. Blackwelder**: Pelvic actinomycosis. Report of a case. Obstet. Gynec. **25**, 690—692 (1965).
Swinton, N. W., and **B. H. Schatman**: Actinomycosis — a rare cause of fistula in ano. Dis. Colon Rect. **7**, 315—318 (1964).
Sydnes, S.: Actinobacillus actinomycetem comitans as the sole infecting agent in a human being. Acta path. microbiol. scand. **28**, 27—35 (1951).
Teng, P.: Actinomycotic cerebral abscess. A report of two cases with recovery. J. Amer. med. Ass. **175**, 807—810 (1961).
Thompson, L.: Isolation and comparison of Actinomyces from human and bovine infections. Proc. Mayo Clin. **25**, 81—86 (1950).
—, and **S. A. Lovestedt**: An Actinomyces-like organism obtained from the humanmouth. Proc. Mayo Clin. **26**, 169—175 (1951).
Tiwisina, A., u. **J. G. Moormann**: Über die abdominale Form der Aktinomykose in der Kindheit. Kinderärztl. Prax. **33**, 507—516 (1965).
Uehlinger, E.: In Schinz, Friedl, Baensch: Lehrbuch der Röntgendiagnostik, Bd. IV/2, S. 2408 Lunge; Bd. II/2, S. 3390 Dickdarm; S. 522 Knochen. Stuttgart: Georg Thieme 1952.
Utz, J. P.: Modern Treatment **1**, 320—329 (1964).
Vaucher, E., E. Forster, C. Greff, E. Roegel, et **Y. Le Gal**: Remarques sur l'actinomycose thoracique. A propos d'un cas d'envahissement pneumo-costo-diaphragmatique, traité par exstirpation de la lésion et suivi de guérison apparente. J. franç. Méd. Chir. thor. **9**, 147—156 (1955).
Verbov, J.: Thoracic actinomycosis. Brit. med. J. **5459**, 482—483 (1965).
Villegas, A. H., and **C. A. Sala**: Pulmonary Aktinomykosis of pseudotumoral form. J. thorac. cardiovasc. Surg. **49**, 677 (1965).
Vogelzang, R. M.: Bacterial endocarditis due to Actinob. act. com. Arch. intern. Med. **120**, 99—101 (1967).
Waksman, S. A.: The Actinomycetes, their Nature, Occurrance, Activities and Importance. Annales cryptogamici et phytopathologici **9**, 182 (1950).
— The Actinomycetes. Vol. II. Classification, identification and descriptions of genera and species. Baltimore: Williams & Wilkins Co.; London: Baillière Tindall & Co. 1961.
— Factors to be considered in the classification of Actinomycetes. Int. Bull. bact. Nomencl. **9**, 73—78 (1959).
—, and **A. T. Henrici**: The Nomenclature and Classification of the Actinomycetes. J. Bact. **46**, 337 (1943).
—, and **H. Lechevalier**: Amer. Rev. Tuberc. **67**, 261 (1953).
Warthin, T. A., and **B. Bushueff**: Pulmonary actinomycosis. Arch. intern. Med. **101**, 239—243 (1958).
Wassmund, M.: Pseudoaktinomykose oder echte Aktinomykose. Dtsch. med. Wschr. **64**, 1316—1320 (1938).
Wearne, W. M.: Actinomycosis of the finger. Proc. roy. Soc. Med. **53**, 884 (1960).
Weber, H. G.: Über die Anwendung von Oxacillin-Stapenor in der chirurgischen Sprechstunde. Landarzt **40**, 831—833 (1964).
Weed, L. A., and **A. H. Baggenstoss**: Some Problems in Diagnosis of Aktinomykosis. Proc. Mayo Clin. **24**, 463 (1949).
Wegmann, T.: Diagnose der Lungenmykosen. Therapie der Mykosen in der inneren Medizin. Dtsch. med. Wschr. **91**, 711—714 (1966).

Wegmann, T.: Die Pilzerkrankungen der Lunge. In: Handbuch der inneren Medizin, Bd. IV/3, S. 629—695. Berlin-Göttingen-Heidelberg: Springer 1956.
Well, J.: Les actinobacterioses pleuro-pulmonaires. Acta phtisil. (Paris) **7**, **33**, 6—15 (1958).
Werthemann, A.: Virchows Arch. path. Anat. **255**, 719 (1925).
Wickbom, G. J., and **A. J. Davidson**: Angiographic findings in intracranial actinomycosis. Radiology **88**, 536—537 (1967).
Wilson, J.: Therapy of Systemic Fungous infections in 1961. Arch. intern. Med. **108**, 292—316 (1961).
Wingo, Ch. F., and **R. O. Williams**: Pulmonary actinomycosis diagnosed by lung biopsy. Amer. Rev. Tuberc. **76**, 660—668 (1957).
Wirsing, B.: Entwicklung der Diagnostik und Therapie bei cervico-facialer Aktinomykose. Dissertation 15. 12. 1965, Köln.
Witt, O.: Zur Behandlung der fortgeschrittenen Aktinomykose, insbesondere der Lungen-aktinomykose. Ärztl. Wschr. **10**, 975—977 (1955).
Wolff, L., u. **W. Teusch**: Das Aktinomykoseproblem. Münch. med. Wschr. **94**, 1654—1657 (1952).
Wolff, M., u. **J. Israel**: Über Reincultur des Actinomyces und seine Übertragbarkeit auf Thiere. Arch. path. Anat. **126**, 11 (1891).
Wright: The Biology of the Microorganism of Actinomycosis. Publication of the Mass. Gen. Hosp. Boston **1**, 49—50 (1905).
Yannopoulou, K., et **S. Thiry**: Etude anatomo-clinique d'un cas d'actinomycose cérébrale. Acta neurol. belg. **55**, 505—512 (1955).
Zander, E., u. **F. Barontini**: Über die Aktinomykose des Nervensystems. Schweiz. med. Wschr. **86**, 1409—1413 (1956).
Zettergren, L.: Acta path. microbiol. scand. **25**, 543 (1948); zit. bei Friedl, Schweiz. med. Wschr. **82**, 227 (1952), Ref. in Schweiz. med. Wschr. **79**, 349 (1949).
Zitka, E.: Über einen geheilten Fall von Aktinomykose des Nackens. Öst. Z. Stomat. **50**, 539—542 (1953).
— Über aktinomykotische Osteomyelitis im Kindesalter. Öst. Z. Stomat. **50**, 337—342 (1953).
— Tödlich verlaufende Fälle von cervico-facialer Aktinomykose. Wien. med. Wschr. **102**, 939—941 (1952).

Nocardiose

Von G. H. ARZT, Wintermoor

Mit 3 Abbildungen

I. Definition

Die Nocardiose ist eine granulomatöse und suppurative Erkrankung meist chronischen, aber auch gelegentlich akut-fulminanten Verlaufes mit einer Tendenz zu Remissionen und Exacerbationen sowie einer Neigung zu hämatogener Ausbreitung mit spezieller Prädilektion für Lunge, Gehirn und Unterhautgewebe.

Ihr wichtigster Erreger ist die aerobe grampositive, nicht regelmäßig säurefeste Species der Familie Actinomycetaceae: Nocardia asteroides.

Eine besondere Form der Nocardiose stellt die Nocardiomykose dar als lokalisierte progressive chronische Granulomatose der Haut mit charakteristischem im Spätstadium suppurativem und fistulösem Verlauf, deren wesentlichste Erreger Nocardia asteroides, N. brasiliensis und N. madurae sind.

II. Geschichte

Etwas mehr als 10 Jahre nach der Beschreibung der bovinen Aktinomykose durch BOLLINGER gelang es NOCARD (1888) die erste Nocardia-Infektion als eine rotzartige Erkrankung des Rindes in Guadeloupe zu erkennen. TREVISAN nannte 1889 den Erreger Nocardia farcinica und EPPINGER beschrieb 1890 als erster eine bewiesene Infektion beim Menschen (Hirnabsceß), verwandte aber den Ausdruck Cladothrix asteroides. Die 1896 von BLANCHARD eingeführte Bezeichnung *Nocardia asteroides* (asteroides wegen der sternförmigen Kolonien) setzte sich taxonomonisch durch.

FEISTMANTEL erkannte 1902 die enge Verwandtschaft zum Mycobacterium tuberculosis und den anaeroben Actinomyceten. Seither wurden weitere Stämme isoliert. HENRICI und GARDENER beschrieben 1921 26 Fälle einer Nocardiose, die allerdings der heutigen genauen Kritik nach PEABODY und SEABURY nicht mehr standhalten. Bis 1946 konnten KIRBY und McNAUGHT 32 Fälle beschreiben. Bis 1961 hat sich die Zahl der Beschreibungen auf über 179 erhöht (MURRAY et al.).

1894 isoliert VINCENT eine nicht säurefeste Species der Nocardia aus dem Madurafuß. Die ältesten Beschreibungen des *Madurafuß* gehen auf GILL (1842) und COLEBROOK (1846) in Madura zurück. 1860 wurde dann von CATER die Bezeichnung *Mycetoma* eingeführt, von der Erkrankung aber bis zum Ende des 19. Jahrhunderts nur aus Indien berichtet. Erst 1894 kamen Berichte aus Afrika: von LE DANTEC aus dem Senegal und von VINCENT aus Algerien. 1895 folgten ADAMI und KIRKPATRIK aus Kanada und 1896 HYDE aus den USA.

Seither haben sich zahlreiche Veröffentlichungen mit dieser Erkrankung befaßt und es konnten nach CONANT 35 verschiedene Erreger nachgewiesen werden.

Tatsächlich von einer Nocardiaart verursachte Mycetome werden im wesentlichen von *3 Species* verursacht, nämlich der Nocardia asteroides, der Nocardia brasiliensis und der Nocardia madurae, wobei die erstgenannte Form die größte Rolle spielt. Krankheitsbilder, denen diese Erreger zugrunde liegen, werden von GRENN und ADAMS als Nocardiomykosen bzw. Nocardia-Mycetome bezeichnet. Im Gegensatz dazu stehen die Erkrankungen des Madurafußes, die von Ascomyceten und Fungi imperfecti verursacht werden.

Früher hielt man die Nocardiose für äußerst selten, prognostisch fatal und meist nur als exotische Variante der Aktinomykose vorkommend. Durch Unkenntnis der bakteriologischen Verhältnisse wurde sie jahrelang irrtümlich der Aktinomykose zugerechnet. Noch bis in die jüngste Zeit war diese Erkrankung den Klinikern, insbesondere in Europa unbekannt. Heute, mit dem zunehmenden Interesse an der Erkrankung durch zahlreiche neuere Berichte der letzten Jahre und der günstigen Entwicklung der spezifischen Therapie wird die Nocardiose als *separates Krankheitsbild im Gegensatz zur Aktinomykose*, von der sie nur kulturell abgetrennt werden kann, herausgestellt. Von den verschiedenen pathogenen Nocardiaarten kommt für die Besprechung des klinischen Krankheitsbildes der Nocardiose nur die Nocardia asteroides in Frage.

III. Erreger

Morphologie. Die Nocardia asteroides ist als Saprophyt ein ubiquitärer Angehöriger des Humusbodens. Sie ist aerob wachsend und schwach oder nicht säurefest. Nur manche Stämme reagieren stark säurefest (McCLUNG) und können daher bei der Direktmikroskopie des Sputums leicht mit Mykobakterien verwechselt werden. Nach BERNSTEIN et al. ist die Säurefestigkeit ausgesprochener in Geweben und Exsudaten als in der Kultur. Nocardien sind schon bei Zimmertemperatur leicht zu züchten und bilden Sporen — einfache oder sich verzweigende filamentöse Stäbchen, die fragmentieren — und sind gegen Austrocknen ziemlich resistent.

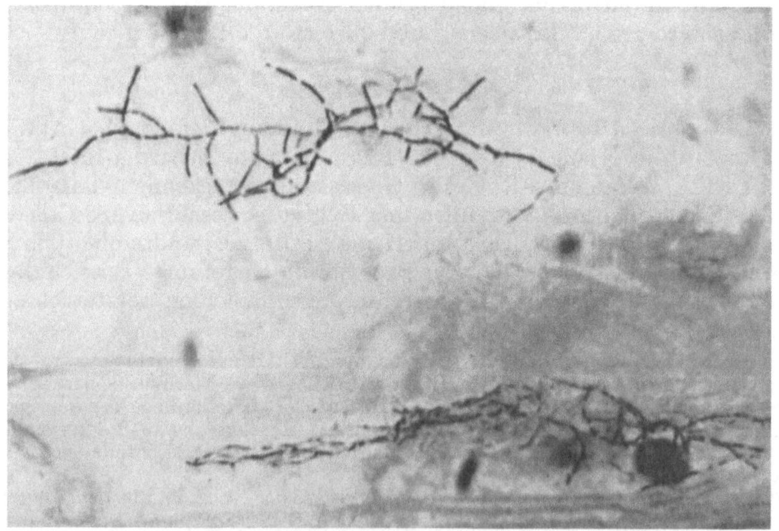

Abb. 1. Nocardia asteroides, Gramfärbung (aus HATHAWAY, MASON, 1962)

Im Eiter nocardiöser Prozesse finden sich keine Drusen, sondern lediglich *Mycelgeflechte* (Granula) des Erregers und keine Begleitbakterien (LENTZE). Nach McCLUNG ist der Erreger an sich nicht invasiv. Die N. asteroides hydrolisiert kein Casein, verflüssigt keine Gelatine und coaguliert Milch nicht. Dadurch ist eine Abtrennung von der N. brasiliensis und den Streptomycesarten möglich. Sie fermentiert keine Kohlehydrate und produziert kein Indol, H_2S oder Ammoniak. Die N. ast. ist Gram- und McManus PAS positiv. Durch Hamatoxylin und Eosin sowie im allgemeinen Ziehl-Neelsen wird sie nicht angefärbt. Bakteriologisch steht die N. ast. den Tuberkelbakterien näher als der A. israelii, wie durch immunologische Charakteristika gezeigt werden konnte (BALLENGER et al.).

Zur *Unterscheidung* der beiden Gattungen — *Mykobakterien und Nocardien* — empfehlen WAKSMAN und HENRICI in erster Linie zellmorphologische, GORDON und MIHM (1959, 1961, 1962) koloniemorphologische Kriterien. Nach JUHASZ und BÖNICKE bestehen zwischen der Zellmorphologie und bestimmten biochemischen Eigenschaften der beiden Gattungen enge Beziehungen, nicht aber zwischen der Kolonienmorphologie und diesen Eigenschaften.

Morphologie. Die morphologische Ähnlichkeit führte in der Vergangenheit häufig zur Verwechselung mit dem A. israelii. Die Mycele sind aber delikater und zerbrechlich. Zur Trennung von den Mykobakterien ist der Nachweis von sich verzweigendem Mycel, ein Haupt- oder Axialfilament mit mehreren Verzweigungen, wichtig (BERNSTEIN et al.) (Abb. 1). Die Nocardia ast. fragmentiert leicht. So zeigen gefärbte Ausstriche oft nur bacilläre oder kokkoide Formen. Zellmorphologisch zeigen Beimpfungen im Anfangsstadium diese Formen, die unter Bildung von Mycelfäden in die Länge wachsen. Die ersten echten Verzweigungen treten nach 17 Std auf. Nach 35—42 Std beginnt der Zerfall des Mycels in bacilläre Segmente und weiter in kokkobacilläre und kokkoide Formen (JUHASZ und BÖNICKE).

In Geweben erscheint die Nocardia als Körnchen von verschiedenen Farben, die N. ast. allgemein gelblich-weiß.

Kultur. Die Anzüchtung gelingt leicht unter aeroben Bedingungen auf den üblichen Bakteriennährböden, da die Nocardien keine speziellen Anforderungen stellen. So können Blut-Agar, Sabouraud's Glucose Agar, Czapek's Agar und verschiedene andere Medien, die zur Isolation von Tuberkelbakterien dienen, benutzt werden. Alkalische Medien mit einem pH von 6—8 werden aber bevorzugt. Der Bereich der Wachstumstemperatur liegt zwischen 20—45° C, optimal zwischen 20—37° C. Die pilzartigen, ballförmigen Kolonien erscheinen nach 24 bis 72 Std.

Manchmal vergehen 7—14 Tage und mehr, ehe ein erkennbares Wachstum einsetzt. Sie haben ein glattes sternförmiges Aussehen (asteroid), sind feucht und schleimig oder trocken. Später fälteln sie sich und werden durch die Luftmycelbildung rauh. Der Aspekt der Kultur wechselt je nach dem Material und dem Alter in Aussehen, Konsistenz und Pigmentierung. Die Kolonien sind chromogen und erscheinen cremefarben bis orange. In Abhängigkeit von Alter, Temperatur unter 30° C und Licht verfärben sie sich rötlich. Die Nocardia verliert ihre Säurefestigkeit nach wiederholtem Überimpfen auf künstlichen Nährböden. Je älter die Kulturen sind, desto irregulärer ist diese Säurefestigkeit (MCCLUNG, WEBSTER). Da viele Kulturen saprophytischen Mykobakterien in Aussehen und Pigmentation ähneln, ist die Beobachtung der verzweigenden Filamente zur Differenzierung notwendig (die Mykobakterien zeigen keine echte Verzweigung).

In flüssigen Nährböden erfolgt das Wachstum als Häutchen auf der Oberfläche (BERNSTEIN et al.). Verschiedene Charakteristika einiger echter Nocardien sind in der folgenden Tabelle nochmals zusammengefaßt (Tab. 1).

Allgemein bestehen keine Schwierigkeiten die Nocardia von anderen Actinomyceten abzutrennen, jedoch ist die *Unterscheidung zwischen Nocardia und Mykobacterium* einerseits und die *zwischen Nocardia und Streptomyces* andererseits nicht immer leicht.

Auf verdünnter Gelatine (0,4%) (GEORG et al.) bildet die N. brasil. im Gegensatz zur N. ast. und zu Streptomyces gut zu unterscheidende Kolonien. Die pathogenen Nocardien wachsen schneller als die Mykobakterien. Temperaturtests (GEORG et al.) sind nur von geringem diagnostischem Wert. Kulturtechniken zur Trennung und Differenzierung der Nocardien von Actinomyceten und Mykobakterien wurden von GRAY et al. und GEORG et al. angegeben. Die erfolgreiche Isolation beruht auch darauf, daß entweder die Nocardia prädominierend ist, oder man die Kulturen gut beobachtet und die jungen Kolonien weiterverimpft ehe sie von schneller wachsenden Organismen überwuchert werden. Als Laborinfektion spielt die Nocardia praktisch keine Rolle (RAICH et al.).

Stabile Charakteristika für die Gruppendiagnostik sind die Farbe des Stromas unter gleichen kulturellen Bedingungen, die Temperaturtoleranz, die Hydrolyse von Stärke und die Liquefizierung von Gelatine und/oder Hydrolisierung von Casein. Von geringerem Wert sind der Paraffinverbrauch, die Katalaseaktivität und die Indolproduktion (SCHNEIDAU).

Einen begrenzten Wert innerhalb des Genus Nocardia haben das Luftmycel, die Pigmentbildung, der Grad der Fragmentierung, die Säurefestigkeit und die hämolytische und urease-Aktivität. Sie helfen bei der Abgrenzung zu den Mykobakterien und Streptomyces.

Tabelle 1

Nährboden	Kolonie	Farbe	verflüssigt Gelatine	coaguliert Milch	säurefest	Granula	Fragmentation der Hyphen
		N. asteroides:					
Sabouraud Glucose	glatt unregelmäßig gefalt. (cerebriform oder granulär)	gelb bis orange (weißlich)	—	—	+	gelblich weiß	+
		N. brasiliensis:					
Sabouraud Glucose	fein gefältelt erdiger Geruch	gelb bis ocker, kalkige Oberfläche	+	+	+	gelblich-weiß	+
		N. Madurae:					
Sabouraud Glucose	glatt feucht wachsig	creme bis rosa	+	+	—	gelblich-weiß	—
		N. pelletieri:					
Sabouraud Glucose	erhaben, stark gefältelt langsam wachsend	rosa bis korallenfarben	+	+	—	rot	—
		N. paraguayensis:					
Sabouraud Glucose	glatt feucht	tief creme	—	—	—	schwarz	—

Gegenüber *Versuchstieren* zeigt die N. asteroides eine hohe, aber inkonstante Pathogenität. Am empfindlichsten sind Meerschweinchen (Favez), danach folgen Kaninchen (Whitmore et al.) und Mäuse (Ballenger et al.).

Bei intravenösen Injektionen der Keime (es wird ein Mucin-Zusatz empfohlen (Ajello et al., McClung)), kommt es zu generalisierten Erkrankungen mit miliaren Abscessen und tödlichem Ausgang. Subcutane oder intradermale Injektionen erzeugen nur lokalisierte Erkrankungen, die abscedieren oder spontan abheilen. Prednison zeigt keinen Effekt auf das Fortschreiten der Erkrankung (Whitmore et al.). Die Ergebnisse anderer Untersucher sind nicht einheitlich und es werden auch toxische Schäden durch die N. ast. für den tödlichen Ausgang im Tierversuch (McClung) angeschuldigt. Nach Georg et al. ist die N. asteroides virulenter für Meerschweinchen als die N. brasiliensis. Die Differenz in der Virulenz der Stämme bzw. der Empfindlichkeit der Versuchstiere macht es schwierig, sich auf die Ergebnisse zu verlassen, es sei denn, der Test ist positiv. Besser werden zwei Inokulationen vorgenommen. Trotzdem ist der Tierversuch für die Routinediagnostik nicht geeignet.

Eine *serologische Diagnostik* ist bisher *nicht möglich*. Die Schwierigkeit in der Bereitung zufriedenstellender Antigene für serologische Untersuchungen haben erfolgreiche serologische Studien mit diesem Organismus bisher verhindert.

Neben den bekannten kulturellen und morphologischen Ähnlichkeiten zwischen Nocardia und Mykobacterium besteht eine enge Antigenverwandtschaft, die durch Kreuzagglutinationen und Kreuzkomplementbindungen gezeigt werden konnte (Drake und Henrici). Eine Trennung und Identifizierung der Nocardienarten wurde durch Objektträger-Agglutinationstests (Schneidau et al.), komplementbindende Antikörper und Hauttests (Pier et al., Keeler et al., Dyson et al.) und Präcipitintests (Affronti) versucht.

Obgleich Agglutinine, komplementbindende Antikörper und Präcipitine im Tierversuch gefunden wurden, konnten sie bisher beim Menschen nicht nachgewiesen werden.

Unterschiede in der Spezifität der Sensitine wurden durch *intradermale Teste* beim Meerschweinchen, die mit homologen und heterologen Kulturen sensibilisiert wurden und gute Übereinstimmung zeigten, vor allem von MAGNUSSON beschrieben. KINGSBURY und SLACK gaben eine Methode zur Gewinnung eines spezifischen Hauttestantigens der N. ast. bekannt. Es wurde an sensibilisierten Meerschweinchen ausprobiert und ergab keine heterologen Reaktionen mit anderen Nocardiaspecies oder verwandten Keimen. Es fand sich keine Überempfindlichkeit bei nicht sensibilisierten Tieren. GLOVER et al., GONZALEZ und VASQUEZ (zit. bei BALLENGER et al.) konnten beim Menschen positive Hauttests für N. ast. und N. bras. erzeugen. In Hitze abgetötete Vaccine ergaben bei Patienten mit Nocardiose negative Resultate (McQUOWN).

Verschiedene *Antibiotica* — alle zu toxisch für den klinischen Gebrauch — wurden von der Nocardia isoliert. Ein wasserlösliches Tuberkulostatikum (Nocardin) ist bei der Tbc infizierten Maus wie Streptomycin wirksam. Die Nocardia besitzt ferner eine bakteriolytische Wirkung auf lebende Staphylococcus aureus.

IV. Pathologische Anatomie

Im Gewebe finden sich die verzweigten grampositiven und gramlabilen *Fäden* von 1 μ Breite der Noc. ast. aus unterschiedlich langen Bruchstücken bestehend und in typischer Weise in bacilläre und kokkoide Formen zerfallend. Daher sind Verwechselungen mit bakteriellen Infektionen bei mikroskopischer Betrachtung möglich. Die Entwicklung von Drusen wird nur selten beobachtet, kommt aber bei den Nocardia-Mycetomen häufiger vor.

Das makroskopische Bild variiert von abgekapselten *Knoten* granulierender und vernarbender Entzündungen bis zu ausgedehnteren Gewebsnekrosen und akuten *Abscessen.* Im Vordergrund steht jedoch im Gegensatz zur Aktinomykose gewöhnlich die eitrige und abscedierende Entzündung, die selten granulierende Formen zeigt.

Die *Lungen* werden primär oder sekundär befallen. Pathologisch-anatomisch handelt es sich um *eitrige Peribronchitiden und Bronchopneumonien* mit nachfolgender Einschmelzung und gelegentlicher *Kavernenbildung.* Disseminierte Herde treten seltener in beiden Lungen auf, häufiger kommt es zu größeren Infiltraten in einzelnen Lungenlappen, die zu lappenfüllenden Pneumonien konfluieren können (BADER, PEABODY und SEABURY). Eine echte Verkäsung dagegen kommt nicht vor. Nicht selten wird nur ein Lungenflügel befallen (KAUFMANN). Hirsekorngroße, in allen Lungenlappen verteilte, teilweise konfluierende, granulomähnliche Herde mit leicht hämorrhagischem Saum, die bevorzugt in den subpleuralen Lungenbezirken und entlang der Lungensepten gelegen sind, werden von MOERS et al. beschrieben. Ausgedehnte und derbe Vernarbungen wie bei Aktinomykose sind nicht die Regel. Die Ausdehnung auf die *Pleura* mit Empyembildung ist aber relativ häufig (BALLENGER und GOLDRING) und kommt in etwa $^1/_4$ der Fälle vor (BADER). *Perikarditis, Pleuritis, Empyem* und Befall der Thoraxwand sind häufige Begleiterscheinungen.

Ganz im Gegensatz zur Aktinomykose besteht bei der Nocardiose eine *Tendenz zur hämatogenen Aussaat* mit metastatischen Abscessen in verschiedenen Organen. Bevorzugt befallene Organe bei der Generalisation sind das *Gehirn* und das Unterhautgewebe, aber auch Leber, Milz, Nieren, Nebennieren, Pankreas, Knochenmark, Bauchwandmuskel, Haut (BERNSTEIN et al.) und Thyreoidea (BALLENGER und GOLDRING). *Metastatische Hirnabscesse* treten nicht selten multipel auf. Die Meningitis ist typischerweise an der Hirnbasis lokalisiert und kann sich auf die spinalen Meningen ausbreiten.

Der Ausgangsherd der hämatogen entstandenen Absiedelungen liegt zumeist in der Lunge, auch wenn er, wie CRUZ und CLANCY beschreiben, in etwa $^1/_4$ der Fälle nicht mehr nachzuweisen ist.

Histologisch wechselt das Bild vom suppurativen bis zum granulativen Bild. Die Grundform ist der Herd, mehr einschmelzend als granulomatös, so daß der Rand der Entzündung schlecht abgrenzbar ist. Die entzündlichen Herde liegen häufig in der Nachbarschaft von Gefäßen, wo sie zur Bildung entzündlicher Thromben führen. Drusen finden sich selten im Gewebe.

Eine Ähnlichkeit zur Tuberkulose ist gegeben, aber Langhans'sche Riesenzellen sind ein außergewöhnlicher Befund, ebenso wie die Verkäsung. Typisch sind multiple Abscesse mit polymorphnukleären Leukocyten, die sich nicht abkapseln. Die sekundäre Fibrose ist minimal oder fehlt ganz bei den generalisierten Formen, außer bei subcutanen und pleuralen Erkrankungen, wo sie manchmal ausgedehnt sein kann (Murray et al.). So wird das charakteristische Bild bei diesen chronischen Prozessen verwischt.

Die Veränderungen im Gehirn und in den anderen Organen sind ähnlich. Die Tendenz zur Ausbreitung ist variabel. Es wurden Läsionen beschrieben, die schon 15 Jahre bestanden haben mögen (Ballenger und Goldring, Bernstein et al.).

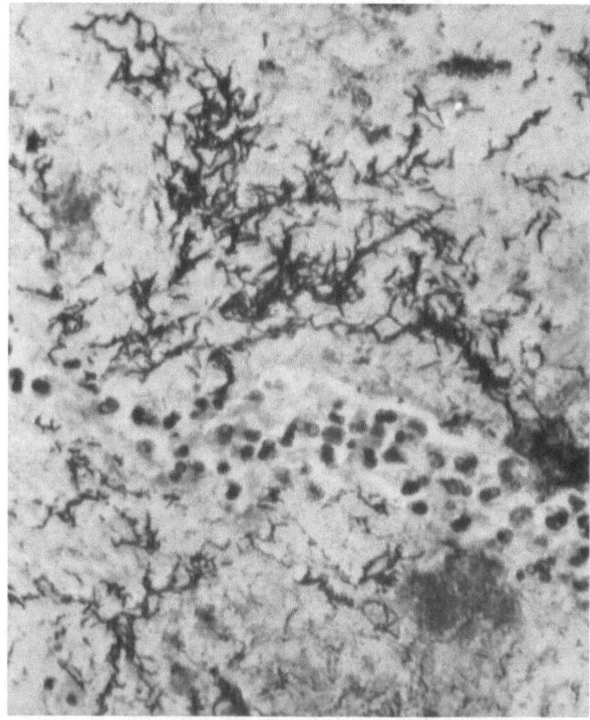

Abb. 2. Zahlreiche grampositive Pilzfäden ohne Drusenbildung (Nocardia) innerhalb der Absceßhöhlen (Vergr ca. 460 ×) (aus Skobel, 1967)

Bei Hämatoxylin- und Eosionfärbung werden die Nocardien nicht angefärbt. Die Färbung nach Ziehl-Neelsen kann verzweigende Filamente zeigen, die schwach bis mäßig säurefest sind. Die beste Methode ist die Gramfärbung, die dann die dünnen grampositiven 1 μ im Durchmesser großen Filamente des Organismus im befallenen Gewebe nachweisen läßt. (Abb. 2).

V. Pathogenese

Die Nocardiose wird durch eine Species der Nocardia hervorgerufen, deren häufigste die Nocardia asteroides ist. Sie ist eine *Monoinfektion* ohne Begleitbakterien. Die große Zahl von *Speciesvarianten* (Bergey führt 32 Species an) innerhalb der echten Nocardien reduziert sich bezüglich der Menschenpathogenität auf 2 große kulturell, biochemisch und serologisch trennbare Gruppen, die weitgehend den Arten Nocardia asteroides und Nocardia brasiliensis entsprechen (SEELIGER). Sieben weitere werden im Zusammenhang anderer menschlicher Erkrankungen gefunden.

Die *N. asteroides* bringt eine akute, später chronische interstitielle Pneumonie mit der Tendenz der infektiösen Ausbreitung auf andere Organe hervor. Neuerdings wird auch vermutet, daß die *N. brasiliensis* ähnliche Erkrankungsbilder hervorruft (BRICEÑO MAAZ (1958), MAHVI).

Andere Arten, wie die *Nocardia madurae* und *pelletieri* bewirken eine akute chronisch eiternde granulomatöse Erkrankung, die eine Aktinomykose simuliert (Nocardia-Mycetom). Diese Veränderungen werden hauptsächlich in subtropischen und tropischen Ländern angetroffen.

Das absolute Vorkommen der Nocardiose kann nicht präzis bestimmt werden, da die Aktinomykose und Nocardiose früher häufig verwechselt wurden und auch heute noch häufig eine Nocardiose verkannt wird (DELAVEAU und BRION). Die Inhalation zerstäubter mycelialer Elemente aus der Luft, die aus dem Boden, von Gräsern oder Stroh stammen, wird als Quelle der Infektion angesehen.

Als mögliche *Eintrittspforten* werden angegeben:

Tonsillen (JEDLIČKOVA et al.), Zähne (TUCKER und HIRSCH, ECKHARDT et al.), Atemwege (Tracheobronchialbaum) (PEABODY und SEABURY), Gastrointestinaltrakt (HICKEY et al., CUPP et al. 1960), Haut (STROPNIK), Traumen (CULLEN et al., TUCKER und HIRSCH).

Zu letzterem Entstehungsmodus sind aber Verletzungen des Epithels nötig, da die Nocardia nicht die Fähigkeit besitzt, die Haut oder die Schleimhäute zu durchdringen. Auch nach Zahnextraktionen wurden Nocardiosen beobachtet. Eine cervico-faciale Form wird nur selten beobachtet. Über ein Larynxulcus als wahrscheinliche Eintrittspforte berichten HATHAWAY und MASON (1962). Von KRAKOWKA et al., PIER und ENRIGHT wird die Ansteckung per os durch Milch euterkranker Rinder diskutiert.

Die häufigste Infektion, die *pulmonale Infektion*, erfolgt durch die Inhalation der von diesem Genus gebildeten ubiquitären Luftsporen, also exogen. Es gibt nach BALLENGER und GOLDRING keinen Hinweis, daß sie fakultative Parasiten für den Menschen sind. Jedoch wurden Nocardien aus dem Urin bei Cystitis gezüchtet (BALLENGER und GOLDRING), gelegentlich auch aus der exstirpierten Milz bei Patienten mit alkoholischer Gelbsucht. Ihre pathologische Bedeutung wird aber bezweifelt. Nach RAICH et al. können Nocardien im Körper nur dann nachgewiesen werden, wenn auch eine Nocardiose vorliegt. Unter 7711 Untersuchungen (1955—1959) konnte der Verfasser nie Nocardien außer bei einer Nocardiose nachweisen. Über den Nachweis von Nocardia ast. im Sputum ohne klinische Zeichen der Nocardiose finden wir Angaben bei:

Tabelle 2

Autor und Jahreszahl	Zahl der untersuchten Sputums	Material	Im Sputum Noc. ast.
HOSTY et al. (1961)	85435	?	0,2%
GAŠI et al. (1965)	27680	Tbc-Kranke	0,1%

Die immer wieder zitierte hohe Befallsquote von Nocardia im Auswurf von 5% der Tuberkulosepatienten (MCQUOWN) konnte bisher von keiner Seite bestätigt werden und scheint sicher sehr hoch gegriffen zu sein. Sie müssen als sekundärer Eindringling betrachtet werden, da sie normalerweise nicht im Körper vorhanden sind. Bei Gesunden ist ihre vorübergehende Anwesenheit im Körper nicht gefährlich. Sie sind nur fakultativ-pathogen und werden lediglich bei verminderter Resistenz krankheitserzeugend. Das ist von besonderer Wichtigkeit bei Patienten mit Bronchiektasien und Emphysem.

Die alleinige Isolierung aus dem Sputum oder der Trachealspülflüssigkeit muß als ungenügend für den Beweis einer Erkrankung (HOSTY et al., PEABODY et al., SEEBER) angesehen werden. EMMONS, GORDON und HAGAN räumen ein, daß zwar der einmalige Nachweis von Nocardien im Sputum nicht als pathognomonisch anzusehen sei, sie aber gelegentlich mit Staub eingeatmet werden und so in den Respirationstrakt geraten können. Erst bei *wiederholtem Nachweis* ist eine *Pathogenität* anzunehmen (GAŠI et al.) und eine entsprechende prophylaktische Behandlung einzuleiten, bis die Kulturen negativ bleiben.

a) Die Nocardiose tritt in zwei Formen auf. Erstens als hämatogene *System-Nocardiose* mit Befall von Lunge, Gehirn, subcutanem Gewebe, Herz und Leber.

b) Zweitens als *lokale Nocardiose*, eine chronisch-eitrige, die Haut und das subcutane Gewebe sowie Knochen befallende Läsion ohne hämatogene Aussaat.

CUTTINO und MCCABE (1949) unterscheiden noch eine *rein granulomatöse Nocardiose*, hervorgerufen durch die Nocardia intracellularis, die histiocitäre Granulome mit intracellulärer Ausbreitung bildet.

a) Über den *Organbefall* gibt die folgende Aufstellung Auskunft. (Tab. 3, siehe auch Tab. 4).

Tabelle 3. *Organbefall bei Nocardiose*

Befallene Organe	Fälle*	Fälle**
Lunge	67	40
Gehirn	29	15
Haut und Subcutangewebe	29	21
Pleura	15	11
Herz	11	4
Nieren	9	6
Milz	9	2
Leber	7	1
Peritoneum	7	6
Lymphknoten	7	6
Knochen	5	3
Pankreas	4	1
Meningen	4	4
Darm	4	3
Nebennieren	3	2
Rückenmark	1	1
Auge	—	1
Ohr	—	1
Gesamtzahl der Fälle	95	62

* Nach BALLENGER u. GOLDRING (1957)
** Nach WICHELHAUSEN (1954)

Etwa 75% aller Nocardiainfekte zeigen einen pulmonalen Befall, davon bleiben nur ca. 31% ohne Dissemination, also auf die Lunge beschränkt. Das ZNS allein ist in 5% befallen und in etwa gleicher Höhe liegen die Befallszahlen für die Lunge und das ZNS zusammen. Die Haut und das Subcutangewebe sind in 14,5% erkrankt (MURRAY et al., 1961). Die Beteiligung des ZNS wird im allgemeinen mit 30% angenommen. Im Verlauf der Ausbreitung stehen im prozentualen Anteil Gehirn und subcutanes Gewebe etwa auf gleicher Höhe. Danach folgen Pleura und Herz sowie Nieren, Milz, Leber, Peritoneum und Lymphknoten. Knochen, Meningen und Rückenmark werden nur sehr selten befallen. Hämatogene Disseminationen in das Auge, das Ohr und die Nasennebenhöhlen (MOERS) und das Uro-Genitalsystem sind als Seltenheiten beschrieben worden. Grundsätzlich ist eine Metastasierung in jedem Körperteil möglich.

Die Voraussetzung für den von der Nocardiose bevorzugten hämatogenen Ausbreitungsweg — der bei der Aktinomykose so selten ist — liegt nach MOERS et al. in der aeroben Wachstumseigenschaft der Nocardien begründet. Die Neigung der Nocardia zu den O_2reichen Gewebsbezirken mit Übergreifen auf die Gefäße und die dabei hervorgerufene Thrombosebildung gibt Anlaß zu metastatischen Abscessen. Septische Thrombosen führen dann zur embolischen Ausbreitung der Infektion.

Außer beim Menschen werden Nocardiosen bei *Rindern* (AWAD et al., BABESIER, DOĞUER, LINDT et al.), *Hunden* (AWAD, BLAKE, BOHL et al., COSTA, CROSS et al., FROST), *Katzen* (AKÜN) und *Beuteltieren* (KORSA) beobachtet.

Die *Lungen*, die häufigste Lokalisation, sind entweder primär befallen oder frühzeitiger Metastasierungsort von einem anderen Fokus aus im Frühstadium der Krankheit. Ausmaß und Art der Lungenaffektion variieren beträchtlich und reichen vom chronisch solitären Absceß bis zur akut nekrotisierenden Pneumonie mit progressiver Fibrose. Es besteht ferner die Tendenz zur Gefäßbeteiligung mit metastatischen Abscessen. Dabei treten am allerhäufigsten Abscesse tief im Gehirn auf ohne die Meningen zunächst zu beteiligen (HALL). Auch Ausdehnungen auf die Pleura mit Empyembildungen wurden häufig beobachtet. Im Frühstadium herrscht jedoch gewöhnlich die suppurative lobuläre Pneumonie vor.

Die Läsionen können in allen Lappen, am häufigsten aber im Unterlappen gelegen sein. Eine Beteiligung der peribronchialen Lymphknoten erfolgt relativ früh.

Lungenherde selbst können 4—12 Monate symptomlos bleiben, um dann plötzlich zu exacerbieren. Die klinische Dauer variiert zumeist zwischen wenigen Tagen bis zu 4 Jahren.

Über den einzigen Fall einer purulenten *constrictiven Perikarditis* mit multiplen kleinen Abscessen bei einer von der rechten Lunge ausgehenden Nocardiose berichten *Susens* et al. Über purulente Perikarditiden wurde von anderer Seite häufiger berichtet.

Über die *Nocardia paraffinae* als Erreger einer Lungennocardiose berichtet DE JONG, die nach Behandlung des gleichzeitig bestehenden Befalls mit Taenia saginata und Einstellung des Diabetes verschwand.

Das *Gehirn* als primärer Sitz der Nocardiose wird von dem überwiegenden Teil der Autoren abgelehnt, auch für den Fall, daß die Eintrittspforte unauffindbar ist. So sind einige Fälle beschrieben worden, in denen ein Lungenherd, der anfangs nachweisbar war, später nicht mehr aufgefunden werden konnte (LUTZ). Eine traumatische Genese nach Kopfverletzung mit einem subduralen Hämatom (Autounfall) und nachfolgender diffuser meningealer Infektion führen KING et al. an.

Abgesehen von dem Eintrittsweg über den Respirationstrakt wird auch der *Magen-Darm-Trakt* (perforierende Appendicitis) als Eintrittspforte in Betracht gezogen (TUCKER, HICKEY et al.). CUPP et al. beobachtete eine Generalisation nach Dickdarmnocardiose.

Fälle ohne primäre Lungenbeteiligung wurden von BIANCO et al. berichtet und zwar in Form von Wadenabsecssen mit einer Osteomyelitis, eines Kniegelenksergusses und einer Peritonitis mit perisplenischem Absceß.

Die hervorragendsten unterschiedlichen klinischen Erscheinungsmerkmale zwischen der Nocardiose und der Aktinomykose sind die *Neigung der Nocardiose zur hämatogenen Ausbreitung* im Gegensatz zur kontinuierlichen Ausbreitung der Aktinomykose. Der Erkrankung ist eine *Tendenz zur Chronizität* mit Remissionen und Exacerbationen eigen. Dennoch mimt die Nocardiose gelegentlich bis zur Perfektion alle Manifestationen der Aktinomykose nach, vor allem chronische Fistelbildungen und pleuro-pulmonale Erkrankungen. Der Unterschied liegt in der höheren Tendenz der Nocardiose zur Aussaat auf dem hämatogenen Wege.

In dem von BERNSTEIN beschriebenen Fall einer *Nocardiose bei Silicose* wird die Frage diskutiert, ob die Silicose einen günstigen Nährboden ähnlich wie bei Tuberkulose für die Nocardien darstellt. Die Erkrankung ist in den USA doch so verbreitet, daß nach MCCLUNG bei jedem Patienten, der *bei Tuberkuloseverdacht* auf eine Routinetuberkulosetherapie nicht anspricht, die Diagnose in Zweifel gezogen werden sollte, wenn auch die übrigen Kriterien sich dem anpassen und eine sorgfältige Untersuchung auf Nocardia eingeleitet werden muß.

Das Erscheinen der Nocardiose als *Zweitkrankheit* aufgepfropft auf eine andere Erkrankung scheint mehr und mehr zuzunehmen. Zu diesem Bild trägt sicher im Sinne eines prädisponierenden Effektes eine unnötige Corticoid- und antibiotische wie cytostatische Therapie (MURRAY et al., ANDRIOLE et al., WHITMORE, LARSEN et al.) neben der gesteigerten Aufmerksamkeit der Kliniker bei.

b) Unter den Erregern der *Nocardiomykosen* (Nocardia-Mycetom), der *lokalen Nocardiose,* stellen die wesentlichsten die N. madurae, N. somaliensis und die N. pelletieri dar. Aber auch die N. ast. und N. bras. (GORDON, 1964) treten als

Erreger streng lokalisierter Formen auf. Alle Arten werden in der freien Natur, besonders im Erdboden gefunden. Die Nocardiomykose (-Mycetom) tritt *nach Hautverletzungen* durch erregerbehaftete Pflanzenteile und *durch Erdverschmutzung* auf. In Europa sind besonders in südlichen Ländern Erkrankungen bekannt. In Amerika in den gemäßigten Zonen der USA. Gehäuft kommen sie jedoch in subtropischen und tropischen Gegenden vor (LATAPÍ). Abzutrennen sind die wahren Mycetome (Maduramykosen, Madurafuß).

Bei der Nocardiomykose kommt es im Beginn zur Ausbildung kleiner Knoten, die ulcerieren und nicht heilen. Nach zahllosen Remissionen bohrt sich die Infektion tief in das subcutane Gewebe und ergreift Knochen und die anderen Gewebe in der Tiefe unter Ausbildung von Abscessen und Fisteln. Die Infektion schreitet entlang des geringsten Widerstandes fort. Die Muskeln werden im allgemeinen nicht befallen. Nerven und Sehnen sind außerordentlich resistent. Die Körner (Drusen) werden durch Bewegung, Laufen etc. in die Gewebe weitergepreßt, die bereits durch das entzündliche Ödem gelockert sind (LYNCH). Der Verlauf der Krankheit ist im allgemeinen chronisch und durch Remissionen und Exacerbationen gekennzeichnet. Es braucht Jahre, ehe sich das typische, ausgedehnte Bild mit den geschwollenen knotigen, verfärbten, von Fisteln durchsetzten ödematösen Extremitäten entwickelt.

Tabelle 4. *Nocardiosen-Morbidität und Organbefall*

Autor Nr.	Aktino-mykosen	Nocar-diosen	Lunge Zahl	Lunge %	ZNS Zahl	ZNS %	Haut Zahl	Haut %	Pat.	Zeitraum
1	—	26	—	—	5	—	—	—	—	—
2	—	über 100?	—	—	—	—	—	—	—	—
3	—	32	26	82%	10	31%	—	—	—	—
4	71	3	—	—	—	—	—	—	250000	15 Jahre
5	—	40	24	60%	3	7%	—	—	—	—
6	1000	5	—	—	—	—	—	—	—	—
7	—	48	—	—	—	—	—	—	—	—
8	—	62	40	65%	15	24%	21	34%	—	—
9	—	56	—	—	18	30%	—	—	—	—
10	—	7	7	—	—	—	—	—	—	—
11	—	95	67	70%	32	33%	—	—	—	—
12	—	44	—	—	—	—	—	—	—	1942 bis 1960 US-Army
13	—	179	—	31% allein pulm.	pulm. u. ZNS	5%	—	15% allein	30% disseminierte Formen	—
14	—	130	—	—	—	—	—	—	—	meist USA
15	—	14	13	—	—	—	—	—	—	—
16	—	8	—	—	—	—	—	—	—	Australien
17	—	—	—	66%	—	—	—	—	—	—

Autorenverzeichnis: 1. HENRICI und GARDENER (1921). — *2.* BENBOW (1944). — *3.* KIRBY und MCNAUGHT (1946). — *4.* SMITH, T. S. (1949). — *5.* CRUZ und CLANCY (1949). — *6.* LENTZE Deutschland (1965). — *7.* CONNAR et al. (1951). — *8.* WICHELHAUSEN (1954). — *9.* KRUEGER (1954). — *10.* WEED (1954). — *11.* BALLENGER und GOLDRING (1955). — *12.* CROSS und BINFORD (1960). — *13.* MURRAY et al. (1961). — *14.* GREER (1962). — *15.* HATHAWAY und MASON (1962). — *16.* BRINE (1965). — *17.* SODHI (1966).

VI. Epidemiologie

Die Nocardiose gehört zu den exogenen Infektionskrankheiten, die stets sporadisch und praktisch nie epidemisch auftreten. Sie stellt eine Monoinfektion meist der Nocardia ast. dar, die ubiquitär im Erdboden vorkommt. Im Orient wurde sie bislang nicht beschrieben. Die meisten Fälle stammen aus USA und Europa (MURRAY). Die absolute Befallsrate an Nocardiose ist unbekannt, nach BALLENGER und GOLDRING aber höher als allgemein angenommen wird. (Tab. 4).

Der saprophytäre Charakter der Erreger, die geringe Pathogenität und sein Ansprechen auf viele Antibiotica und Chemotherapeutica führen wahrscheinlich zu einer großen Zahl inapperzepter und klinisch nicht diagnostizierbarer Infektionen. Diese Meinung wird dadurch unterstützt, daß die meisten Fälle an Nocardiose erst bei der Autopsie oder im Endstadium der Erkrankung erkannt wurden (BALLENGER und GOLDRING).

Jede *Altersklasse* kann befallen werden, sie wurde bisher bei 28 Tage alten Kindern bis 70jährigen beobachtet. (Tab. 5, Nocardiose bei Kindern).

Tabelle 5. *Nocardiose bei Kindern*

Autor und Jahreszahl	Fallzahl	Alter	Lunge	disseminiert	Meningitis	Krankheitsdauer
WEED et al. Mayo (1955)	2	7 Jahre	—	—	—	3 Monate
		15 Mon.	—	—	—	5 Monate
BALLENGER und GOLDRING (1957)	12*					
	1 eigener Fall	9 Mon.	—	—	—	3 Jahre †
DOLAN (1960)	2	9 Mon.	—	—	—	—
		5 Jahre	—	re. Knie und Wade	—	—
CARLILE et al. (1963) . .	17 Weltliteratur	—	9	—	5	—
	1 eigener Fall	7 Jahre	—	—	—	5 Wochen
HOLDAWAY et al. (1967) .	1	$3^1/_2$ Jah.	—	—	—	7 Monate †

* von 95 Nocardiosefällen der Weltliteratur

Bis 1963 wurden 17 Fälle bei Kindern bekannt. Im Mittel werden Menschen zwischen dem 35. und 40. Lebensjahr am ehesten befallen, Männer etwa zweimal häufiger als Frauen. Es gibt *keine rassische Präferenz*. Allerdings ist die Nocardiomykose bei den dunkelhäutigen Rassen wahrscheinlich aufgrund ihres niedrigeren ökonomischen Status (GREEN und ADAMS) häufiger. Ein Überwiegen der Infektion bei Männern findet sich da, wo diese grobe Feldarbeit — unbeschuht — leisten.

Eine Beziehung zwischen *Nocardiose und Beruf* besteht *nicht* (WEBSTER).

Obgleich die Nocardiose zuerst bei Rindern (Guadaloupe) entdeckt wurde und trotz zunehmender Berichte über eine Nocardiose bei Hunden und Känguruhs ist die *Erkrankung bei Tieren* doch *ungewöhnlich* (PEABODY und SEABURY). Aber weder *Übertragungen* von Mensch zu Mensch noch vom Tier zum Menschen wurden beschrieben (BALLENGER und GOLDRING).

In Europa wurde in den letzten Jahren insgesamt über etwa 13 Fälle an Nocardiose berichtet. Dabei stammen 2 Berichte aus Deutschland von FRANKEN et al. und MOERS, einer aus Österreich von THURNER und SEMENITZ (1958), einer aus Belgien (FRANÇOIS et al., 1957), drei aus Holland von ORIE (1964) und DE JONG (1963), zwei aus Schweden (GYDELL et al. und BERGSTRÖM et al.), einer aus der Schweiz (NICOD und BARRAS, 1958), einer aus Spanien (LOPEZ GARCIA, 1960) und der Rest aus England (WHITMORE et al., 1961; MCANDREW, 1965).

Die *Mortalität* an Nocardiose wird von Murray mit 75% in der Ära, die der Entdeckung der Sulfonamide voranging, und mit 46% in der nachfolgenden Ära bezeichnet. Andere Autoren schließen sich im wesentlichen dieser Einstufung an. Wir ersehen daraus die — auch heute noch — *hohe Mortalität*, die besonders in der Generalisationstendenz und dem hohen Prozentsatz an Hirnmetastasen sowie der noch immer zu späten Diagnose begründet ist.

Tabelle 6. *Mortalität*

Autor und Jahreszahl	Fälle Anzahl	Todesfälle Anzahl	in %	Anmerkg.	Über-lebende	Diagnose bei Autopsie
Smith und Benecke	—	—	68%	—	—	—
Kirby und McNaught (1946)	32	28	90%	—	4	20
Ballenger und Goldring (1955)	95	65	68,4%	50% ohne Sulf. Therapie	20	—
Murray et al. (1960)	179	—	75% vor Sulfonamid-Ära 46% Sulfonamid-Ära			—
Brinceño Maaz, Venezuela (1960)	5	1	20%	—	4	—
Andriole et al. (1964)	42	37	88%	mit ZNS-Befall	5	—

Bei der Mortalitätsstatistik nach Murray ist zu berücksichtigen, daß die letzte Zahl (Todesfälle der Sulfonamid-Ära) dadurch irre führen kann, daß darin auch die Nocardiosen mit ihren prädisponierenden neoplastischen Krankheiten, die ohnehin zum Tode führen würden, enthalten sind. Andererseits unterstreicht die Statistik von Andriole die auch heute noch ungünstige Prognose bei Befall des ZNS.

In früheren Jahren entging die Nocardia häufig dem Nachweis dadurch, daß eine ausreichende Abtrennung der anaerob wachsenden nicht säurefesten Erreger der Aktinomykose, nämlich des Actinomyces israelii, von den aerob wachsenden häufig säurefesten Nocardiaarten nicht erfolgte. Nachdem sich diese Erkenntnisse vor allem in den USA weit verbreitet hatten, stieg auch die Zahl der Fallberichte an. So glaubt man hier nicht von einer Zunahme der Erkrankung als solcher sprechen zu können, sondern von einer besseren und gezielteren Diagnostik, die für die vermehrte Erkennung verantwortlich zu machen ist. Trotzdem blieb die Zahl der zu Lebzeiten diagnostizierten Fälle erschreckend niedrig.

Besonders alle bekannten Fälle von *Nocardiose des ZNS* wurden erst präterminal bzw. postmortem diagnostiziert (Krueger et al., Clapp und Williams).

Tabelle 7

Autor und Jahreszahl	Diagnose zu Lebenszeit	Diagnose post mortem	Fälle	
Wichelhausen (1954)	14	24	38	—
Cros und Binford (1960)	16	28	44	US-Army

Nach einer Übersicht von 148 Nocardiosefällen hatten 45 Patienten (30%) eine cerebrale Infektion (Hoeprich et al.). Nur 6 (13%) überlebten. Daraus errechnet sich auch heute noch eine Mortalität von 87% für Nocardiosen mit cerebralem Befall. Dies steht in krassem Gegensatz zu der heute unter Sulfonamidtherapie erreichten niedrigen Mortalität von 10% bei unkomplizierten Lungennocardiosen.

VII. Klinisches Bild

1. Symptomatologie

Die klinischen Manifestationen der Nocardiose bestehen aus

1. einer akuten oder chronischen Lungenerkrankung, zeitweilig fulminanten Verlaufs,
2. Erkrankungen des Zentralnervensystems,
3. chronisch-eiternden Erkrankungen der Haut, des Unterhautbindegewebes, der Knochen,
4. weit disseminierten Infektionen mit Beteiligung multipler Organsysteme.

Die den klinischen Manifestationen vorausgehende Symptomatik kann einen Tag bis 4 Monate (11 Monate SHAW et al., 1946) umfassen. Das meist befallene Organ ist die *Lunge*, somit wird die Symptomatik durch Zeichen und Symptome beherrscht, die dem Atmungssystem zuzuordnen sind.

Der *Beginn* kann akut sein mit hohem Fieber, Schüttelfrost, Husten und Auswurf, Schmerzen in der Brust und Hinfälligkeit. Auf der anderen Seite kann das Einsetzen der Krankheit wie bei einer obskuren chronischen Lungenkrankheit mit geringer Symptomatik zögernd erfolgen und sich langsam steigern. Symptome wie Anorexie, allgemeines Krankheitsgefühl, Gewichtsverlust, Nachtschweiß, Müdigkeit, Nachmittagsfieber, Lymphadenopathie, Lebervergrößerungen, chronischer produktiver Husten mit grün-schleimigem Sputum, seltenen Hämoptysen und Aushusten gelb-orangener Körner ziehen sich über längere Zeit hin, bis dann die Krankheit akut kurz aufflammt und vielleicht wieder zur Remission führt. Es besteht eine Tendenz zu suppurativem Empyem mit hämatogener Aussaat.

Zum Krankheitsbild gehört ferner die *Anämie*, die meist nur mäßige Ausmaße annimmt, eine mäßige bis starke Leukocytose, die oft Werte bis zu 50000 Leukocyten aufweist, eine geringe *Eosinophilie* von 6—11% (GUNDERSEN und NICE), meist stark *erhöhte BSR*. Der *bronchoskopische* Befund ist der einer unspezifischen Schleimhautentzündung mit großen Sekretmengen. Die Scalenusbiopsie ist ebenfalls uncharakteristisch und zeigt allenfalls eine Hyperplasie der Reticulumzellen mit einem granulomartigen Bild (BERGSTRÖM).

Der *Verlauf* der Krankheit kann vereinzelt für längere Zeit asymptomatisch sein. Manche Patienten sterben nach kurzem schwerem fulminantem Verlauf, bei anderen zieht sich die Krankheit bis zu 4 Jahren hin. Nur ausnahmsweise wird über längere Verläufe berichtet und diese sind dann nur eine Vermutung (TAYLOR et al., ca. 30 Jahre). Als *Durchschnittsdauer* wurden 6 Monate beobachtet. Lungenläsionen können 4—12 Monate stationär bleiben. Nach ausgedehnter Pneumonie, die durch cerebrale Manifestationen überdeckt sein kann, ist der Beginn gelegentlich explosiv und progressiv.

Das *Pleuraempyem* zählt zu den häufigen Komplikationen und tritt etwa in einem Viertel aller Fälle der Nocardiose ein. Eine pleurale Mitbeteiligung macht sich durch pleuritische oder dumpfe bohrende Brustschmerzen bemerkbar. Viele Pleuraempyeme führen zu Brustwandfisteln (FAILES et al.) durch direkte Ausdehnung im Sinne eines Empyema necessitatis, häufiger aber nach hämatogener Aussaat. Mehr als $^1/_3$ aller Nocardia-Patienten haben irgendwann einmal *Fisteln* und es ist nicht selten, daß dies die ersten Beschwerden und klinischen Symptome sind.

Eine Ausdehnung der suppurativen Lungenerkrankung auf die Brustwand mit oder ohne Fistel sollte immer an eine Nocardiose denken lassen, ebenso wie das Vorkommen multipler subcutaner Abscesse (auch bei geringgradigem Lungenbefund) (LUTZ, PIZZOLATO et al.) wenn andere in Frage kommende Diagnosen ausgeschlossen werden können.

Innerhalb von 12 Monaten haben WILHITE und COLE (1966) bei 5 Patienten den für eine Pilzinfektion charakteristischen „*Fungus Ball*" in einem Hohlraum der Lunge gesehen. Er wird als sekundäre Invasion einer präformierten Höhle durch die Nocardia aufgefaßt. Bei allen bestanden chronische andauernde Krankheitszeichen und wiederholte Hämoptysen in 4 Fällen.

Die *neurologischen Zeichen* beginnen mehrere Monate nach Einsetzen der Beschwerden. Es gibt immer wieder Fälle, bei denen die pulmonale Phase asymptomatisch verläuft und eine klinische Symptomatik erst bei Befall des Gehirns und der Meningen auftritt. Fokalabscesse (BERNSTEIN et al., CUPP et al., HOEPRICH et al., KRUEGER et al., MCANDREW, SHUSTER et al., THURNER et al.) sind bedeutend häufiger als Meningitis (GILLIGAN et al., KING et al.). Die Unterscheidung zwischen der diffusen meningealen Form und dem lokalisierten Hirnabsceß ist von großer Wichtigkeit, da beide Formen in bezug auf Therapie und Prognose voneinander abweichen. Fast alle Fälle zeigen zusätzlich einen visceralen Befall (KRUEGER). In einer ganz beachtlichen Zahl besteht kein Fieber oder nur unbedeutende Temperaturerhöhung. Erst Kopfschmerz, Nausea, Erbrechen geben Hinweise auf die cerebrale Beteiligung.

Über die geringen Befunde bei der physikalischen Untersuchung berichten auch ECKARDT und PILCHER bei Patienten mit solitären Hirnabscessen, die erst eine akute Symptomatik entwickelten, als die dickwandigen chronischen Hirnabscesse rupturierten. Auch THURNER und SEMENITZ vermißten in ihrem Fall eine Symptomatik des Hirnabscesses. Hingegen wurde das Bild klinisch vom Meningeal-Syndrom nach Einbruch in den 3. Ventrikel beherrscht.

Die tiefliegenden Abscesse haben eine sehr unterschiedliche neurologische Symptomatik mit Verwirrtheitszuständen, Stupor, schwerem Kopfschmerz, Papillarödem, Veränderungen der Pupillenweite, verschiedene Paresen bis zu Hemiparesen, Reflexausfälle und gelegentlich Nackensteife. Selten werden Kompressionssymptome gesehen, wie in dem Fall von EPSTEIN et al. Am Zentralnervensystem sind die krankhaften Veränderungen der Aktinomykose und der Nocardiose klinisch nicht zu unterscheiden (BROWN). Es soll auch Fälle geben, die primär mit einem Hirnabsceß beginnen. Allerdings muß hier die Frage aufgeworfen werden, ob in diesem Stadium der primäre Lungenherd ebenso wie bei der Kryptokokkose nicht schon resorbiert sein kann, während der cerebrale Herd den Tod herbeiführt.

In der Vorausschätzung der *Prognose* sollte man sehr vorsichtig sein, insbesondere dann, wenn Symptome vorliegen, die einen Befall des ZNS vermuten lassen, einer Komplikation, die mit einer hohen Mortalitätsrate behaftet ist. Die Literatur zeigt (WICHELHAUSEN), daß keiner der Patienten die genasen, eine demonstrierbare Beteiligung des Gehirns oder des Rückenmarks boten. Über eine Heilung nach Meningitis durch Noc. ast. berichten nur JACOBSEN und CLOWARD (1948), dagegen sind einige Fälle erfolgreicher Drainagen von Hirnabscessen bekannt (KRUEGER et al., MUNSLOW, HOEPRICH et al.). Eine Rückenmarksbeteiligung sah WELSH (1961).

Die Symptomatik der *Haut- und der subcutanen Beherdung* wird im wesentlichen durch die lokalen Beschwerden und den Grad der Entzündung bestimmt. In der Regel handelt es sich um erbs- bis walnußgroße, schlaffe, lilarötlich verfärbte, zentral erweichte, vielgestaltige Knoten unregelmäßiger Oberfläche (FEGELER). Einige haben Krusten, nach deren Abhebung sich blutuntermischtes seröses eitriges Sekret aus kleinen Fistelöffnungen entleert. Während der langsamen und von Remissionen unterbrochenen Entwicklung kommt es zur weiteren Vergrößerung, Ausdehnung, Absceß- und Fistelbildung.

Nur wenige Fälle sind beschrieben worden, bei denen eine *Nocardiose anderer Gewebe* ohne Befall von Lunge und ZNS vorlag. BIANCO (1957) berichtet über große Abscesse der Waden und Osteomyelitis der Fibula bei einem Patienten. In anderen Fällen über eine Hydrarthrosis des Knies und einen perisplenischen Absceß mit Peritonitis. HATHAWAY und MASON (1962) beobachteten eine subcutane Form, die Scrotum und Axilla mit zahlreichen schmerzhaften Fistelbildungen befallen hatte. Aus den USA berichtet BECKMEYER über eine Infektion mit Noc. ast. mit Befall der linken Wange und lokaler Lymphadenitis bei einem 3jährigen Knaben. In Frankreich konnte ein Fall von disseminiertem subcutanem Absceß — mit Lungenbefall — von LUTZ et al. diagnostiziert werden.

Interessant an dem Fall von THORLAVSON ist, daß bei einer Frau, die sich vor 38 Jahren eine schwere Verwundung mit Verschmutzung zuzog, sich jetzt an derselben Stelle vor 1 Jahr ein Knötchen bildete, das sich in den letzten 3 Monaten vergrößerte. Durch Excision konnte die Diagnose einer Nocardiose gesichert werden. Die Patientin hatte in letzter Zeit Steroide wegen ihres Rheumatismus bekommen. Der Autor vermutet, daß es dadurch zu einem Zusammenbruch der Resistenz gegen die N. ast. gekommen ist.

MOORE et al. berichten über eine N. brasiliensis-Infektion des Armes und der axill. Lymphknoten nach Verletzung mit einem Dorn, GORDON über Beinulcerationen und HENDERSON et al. über ein oberflächliches Granulom am Auge sowie MAHVI über einen perirenalen Absceß, multiple Hautabscesse und Septicämie. Über einen progressiven, sich vergrößernden Mammatumor schrieb LARSEN, DIAMOND und COLLINS nach Schürfverletzung an einem Rosenbusch, der an ein Mycetoma erinnerte.

Weitere Lokalisationen umfassen nach BALLENGER und GOLDRING die Peritonitis, Perikarditis, Osteitis, Arthritis, Endokarditis, Pankreatitis, Pyelophlebitis, retroperitonealer Tumor, Tracheitis und Bronchitis, Pleuritis, pleuropulmonale Fisteln, ischio-rectale und perirectale Abscesse, Psoasabscesse, Appendix-Abscesse, Otomykosis, chronische Kerato-Conjunctivitis und als Zeichen weit ausgedehnter Erkrankung sowie im Endstadium die Hepatomegalie, die Splenomegalie und Hirndrucksymptome.

Röntgenologisch variiert das Lungenbild von nicht faßbaren Veränderungen bis zur ausgedehnten bilateralen Pneumonie. Am häufigsten ist der fortschreitende bronchopulmonale Prozeß mit pleuralem Befall. Gelegentlich finden sich nur relativ kleine streifige Infiltrate, aber charakteristischer sind dichte lobuläre oder lobäre Verschattungen (Abb. 3).

Lungeninfiltrate sind nach FAVEZ, BALLENGER und GOLDRING, HATHAWAY und MASON von Hilusadenopathien begleitet, obgleich sonst ein Lymphknotenbefall als ungewöhnlich angesehen wird. Die Verschattungen können Aufhellungsfiguren — manchmal dünnwandig (LERNER et al.) enthalten, die Lungenabscesse vermuten lassen und zwar kommen Einschmelzungen öfter als bei der Aktinomykose vor, sind im ganzen aber selten.

Typisch ist die Begleitpleuritis mit der entsprechenden ausgedehnten röntgenologischen Verschattung. Eine Parenchymveränderung kann selbst Grund genug sein, um einen Tumor vermuten zu lassen. Andererseits können rundliche Herde als Mycetome gedeutet werden. SALTZMAN et al. beobachteten erstmals einen kleinen Rundherd der Lunge (im rechten Oberlappen) und konnten seine Stadien über Einschmelzung bis zur kompletten Heilung nach einschlägiger Therapie verfolgen. Die Diagnose wurde durch Absceßeiter der Lendengegend gesichert.

Ein miliarer Befall, ähnlich dem einer miliaren Tuberkulose wurde bisher in einem Fall beobachtet, eine Septicäme von KIRBY und MCNAUGHT (1946) und KOHN (1951); letztere überlebte. Daß die Diagnose einer Nocardiose auch übersehen werden kann, zeigen SODHI und SALLES in ihrem Fall, dessen Röntgenbild der Lunge eine Beherdung bei völligem Wohlbefinden zeigte. Es bestand ein Cavum im rechten Oberlappen und bronchoskopisch konnte Material gewonnen werden, das den Nachweis der Nocardia ermöglichte.

Die reine *Hautnocardiose* kommt in unseren Breiten nur in ihrer oberflächlichen Form dem Erythrasma und der Trichonocardiose vor (Nocardia minutissima).

Die *Nocardiamycetome* der Haut mit ihren chronischen Fisteln, die in den tropischen und subtropischen Gegenden weit verbreitet sind, werden dort am häufigsten an den *Extremitäten* (besonders am Fuß) beobachtet und müssen vom echten Madurafuß, einer Pilzinfektion, abgetrennt werden. Die Symptomatik ist individuell verschieden und von der Species abhängig.

Im frühest beobachteten Zeitpunkt (2—3 Monate) stellt sich das Mycetoma als kleine subcutane Schwellung dar, gewöhnlich am Fußrücken, oder interdigital, erbsgroß, schmerzlos und von fester oder gummiähnlicher Konsistenz oder auch cystisch. Die darüberliegende Haut ist normal und ist, oder ist nicht mit dem

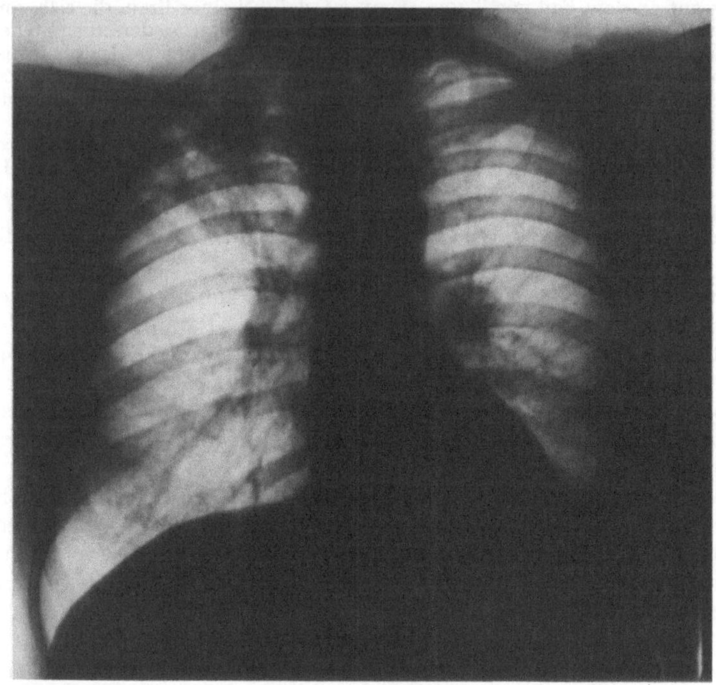

Abb. 3. Lungennocardiose Thoraxübersicht (10. 10. 1961). Pleurale Verschwartung linkes Unterfeld. Umschriebene Verschattung im rechten Spitzen-Oberfeld (aus SKOBEL, 1967)

Knoten verwachsen. Die Schwellung ist nach 6—9 Monaten walnußgroß und breitet sich im subfacialen Gewebe aus. Eine Fistelbildung tritt im allgemeinen nach 3monatiger Dauer, nach 1 Jahr in allen Fällen, auf. Es bestehen keine lokalen trophischen oder neurologischen Störungen.

Die Knochenläsionen, die dabei auftreten, zeigen wegen der Osteolyse, eine netzartige Struktur, aber es besteht auch eine deutliche osteogene Aktivität und oft eine periostale Knochenneubildung.

2. Komplikationen

Die sekundäre Ausbreitung einer Erkrankung auf dem Boden einer anderen schwer konsumierenden Erkrankung ist eine bekannte Tatsache. Augenscheinlich wird gerade in den letzten Jahren vermehrt über das Vorkommen einer Nocardiose, die *auf* eine andere *konsumierende Krankheit aufgepfropft* ist, berichtet (SALTZMAN et al., CROSS et al., MURRAY et al., LARSEN und DIAMOND).

So wurden allein 9 Fälle der Kombination der Nocardiose in 77 Fällen von *Alveolar-Proteinose* beschrieben (BEESON) (Tab. 8).

Tabelle 8. *Komplikationen konsumierender Erkrankungen mit Nocardiose*

Autor und Jahreszahl	Alveolar-Proteinose	Nocardiose und Alv. Prot.	Nocardiose und Neoplasma
Rosen et al. (1958)	27	2	—
Larsen und Diamond (1959)	—	—	5
Andersen et al. (1960)	—	1	—
Burbank et al. (1960)	—	1	—
Saltzman et al. (1962)	—	1	—
Carlsen et al. (1964)	—	2	—
Andriole et al. (1964)	74	7	Gesamtzahl
Beeson (1964)	77	9	Gesamtzahl

Andere Erkrankungen, bei denen eine Nocardiose angetroffen wurde, sind
Carcinom (Eberhartinger),
Leukämie,
Lymphogranulomatose (Seeliger und Lange, 1954),
Lupus erythematodes (Hathaway et al., Santen et al.),
Pemphigus vulgaris (Miller et al.),
Asthma-Emphysem,
Bronchiektasen,
Anthrako-Silicose (Bernstein, Seeber),
Morbus Paget,
Dysproteinämie,
Diabetes,
Lungentuberkulose (Hall und Cooly, 1957, Briceño, Bojalil et al., Stein et al., Webster),
Sarkoidose (Hathaway et al., Steinberg),
Lepra (Smith, W. G., et al., 1963).

Alle diese Kombinationen kommen aber nicht so oft vor, wie die Alveolarproteinose, die als Krankheitseinheit erst 1958 von Rosen, Castelman und Liebow erkannt wurde.

Es besteht hier kein ursächlicher Zusammenhang, sondern es ist das Resultat spezifisch günstiger Bedingungen für das Angehen der Nocardia-Infektion. Anscheinend bildet die Flüssigkeit in den Alveolen bei der pulmonalen Alveolarproteinose, die reich an Protein und Kohlehydraten ist, ein geeignetes Milieu für das Wachstum eines Saprophyten im Respirationstrakt in einer Minderzahl der Befallenen (Carlsen et al.). Darunter konnte bislang von Taleghani nur eine Kombination der Alveolarproteinose mit einem nocardiabedingten Hirnabsceß festgestellt werden. Ein Anhalt für eine Nocardiose der Lungen ergab sich in diesem Fall nicht.

Eine zunehmende Rolle spielt die *Steroidtherapie*, die für sekundäre Infektionen einen günstigen Boden bereitet.

Daß die Corticosteroide das Angehen einer Nocardiose erleichtern, beschreiben Larsen und Diamond, Orie, Withmore et al. und Kerbel. Letzterer beschrieb einen Fall einer membranösen Glomerulonephritis, die mit hohen Dosen Corticosteroiden behandelt wurde und wobei es dann zu einer ausgedehnten Lungennocardiose mit weiter Aussaat, die letal endete, kam.

Das relativ häufige Vorkommen der Kombination einer Nocardiose mit einem *Cushing-Syndrom*, wie es von Danowski et al. geschildert wird, spricht wegen der Seltenheit beider Erkrankungen gegen eine Zufälligkeit und für die Erleichterung der Infektion durch Hyperadenocortizismus. Jedoch konnten Crawford et al. in ihren Versuchen nachweisen, daß die N. asteroides keine ACTH-ähnlichen Körper bildete, wie von Danowski angenommen wurde.

In dem von Bassermann berichteten Fall einer Lungennocardiose mit hirnorganischen Begleiterscheinungen ließen sich präterminal in der sich enorm ausweitenden *Psoriasis* gleichartige Erreger vom Typ der Noc. ast. nachweisen wie im Sputum. Da eine durch Noc. ast. verursachte Dermatose bisher nicht beschrieben wurde, bleibt die Deutung ungewiß. (Inhalation keimtragender Schuppen ?).

3. Diagnostische Hilfsmittel

Der Beweis einer Nocardia-Infektion ist nur durch die *Isolierung des Erregers* in der Kultur mit nachfolgender Identifikation zu erbringen. Eine Differentialdiagnose gegenüber dem Mycobacterium tuberculosis ist ebenfalls nur aufgrund der Kultur möglich. Die Differenzierung der Mykobakterien und Nocardien ist nicht immer einfach. Besonders schwierig ist die Unterscheidung von den schnell wachsenden unklassifizierten Mykobakterien.

Die Nocardien können außerdem bei der säurefesten Färbung übersehen werden, da sie im Grad der Säurefestigkeit variieren. Daher sollten bei Verdacht auf Nocardiosen modifizierte säurefeste Färbungen benutzt werden. Einige pathogene Nocardien (N. madurae) sind nicht säurefest, dann geben auch modifizierte Färbemethoden keinen Hinweis. Die folgenden Untersuchungen sind am erfolgreichsten zur *Differenzierung der N. asteroides, N. brasiliensis*, einer Gruppe von Streptomycesarten und einiger Mykobakterien

1. Der Gebrauch der *Kinyoun Kaltfärbtechnik* (Georg et al.) zur Bestimmung der Säurefestigkeit.

Viele Stämme der N. asteroides sind schwach oder nicht säurefest, wenn man sie routinemäßig nach Ziehl-Neelsen färbt. Bei Verwendung der Kinyountechnik mit 1% H_2SO_4 als Entfärber statt des Salzsäurealkohols bleiben partiell säurefeste Organismen gefärbt anstatt entfärbt zu werden. Ferner werden bei der Routinetechnik der Sputumuntersuchung mit Antiformin und NaOH und H_2SO_4 die Zahl der lebenden Zellen vor allem der N. asteroides reduziert. Einige Stämme überleben diese Behandlung nicht.

2. Die Darstellung der sich verzweigenden Mycelien der N. asteroides gelingt am besten auf *Objektträgerkulturen* (Ridell, zit. bei Georg et al.).

3. Die Bestimmung der *Casein-Hydrolyse* mit der die N. ast. von der N. bras. und Streptomycesarten abgetrennt werden kann und

4. die Bestimmung der Fähigkeit in verdünnter Gelatine gut erkennbare Kolonien zu bilden, ein Charakteristikum für die N. brasiliensis.

Als Material, aus dem Nocardien gezüchtet werden können, kommt je nach der klinischen Befallsart das Sputum, Bronchialsekret, Eiter aus Abscessen, seröse Flüssigkeiten, Liquor und Gewebsteile in Frage. Aus dem Blut kann sie nur selten bestimmt werden.

Wenn kein Sputum zu gewinnen ist, empfiehlt es sich, Magensaftkulturen, Kehlkopfabstriche und Bronchialsekretkulturen auf Nocardia anzulegen. Im Eiter oder Auswurf finden sich gelegentlich auch kleine Drusen, die aber kleiner als bei der Aktinomykose sind und deren Farbe von gelb über orange und rot wechselt je nach Art des zugrundeliegenden Erregers. Bei mikroskopischer Betrachtung, zerdrückt unter dem Deckglas, bestehen diese „Drusen“ aus verfilzten Verzweigungen mycelialer Filamente von 0,25—1 μ Durchmesser. Die Keulen, wie bei der Aktinomykose, werden hier nicht gesehen.

Vom serösen Material und von der spinalen Flüssigkeit, die man zentrifugiert hat, kann man aus dem Sediment Ausstriche anfertigen, oder das Material verimpfen.

Auch *bioptisches Material* aus Lunge, Leber, Lymphknoten kann zur Diagnose verhelfen. Zur Darstellung der Nocardien im Gewebsschnitt eignet sich die Brown-Benn- und Gram-Färbung oder die Silberchromatfärbung und Gomoris-Methenamine-Silber-Färbung, die die Hyphen erkennen läßt. Die Färbung nach Ziehl-Neelsen erbringt nur gelegentlich positive Befunde. Hämalaun-Eosin-Färbungen sind ungeeignet. Am verläßlichsten ist der Nachweis der grampositiven Hyphen, die in das Gewebe eindringen zusammen mit der suppurativen Gewebsreaktion (Welsh). Wenn nur die bacilläre Form vorliegt, ist es unmöglich, die Nocardia von anderen säurefesten Organismen abzutrennen.

Nach Hathaway und Mason ist eine der auffälligsten Charakteristika der N. ast., daß sie im Gewebe *vor* der Fixation säurefeste Eigenschaften zeigten, die nach der Fixation mit 10% Formaldehyd, Bouin's-Lösung, Alkohol oder Äther ganz oder teilweise verlorengehen.

Es sind keine verläßlichen Hautteste (BOJALIL und MAGNUSSON), Agglutinationen, Präzipitations- oder Komplementbindungsreaktionen bekannt.

Die Pathogenität für Labortiere beruht vor allem auf dem lokalen toxischen Effekt eher als in der Ausbreitung der Erkrankung. Meerschweinchen und Kaninchen sind unsicher pathogen (vgl. Kapitel III).

4. Diagnose und Differentialdiagnose

Die Nocardiose ist sicher keine häufige Erkrankung. Doch da sie mit der Tuberkulose verwechselt werden kann und sie zu Zeiten Symptome und Befunde bietet, die eine Tuberkulose vortäuschen, kommt sie bei der Differentialdiagnose chronischer Infektionen oft in Betracht. Die Diagnose ist nur durch den Nachweis der Erreger im Blut, Sputum, Exsudat oder im Gewebe bei klinisch begründetem Verdacht möglich. Da die Nocardia ubiquitär vorkommt, ist ein einmaliger positiver *Sputumnachweis* nicht diagnostisch ausreichend. Bei klinischem Verdacht ist ein wiederholt positiver Erregernachweis vonnöten. Chemotherapie und Antibioticabehandlung können den Nachweis erschweren. Die *bronchoskopische Diagnostik* kann vor allem da weiterhelfen, wo kein Auswurf besteht und wo man durch dieses Untersuchungsverfahren Aspirat, im gegebenen Falle eitriges Aspirat, gewinnen kann. Unter Umständen kann eine *Biopsie* von Lunge, Leber und Lymphknoten (Mediastinoskopie) notwendig werden. Andere Laborbefunde sind von geringem diagnostischem Wert.

Eine korrekte Diagnose ist imperativ! Vor allem deshalb, weil die Überlebenschance in direkter proportionaler Beziehung zur bakteriologischen Diagnose und dem Beginn der geeigneten Therapie steht.

Die Hauptgründe, warum die Nocardiose nicht erkannt wird, fassen PEABODY und SEABURY wie folgt zusammen:

1. Die Noc. ast. bricht leicht in bakterienähnliche Fragmente auf, die im Ausstrich zu sehen sind, wächst aber langsam, daß Kulturen verworfen werden, ehe sie positiv werden können.
2. Sie ist säurefest und wird ohne Kultur als Tuberkelbacterium verkannt!
3. Wenn das Sputum einer Kultur auf Mycobact tuberculosis unterworfen wird, wächst sie zu schnell (falls sie nicht durch Anreicherungsverfahren zerstört wurde) und wird als saprophytäres Mycobacterium verworfen.

Die *Röntgenbefunde* der Lunge sind unspezifisch und können *bakterielle Pneumonien* und alle Formen infektiöser Granulomatosen — vor allem der Tuberkulose — nachahmen. Die Literatur zeigt, wie oft das klinische Bild akuten, miliaren und disseminierten Formen der *Tuberkulose* ähneln kann. Und viele werden als Tuberkulose behandelt. Läßt das an sich uncharakteristische Röntgenbild bei isolierten homogenen Verschattungsbezirken an eine Tuberkulose denken, so spricht bei miliarem Befall das Freibleiben der Spitzen dagegen. Gegen *Sarkoidose* spricht die geringe oder fehlende Hilusbeteiligung. Bei hämatogenen Formen ist eher an eine Nocardiose als an eine *Aktinomykose* zu denken. Größere Herde mit Hohlraum ahmen eine Tbc. oder einen Absceß nach. Atypische Verschattungen mit segmentärer Abgrenzung lassen an ein *Bronchialcarcinom* denken, während ausgedehnte Verschattungen die Charakteristika pneumonischer Infiltrationen oder atypischer Pneumonien bieten. Die Anordnung der Herde soll auf die Beziehung zu den Gefäßen hinweisen (MOERS) und bevorzugt werden die gefäßreichen Interstitien.

Ein Verdacht auf Nocardiose ist bei allen chronisch-eiternden Prozessen, unklaren Lungenerkrankungen, die nicht auf Antibiotica ansprechen und allen Fällen von „Tuberkulose“ ohne Bakteriennachweis oder gar bei Tuberkulinnegativität gerechtfertigt (RAICH et al.).

So umfaßt die *Differentialdiagnose* abgesehen von der schon erwähnten Aktinomykose und Tuberkulose

bakterielle Pneumonien und atypische Pneumonien, viscerale Mykosen wie Coccidioidomykose, Blastomykose, Kryptokokkose, Sporotrichose und die Histoplasmose, alle granulomatösen Erkrankungen, auch die Sarkoidose, kollagene Erkrankungen, Reticuloendotheliose, Tularämie, M. Hodgkin, Carcinome, Lues, Speicherkrankheiten, Pneumokoniose, Stauungslunge.

Die hohe Leukocytenzahl kann gelegentlich bei der Differentialdiagnose zur Tuberkulose und einem Tumor hilfreich sein. Eine Anämie wird bei konsumierenden Begleitkrankheiten kaum weiterbringen. Der Nachweis der Nocardia in der Blutkultur kann, wie Kirby und McNaught (1946), Welsh berichten, insbesondere wenn er mehrfach gelingt, beweisend sein. Die Wirksamkeit der chemotherapeutischen Behandlung unterstreicht in ihrem Fall die Richtigkeit der Diagnose. Glover berichtet, daß aus klarem Pleuraexsudat keine Erreger gezüchtet werden konnten. Als der Erguß jedoch purulent wurde, wuchsen zahlreiche Kulturen der Nocardia. Dieses Symptom wird mit der plötzlichen überwältigenden Ausdehnung der Infektion erklärt.

Bei allen konsumierenden Erstkrankheiten, besonders bei einer Alveolarproteinose, aber auch bei Carcinomen, schwerem Diabetes, langdauernder cytostatischer und Cortioid-Behandlung ist das Auftreten einer Nocardiose zu befürchten. So fallen Verzögerungen der Frühdiagnose und Behandlung der Nocardiose oft zu Lasten einer Verwechselung mit Lungentuberkulose, Systemmykosen und vor allem der nahe verwandten Aktinomykose (Murray).

5. Prophylaxe

Eine eigentliche Prophylaxe der Nocardiose gibt es nicht.

Bei wiederholtem Nachweis von Nocardien im Sputum wird es auch ohne klinische Zeichen nach Anlegung eines Antibiogramms richtiger sein, prophylaktisch medikamentös zu behandeln. Die klinische Diagnose ist erst im progredienten Stadium möglich, dann hat die Therapie schon eine schlechte Prognose.

Zur Prophylaxe der Nocardiomykosen würde allerdings das Tragen von Schuhwerk (Handschuhen) entscheidend beitragen können.

6. Therapie

Ehe Sulfonamide zur Behandlung der Nocardiose zur Verfügung standen, war die Behandlung nicht von der der Aktinomykose verschieden und gleichermaßen unbefriedigend.

Die ersten Versuche einer *modernen Sulfonamidtherapie der Nocardiose* reichen bis 1937 zurück (Alestra und Girolami). Erfolgreiche Behandlungen konnten aber erst von Lyons (1943) (lokalisierter Absceß, Sulfadiazine), Benbow, Smith und Johnson (1949), Kirby und McNaught (1946) erzielt werden. Seither haben sich die erfolgverheißenden Berichte gehäuft und weisen vor allem in eine Richtung, die Sulfonamidtherapie. Damit ergab sich erstmals eine erfolgversprechende Behandlung der bisher unweigerlich tödlich verlaufenden Krankheit. Jedoch brachten Sulfonamide und Antibiotica bei ausgedehntem Befall des ZNS noch keine signifikante Besserung der Prognose. Lokalisierte Foci in Lunge, ZNS und Haut sind dagegen der Therapie zugänglicher.

Der *in vitro* Beweis des wachstumshemmenden Effektes von Sulfonamiden (Sulfadiazine, Sulfathiazole, Sulfanilamide) wurde bereits 1941 erbracht. Tsuchiya et al. fanden 1942, daß die bakteriostatische Wirkung des Harnstoffs die Sulfonamidwirkung unterstützen kann. King et al. (1966) glauben mit dieser Kombination einen Erfolg erzielt zu haben. *In vitro* Hemmungen zeigten sich auch bei Streptomycin, Acromycin, Terramycin, Chloramphenicol,

Stilbamidine. Amphotericin-B ist völlig wirkungslos (LARSEN et al., SEABURY und DASCOMB, 1964). Trotz gelegentlich schlechter *in vitro* Hemmung der Nocardia durch Sulfonamide zeigte es sich aber, daß diese *in vivo* stets überlegen waren und als Therapie der Wahl anzusehen sind.

Diese Überlegenheit von Sulfonamiden im *in vivo* Experiment, obgleich andere Drogen eine größere Wirksamkeit *in vitro* zeigten, legt es nahe, daß Antibiotica, die *in vitro* wirksam sind, gleichzeitig gegeben werden sollten, aber nicht die Sulfonamide substituieren dürfen.

Die N. ast. ist relativ resistent und um die größtmögliche therapeutische Wirkungsbreite zu erzielen, scheint es ratsam, auch den noch so geringen hemmenden Einfluß eines zusätzlichen Medikamentes auszunutzen, obgleich dieses — allein gegeben — völlig nutzlos ist. Bei der relativ engen phylogenetischen Verwandtschaft dieser Keime zu den antibioticaproduzierenden Streptomycesarten ist dieses Verhalten gegenüber den Antibiotica auch keineswegs verwunderlich (SEELIGER).

Bei Berichten über Penicillinerfolge in der Therapie wurden stets auch Sulfonamide gegeben (CALERO, 1946, SHAW, HOLT und RAY, KOHN, BOBBIT, FRIEDMANN und LUPTON). Kein Patient genas, der nur Penicillin bekam (BALLENGER und GOLDRING). Nocardien sind hoch resistent gegen Penicillin. Die Resistenz wird der Anwesenheit von Penicillinasen zugeschrieben. Der empfindlichste Stamm erforderte einen Spiegel von 1000 g/ml, um eine teilweise Wachstumshemmung auszulösen (DRAKE).

Einige Heilungen wurden unter Penicillin und Streptomycin gesehen, alle anderen aber erhielten Sulfonamide und Penicillin und/oder Breitspektrumantibiotica (PELLEGRINO). Über eine erfolgreiche Behandlung mit Chloramphenicol berichtet RIVERA.

PEABODY und SEABURY fanden in ihren Experimenten eine signifikante Hemmwirkung durch Sulfadiazine bei 10 mg%. Durch Erhöhung der Dosis erfolgt keine Steigerung der Hemmwirkung.

Die besten Heilungsaussichten liegen heute in einer tatkräftigen *Chemotherapie*, kombiniert, wenn angezeigt, durch *chirurgische Drainage* oder Resektionsbehandlung.

Am Beginn sollte die Therapie mit *Sulfadiazine* (DEBENAL) (4—6 g/die) zusammen mit einem der Breitspektrumantibiotica (2 g/die) oder dem Streptomycin stehen.

Die erforderliche tägliche Dosis des Sulfadiazins muß bei schwerkranken Patienten bis auf 10—12 g/die gesteigert werden (MURRAY et al., PEABODY und SEABURY, LARSEN et al., WEBSTER). FREESE et al. ziehen die höhere Dosis generell vor und reduzieren nach 4—6 Wochen auf 4—6 g/die Sulfadiazine für die weiteren 6 Monate.

Günstige Erfolge wurden auch mit Sulfamethoxypyridazin (Lederkyn) 2 g/die (ANDERSON), Sulfamerazin, 2-Sulfa-4-Methylpyrimidin (Debenal-M) (HALDE und NEWSTRAND), Sulfathiazol, Sulfa-Furazol (Gantrisin) 8—12 g (REESE et al.) erzielt. Lederkyn (Langzeit-Sulfonamid) 0,5 g/die (BRINE) wird in seiner Wirksamkeit angezweifelt. Ein Behandlungsversuch mit INH erforderte die extrem hohen Dosen von 1200—1500 mg/ml (DOBEK).

Nach dem Vorliegen der Resistenzbestimmungen kann man die Therapie modifizieren, insbesondere dann, wenn der erste Erfolg enttäuschend war. Aber als chronische Erkrankung wird der Verlauf kaum eine unmittelbare einsetzende Besserung der Symptome oder des Röntgenbildes bieten.

Die *Dauer der Behandlung* ist ebenso wie bei der Tuberkulose und Aktionmykose auf lange Zeit zu veranschlagen, um Rückfälle zu verhindern und Enttäuschungen zu vermeiden. Das heißt, eine Behandlung über mehrere Monate gehört zur Regel. In gewissen Fällen muß sie sich über Jahre erstrecken; immer aber einige Monate länger angewandt werden, als klinische oder röntgenologische Symptome vorliegen, manchmal bis zu 3 Jahren.

Die medikamentöse Therapie macht ein chirurgisches Eingreifen nicht überflüssig. Wird es nicht im akuten Stadium erforderlich (Absceß und Empyembehandlung), so kann es in einigen Fällen dazu später dienen, Residuen (z. B. Restabscesse) zu entfernen.

Die *chirurgische Therapie* erstreckt sich auf die Drainage von Abscessen z. B. der Haut, des Gehirns und von Pleuraempyemen und auf die Resektion von Herden in der Lunge, Abscessen in Lunge und Gehirn oder die Beseitigung von Restzuständen nach weitgehender Ausheilung der Erkrankung.

Die *Resektionsindikation von Lungenherden* wird mit gleicher Vorsicht wie bei der Tuberkulose coincidierend mit klinischer Besserung und nach entsprechender chemotherapeutischer Vorbehandlung gestellt.

Frühes ausgedehnteres chirurgisches Eingreifen kann ein Befall des Unterhautbindegewebes erforderlich machen, wie Bianco et al. zeigen konnten. Cerebrale Abscesse erfordern eine Craniotomie (Thomas und Pulaski), jeweils natürlich unter entsprechender Sulfonamid- und Antibioticabehandlung. Bei Meningitis ist initial Streptomycin intrathecal zusätzlich zu geben.

Die *Behandlung der Nocardiamycetome* erfolgt gleichfalls mit Sulfonamiden. Bei Mycetomen, denen eine Infektion mit N. bras. zu Grunde liegt, bewährte sich wie bei der Lepra das DDS = 4,9' diaminodiphenylsulphane.

Nach Lynch ist die Amputationsrate mit 33 % bei Nocardiomycetomen immer noch höher als bei der Maduramykose.

Daß auch heute noch zahlreiche mit Sulfonamiden behandelte Fälle sterben, darf nicht als Versagen der Therapie mißdeutet werden, sondern ist darauf zurückzuführen, daß die meisten Patienten diese Therapie zu spät (im Endstadium) oder zu kurze Zeit oder in zu geringerer Dosis (Carlile) erhalten.

Die frühe Diagnose ist entscheidend über Leben und Tod. Der Therapieerfolg ist von der Dauer der Krankheit und der Ausdehnung abhängig. Frühe Läsionen sprechen auf Sulfonamide gut an, generalisierte Systemnocardiosen stellen auch heute noch eine hoffnungslose Prognose dar. Nach dem heutigen Stand scheint es angezeigt, daß *alle Patienten ein Sulfonamid* erhalten, sobald die Diagnose gestellt oder sobald sie mit Grund vermutet wird und daß dazu gemäß den Antibiogrammen bzw. dem klinischen Verlauf ein Antibioticum gegeben wird.

Zu den zwei Prinzipien des Überlebens gehört das unmittelbare Einsetzen der Sulfonamidtherapie und das frühzeitige völlige Ausräumen lokalisierter Herde vor der Dissemination. Nur dann wird sich die Prognose unter Chemotherapie entscheidend verbessern lassen.

Literatur

Adami, I. G., and **R. C. Kirpatrick**: Trans. Ass. Amer. Phys. **10**, 92 (1895).

Affronti, L. F: Purified protein derivatives (PPD) and other antigens prepared from atypica acid-fast bacilli and N. asteroides. Amer. Rev. resp. Dis. **79**, 284 (1959).

Ajello, L., L. K. Georg, W. Kaplan, and **L. Kaufman**: Laboratory Manual for Medical Mykology. Public Heath Service Publication. 994 (1963).

Akün, S.: Nocardiose bei zwei Katzen in der Türkei. Dtsch. tierärztl. Wschr. **59**, 202—204 (1952).

Alestra, L., e **M. Girolami**: Endocarditi da nocardie. Policlinico Med. **44**, 441 (1937).

Andersen, B. R., R. E. Eklund, and **W. F. Kellow**: Pulmonary alveolar proteinosis with systematic nocardiosis. A case report. J. Amer. med. Ass. **174**, 28—31 (1960).

Andriole, V. T., M. Ballas, and **G. L. Wilson**: The association of nocardiosis and pulmonary alveolar proteinosis. A case study. Ann. intern. Med. **60**, 266—275 (1964).

Awad, F. I., and **A. A. Karib**: Studies on bovine farcy (nocardiosis) among Cattle in the Sudan. Zbl. Vet.-Med. **5**, 265—272 (1958).

— Nocardiosis in the Dog in the Sudan. Zbl. Vet.-Med. **6**, 919—924 (1959).

Awad, F.I.: Nocardiosis of the bovine udder and testis. Vet. Rec. **72**, 341—342 (1960).
— The inter-relationshib between tuberculosis and bovine farcy. Zbl. Tuberc. **80**, 168 (1958/1959).
— The inter-relationship between tuberculosis and bovine farcy. J. comp. Path. **68**, 324—330 (1958).
Ballenger, C.N., and **D. Goldring:** Nocardiosis in childhood. J. Pediat. **50**, 145—169 (1957).
Barbesier, J.: Sur une cas de Nocardia isolée du lait d'une vache atteinte de mammite. Arch. Inst. Pasteur Algér. **38**, 222—230 (1960).
Bassermann, F.C.: Die Nocardiose. Tuberk.-Arzt **10**, 169—175 (1956).
Beckmeyer, W.J.: Nocardiosis. Report of a successfully treated case of cutaneus granuloma. Pediatrics **23**, 33—39 (1959).
Beeson, P.B.: Nocardiosis as a complication of pulmonary alveolar proteinosis. Ann. intern. Med. **60**, 314 (1964).
Benbow, E.P., D.T. Smith, and **K.S. Grimson:** Sulfonamide Therapy in Actinomycosis. Amer. Rev. Tuberc. **49**, 395—407 (1944).
Bergey's: Manual of Determinative Bacteriology, 7. Ed. 1957, Baltimore.
Bergström, R., L. Edebo, B. Fors, and **K.B. Tegner:** Systemic Nocardia infection. Scand. J. Resp. Dis. **47**, 75—84 (1966).
Bernstein, I.L., J.E. Cook, H.D. Plotnick, and **F.J. Tenczar:** Nocardiosis: Three case reports. Ann. intern. Med. **36**, 852—863 (1952).
Bianco, A.J., E.W. Johnson, W.J. Martin, and **D.R. Nichols:** Nocardiosis without involvement of the pulmonary or central nervous system. Proc. Mayo Clin. **32**, 1919—1923 (1957).
Blake, W.P.: A report of two canine cases of nocardiosis in Missouri. J. Amer. vet. med. Ass. **125**, 467—468 (1954).
Blanchard, R.: Parasites végéteaux à l'exclusion des bactéries. Paris: G. Masson 1896.
Bobbitt, O.B., I.H. Friedman, and **C. Lupton:** Nocardiosis. Report of three cases. New Engl. J. Med. **252**, 893—897 (1955).
Bohl, E.H., D.O. Jones, R.L. Farrell, D.M. Chamberlain, C.R. Cole, and **L.C. Ferguson:** Nocardiosis in the Dog. A case report. J. Amer. vet. med. Ass. **122**, 81—85 (1953).
Bojalil, L.F., E. Garcia-Ramos, and **A. Gonzalez-Mendoza:** Infección humana por Nocardia asteroides, en México. Mycopathologia **16**, 97—103 (1962).
—, and **M. Magnusson:** Specifity of skin reaction of humans to nocardia sensitin. Amer. Rev. resp. Dis. **88**, 409—411 (1963).
Briceño Maaz, T.: Caso de muerte por Nocardia brasiliensis. Gac. méd. Caracas **66**, 107—109 (1958).
—, and **L. Pollak:** Nocardiosis y actinomycosis pulmonares. Mycopathol. Mycol. Appl. **15**, 358 to 366 (1961).
Brine, J.A.: Human Nocardiosis: a developing clinical picture. Med. J. Aust. **1**, 339—342 (1965).
Brown, J.H., and **L. Benn:** Bull. Johns Hopk. Hosp. **48**, 69 (1931).
Burbank, B., T.G. Morrione, and **S.S. Cutler:** Pulmonary alveloar proteinosis and nocardiosis. Amer. J. Med. **28**, 1002 (1960).
Calero, C.: Pulmonary Actinomycosis. Dis. Chest **12**, 402—408 (1946).
Carlile, W.K., K.E. Holley, and **G.B. Logan:** Fatal acute disseminated nocardiosis. J. Amer. med. Ass. **184**, 477—480 (1963).
Carlsen, E.T., R.B. Hill, and **D.T. Rowlands:** Nocardiosis and pulmonary alveolar proteinosis. Ann. intern. Med. **60**, 275—281 (1964).
Carter, H.V.: Tr. Med. Phys. Soc. (Bombay) **6**, 104 (1860).
Castellani, A., and **A.I. Chalmers:** Man. Trop. Med. Ballièrè, Tindall and Cox, London, 1919.
Clapp, M.P., and **M.J. Williams:** Nocardiosis: discussion of two cases with emphasis on diagnostic features. Tex. Rep. Biol. Med. **13**, 11—22 (1955).
Colebrook: Zit. nach Castellani und Chalmers (1946).
Conant, N.F.: Laboratory diagnosis of pulm. mycoses. Amer. Rev. Tuberc. **61**, 690—707 (1950).
—, **Smith, D.T. Baker, R.D. Callaway,** and **D.S. Martin:** Manual of clinical Mycology. Saunders 1963.
Connar, R.G., Th.B. Ferguson, W.S. Sealy, and **N.F. Conant:** Nocardiosis. J. thorac. Surg. **22**, 424—433 (1951).
Costa, M.D.: Nocardia asteroides isolada de pulmão de Cão. Bolm Inst. Biol. (Bahia) **5**, 63—69 (1961).
Crawford, C., T. Jensen, R. Amelunxen, and **J. Nichols:** Abscene of ACTH-like activity in N. asteroides. Metabolism. **13**, 434—436 (1964).
Cross, R.F., W.T. Nagao, and **R.H. Morrison:** Canine nocardiosis, a report of two cases. J. Amer. vet. med. Ass. **123**, 535—536 (1953).

Cross, R.M., and **Ch. Th. Binford**: Is nocardia ast. an opportunist? Lab. Invest. **11**, 1103 (1962).
Cruz, P.T., and **C.F. Clancey**: Amer. J. Path. **28**, 607 (1952).
Cullen, C.H., and **M.E. Sharp**: Infection of wounds with Actinomyces. J. Bone Jt Surg. **33**, 221—227 (1951).
Cupp, C.M., **W.M. Edwards**, and **E.A. Clewe**: Nocardiosis of the central nervous system: report of two fatal cases. Ann. intern. Med. **52**, 223—229 (1960).
Cuttino, I.T., and **A.M. McCabe**: Pure granulomatous Nocardiosis. Amer. J. Path. **25**, 1 (1949).
Danowski, T.S., **W.M. Cooper**, and **A. Brande**: Cushing's syndrome in conjunction with. Noc. asteroides infect. Metabolism **11**, 265—272 (1962).
De Jong, E. Den Doren: Nocardiosis of the lungs. Ned. T. Geneesk **107**, 856—858 (1963).
Delaveau, P., et **S. Brion**: Traitement actuel des actinomycoses et des nocardioses. Thérapie **10**, 87—95 (1955).
De Urioste, R., y **I. Medarde**: Dos casos de nocardiosis pulmonar. Rev. clin. esp. **49**, 173—175 (1953).
Dobek, M.: Action de l'isoniacide sur Nocardia asteroides in vitro et in vivo. Ann. Inst. Pasteur **96**, 116—119 (1959).
Doguer, M.: Ein pathogener Mikroorganismus (Nocardia), isoliert aus den Lungen eines Kalbes. Zbl. Bakt., I. Abt. Orig. **185**, 395—397 (1962).
Dolan, T.F., **N.B. McCullough**, and **L.E. Gibson**: Nocardiosis. Report of two cases in Children. J. Dis. Child. **99**, 234—237 (1960).
Drake, Ch.H.: The Action of Penicillin on several genera of Actinomycetales. J. Bact. **51**, 199 (1946).
Drake, C.H., and **A.T. Henrici**: Nocardia ast. its pathogenicity and allergie Properties. Amer. Rev. Tuberc. **48**, 184—198 (1943).
Dyson, J.E., Jr., and **J.M. Slack**: Improved antigens for skin testing in nocardiosis. I. Alcohol precipitates of culture supernates. Amer. Rev. resp. Dis. **88**, 80 (1963).
Eberhartinger, C.: Ein Fall von Aktinomykose und Carcinom. Z. Haut- u. Geschl.-Kr. **21**, 67—68 (1956).
Eckhard, K., and **J. Pilcher**: Brain abscess due to Noc. ast. Tex. St. J. Med. **46**, 915 (1950).
Emmons, C.W., **Gordon**, and **Hagan**: Mycologia **29**, 377 (1937).
Eppinger, H.L.: Über eine neue, pathogene Cladothrix und eine durch sie hervorgerufene Pseudotuberkulose. Beitr. path. Anat. **9**, 287—328 (1890).
Epstein, S., et al.: Unusual cause of spinal cord compression: Nocardiosis. N.Y. St. J. Med. **63**, 3422—3426 (1963).
Failes, D., and **K. Posney**: Systemic Nocardiosis presenting as a breast Abscess. Med. J. Aust. **1**, 342—344 (1965).
Favez, G., et **P. Vulliémoz**: Les mycoses respiratoires. Rev. méd. Suisse rom. **83**, 671—733 (1963).
Fegeler, F.: Nocardiose. In: Jadassohn, Handbuch der Haut- und Geschlechtskrankheiten, Ergänzungswerk, Bd. IV/4, S. 589—595. Berlin-Göttingen-Heidelberg: Springer **1963**.
Feistmantel, C.: Säure- und Alkoholfestigkeit der Streptothrix farcinia und die Beziehungen der Streptotricheen zu den säurefesten Pilzen. Zbl. Bakt., I. Abt. Orig. **31**, 433 (1902).
François, J., **G. Hoffmann**, **G. Berriest**, et **N. Candaele**: Nocardiose à localisation pulmonaire, intracrânienne et orbitaire. Acta neurol. belg. **57**, 792—802 (1967).
Franken, G., **R. Halswick** u. **G. Pulverer**: Ein Beitrag zur Nocardiose des Menschen. Med. Welt **31**, 1556—1559 (1963).
Freese, J.W., **W.G. Young**, **W.C. Sealy**, and **N.F. Conant**: Pulmonary infection by Nocardia asteroides. Findings in eleven clinical cases. J. thorac. cardiovasc. Surg. **46**, 537—547 (1963).
Frost, A.J.: A reviev of canine and feline nocardiosis with the report of a case. Aust. vet. J. **35**, 22—25 (1959).
Gaši, A., **S. Banič**, **Z. Stropnik**, **S. Budič** u. **B. Brzin**: Die Deutung des Befundes Noc. ast. im Auswurf. Z. Tuberk. **124**, 198—201 (1965).
Georg, L.K., **L. Ajello**, **C. McDurmont**, and **T.S. Hosty**: The identification of Nocardia asteroids and N. brasiliensis. Amer. Rev. resp. Dis. **84**, 337 (1961).
Gill: Zit. nach Castellani und Cholmers (1842).
Gilligan, B.S., and **I. Williams**: Nocardial Meningitis. Med. J. Aust. **49**, 747—752 (1962).
Glover, R.P. E.H. Wallace, **F.R. Heilmann**, and **K.H. Pfuetze**: Nocardiosis. J. Amer. med. Ass. **136**, 172—175 (1948).
Gonzalez-Mendoza, A., et **F. Mariat**: Sur l'hydrolyse de la gélatine comme caractère différentiel entre Nocardia asteroides et N. brasiliensis. Ann. Inst. Pasteur **107**, 560—564 (1964).
Gordon, M.A.: Nocardia brasiliensis in New England. New Engl. J. Med. **270**, 42—43 (1964).
Gray, J.B., **S. Chodosh**, **E. Reinisch**, and **W. Hunt**: A new, rapid concentration and differential culture technique for the primary isolation of mykobakteria and nocardia. Amer. Rev. resp. Dis. **86**, 657 (1962).

Green, W.O., and T.E. Adams: Mycetoma in the U.S. Amer. J. clin. Path. **42**, 75—91 (1964).
Greer: Disseminating Fungus Diseases of the lung. Springfield: Ch. T. Thomas 1962.
Gundersen, A. G., and Ch. M. Nice: Nocardiosis. A case report and brief review of the literature. Radiology **68**, 31—35 (1957).
Gydell, K., I. Juhlin, H. Ljunggren, J.G. Norden, and B. Fors: Nocardiosis during steroid treatment of auto-immune haemolytic anaemia. Acta med. scand. **178**, 221—231 (1965).
Hall, G.V.: A Case of pulmonary Nocardiosis with apparent cure with sulphadiazine. Med. J. Aust. **51**, 455—458 (1964).
Hathaway, B.M., and K.L. Mason: Nocardiosis. Study of fourteen cases. Amer. J. Med. **32**, 903—909 (1962).
Henderson, J.W., W.E. Wellman, and L.A. Weed: Nocardiosis of the eye: report of case. Proc. Mayo Clin. **35**, 614—618 (1960).
Henrici, A.T., and E.L. Gardener: The acid-fast Actinomyces. J. infect. Dis. **28**, 232—248 (1921).
Hickey, R.C., and E.M. Berglund: Nocardiosis. Aerobic actinomycosis with emphysis on the alimentary tract as a portal of entry. Arch. Surg. **67**, 381—391 (1953).
Hoeprich, P.D., D. Brandt, and R.H. Parker: Nocardial brain abscess cured with cycloserine and sulfonamides. Amer. J. med. Sci. **255**, 208—215 (1968).
Holdaway, M.D., J. Kennedy, T. Ashcroft, and J.J. Kay-Butler: Pulmonary nocardiosis in a 3-year old child. Thorax **22**, 375—381 (1967).
Hosty, T.S., C. McDurmont, L. Ajello, L.K. Georg, G.L. Brumfield, and A.A. Calix: Prevalence of Nocardia asteroides in sputa examined by a tuberculosis diagnostic laboratory. J. Lab. clin. Med. **58**, 107—114 (1961).
Hyde, J.N., and N. Senn: A contribution to the study of mycetoma of the foot as it occurs in America. J. Cut. Genitourinary Dis. **14**, 1—15 (1896).
Jakobsen, I.R., and R.B. Cloward: Actinomycosis of the central nervous system. J. Amer. med. Ass. **137**, 769 (1948).
Jedlickova-Bestakova, Z., K. Kouba, and S. Zamecnik: On the problem of pathogenicity of Nocardia asteroides. Ref. Med. Mycology **4**, 730 (1962).
Juhasz, S.E., u. R. Bönicke: Mykobakterium oder Nocardia pellegrino? Beitr. Klin. Tuberk. **130**, 155—164 (1965).
Kaufmann, E.: Spezielle pathologische Anatomie. 11. und 12. Aufl. Berlin: de Gruyter u. Co. 1955.
Keeler, R.F., and A.C. Pier: Extracellular antigens of nocardia asteroides. II. Fractionation and chemical characterization. Amer. Rev. resp. Dis. **91**, 400 (1965).
Kerbel, N.C.: Long-term steroid therapy of the nephrotic syndrome in an adult complicated by fatal nocardiosis. Canad. med. Ass. J. **87**, 129—132 (1962).
King, R.B., W.L. Stoops, J. Fitzgibbons, and P. Bunn: Nocardia asteroides meningitis. J. Neurosurg. **24**, 749—751 (1966).
Kingsbury, E.W., and J.M. Slack: A polypeptic skin-test antigen from N. asteroides. I. Production, Chemical, and biological characterization. Amer. Rev. resp. Dis. **95**, 827—832 (1967).
Kirby, W.M.M., and I.B. McNaught: Actinomycosis due to Noc. ast. Arch. intern. Med. **78**, 578—591 (1946).
Kohn, P.M., M. Tager, M.L. Siegel, and R. Ashe: Aerobic actinomyces Septicemia. New. Engl. J. Med. **245**, 640 (1951).
Korda, P.: Die häufigsten Erkrankungen bei Känguruhs in zoologischen Gärten. Nord. Vet.-Med. **14**, 244—248 (1962).
Krakowka, P., H. Zukowska-Olszko, H. Halweg, and K. Traczyk: Pulmonary nocardiosis. Ref. Zbl. Tbc. **99**, 171 (1965).
Krueger, E.G., L. Norsa, M. Kenney, and P.A. Price: Noc. of the central nercous system. J. Neurosurg. **11**, 226 (1954).
Langevin, R.W., and S. Katz: Fulminating pulmonary nocardiosis. Dis. Chest **46**, 310—316 (1964).
Larsen, M.C., H.D. Diamond, and H.S. Collins: Nocardia asteroides infection. A report of seven cases. Arch. intern. Med. **103**, 712—725 (1959).
Latapí, F.: Micetoma. Análisis de 100 casos estudiados en la ciudad de México. III. Cong. ibero-lat.-amer. Derm. (Méx.) 203—213 (1959).
Le Dantec: Arch. Méd. nav. **62**, 447 (1894).
Lentze, F.A.: Die Nocardiosen. In: Reploh-Otte, Lehrbuch der medizinischen Mikrobiologie. Stuttgart: Gustav Fischer 1965.
Lerner, G., G.C. Tarasidis, and F.S. Jenney: Nocardiosis: The importance of early diagnosis and Treatments. Amer. Rev. resp. Dis. **96**, 494—500 (1967).
Lindt, S., H. König u. H. Fey: Nocardiosen beim Rind. Schweiz. Arch. Tierheilk. **103**, 468—478 (1961).

Lopez-Garvia, E., J.M. Ales-Reinlein, J. Ramirez-Guedes, y F. Ortiz-Masllorens: Nocardiosis. Rev. clin. esp. **77**, 20—24 (1960).
Lutz, A., O. Grooten, et M.A. Witz-Berger: Sur 3 cas de „Nocardiose humaine". Strasbourg méd. **12**, 720—733 (1961).
Lynch, I.B.: Mycetoma in the Sudan. Ann. roy. Coll. Surg. Engl. **35**, 319—340 (1964).
Magnusson, M.: Specifity of sensitins. III. Further studies in guinea pigs with sensitin of varions species of Mykobakterium and Nocardia. Amer. Rev. resp. Dis. **86**, 395 (1962).
Mahvi, T.A.: Disseminated nocardiosis caused by Nocardia brasiliensis. Arch. Derm. **89**, 426—431 (1964).
McAndrew, G.M.: Cerebral Nocardiosis. Postgrad. med. J. **41**, 639—641 (1965).
McClung, N.M.: Nocardia and nocardiosis. Acta tuberc. jap. **13**, 1—13 (1963).
McQuown, A.L.: Actinomycosis and nocardiosis. Amer. J. clin. Path. **25**, 2—13 (1955).
Miller, R.C., and Y.M. Felman: Pemphigus vulgaris and pulmonary nocardiosis. Arch. Derm. **96**, 548—551 (1967).
Moers, H., u. K. Dropmann: Sepsis der aeroben Strahlenpilze. Med. Welt **11**, 470—476 (1960).
Mohr, W.: Nocardiose. In: Handbuch der Inneren Medizin, Bd. I/1, 4. Aufl., S. 929—931. Berlin-Göttingen-Heidelberg: Springer 1952.
Moore, M., and A.H. Conrad: Sporotrichoid Nocardiosis caused by N. brasiliensis. Arch. Derm. **95**, 390—393 (1967).
Munslow, R.A.: Actinomycotic (Noc. ast.) brain abscess with recovery. J. Neurosurg. **11**, 399 (1954).
Murray, J.F., S.M. Finegold, S. Froman, and D.W. Will: The changing spectrum of nocardiosis. A review and presentation of nine cases. Amer. Rev. resp. Dis. **83**, 315—330 (1961).
Nicod, J.L., et G. Barras: Actinomycose à Nocardia (nocardiose). Rev. méd. Suisse rom. **78**, 234—243 (1958).
Nocard, E.: Note sur la maladie des boeufs de la Guadeloupe connue sous le nom de farcin. Ann. Inst. Pasteur **2**, 293—302 (1888).
Orie, N.G.M.: Nocardiose en actinomycose Infectie of conditionele microbiele ontsteking. Ned. T. Geneesk **108**, 1745—1748 (1964).
Peabody, J.W.: Actinomycosis and nocardiosis. A review of basic differences in therapy. Amer. J. Med. **28**, 99—115 (1960).
—, **J. Winthrop, and J.H. Seabury:** Actinomycosis and nocardiosis. J. chron. Dis. **5**, 374—403 (1967).
Pellegrino, E.D., and R.R. Henderson: Response of pulmonary nocardiosis to treatment with massive doses of penicillin intravenously. Amer. Rev. resp. Dis. **84**, 242—255 (1961).
Pier, A.C., and J.B. Enright: Oral infectivity and thermal resistance of Nocardia asteroides in milk. Publ. Hlth Rep. (Wash.) **76**, 889—895 (1961).
—, **and R.F. Keeler:** Extracellular antigens of nocardia asteroides. I. Production and immunologie characterization. Amer. Rev. resp. Dis. **91**, 391 (1965).
Pizzolato, P., J. Ziskind, H. Derman, and E.E. Buff: Nocardiosis of the brain. Report of three cases. Amer. J. clin. Path. **36**, 151—156 (1961).
Raich, R.A., F. Casey, and W.H. Hall: Pulmonary and cutaneus nocardiosis. The significance of the laboratory isolation of Nocardia. Amer. Rev. resp. Dis. **83**, 505—509 (1961).
Rindell, R.W., and G.T. Stewart: Fungus Diseases and their treatment. London: Butterworth & Co. Ltd. 1958.
Rivera, J., and J.B. Perez: Pulmonary nocardiosis treated with chloramphenicol. Arch. intern. Med. **100**, 152—156 (1957).
Rosen, S.H., B. Castleman, and A.A. Liebow: New Engl. J. Med. **258**, 1123 (1958).
Saltzman, H.A., E.W. Chick, and N.F. Conant: Nocardiosis as a complication of other diseases. Lab. Invest. **2**, 1110 (1962).
Santen, R.J., and I.S. Wright: Systemic lupus erythematosus associated with pulmonary Nocardiosis. Arch. intern. Med. **119**, 202—205 (1967).
Schneidau, J.D., and M.F. Shaffer: Studies on nocardia and other actinomycetales. II. Antigenic relationship shown by slide agglutinin tests. Amer. Rev. resp. Dis. **82**, 64 (1960).
Seeber, Ch.: Über das Vorkommen von Aktinomyzeten und Nocardien im Trachealspülwasser bei Pat. mit Silikotbc. Z. Tuberk. **129**, 15—19 (1968).
Shaw, F.W., R.A. Holt, and E.S. Ray: Pulm. Actinomycosis due to Act. ast. Vig. Med. Mouth. **73**, 362—368 (1946).
Shuster, M., M.M. Klein, H.C. Pribor, and W. Kozub: Brain abscess due to N. asteroides. Arch. intern. Med. **120**, 610—614 (1967).
Smith, D.E., and J. Benecke: Pulmonary nocardiosis: report of a fatal case. Med. J. Aust. **47**, 254—258 (1960).
Smith, T.S.: zit. nach Bassermann (1949).
Smith, W.G., R. McAleer, and W. Laurie: Nocardiosis in Australia. Med. J. Aust. **2**, 534—536 (1963).

Sohdi, H.S., and **C.A. Sallel**: Nocardiosis in Ghana. Brit. J. Dis. Chest **60**, 36 (1966).
Stein, L., R.E. Estrellado, and **J.M. Judd**: Nocardiosis and tuberculosis. Report of a case of coexistent pulmonary tuberculosis and extrapulmonary nocardiosis. J. thorac. cardiovasc. Surg. **43**, 314—319 (1962).
Steinberg, I.: Fatal fungus infection in sarcoidosis: report of two cases treated with antibiotics and cortisone. Ann. intern. Med. **48**, 1359—1372 (1958).
Stropnik, Z.: Isolation of Nocardia asteroides from hunan skin. Sabouraudia **4**, 41—44 (1965).
Susens, G.P., A. Al-Shamna, J.C. Rowe, Ch. C. Herbert, M.L. Bassis, and **G.C. Coggs**: Purulent constrictive Pericarditis caused by Nocardia asteroides. Ann. intern. Med. **67**, 1021—1032 (1967).
Taleghani-Far, M.: Cerebral nocardiosis and alveolar proteinosis. Amer. Rev. resp. Dis. **89**, 561—565 (1964).
Taylor, Ch.T., R. Schwartz, and **J.M. Madoff**: Nocardiosis associated with a giant pleurolith secondary to a long-standing oleothorax. Ann. intern. Med. **66**, 960—965 (1967).
Thorlakson, R.H., and **C.H. Rusnak**: Subcutaneous Nocardiosis. Canad. med. Ass. J. **95**, 224—227 (1966).
Thurner, J., u. **E. Semenitz**: Klin. Med. (Wien) **13**, 322 (1958).
Trevisan, V.B.A.: I generi e le specie delle batteriacee. Zanaboni e Gobuzzi 1889.
Tsuchiya, H.M., D.J. Tennenberg, W.G. Clark, and **E.A. Strakosch**: Antagonism of anti-sulfonamide effect on methionine and enhancement of bacteriostatic action of sulfonamides by urea. Proc. Soc. exp. Biol. (N.Y.) **50**, 262—266 (1942).
Tucker, H.F., and **E.F. Hirsch**: Nocardiosis. J. infect. Dis. **85**, 72—86 (1949).
Vincent, H.: Etude sur le parasite du „Pied de Madura". Ann. Inst. Pasteur 8, 129 (1894).
Waksman, S.A., and **A.T. Henrici**: The nomenclature and classification of the actinomycetes. J. Bact. **46**, 337 (1943).
Webster, B.H.: Pulmonary nocardiosis. A review with a report of seven cases. Amer. Rev. Tuberc. **73**, 485—500 (1956).
— Bronchopulm. nocard. Ann. I. Med. Sci. **244**, 40—43 (1962).
— Pulm. nocard. simulating pulm. tubercul. in the aged. J. Amer. Geriat. Soc. **10**, 192—196 (1962).
Weed, L.A., H.A. Andersen, C.A. Good, and **A.H. Baggenstoss**: Nocardiosis. Clinical bacteriologic and pathological aspects. New. Engl. J. Med. **253**, 1137—1143 (1955).
Welsh, J.D., E.R. Rhoades, and **W. Jaques**: Disseminated nocardiosis involving spinal cord. Case report. Arch. intern. Med. **108**, 73—79 (1961).
Whitmore, D.N., G.A. Gresham, and **M.J. Grayson**: Nocardiosis in anaemic patients given steroids. J. clin. Path. **14**, 259—263 (1961).
Wichelhausen, R., L.B. Robinson, J.R. Mazzara, and **C.J. Everding**: Nocardiosis. Report of a fatal case. Amer. J. Med. **16**, 295—303 (1954).
Wilhite, I.L., and **F.H. Cole**: Invasion of pulm. cavities by Noc. ast. American Surgery **32**, 107—111 (1966).

Pneumokokken-Krankheiten

Von U. Krech und H. Modde, St. Gallen

Mit 1 Abbildung

I. Definition

„Pneumokokken-Krankheiten“ ist die Sammelbezeichnung für eine Vielzahl klinisch sehr unterschiedlicher Krankheitsbilder, die durch Diplococcus pneumoniae ausgelöst werden. Nur wenige dieser Krankheiten gelten als relativ häufig und werden als für den Kliniker relevant bezeichnet.

Nach Grumbach sind lediglich die lobäre Pneumonie und das Ulcus serpens corneae „für die Pneumokokken mehr oder weniger pathognomonisch“.

In den klinischen und mikrobiologischen Lehrbüchern werden fast regelmäßig die lobäre Pneumonie, die Meningitis, das Ulcus serpens corneae, die Peritonitis bei Kindern weiblichen Geschlechts und einige Infektionen im HNO-Bereich (z.B. Otitis media acuta und Sinusitis) angeführt. In Spezialwerken, Monographien und Handbüchern sowie in den Periodica-Veröffentlichungen (Kasuistik) hingegen sind zusätzlich diejenigen fakultativen Pneumokokken-Krankheiten aufgeführt, die man als selten oder sehr selten betrachten kann.

Es handelt sich im wesentlichen um Appendicitis, Arthritis, Bronchitis, Bronchopneumonie, Cholecystitis, Conjunctivitis, Cystitis, Empyem, Endokarditis, Epididymitis, fibrinöse Enteritis, Orchitis, Osteomyelitis, Parotitis, Perikarditis, Phlegmone, Pleuritis, Prostatitis, puerperale Sepsis, Pyosalpinx, Strumitis und Vaginitis (siehe Tab. 2).

II. Geschichte

„Die Annahme, daß die seit Hippokrates bekannte ‚Entzündung der Lungen‘ durch einen ‚belebten Entzündungsstoff‘ verursacht wird, ist schon vor der Begründung der Bakteriologie vertreten worden. Aber auch bei der lobären Pneumonie gelang die Entdeckung des Erregers erst, nachdem die Züchtungsmethoden durch R. Koch bekannt wurden. Selbst wenn man annimmt, daß Klebs (1875) als erster die Pneumokokken gesehen hat, so wurden sie doch erst durch Eberth, Koch, Talamon, Sternberg mikroskopisch genauer beschrieben. Die Züchtung in Reinkultur aus dem Sputum gelang 1885 Alb. Fränkel in Berlin; er gab ihm den Namen ‚Pneumokokkus‘. Weichselbaum bestätigte in Wien diese Befunde, nannte aber den Erreger der lobären kruppösen Pneumonie Diplococcus pneumoniae seu lanceolatus“ (Otte).

Weitere Einzelheiten zur Geschichte der Pneumokokken und Pneumokokken-Krankheiten können dem ausführlichen Handbuchkapitel von Neufeld und Schnitzer entnommen werden.

III. Erreger

1. Eigenschaften

Die Pneumokokken stehen im Bakteriensystem den Streptokokken nahe. Im anglo-amerikanischen Sprachgebrauch wird neben der wissenschaftlichen Bezeichnung *Diplococcus pneumoniae* oft auch der Name *Streptococcus pneumoniae* verwendet. Andererseits wird schon im klassischen Lehrbuch der experimentellen Bakteriologie und Infektionskrankheiten von Kolle und Hetsch darauf aufmerksam gemacht, daß „nicht nur in den morphologischen und biologischen Eigenschaften, sondern besonders in der Art der pathogenen Wirkungen so viele Differenzen gegenüber den gewöhnlichen Streptokokken bestehen, daß eine besondere Besprechung notwendig erscheint".

Der Erreger wird nach Bergey's Manual innerhalb der Familie Lactobacillaceae dem Genus I Diplococcus zugeordnet. Er ist für den Menschen und für einige Säugerarten pathogen.

2. Morphologie (siehe Tab. 1)

Tabelle 1. *Pneumokokken-Morphologie*

Form	oval- bis lanzettförmige Diplokokken
Gramverhalten	+
Beweglichkeit	—
Sporen	—
Kettenbildung	gelegentlich
Kapselbildung	nur bei Präparat aus Menschen- und Tierkörper
Größe	0,5—1,25 μ
Pleomorphie	+

3. Kultur

Pneumokokken werden vorzugsweise auf bzw. in Nährmedien kultiviert, die Blut, Serum oder Ascites enthalten. Die optimale Wachstumstemperatur liegt bei 37° C. Bei sauren pH-Werten kann die Vermehrung der Pneumokokken im Nährboden zum Stillstand kommen. Der Sauerstoffbedarf ist gering; WIESMANN bezeichnet die Pneumokokken als fakultativ anaerob.

4. Wachstumscharakter

Flüssige Nährböden werden durch Pneumokokken-Wachstum diffus getrübt. Pneumokokken-Kolonien auf Blutagarplatten sind mittelgroß, flach, glattrandig und bei älteren Kulturen (ca. 2 Tage) mit einer zentralen Delle versehen. Die Umgebung der Kolonien ist grünlich verfärbt (Methämoglobinbildung, α-Hämolyse). Gelegentlich wird schleimiges Wachstum beobachtet (Pneumococcus mucosus).

5. Toxische und antigene Eigenschaften

Toxine und Fermente können bei den Pneumokokken nach OTTE „nur spärlich" nachgewiesen werden. Echte Ektotoxine sind unbekannt, Endotoxine werden vermutet.

NEUFELD und HAENDEL haben mit Hilfe von Agglutinations- und Präcipitations-Reaktionen gezeigt, daß die Pneumokokken in serologisch unterschiedlichen *Typen* auftreten. Durch den Nachweis polysaccharidhaltiger Kapselantigene ist es nach LUND möglich, die Pneumokokken in z. Z. 82 Serotypen zu unterteilen.

Die serologische Differenzierung hat vor allem epidemiologischen Wert. Für Routineuntersuchungen begnügt man sich mit der klassischen serologischen Unterteilung in die Typen I, II und III. Ferner stellten NEUFELD und HAENDEL noch eine serologische Sammelgruppe X auf, in der alle Pneumokokken-Typen zusammengefaßt wurden, die sich serologisch nicht den Typen I, II und III zuordnen ließen.

IV. Pathologisch-anatomische Befunde

Wegen der Vielzahl und Heterogenität der durch Pneumokokken ausgelösten Krankheitsbilder müssen die pathologisch-anatomischen Befunde jeweils in den entsprechenden Einzelabschnitten berücksichtigt werden.

V. Pathogenese

Nach Höring gehören die wichtigsten Pneumokokken-Infektionen (lobäre Pneumonie, Peritonitis und Meningitis) zu den akuten cyclischen Infektionskrankheiten mit vorwiegendem Organmanifestationsstadium.

Diese Gruppe von cyclischen Infektionskrankheiten hat durch die heftige Art der Allgemeinreaktion und die Eiterbildung ähnlich wie die Schleimhautviruskrankheiten auch schon pathogenetische Beziehungen zu den Lokalinfektionskrankheiten, besonders denen der Tonsillen, bei denen ein Generalisationsstadium, obwohl am Menschen bakteriologisch nicht bewiesen, ja auch als möglich in Betracht gezogen werden muß. Die Haupteigenschaften, die diese Gruppe von Infektionskrankheiten kennzeichnen, ohne natürlich in jedem einzelnen Falle deutlich zu sein, sind folgende: Die Eintrittspforte ist teils in den Schleimhäuten der oberen Luftwege, teils in Hautverletzungen gelegen.

Die Inkubation ist, ähnlich wie bei den Lokalinfektionen, sehr kurz, in ihrer Dauer wechselnd und nicht streng normiert. Das Stadium der Generalisation ist ebenfalls nur ganz kurz, oft durch Schüttelfrost eingeleitet. Es kann klinisch nur sehr schwer nachweisbar sein, gehört jedoch zum typischen Verlauf. Die Organmanifestation, bestimmt durch die Organotropie der Keime, bzw. die Organfixation durch den Wirt, steht klinisch und pathogenetisch im Vordergrund. Dieses Tertiärstadium verläuft im Sinne einer lokalen Infektion mit vorwiegend „unspezifischer", d. h. eitriger Entzündung.

Die Empfänglichkeit ist nur gering verbreitet, „relativ"; sie findet sich nur bei einem Teil der Menschen, die besonders „disponiert" sind. Für diese Disposition hat eine hyperergische Reaktion des Wirts auf den Keim bestimmenden Einfluß. — Die Krankheitsimmunität nach Überstehen der Krankheit ist wenig zuverlässig.

Die Infektionsstoffe dieser Gruppe stehen normalen Symbionten der oberen Luftwege nahe, werden oft auch bei Gesunden angetroffen (Keimträger); sie können zu Sepsiserregern werden, wenn der Wirt sich in oder nach dem Tertiärstadium befindet, d. h. sich ihnen gegenüber verhält wie zu den Keimen der lokalen Infektion (Höring).

Die Pathogenität der Pneumokokken beruht auf einem ausgesprochenen Invasionsvermögen und der Fähigkeit einer raschen Vermehrung im Gewebe. Den wesentlichen Virulenzfaktor stellt die Kapsel dar. Die Virulenz der Pneumokokken unterliegt nach Kolle und Hetsch „erheblichen Schwankungen".

Da die Pneumokokken zu den Keimen gehören, die lediglich aufgrund ihrer Invasion zur Krankheit führen und kein Toxin bilden, erhebt sich die Frage, welche Faktoren der Besiedlung für den Ausbruch der Krankheit verantwortlich zu machen sind. Die Annahme liegt nahe, daß die sich schnell vermehrenden Mikroorganismen für den eigenen Bedarf dem Makroorganismus wertvolle Metaboliten (Vitamine, Enzyme, Purine u. a.) entziehen, der daran zugrunde gehen kann (Köhler und Mochmann).

Für die Entstehung einer Pneumokokkeninfektion genügt also offenbar nicht allein der Kontakt mit dem Erreger, sondern es müssen noch mehrere andere Faktoren wie Resistenzminderung, vielleicht auch Sensibilisierung des Makroorganismus, mit der Virulenz des Pneumokokkenstammes zusammenwirken.

Bei der *lobären Pneumonie,* dem *Pleuraempyem* und der *Pneumokokkenmeningitis* werden ganz überwiegend Stämme der *Typen I und II*, bei der *Otitis media daneben* noch der *Typ III* nachgewiesen, während bei der herdförmigen, lobulären Bronchopneumonie, den Bronchitiden und dem *Ulcus serpens corneae* meist die Typen der *Sammelgruppe X* (Otte), oft als Mischinfektionen mit Haemophilus influenzae, Friedländer-Bakterien und hämolysierenden Streptokokken, zu finden sind.

Wichtig ist der Hinweis darauf, daß in der Pathogenese der lobären kruppösen Pneumonie durch eine Erkältungskrankheit (Virusinfektion) den Pneumokokken der Weg gebahnt wird. Die durch Pneumokokken hervorgerufenen Bronchopneumonien setzen nach Köhler und Mochmann eine Schädigung der Atemwege (z. B. Einatmen giftiger Gase, Thomasphosphatmehl) voraus.

VI. Epidemiologie

Nach OTTE kann die Frage, wie es zu einer Pneumokokken-Infektion kommt, nicht in jedem Fall beantwortet werden. Es gilt als sicher, daß die Pneumokokken von Mensch zu Mensch durch Tröpfcheninfektion übertragen werden und sich in den Schleimhäuten des Respirationstraktes ansiedeln können. Hieraus resultiert aber keineswegs immer eine Erkrankung, sondern es ist von der Widerstandsfähigkeit des Makroorganismus und vom Typ sowie der Virulenz des Erregers abhängig, ob es lediglich zu einer symptomlosen Besiedlung oder aber zu einer manifesten Erkrankung kommt. Viele Untersuchungsergebnisse sprechen dafür, daß neben den hauptsächlich vorhandenen Typen der Gruppe X auch die meisten virulenten Stämme der Typen I, II und III sich vorübergehend an der Besiedlung der Schleimhaut des Respirationstraktes beteiligen.

Die klassische lobäre kruppöse Pneumonie kommt im Gegensatz zu früher heute nur noch selten vor. Sie hat nach KÖHN und JANSEN gegenüber früheren Jahrzehnten einen von jeglicher Therapie unabhängigen spontanen *Gestaltwandel* erfahren, der sich deutlich in der Altersverschiebung sowie in einer Änderung der Häufigkeitsskala der einzelnen Pneumokokkentypen äußert.

GSELL hat darauf aufmerksam gemacht, daß Pneumokokken-Infektionen eindeutig seit der Antibiotica- und Sulfonamidära viel seltener geworden sind. Die Pneumokokken-Pneumonie ist jetzt „zur Rarität geworden und findet sich nur noch bei zuvor geschädigten Personen, so bei Alkoholikern und gelegentlich bei Schwangeren". GSELL nimmt an, daß die chemotherapeutisch hochempfindlichen Pneumokokken wahrscheinlich als Nebeneffekt der Anwendung von Sulfapyridin und Penicillin bei zahlreichen sonstigen Infektionen einschließlich der venerischen Krankheiten sowie durch prophylaktische Gabe bei akuten banalen Infekten miteliminiert wurden.

Die Meinungen zu diesem Thema sind nicht immer einheitlich; NAUMANN und AUWÄRTER haben vor kurzem darauf hingewiesen, daß bei infektiösen Komplikationen in der Intensivbehandlung von 180 Personen immerhin 14 Patienten Pneumokokken-bedingte Infektionen der Atemwege und Pleurahöhle hatten.

Gegenwärtig kommt jedoch der Pneumokokkenmeningitis, der Otitis media acuta und dem Ulcus serpens corneae größere Bedeutung zu als der lobären Pneumonie.

Die *Inkubationszeit* der Pneumokokken-Infektionen ist kurz (s. o.). Gesunde Keimträger sind nach JAWETZ u. Mitarb. häufiger Ansteckungsquelle als erkrankte Personen.

VII. Krankheitsbilder

Tabelle 2. *Durch Pneumokokken verursachte Krankheitsbilder*

Typische Pneumokokken-Krankheiten:

Lobär-Pneumonie, Ulcus serpens corneae, Peritonitis bei weiblichen Kindern

Krankheiten, die oft durch Pneumokokken verursacht werden, jedoch nicht als pneumokokkenspezifisch zu bezeichnen sind:

Bronchitis, Meningitis, Otitis media, Sinusitis

Krankheiten, die selten oder sehr selten durch Pneumokokken verursacht werden:

Appendicitis, Arthritis, Bronchopneumonie (Lobulärpneumonie), Cholecystitis, Conjunctivitis, Cystitis, Empyem, Endokarditis, Epididymitis, fibrinöse Enteritis, Orchitis, Osteomyelitis, Parotitis, Perikarditis, Phlegmone, Pleuritis, Prostatitis, puerperale Sepsis, Pyosalpinx, Strumitis, Vaginitis

Auge

a) Pneumokokken-Conjunctivitis

Starke Rötung und Schwellung der 3 Bindehautabschnitte, Blutungen in die Bindehaut durch „toxische“ Schädigung der Gefäßwand. Heftige serös-eitrige Sekretion.

Subjektiv: Druck-, Spannungs- oder Fremdkörpergefühl durch Verlust der Gleitfähigkeit des Bindehautepithels.

b) Ulcus serpens corneae

Das typische Ulcus serpens corneae befällt ausschließlich Erwachsene und setzt eine Epithelschädigung der Hornhaut voraus (Fremdkörperverletzung oder Hornhautabschürfung). Neben dem Epitheldefekt ist für die Ausbildung dieser sehr gefährlichen Augenkrankheit die Anwesenheit von Pneumokokken (gelegentlich auch anderer Erreger) im Conjunctival- und Tränensack erforderlich.

Pathologische Anatomie: Hornhautgeschwür mit Hypopyon und Begleit-Iritis. Klinisches Bild: Grau-weiße bis grau-gelbe Scheibe mit zartgrauem Hof, welche die Hornhautmitte einnimmt. Undurchgängigkeit der Tränenwege, heftige ciliare Injektion, starke Chemosis und leichte Lidschwellung. Lichtscheu, Tränen, Lidkrampf. Starke Sehherabsetzung.

Klinische Diagnose: Scheibenform, zentraler Sitz, Hypopyon. Komplikationen: Perforation mit Vorfall der Membrana Descemeti durch Einschmelzung des Hornhautparenchyms. Irisprolaps. Sekundärglaukom.

Prognose: ernst. bösartiger Verlauf. Nur Sofortbehandlung verhütet die Perforation.

Die vorstehenden klinischen Angaben über die Pneumokokken-Conjunctivitis und das Ulcus serpens corneae wurden dem Ophthalmologie-Lehrbuch von HOLLWICH entnommen.

Lunge und Bronchialsystem

a) Lobärpneumonie

Die lobäre kruppöse Pneumonie gilt als das klassische Pneumokokken-Krankheitsbild. Der klinische Terminus „Pneumonia“ war schon HIPPOKRATES geläufig. Für die eingehende Darstellung der Pneumokokkenpneumonie als Lungenleiden sei auf den Handbuchartikel von HEGGLIN verwiesen.

Die Pathogenese dieser Krankheit ist noch nicht als endgültig abgeklärt zu betrachten, u. a. schon deswegen, weil sich das Krankheitsbild im Tierversuch nicht reproduzieren läßt.

KÖHLER und MOCHMANN berichten über die tierexperimentelle Induzierung eines der Lobärpneumonie ähnlichen Krankheitsbildes; jedoch waren hierzu größere Keimmengen oder eine Aufschwemmung der Mikroorganismen in Mucin bzw. Stärke erforderlich. Diese Versuchsbedingungen entsprechen nicht den normalen Verhältnissen.

Pathologische Anatomie: Intraalveoläre Ausbreitung einer fibrinösen Entzündung in einem oder mehreren Lungenlappen, ausgehend von den Hiluslymphknoten. Die Lymphknoten sind der initiale Sepsisherd, sie vermitteln den Zustrom der Pneumokokken zum Blut. Bei unkompliziertem Verlauf sind vier pathologisch-anatomisch unterschiedliche Stadien zu beobachten.

Die pathologische Anatomie dieses klassischen Krankheitsbildes kann als etabliert gelten. Sie ist hinreichend oft und ausführlich dargestellt worden, so daß im Rahmen dieser mehr klinisch orientierten Studie auf weitere Einzelheiten verzichtet werden kann.

Es ist jedoch anzumerken, daß nach neueren Publikationen, z. B. von WITTICH und SCHULTIS oder HUZLY „die alte pathologisch-anatomische Einteilung der Pneumonien nicht mehr befriedigt“. WITTICH und SCHULTIS fordern die *klinische* Einteilung in primär akute, primär chronische und sekundäre Pneumonien unter gleichzeitiger Angabe des Erregertyps.

Klinisches Bild: Die Krankheit beginnt meist aus voller Gesundheit heraus. Erste Symptome sind Schüttelfrost bei gleichzeitigem Einsetzen eines schweren allgemeinen Krankheitsgefühls mit Kopfschmerz, Mattigkeit und Erbrechen.

Danach folgen Atemnot und Husten sowie Pleuraschmerz. Das Fieber steigt bei Ausbruch der Krankheit bis ca. 40° C und bleibt für einige Tage als Continua hoch. Vom 2. Krankheitstag ab wird rostbraunes Sputum expectoriert. Puls- und Atemfrequenz sind erhöht, häufig kommt es zu Herpes facialis. Die Thorax-Inspektion ergibt ein Nachschleppen der erkrankten Seite bei der Atmung.

Klinische Diagnostik: Fieber. Dämpfung bei der Perkussion, auskultatorisch Bronchialatmen oder Knisterrasseln. Bronchophonie, verstärkter Stimmfremitus. Verminderte Vitalkapazität.

Laborbefunde: Leukocytose, Linksverschiebung, mäßig-stark beschleunigte Blutsenkungsreaktion. Während der Fieberphase ist der Urin dunkel und „hochgestellt".

Radiologie: Wenn Anamnese, Symptomatologie und physikalische Befunde nicht eindeutig sind, muß nach Huzly eine Röntgenuntersuchung erfolgen. Es finden sich fleckförmige, streifige, milchglasartige und massive homogene Verschattungen vor. Ausmaß und Ausdehnung des Röntgenbefundes stehen oft zur Klinik und zum physikalischen Befund in erheblichem Kontrast.

Die Differentialdiagnose gegen andere Pneumonieformen kann durch atypische Verläufe im Rahmen der Pathomorphose erschwert sein.

Komplikationen: Während trockene Pleuritis mit dem charakteristischen Reibegeräusch eine sehr häufige Begleiterscheinung der Pneumonie ist und mit der Lösung derselben verschwindet, ist die eitrige Pleuritis, das sog. metapneumonische Empyem der Pleura, eine wichtige, die Heilung verzögernde Komplikation. Bei linksseitiger Pneumonie werden gelegentlich Endokarditis und Perikarditis beobachtet. Mitunter stellen sich meningitische Symptome ein, bei denen zwischen harmlosem Meningismus (mit klarem Liquor), der oft besonders bei Kindern das Krankheitsbild einleitet und flüchtig ist, und der schweren eitrigen Pneumokokkenmeningitis zu unterscheiden ist (v. Kress). Weitere Gefahren sind Übergang in Lungenabsceß oder chronische Pneumonie.

Prognose: Die Prognose richtet sich nach Konstitution, Lebensalter und Kräftezustand des Patienten. Als ungünstig gilt der Pneumokokken-Nachweis in der Blutkultur. Hohes Alter, Diabetes, Herzkrankheiten, Nephritis, Adipositas und Emphysem trüben die Prognose.

b) Lobulärpneumonie

Nach Wolf sind Pneumokokken neben Viren und anderen Bakterienspecies auch bei Bronchopneumonie (Lobulärpneumonie) als Erreger beschrieben worden.

c) Bronchitis

Nach Linzenmeier kommt neben Haemophilus influenzae den Pneumokokken der Hauptbedeutung für Erkrankungen der oberen Luftwege, insbesondere der chronischen Bronchitis, zu.

d) Chronische Pneumonie

Schieche und Weigl haben bei 2 von 10 Patienten mit chronischer Pneumonie bioptisch Pneumokokken nachgewiesen. Ferner hat u. a. Sturm auf die ätiologische Bedeutung von Diplococcus pneumoniae bei chronischer Pneumonie aufmerksam gemacht.

Zentralnervensystem

Pneumokokkenmeningitis

Im Krankheitsbild der Meningitis purulenta hat sich seit kurzem ein deutlicher Erregerwandel angezeichnet. Die Bedeutung des „klassischen" Meningitis-Erregers Neisseria meningitidis ist in den Hintergrund getreten. Neben der relativen Häufigkeit gram-negativer Bakterien in der Genese eitriger Hirnhautentzündungen sind es vor allem die Pneumokokken, die in den Publikationen der letzten Jahre hinsichtlich ihrer Häufigkeit als Meningitiserreger an erster bis dritter Stelle genannt werden (David, Herrell, Kalbermatten, Krech, Schmuziger und Wegmann, Wiedemann).

Wiedemann bezeichnet die Pneumokokken-Meningitis als den wichtigsten Vertreter der „Meningitis purulenta im engeren Sinne". Sie befällt in erster Linie das junge Kind, vor allem Säuglinge und Kriechkinder. Vor kurzem haben Poulsen u. Mitarb. darauf hingewiesen, daß zunehmend auch ältere Personen von dieser Infektionskrankheit befallen werden.

Pathologische Anatomie: Die Möglichkeiten der Entstehung einer eitrigen Leptomeningitis sind nach David:

a) fortgeleitet durch Übergreifen einer Otitis media oder Osteomyelitis des Schädels, eines Erysipels der Kopfhaut oder einer Nebenhöhleneiterung;

b) hämatogen durch metastatische Verschleppung der Erreger auf dem Blut- oder Lymphweg;

c) traumatisch infolge einer sekundär infizierten, offenen Schädelverletzung.

Die Pneumokokken-Meningitis ist wie die anderen eitrigen Hirnhautentzündungen eine „Haubenmeningitis". Das Gehirn ist meist deutlich geschwollen. Zwischen den verdickten dissoziierten Leptomeninxblättern liegt schmierig-grüngelber Eiter. Charakteristisch speziell für die Pneumokokken-Meningitis ist nach David eine Eiteransammlung bevorzugt über den frontalen Großhirnpartien. Histologisch typisch ist eine 3-Schichtung des Exsudates. Oft besteht eine eitrige Endarteriitis der pialen Gefäße.

Klinisches Bild: Der Krankheitsbeginn ist im allgemeinen akut und hochfieberhaft; es bestehen Kopfschmerzen, Schüttelfrost, Erbrechen und Nackensteife, begleitet von Opisthotonus. Bei encephalitischer Beteiligung Bewußtseinstrübung und epileptische Anfälle. Kahnbauch und Kiefersperre, oft Herpes labialis. Überempfindlichkeit der Haut gegenüber Berührung. Bei Säuglingen ist nach Wiedemann das Krankheitsbild ganz von den Konvulsionen beherrscht; zwischen den Krampfanfällen liegt das Kind in der ersten Phase mit schmerzhaftem Gesichtsausdruck und stöhnender Atmung da. Anschließend Sopor und tiefe Bewußtlosigkeit.

Klinische Diagnose: Kahnbauch, Opisthotonus, Splenomegalie, positive Kernig- und Brudzinski-Zeichen, mitunter Stauungspapille. Eitriger Liquorbefund mit Nachweis von Pneumokokken.

Nach Weise ist die Diagnose einer eitrigen Meningitis aufgrund des charakteristischen Bildes mit Kopfschmerz, Erbrechen und Nackensteifigkeit in Verbindung mit dem eitrigen Liquorbefund in der Regel leicht zu stellen.

Für die besonders bei purulenten Meningitiden so entscheidende Frühdiagnose (Meningitis-Verdacht *vor* der Punktion) ist es wichtig, zu wissen, daß meningitische Zeichen, besonders bei Säuglingen, oft zurücktreten können.

Differentialdiagnostisch sind alle purulenten Meningitiden zu berücksichtigen.

Komplikationen: Besonders bei der Pneumokokken-Meningitis besteht erhöhte Rezidivgefahr. Ferner ist an die Möglichkeit der Entstehung von Hirn-, Subdural- und Extraduralabscessen zu denken.

Prognose: Pneumokokken-Meningitiden führen unbehandelt meist zum Tode.

Prognostisch ungünstig sind nach Wegmann und Schmuziger Alter über 50 Jahre, Begleitkrankheiten, schwere Bewußtseinstrübungen, lokalisierte oder generalisierte cerebrale Reiz- und Lähmungszeichen, niedriger Zell- und hoher Bakteriengehalt des Liquors, Liquoreiweiß über 100 mg%.

Im Vergleich zur Meningokokken-Meningitis ist die Prognose auch durch die Einführung der Chemotherapie nur wenig gebessert; Schmuziger und Wegmann haben z. B. bei Pneumokokken-Meningitis eine Letalität von ca. 40% beobachtet.

WIEDEMANN hat auf die Bedeutung der Defektheilungen und Spätschäden bei vielen Überlebenden aufmerksam gemacht.

Nach SCHMUZIGER und WEGMANN kann die Prognose der eitrigen Meningitis z. Z. nicht durch eine Änderung der Therapie, sondern nur durch prophylaktische Maßnahmen (Frühdiagnose, Frühbehandlung, Sanierung dem Liquorraum benachbarter entzündlicher Herde und operativen Verschluß allfälliger Liquorfisteln) verbessert werden.

Diese Forderungen gelten ganz besonders für die Pneumokokkenmeningitis, da Diplococcus pneumoniae ein im HNO-Bereich sehr häufig anzutreffender Keim ist.

Herz-Kreislauf

Pneumokokken-Endokarditis

Die akute Pneumokokken-Endokarditis tritt im Ablauf schwerer septischer Pneumokokken-Infektionen auf. Bei derartigen Endokarditisformen wird auch von seiten der Pathologen die Möglichkeit der bakteriellen Besiedlung eines nicht vorgeschädigten Klappensystems konzediert, während generell die subakuten Verlaufsformen der bakteriellen Endokarditis (auch heute oft noch als Endokarditis lenta bezeichnet) pathologisch-anatomisch betrachtet immer Zweiterkrankungen eines anderweitig geschädigten Endokards sind.

Seit Einführung der Antibiotica ist die Häufigkeit sowohl der akuten als auch der subakuten Pneumokokken-Endokarditis deutlich zurückgegangen. STRAUS und HAMBURGER geben Pneumokokken in „weniger als 3% aller Endokarditisfälle" als nachgewiesenen Erreger an.

1. Akute Pneumokokken-Endokarditis

Die ätiologische Bedeutung der Pneumokokken ist bei der akuten Endokarditis größer als bei der subakuten (früher E. lenta-) Form. Stets handelt es sich um Begleitinfektionen eines septischen Grundleidens. STRAUS und HAMBURGER weisen z. B. auf die häufige Kombination von akuter Pneumokokken-Endokarditis und Meningitis hin.

Pathologische Anatomie: Von einem primären Sepsisherd aus dringen die Erreger in den Organismus ein. Die Bakteriämie allein bedingt meist noch keine Infektion der Herzklappen. Im allgemeinen bedarf es einer örtlichen Disposition, entweder mechanischer Art als Veränderung an den Klappen oder als „Sensibilisierung des Klappenendothels sowie des subendothelialen mesenchymalen Gewebes" (KETTLER). Im Vordergrund steht das ausgedehnte Klappengeschwür mit Nekrosen. Hier schlägt sich Fibrin in Form von Thromben nieder, in denen die Erreger meist als Reinkultur nachweisbar sind. Wenn sich diese Thromben bei der ulcerös-septischen Endokarditis ablösen, kommt es durch Verschleppung mit dem Blutstrom zu Embolien in der Peripherie mit entsprechenden Organmanifestationen. Akute Pneumokokken-Endokarditiden befallen häufig die Klappen des rechten Herzens (KNIPPING u. Mitarb.).

Klinisches Bild: Sepsis mit besonderer Beteiligung des Herzens. Frequenter Puls, zunehmende Herzinsuffizienz, Schüttelfrost, Milztumor, hohes remittierendes Fieber, septische Hautmetastasen in Roseolenform. Embolie im großen und kleinen Kreislauf. Milz-Nieren-Lungen-Infarkte.

Klinische Diagnose: Systolische Herzgeräusche. Perkutorisch und radiologisch Vergrößerung der Herzsilhouette. Sehr hohe Blutsenkungsgeschwindigkeit. Leukocytose mit Linksverschiebung. Toxische Anämie. Positive Blutkultur.

Differentialdiagnostische Abgrenzung gegen rheumatische Endokarditis (Rheumaserologie) und gegen subakute bakterielle Endokarditiden.

Komplikationen: Septisch-embolische Prozesse.

Prognose: Wenn nicht ein akutes Embolieereignis den Tod herbeiführt, kann durch lange dauernde hochdosierte Antibioticatherapie eine allmähliche Ausheilung des früher stets letal endenden Krankheitsbildes erreicht werden (STURM).

2. Subakute Pneumokokken-Endokarditis

Auch heute liegen dem Krankheitsbild der subakuten bakteriellen Endokarditis noch in mehr als 90% aller Fälle Infektionen mit Streptokokken zugrunde (Moeller). Pneumokokken werden mit 2% als Erreger der subakuten Endokarditis angegeben.

Pathologische Anatomie: Der wesentliche Unterschied zwischen der akuten und subakuten Pneumokokken-Endokarditis ist ein ausgesprochen schleichender Verlauf der letzteren. Morphologisch zeigen die Befunde dementsprechend „ein höheres Alter" (Kettler). Im groben ähneln sie zwar weitgehend denjenigen der akuten septischen Endokarditis, doch sind die Thromben trockener, brüchig und z. T. verkalkt. Die Klappen sind deutlich verdickt und teilweise verzogen.

Entscheidend ist die charakteristische Mitbeteiligung anderer Organe (chronischer Milztumor, Herdnephritis usw.).

Klinisches Bild: Es handelt sich um eine schleichende Sepsis, bei der die Herzbeteiligung besonders anfänglich nicht immer das Hauptsymptom darstellt.

Beginn allmählich als unklares, mitunter subfebriles Krankheitsbild. Septische Temperaturen sind selten. Ausgeprägte Anämie, Nachtschweiße, Splenomegalie, Herdnephritis (Erythrocyturie, Albuminurie, Cylindrurie ohne Blutdrucksteigerung, Ödeme). „Uhrglasfingernägel". Charakteristisches Aussehen des Patienten bei voll ausgeprägtem Krankheitsbild (blaß mit gelblichem Kolorit). Tachykardie, Extrasystolen.

Klinische Diagnose: Herz perkutorisch im Sinne eines kombinierten Mitral-Aortenvitiums vergrößert. Dementsprechender radiologischer Befund. Die Auskultation ergibt in den meisten Fällen einen Anhalt für kombinierte Mitral-Aortenklappenbeteiligung. Befallensein der Klappen des rechten Herzens gilt als sehr selten. Anämie, toxisch verändertes Blutbild mit Linksverschiebung. Stark erhöhte Blutsenkungsgeschwindigkeit. Bluteiweißverschiebungen. Pneumokokken-Nachweis mit Hilfe der Blutkultur.

Komplikationen: Kardiale (Störungen der Hämodynamik der Herzklappen) und renale Insuffizienz. Zentrale Embolie.

Prognose: Heilquote heute nach Anschütz 80—90%. Die Krankheit ist jedoch durch Rezidivneigung gekennzeichnet.

3. Pneumokokken-Perikarditis

Dieses Krankheitsbild ist außerordentlich selten. Die Pneumokokken-Perikarditis kann durch direkte Ausweitung eines pneumonischen Prozesses vom angrenzenden Lungenparenchym ausgehen. Pathologisch-anatomische Befunde, Klinik und Therapie gleichen weitgehend den Verhältnissen bei durch andere Bakterien ausgelösten Perikarditiden.

Peritoneum

Pneumokokken-Peritonitis

Die Pneumokokken-Peritonitis ist im Zeitalter der modernen Chemotherapie ein seltenes Krankheitsbild geworden. Sie ist nach Hungerland eine „Krankheit der Mädchen". Auch Erbslöh und v. Ondarza machen darauf aufmerksam, daß vorzugsweise das weibliche Geschlecht von Pneumokokken-Peritonitis befallen wird. Die weiblichen Genitalien sind ein wichtiger Infektionsherd und der gewöhnliche Ausgangspunkt für ascendierende Infektionen des Peritoneums. Es ist jedoch darauf hinzuweisen, daß auch echte hämatogen-metastatische Pneumokokken-Peritonitiden beobachtet wurden. Als septische Ausgangsherde kommen vor allem die lobäre Pneumonie, Cholecystitis, Osteomyelitis und Pleuritis in Frage. Dieser Infektionsmodus gilt in der Pathogenese der Pneumokokken-Peritonitis als der bedeutsamste. Er ist auch bei Wochenbettinfektionen und nach Aborten nachgewiesen worden. Das Entstehen der Pneumokokken-Peritonitiden ist nicht an das Vorhandensein generationsfähiger Genitalorgane gebunden. Nach ERBSLÖH und v. ONDARZA treten Bauchfellentzündungen dieses Typs häufiger bei Jugendlichen bis zu 10 Jahren als bei Erwachsenen auf, wobei auch bei den Kindern die Mädchen weitaus in der Überzahl sind.

Pathologisch-anatomisch, klinisch und hinsichtlich der Therapie korrespondiert dieses Krankheitsbild im allgemeinen mit den übrigen bakteriellen Infekten des Peritoneums.

HNO-Bereich

Jedem klinischen Mikrobiologen ist die häufige Anzüchtung von Pneumokokken aus HNO-Untersuchungsmaterial bekannt. Da Pneumokokken in dieser Körperregion jedoch auch beim Gesunden oft nachweisbar sind, ist die diagnostische Beurteilung von Diplococcus pneumoniae in Einsendungsmaterial aus dem Gebiet der Oto-Rhino-Laryngologie nicht leicht.

Allgemein kann gesagt werden, daß nur dem Pneumokokken-Nachweis aus Punktionsmaterial bzw. Eiter sichere pathognomonische Bedeutung zukommt.

a) Sinusitis

Pathologische Anatomie: Sinusitis entsteht häufig als Folge akuter katarrhalischer Rhinitiden. Dabei ist die Schleimhaut der Nebenhöhlen verändert; es gibt Übergänge in die fibrinöse, purulente und nekrotische Form. Aus der akuten Nebenhöhlenentzündung kann eine chronische Sinusitis hervorgehen, deren Ursache auf Abflußbehinderung zurückzuführen ist. Nicht selten bildet sich dabei reichlich Granulationsgewebe aus, das in schweren Fällen die Nebenhöhlen weitgehend ausfüllen kann. Ätiologisch steht bei beiden Formen nach LUNZENAUER die bakterielle Infektion im Vordergrund.

CATLIN u. Mitarb. beziffern die Häufigkeit des Pneumokokkennachweises bei infizierten Nebenhöhlen mit 25%. Für Sinusitis und Sinusbronchitis im Kindesalter hat auch LEGLER darauf aufmerksam gemacht, daß Pneumokokken die häufigsten Erreger sind. KINNMAN u. Mitarb. fanden diesen Erreger zu 29,3% im Punktatmaterial bei chronisch-eitrigen Entzündungen der Maxillarsinus.

Neben Rhinitiden können auch Eindringen von gechlortem Wasser, Scharlach und Grippe, Fremdkörper und Verletzungen des knöchernen Schädels die Entzündung von Nasennebenhöhlen bewirken (KAISER).

Klinisches Bild: Die klinischen Symptome der Sinusitis sind nach LEGLER besonders im Kindesalter ebenso zahlreich wie vieldeutig. Im Vordergrund der Beschwerden stehen Schnupfen mit reichlicher Eiterabsonderung, klopfende Spontanschmerzen im Oberkiefer oder in der Stirn mit Fieber und allgemeiner Mattigkeit oder diffuse periodische Kopfschmerzen besonders in der Stirngegend. Einseitige Sekretion ist immer auf Nebenhöhlenaffektion verdächtig.

In chronischen Fällen meist nur reichlich Eiterabsonderung, gelegentlich Schmerzen. Schleimabfluß in den Rachen mit Heiserkeit und Reduzierung der Stimme.

Klinische Diagnose: Rhinoskopie („Eiterstraße", Schwellungen der Schleimhaut). Provokation von Sekret durch abschwellende Mittel und Erzeugung von Unterdruck in der Nase. Probepunktion. Probespülung und Sondierung (Facharzt!). Erregernachweis. Differentialdiagnostisch müssen vor allem tuberkulöse Primärinfektionen oder beginnende Meningitis tuberculosa (besonders bei Kindern), Nasenfremdkörper, odontogene Sinusitis maxillaris bzw. Oberkiefer-Osteomyelitis ausgeschlossen werden.

Komplikationen: Entzündungen und Abscesse (Leptomeningitis, Epidural- und Subduralabsceß, Hirnabsceß) in der Umgebung, Orbitalphlegmone, Osteomyelitis der benachbarten Schädelknochen.

Prognose: Die Prognose der Sinusitiden ist im allgemeinen gut; sie ist nach EIGLER u. a. von der Lokalisation des entzündlichen Prozesses abhängig.

Siebbeinentzündungen werden z. B. hinsichtlich ihrer Prognose ungünstiger beurteilt als Entzündungen der Kieferhöhlen.

b) *Otitis media*

Pneumokokken sind nach Feingold die am häufigsten gefundenen Erreger der akuten Otitis media im Kindesalter.

Markuske kommt hinsichtlich der Häufigkeit von Diplococcus pneumoniae als Otitis-Erreger zu etwas abweichenden Ergebnissen, betont jedoch ebenso die pathogenetische Bedeutung dieses Keimes. In seinem Beobachtungsgut von 192 Patienten im Kindesalter habe es sich um ein Hospitalismus-ähnliches Auftreten von Otitis-Krankheitsfällen gehandelt, die man als „echte Kinderkrippen- bzw. Kindergarten-Infektionen" deklarieren könne.

Fleischer betont, daß unabhängig vom Lebensalter bei Untersuchungen nach Eitergewinnung mittels steriler Trommelfellpunktion durch ein noch intaktes Trommelfell bei Otitis media Streptokokken und Pneumokokken sich als „die bei weitem häufigsten Erreger" erwiesen.

Von klinisch-mikrobiologischer Seite sei daran erinnert, daß derartige Untersuchungsergebnisse selbstverständlich von der angewandten Untersuchungstechnik abhängen; bei Abstrichen aus dem äußeren Gehörgang wird man zu anderen Resultaten (Staphylokokken) gelangen als bei Trommelfellpunktionen oder Paracentesematerial.

Die akute Otitis media gilt auch heute noch als eine der häufigsten Infektionskrankheiten im Kindesalter.

1. Otitis media acuta

Pathologische Anatomie: Die Otitis media acuta entsteht in der Regel vom Nasen-Rachenraum aus über die Tuba auditiva oder von außen durch eine Trommelfellperforation.

Die wichtigsten Ursachen sind: Erkältung mit Schnupfen und Angina, Nasennebenhöhleneiterungen, Zustand nach Nasenoperationen, Begleiterscheinung von Infektionskrankheiten wie z. B. Grippe, Pertussis, Typhus, Scharlach, Masern, Pneumonie, Trauma (z. B. Unfälle, Ohrfeigen), Eindringen von Fremdkörpern durch ein intaktes Trommelfell.

Die durch Hyperämie, ödematöse Durchtränkung und zellige Infiltration oft erheblich angeschwollene Schleimhaut zeigt nicht selten Epitheldefekte. Die ganze Paukenhöhle ist zunächst mit blutig-serösem, später eitrigem Exsudat angefüllt. Die gleichen Veränderungen können am Trommelfell nachgewiesen werden, das zudem noch durch den überhöhten Innendruck nach außen vorgewölbt ist. An umschriebener Stelle kann dann in dem erheblich aufgelockerten Trommelfell eine Spontanperforation entstehen. Am Perforationsrand finden sich oft Granulationen, die zur Wucherung des Epithels führen. Häufig besteht gleichzeitig ein Tubenkatarrh (Lunzenauer).

Klinisches Bild: Plötzlicher Beginn mit Fieber, Ohrenschmerzen und evtl. Schüttelfrost. Erbrechen, Schwerhörigkeit. Bei Kindern oft Unruhe, Schreien, Greifen nach dem erkrankten Ohr und Meningismus. Werden bei Kindern Fieber, Unruhe, Schreien und Erbrechen beobachtet, so ist stets an eine akute Otitis media zu denken und zu otoskopieren.

Klinische Diagnose: Druckempfindlichkeit der Warzenfortsatzspitze, Trommelfellbefund vielgestaltig, je nach Stadium und Grad der Erkrankung. Erregernachweis, vor allem bei Kindern häufig Pneumococcus mucosus.

Die Differentialdiagnose gegen andere Otitisformen ist im allgemeinen leicht zu stellen.

Komplikationen: Die wichtigsten Komplikationen sind Sepsis, Meningitis, Facialislähmung, Labyrinthitis, Sinusthrombose und Mastoiditis, selten Hirnabsceß.

Prognose: Meist günstig.

2. Otitis media chronica

Pathologische Anatomie: Die Otitis media chronica geht oft aus der akuten Form hervor. Es gibt zwei Formen, die chronische Schleimhauteiterung und das Mittelohr-Cholesteatom (Lunzenauer).

Klinik: Bei der Cholesteatom-Form der chronischen Otitis media steht das bakteriell-entzündliche Geschehen im Hintergrund. Die chronischen Schleimhauteiterungen mit Dauerperforation sind nekrotische Entzündungen, die durch Gewebszerfall zu größeren Zerstörungen der Membran führen. Es besteht nach ZÖLLNER hartnäckige Sekretion mit „unangenehmen Infekten durch Schmutzbakterien wie Proteus, Ps. aeruginosa und E. coli".

Da bei der chronischen Otitis media im Gegensatz zur akuten Form die Pneumokokken praktisch kaum eine Rolle spielen, kann hier auf die Darstellung weiterer Einzelheiten verzichtet werden.

3. Tonsillitis

Nach EIGLER kommen neben Viren, Staphylokokken und A-Streptokokken gelegentlich auch Pneumokokken als Erreger akuter Anginen in Betracht.

Auch z. B. WOLF hat auf die ätiologische Bedeutung von Diplococcus pneumoniae bei Tonsillitis aufmerksam gemacht.

Bewegungsapparat

a) Pneumokokken-Arthritis

Die septische Arthritis ist eine seltene Pneumokokken-Organmanifestation. Der Erreger kann auf verschiedenen Wegen in das Gelenk gelangen: 1. durch direkte Kontamination, 2. durch hämatogene Aussaat und 3. durch Übergreifen von benachbarten Knochen aus. Pathologisch-anatomisch, klinisch und therapeutisch gleicht die Pneumokokken-Arthritis den übrigen bakteriell-septischen Gelenkentzündungen.

b) Pneumokokken-Osteomyelitis

Akute hämatogene Osteomyelitiden können gelegentlich durch Pneumokokken ausgelöst sein. Die wichtigsten Erreger dieses Krankheitsbildes sind jedoch zu 90% Staphylokokken (CONTZEN); in abnehmender Häufigkeit werden Streptokokken, Typhus- und Colibakterien, Pseudomonas sowie Proteus und erst dann Pneumokokken angegeben.

Sonstige klinische Pneumokokken-Manifestationen

Pneumokokken sind ferner bei Appendicitis, Cholecystitis, Cystitis, Epididymitis, fibrinöser Enteritis, Orchitis, Parotitis, Phlegmone, Prostatitis, Puerperalsepsis, Pyosalpinx, Strumitis und Vaginitis nachgewiesen worden. Diese Manifestationen gelten als extrem selten, sind (siehe oben) keine *typischen* Pneumokokken-Infektionen, werden nicht einmal in allen Spezialwerken berücksichtigt und können auch an dieser Stelle nur der Vollständigkeit halber Erwähnung finden. Es ist fraglich, ob die Pneumokokken die Erreger oder Begleitkeime bei diesen Krankheitsbildern darstellen.

Die *Pneumokokken-Sepsis* ist im Rahmen dieser Übersicht nicht als Krankheitsbild *sui generis* beschrieben worden, da sie meist das Übergangs- oder Propagationsstadium in der Genese fokaler Pneumokokkenkrankheiten wie z. B. Meningitis oder Endokarditis darstellt. Auch die bakteriämische Phase vor Lobärpneumonien könnte als Pneumokokken-Sepsis bezeichnet werden.

Mikrobiologische Diagnostik

Den beschriebenen Krankheitsbildern entsprechend muß der klinische Mikrobiologe auf die Pneumokokken-Anzüchtung aus folgendem *Untersuchungsmaterial* vorbereitet sein: Sputum, Punktatflüssigkeiten (Liquor, Gelenkpunktat, Paracentesematerial), Urin (selten!), Hornhaut-, Bindehaut- und Rachenabstrich, Eiter, Blut. Gelegentlich wird Untersuchungsmaterial von Leichen eingesandt (Milz, Herzklappen, Meningealabstriche).

Mit Hilfe des Primärpräparates kann meist der Pneumokokkenverdacht aufgrund des Nachweises von grampositiven ovalen (die in den Lehrbüchern beschriebene „Lanzettform" ist selten ausgeprägt) Diplokokken mit Kapselbildung ausgesprochen werden.

Die *Züchtung* des Erregers erfolgt meist in eiweißhaltigen Medien (Serumbouillon, Blutagarplatten). Da Pneumokokken auf festen bluthaltigen Nährmedien sehr leicht mit vergrünenden Streptokokken zu verwechseln sind, muß eine biochemische Differenzierung (Optochin-Empfindlichkeit und Galle-Löslichkeit der Pneumokokken) erfolgen. Im Zweifelsfall entscheidet der *Mäusetierversuch*. Enthält das Inoculum Pneumokokken, so verenden die Versuchstiere nach 24—48 Std an Pneumokokken-Sepsis. Die klassische Pneumokokken-*Serodiagnostik* nach NEUFELD (Kapselquellungsreaktion) hat nur noch epidemiologische Bedeutung, da eine spezifische Serumtherapie bei Pneumokokkenkrankheiten sich heute wegen der ausgezeichneten chemotherapeutischen Möglichkeiten erübrigt.

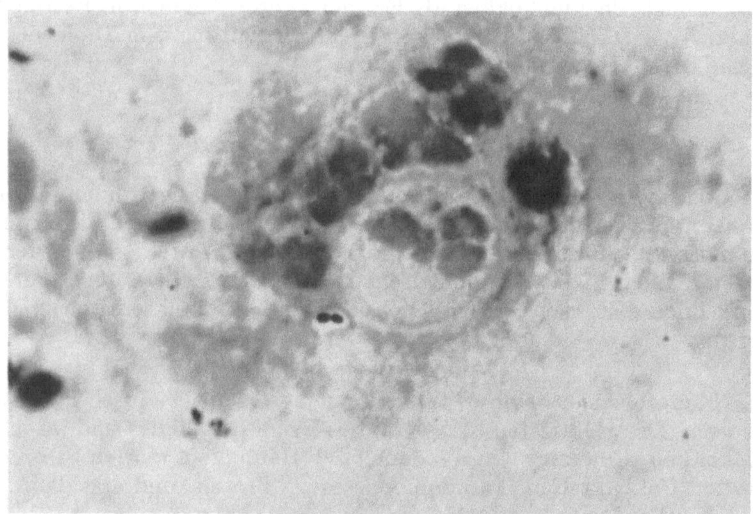

Abb. 1. Pneumococcus. Sputumpräparat, Gram-Färbung (Vergr. 1000 ×)

Die Pneumokokken sind vor allem gegen Sulfonamide, Penicilline, Tetracycline, Cephalosporine, Chloramphenicol und Erythromycin hochempfindlich. Aus diesem Grunde verzichten viele Kliniker auf die Prüfung der chemotherapeutischen Empfindlichkeit des Erregers. Da jedoch vereinzelt Resistenzen beschrieben wurden, ist von seiten des Mikrobiologen zu fordern, daß auch bei Pneumokokken die Feststellung der Antibiotica-Sensibilität erfolgt.

Prophylaxe

Die aktive Immunisierung gegen Pneumokokken ist erfolgreich versucht worden, hat aber keine praktische Bedeutung erlangt. Eine spezifische Prophylaxe gegen Pneumokokkenkrankheiten gibt es nicht.

Pneumokokkenschutzimpfungen brachten zwar nach KÖHLER und MOCHMANN gewisse Erfolge; sie haben jedoch wegen der strengen Typenspezifität und der großen Anzahl der Typen keine allgemeine Anwendung gefunden.

Die Immunität gegen Pneumokokkeninfektionen ist kurzdauernd; bei verschiedenen Pneumokokkenkrankheiten besteht daher eine ausgesprochene Rezidivneigung (siehe oben).

In Sonderfällen (Pneumokokkeninfektionen in geschlossenen Kollektiven) kann bei vermehrtem Auftreten derartiger Krankheiten nach WIESMANN eine Chemoprophylaxe mit Sulfonamiden oder Penicillin in Erwägung gezogen werden.

Wegen der z. Z. (im Rahmen der Gesamt-Epidemiologie gesehen) relativ niedrigen Frequenz von Pneumokokkeninfektionen und unter Berücksichtigung der guten chemotherapeutischen Empfindlichkeit des Diplococcus pneumoniae stellt sich gegenwärtig das Problem einer spezifischen Prophylaxe gegen Pneumokokkenkrankheiten nicht.

Therapie

Die erste „revolutionäre Änderung" des Krankheitsverlaufes bei Pneumokokkeninfektionen wurde durch die Einführung der *typenspezifischen Seren* erzielt. Eine drastische Reduktion der Letalität konnte damals (1912) beobachtet werden (GRUMBACH). Die erste chemotherapeutische Beeinflussung der Pneumokokkenkrankheiten gelang mit *Optochin*. NEUFELD und SCHNITZER haben 1928 ausführlich über diese Therapieform berichtet.

Jetzt dominiert in der Behandlung der durch Diplococcus pneumoniae verursachten Krankheiten die Anwendung der *modernen Chemotherapeutica*.

Mittel der Wahl bei Pneumokokkenkrankheiten ist nach WALTER und HEILMEYER heute das *Penicillin*.

Bei septischen Krankheitsbildern werden täglich 2—5 Mill. E./die verabfolgt. Endokarditis-Patienten erhalten bei Vorliegen von Pneumokokken während der ersten Tage hohe Penicillin-Dosen von 10—20 Mill. E.

Selbstverständlich hängt die Art und Menge der Penicillinapplikation vom jeweiligen Krankheitsbild ab. Bei Otitis media z.B. wird man zusätzlich (nach der Perforation oder Paracentese) eine lokale Chemotherapie durchführen; entsprechendes gilt für die Behandlung von Patienten mit Pneumokokken-Osteomyelitis. Im Falle der Pneumokokken-Meningitis steht die zusätzliche intrathekale Penicillin-Applikation noch immer zur Diskussion (REGLI).

Bei Penicillin-Allergikern kann wegen der vielseitigen Antibiotica-Sensibilität der Pneumokokken ohne Schwierigkeiten auf andere Präparate ausgewichen werden.

Trotz aller Wertschätzung der modernen Chemotherapie dürfen jedoch auch bei Patienten mit Pneumokokken-Infektionen die allgemeintherapeutischen und pflegerischen Maßnahmen nicht in den Hintergrund treten.

Bei purulenten Prozessen (Empyeme, Otitis, Sinusitis) z. B. ist rechtzeitig chirurgisch zu intervenieren, Endokarditis-Patienten bedürfen der zusätzlichen Herztherapie, bei Pneumonie-Patienten ist besonders an die Pflegebedürftigkeit des Erkrankten zu erinnern. Im Falle der Meningitis wird man die zentrale Dekompensation durch vegetative Blockade, kontrollierte Temperatursenkung, Normalisierung des Elektrolythaushaltes usw. zu bekämpfen versuchen, denn nach WIEK und POHLE können die Antibiotica günstigenfalls dazu beitragen, den Cerebrospinalraum von den Bakterien zu befreien; auf die Folgen der Auseinandersetzung mit dem Mikroorganismus hat die Chemotherapie keinen Einfluß.

Wegen der Vielzahl und Heterogenität der klinischen Bilder bei Pneumokokken-Infektionen kann in diesem Rahmen nicht auf weitere Einzelheiten, die ohne Schwierigkeiten den Handbüchern der Therapie zu entnehmen sind, eingegangen werden.

Literatur

Die letztere größere Publikation über Pneumokokken und Pneumokokkenkrankheiten wurde 1928 von NEUFELD und SCHNITZER mit ausführlicher Bibliographie verfaßt. Älteres Schrifttum ist (abgesehen von der grundlegenden Veröffentlichung durch NEUFELD und HAENDEL, 1912) daher im folgenden Literaturverzeichnis nicht berücksichtigt.

A. *Zusammenfassende Darstellungen* (Handbuch-Beiträge)

Grumbach, A.: Die Pneumokokkeninfektionen. In: Die Infektionskrankheiten des Menschen und ihre Erreger, Bd. 1. Hrsg. von A. Grumbach u. W. Kikuth. Stuttgart: Georg Thieme 1958.

Kolle, W., u. H. Hetsch: Experimentelle Bakteriologie und Infektionskrankheiten, 10. Aufl. Berlin: Arbeitsgemeinschaft med. Verlage GmbH, 1952.

MacLeod, C.M.: The Pneumococci. In: Bacterial and Mycotic Infections of Man. Ed. by R.J. Dubos and J.G. Hirsch. Fourth Edition. London: Pitman Medical Publ. Co., Ltd.; Philadelphia: J.B. Lippincott Co. 1965.

Neufeld, F., u. L. Haendel: Pneumokokken. In: Handbuch der pathogenen Mikroorganismen, Bd. IV. Hrsg. von W. Kolle u. A. v. Wassermann. Jena: Gustav Fischer 1912.

—, **u. R. Schnitzer:** Pneumokokken. In: Handbuch der pathogenen Mikroorganismen, Bd. IV, 2. Teil. Hrsg. von W. Kolle, R. Kraus und P. Uhlenhuth. Jena: Gustav Fischer; Berlin und Wien: Urban & Schwarzenberg 1928.

B. *Einzelarbeiten* (Periodica-Veröffentlichungen und Lehrbuchbeiträge)

Anschütz, H.F.: Krankheiten des Herzens und des Kreislaufs. In: Einführung in die Innere Medizin. Hrsg. von L. Demling. Stuttgart: Georg Thieme 1967.

Bergey's Manual of Determinative Bacteriology, 7th Edition. Ed. by R.S. Breed, E.G.D. Murray and R.N. Smith. Baltimore 1957.

Catlin, F.I., L.E. Cluff, and R.C. Reynolds: The Bacteriology of Acute and Chronic Sinusitis. Sth. med. J. (Bgham, Ala.) **58,** 1497 (1965).

Contzen, H.: Die akute hämatogene Osteomyelitis im Kindesalter. Chir. Praxis **12,** 469 (1968).

David, E.: Das Nervensystem. Die Verdauungsorgane. In: Lehrbuch der speziellen Pathologie. Hrsg. von L.H. Kettler. Jena: VEB Gustav Fischer 1965.

Eigler, G.: Ohren-, Nasen-, Rachen- und Kehlkopfkrankheiten, 35./36. Aufl. Berlin: Walter de Gruyter & Co. 1966.

Erbslöh, J., u. R. v. Ondarza: Die Pneumokokken-Peritonitis der Frau. Zbl. Gynäk. **85,** 1427 (1963).

Feingold, M.: Acute Otitis Media in Children. Clin. Pediatrics **6,** 255 (1967).

Fleischer, K.: Hals-Nasen-Ohren-Heilkunde. Erkrankungen des Ohres. Münch. med. Wschr. **105,** 1912 (1963).

Gsell, O.: Epidemiologie der Infektionskrankheiten seit der Anwendung der Antibiotika und Chemotherapeutika. Antibiot. et Chemother. (Basel) **14,** 1—51. Basel/New York: S. Karger 1968.

Hegglin, R.: Die Pneumonien. In: Handbuch der inneren Medizin, Bd. IV, 2. Teil. Hrsg. von G. v. Bergmann, W. Frey und H. Schwiegk. Berlin-Göttingen-Heidelberg: Springer 1956.

Herrell, W.E.: Pneumococcal Meningitis. Clin. Med. **75,** 21 (1968).

Höring, F.O.: Klinische Infektionslehre, 3. Aufl. Berlin-Göttingen-Heidelberg: Springer 1962.

Hollwich, F.: Einführung in die Augenheilkunde, 5. Aufl. Stuttgart: Georg Thieme 1966.

Hungerland, H.: Krankheiten der Verdauungsorgane. In: Lehrbuch der Kinderheilkunde, 21. Aufl. Hrsg. von G. Joppich. Jena: VEB Gustav Fischer 1966.

Huzly, A.: Erkrankungen der Atmungsorgane. In: Einführung in die Innere Medizin. Hrsg. von L. Demling. Stuttgart: Georg Thieme 1967.

Jawetz, E., J.L. Melnick u. E.A. Adelberg: Medizinische Mikrobiologie, 2. Aufl. Berlin-Heidelberg-New York: Springer 1968.

Kaiser, P.: Hals-, Nasen- und Ohrenheilkunde, 9. Aufl. München-Berlin: Urban & Schwarzenberg 1960.

Kalbermatten, J.P. de, et M. Piolino: Considérations sur la méningite purulente de l'adulte. Schweiz. Med. Wschr. **99,** 101 (1969).

Kettler, L.H.: Das Herz. In: Lehrbuch der speziellen Pathologie. Hrsg. von L.H. Kettler. Jena: VEB Gustav Fischer 1965.

Kinnman, J., C.W. Lee, and S.H. Park: Bacterial flora in chronic, purulent maxillary sinusitis. Acta oto-laryng. (Stockh.) **64,** 37 (1967).

Knipping, H.W., L.H. Strauss u. I. Falck: Innere Medizin. In: Taschenbuch der praktischen Medizin, 6. Aufl. Hrsg. von G. Schettler. Stuttgart: Georg Thieme 1964.

Köhler, W., u. H. Mochmann: Grundriß der Medizinischen Mikrobiologie, 3. Aufl. Jena: VEB Gustav Fischer 1968.

Köhn, K., u. H.H. Jansen: Gestaltwandel klassischer Krankheitsbilder. Hrsg. von W. Doerr. Berlin-Göttingen-Heidelberg: Springer 1957.

Krech, U.: Unveröffentlichte Ergebnisse.

Kress, H. v.: Grundriß der Inneren Medizin, 21. Aufl. Berlin-Göttingen-Heidelberg: Springer 1949.

Legler, U.: Klinik und Therapie der chronischen Sinusitis im Kindesalter. Münch. med. Wschr. **107,** 1293 (1965).

Linzenmeier, G.: Bakteriologie des Sputums bei der Langzeittherapie mit Tetracyclinen. Berichte der Wiener Med. Akademie für ärztl. Fortbildung **3,** Suppl. 1 (1964).

Lund, E.: A new Pneumococcus type. Acta path. microbiol. scand. **70,** 305 (1967).

Lunzenauer, K.: Die Atmungsorgane. In: Lehrbuch der speziellen Pathologie. Hrsg. von L.H. Kettler. Jena: VEB Gustav Fischer 1965.

Markuske, H.: Die Otitis media purulenta in der kinderärztlichen Sprechstunde. Dtsch. Gesundh.-Wes. **21**, 1930 (1966).
Moeller, H. C.: Zur Klinik, Therapie und Prophylaxe der Endocarditis. Med. Klin. **57**, 289 (1962).
Naumann, P., u. **W. Auwärter**: Klinisch-bakteriologische Probleme in der Intensivpflege. Verh. dtsch. Ges. inn. Med., S. 375. München: J.F. Bergmann 1968.
Otte, H. J.: Kokken. In: Lehrbuch der Medizinischen Mikrobiologie, 3. Aufl. Hrsg. von H. Reploh u. H.J. Otte. Stuttgart: Gustav Fischer 1968.
Poulsen, P. A., **G. Nørby**, and **V. Esmann**: Meningitis purulenta. Nord. Med. **79**, 519 (1968).
Regli, F.: Die Meningitis purulenta. Fortschr. Neurol. Psychiat. **34**, 449 (1966).
Schieche, M., u. **E. Weigl**: Beitrag zur Diagnostik, Therapie und Prognose der chronischen Pneumonie infolge verzögerter Lösung einer akuten Pneumonie. Dtsch. Gesundh.-Wes. **22**, 2268 (1967).
Schmuziger, P., u. **T. Wegmann**: Die eitrige Meningitis — Therapie und Prognose. Schweiz. med. Wschr. **95**, 149 (1965).
Straus, A. L., and **M. Hamburger**: Pneumococcal endocarditis in the penicillin era. Arch. intern. Med. **118**, 190 (1966).
Sturm, A.: Grundbegriffe der Inneren Medizin, 9. Aufl. Jena: VEB Gustav Fischer 1959.
Walter, A. M., u. **L. Heilmeyer**: Antibiotika-Fibel, 2. Aufl. Stuttgart: Georg Thieme 1965.
Wegmann, T., u, **P. Schmuziger**: Therapie der eitrigen Meningitis. Ther. Umsch. **23**, 108 (1966).
Weise, H. J.: Infektionskrankheiten. In: Einführung in die Innere Medizin. Hrsg. von L. Demling. Stuttgart: Georg Thieme 1967.
Wiedemann, H. R.: Akute Entzündungen der Hirnhäute. Therapiewoche **16**, 1463 (1966).
— Die Krankheiten des Nervensystems. In: Lehrbuch der Kinderheilkunde, 21. Aufl. Hrsg. von G. Joppich. Jena: VEB Gustav Fischer 1966.
Wiek, K., u. **H. D. Pohle**: Zur Bedeutung der Pathogenese bei der Therapie der Meningitis purulenta des Erwachsenen. Dtsch. med. J. **18**, **443** (1967).
Wiesmann, E.: Medizinische Mikrobiologie. Stuttgart: Georg Thieme 1969.
Wittich, W., u. **K. Schultis**: Die Behandlung der Pneumonien. Med. Welt **19**, 2372 (1968).
Wolf, H. J.: Einführung in die Innere Medizin, 6. Aufl. Stuttgart: Georg Thieme 1957.
Zöllner, F.: Hals-Nasen-Ohren-Heilkunde. Stuttgart: Georg Thieme 1969.

Das Literaturverzeichnis wurde im April 1969 abgeschlossen.

Infektionen durch Klebsiellen

Von U. Krech und W. Sonnabend, St. Gallen

Mit 1 Abbildung

I. Definition

Die Klebsiellen sind gramnegative Bakterien mit ubiquitärer Verbreitung. Sie können überall dort nachgewiesen werden, wo andere Darmbakterien vorkommen. Bei den Menschen gehören sie zur normalen Darmflora und sind im Nasen-Rachenraum und auf der Haut bei gesunden Personen zusammen mit anderen Bakterien zur sog. normalen Bakterienflora zu rechnen. Durch Invasion in normalerweise sterile Organe oder Organsysteme oder durch einseitige Überwucherung der normalen Bakterienbesiedlung können Klebsiellen pathogenetische Bedeutung erhalten.

II. Geschichte und Systematik

Im Jahre 1882 wurden von Frisch und kurz darauf von Pellizarri erstmalig die charakteristischen *Kapselstäbchen* (Bacillus rhinoscleromatis Frisch) bei klinisch festgestelltem *Rhinosklerom* im pathologisch veränderten Granulationsgewebe sowie im Sekret der oberen Atmungswege nachgewiesen. Als Erreger einer lobären *Pneumonie* beschrieb Friedländer 1883 ein Kapselstäbchen, das von ihm als „*Bacillus pneumoniae Friedländer*" bezeichnet wurde. Als Bacterium lactis aerogenes wurde von Escherich 1885 ein bekapselter Keim beschrieben, der im Jahre 1900 durch Beijerinck als Typ-Species des Genus Aerobacter bezeichnet wurde. Bei Ozaenafällen (Rhinitis atrophicans foetida) beobachtete Loewenberg 1885 regelmäßig in den Schleimmassen der Nase Kapselstäbchen vom Typus des „Friedländerbacillus". Die Untersuchungen von Abel über die Stadien des Ozaenaprozesses zeigten, daß die isolierten Kapselstäbchen (Abel-Loewenberg-Bacterium), die nicht identisch waren mit dem Rhinosklerom- und Friedländer-Bacillus, als Erreger dieser Krankheit angesehen werden können. In den folgenden Jahren wurden zahlreiche neue Kapselstäbchen isoliert, die bei menschlichen Infektionen und bei Wasseruntersuchungen angetroffen wurden. Die Verschiedenheit der Namen, die den einzelnen beschriebenen Typen gegeben wurden, führte mehrmals zu dem Versuch, die Nomenklatur zu vereinheitlichen. Die Bezeichnung ‚Bacterium mucosum capsulatum' für die Kapselstäbchen (Fricke) sowie der Name ‚Encapsulatus' (Castellani und Chalmers) wurden vorgeschlagen; die Gruppe der Kapselstäbchen wurde mit dem Bacterium lactis aerogenes zusammengefaßt und mit dem Namen ‚Gruppe des Bact. lactis aerogenes und Rhinosklerom-Bacillus' belegt, während andere Untersucher den Bact. lactis aerogenes unter den Kapselstäbchen einstuften und mit dem Gesamtnamen ‚Gruppe des Bact. pneumoniae Friedländer bzw. Gruppe der Friedländer-Bacillen' belegten. Lehmann und Neumann sowie Abel waren der Meinung, daß sämtliche Kapselstäbchen gemeinsam von dem Friedländer-Bacillus abstammen. Amerikanische Autoren folgten dem Vorschlag Trevisans und Bergeys und nannten die Gruppe der Kapselstäbchen ‚*Klebsiella*' nach dem deutschen Forscher Edwin Klebs.

Durch die unterschiedliche Klassifizierung und Bezeichnung der Kapselstäbchen entstanden Synonyma, die sowohl in der älteren Weltliteratur als auch in manchen neuen Veröffentlichungen heute noch zu finden sind: z. B. Klebsiella-Aerobacter, Aerobacter aerogenes, Aerobacter-Gruppe, Friedländer-Bacillus, Coli-Aerogenes. Die widersprechende Taxonomie, bedingt durch fehlende definierte Differenzierungsmethoden, erschwerte die Beurteilung ihrer epidemiologischen und klinischen Bedeutung. Insbesondere die Einstufung von beweglichen Keimen in das Genus Klebsiella sowie die Bezeichnung ‚Bacterium, Aerobacter oder Klebsiella aerogenes' für mehrere Stämme mit unterschiedlichen morphologischen, biochemischen und pathogenetischen Eigenschaften führten zu diagnostischen Schwierigkeiten.

Kauffmann (1951, 1953) hielt es für erforderlich, die gramnegativen, bekapselten, unbeweglichen Keime (Friedländer-Bakterien und Aerobacter aerogenes) in einer gemeinsamen Klebsiella-Gruppe zusammenzufassen. Die taxonomische

Definition sowie Klassifikation der Klebsiellen als selbständigen Genus im Rahmen der Familia Enterobacteriaceae wurden im ‚Report of Enterobacteriaceae Subcommittee' im Jahre 1963 publiziert. Später veröffentlichten EWING und gleich darauf KAUFFMANN (1963) eigene Vorschläge einer systematischen Klassifikation. Beide Vorschläge stehen in ihrer grundsätzlichen Konzeption einander nahe. KAUFFMANN hat die Gattung Klebsiella in den Tribus *Klebsiellae* neben die Gattungen Enterobacter, Hafnia und Serratia eingestuft; eine weitere Unterteilung ist nach KAUFFMANN nur serologisch und biochemisch möglich.

Durch die taxonomischen Untersuchungen von ŚLOPEK und DURLAKOWA an einem großen Untersuchungsmaterial verschiedener Herkunft ergab sich die Klassifizierung der Klebsiellen in vier Species und zwei Subspecies:

1. Klebsiella aerogenes,
   Klebsiella aerogenes var. edwardsii
2. Klebsiella pneumoniae,
   Klebsiella pneumoniae var. atlantae
3. Klebsiella ozaenae
4. Klebsiella rhinoscleromatis.

III. Erreger

1. Eigenschaften: Als Genus Klebsiella wird eine biochemisch und serologisch verwandte Gruppe von unbeweglichen Kapselstäbchen bezeichnet, welche der grundlegenden Definition der Familia Enterobacteriaceae entspricht.

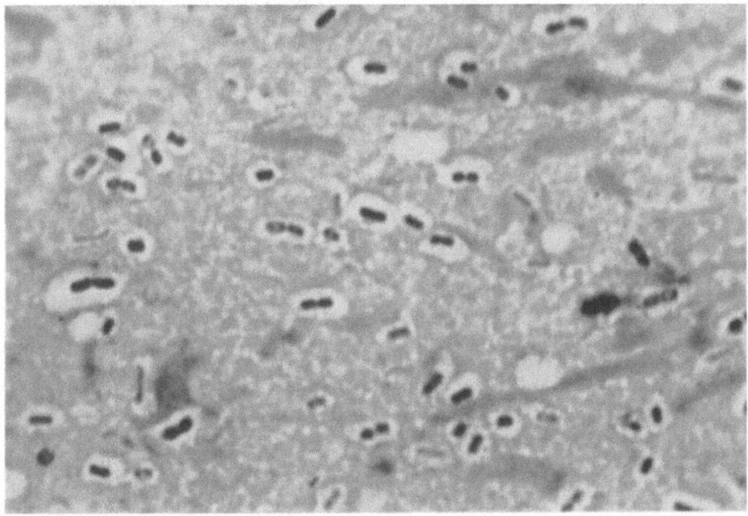

Abb. 1. Klebsiella ozaenae. Nasenabstrichpräparat, Carbol-Fuchsin-Färbung (Vergr. 1000 ×)

2. Morphologie: Gramnegatives, zylindrisches oder ovales (oft zu zweit oder zu kurzen Ketten angeordnet), 0,6—6,0 μ langes, 0,3—1,25 μ breites, nicht sporenbildendes, unbegeißeltes Stäbchen. Die Keime besitzen eine echte Kapsel, die stets bei frisch von Menschen oder Tieren isolierten Stämmen beobachtet werden kann. Manche Stämme können in kapselfreie Formen übergehen, während andere die Kapsel jahrelang behalten (insbesondere auf milch- oder serumhaltigen Nährböden). Die kapsellosen Stämme können nach Tierpassage ihre Kapsel wieder ausbilden. Bei den Teilungsvorgängen ist die Kapsel nicht beteiligt, wodurch mehrere Bakterien eine gemeinsame Kapsel besitzen können.

Durch die Untersuchungen von DUGUID und GILLIES konnte das Vorhandensein von *Fimbrien* bei Klebsiellen dargestellt werden. Der Besitz von Fimbrien ist für die Adhäsion an Erythrocyten verschiedener Tierarten kennzeichnend. Fimbrienlose Stämme lösen keine Erythrocyten-Hämagglutination aus (DUGUID). Die sensiblen Adhäsine, die durch D-Mannose gehemmt werden, wurden mit MS bezeichnet, die resistenten mit MR. MS-Adhäsine sind bei Klebsiellen mit dünnen Fimbrien anzutreffen, die MR-Adhäsine bei Arten mit dicken Fimbrien (THORNLEY und HORNE). Der Nachweis von Fimbrien bei Klebsiella aerogenes und Klebsiella pneumoniae wird zur Differenzierung der einzelnen Species des Genus Klebsiella herangezogen.

3. Kultur: Üppiges, schnelles Wachstum von schleimigen Kolonien auf den gebräuchlichen Nährmedien, wobei die Kolonien leicht miteinander verschwimmen. Glatte, schleimlos wachsende Kolonien (S-Form), die kapselfreie Bakterien enthalten, werden selten beobachtet; außerdem können auch rauhe Formen (R-Form) auftreten, die kleine, kegelförmige Kolonien von rauher, gefalteter Oberfläche bilden. S- und R-Formen kommen häufig in alten Laboratoriumskulturen vor.

4. Wachstumscharakter: Aerobes Wachstum; Wachstumstemperatur zwischen 12° und 43° C, Temperaturoptimum bei 35—37° C; das optimale pH ungefähr 7,2.

Die Definition der Klebsiellen aufgrund biochemischer Eigenschaften wurde durch das ‚Enterobacteriaceae Subcommittee' 1963 wie folgt festgelegt:

Tabelle 1. *Biochemische Eigenschaften der Klebsiellen*

D-Glucose mit Gas	+	Phenylalanindesaminase	—
Lactose	+	Urease	(+)
Saccharose	+	Gelatinase	—
D-Mannit	+	Ammonium-Citrat	+
Adonit	+	Indol	—
Dulcit	d	H_2S	—
Inosit	+	KCN	+
Salicin	+	Methylrot	—
Natrium-Malonat	+	Voges-Proskauer	+

Zeichenerklärung: + = positiv
(+) = verzögert positiv
— = negativ
d = verschiedene Reaktionen

Abweichungen von der angeführten Charakteristik der biochemischen Eigenschaften treten auf: die gaslose Vergärung der Glucose ist ein Merkmal für Klebsiella rhinoscleromatis und kann auch bei anderen Species vorkommen; das Ergebnis der Methylrot-Reaktion und der Voges-Proskauer-Reaktion ist abhängig von der Herkunft der isolierten Stämme (ŚLOPEK und DURLAKOWA). Nach Auswertung verschiedener biochemischer Reaktionen der einzelnen Arten von Klebsiellen eines großen Untersuchungsmateriales konnten DURLAKOWA u. Mitarb. 16 Biochemotypen unterscheiden, wobei Klebsiella aerogenes, Klebsiella pneumoniae, Klebsiella ozaenae und Klebsiella rhinoscleromatis besonderen biochemischen Typen angehören.

5. Antigene Eigenschaften: Die Klebsiellen weisen drei verschiedene Antigene auf: Kapselantigen *(K-Antigen)*, somatisches Antigen S *(O-Antigen)* und somatisches Antigen R *(R-Antigen)*. Die K- und O-Antigene besitzen Polysaccharid-, das R-Antigen Proteincharakter. Der Nachweis der unterschiedlichen Kapselantigenstruktur führte schon frühzeitig zur Unterscheidung mehrerer Antigentypen. Die Reihe der Versuche über die Serologie der Klebsiellen wurde von TOENISSEN (1912) eröffnet; durch JULIANELLE im Jahre 1926 und GOSLINGS und SNIJDERS (1936) wurden die ersten sechs verschiedenen Kapselantigen-Typen nachgewiesen. 1949 wies KAUFFMANN acht neue Kapselantigen-Typen nach und begründete in den folgenden Jahren durch die Untersuchung des O- und K-Antigens die Grundlagen für die Aufstellung eines diagnostischen *Klebsiellaantigenschemas*. Gegenwärtig werden 80 K-Serotypen unterschieden (Durlakowa u. Mitarb.). Aufgrund der schwierigen Gewinnung kapselfreier, glatter (S-) Formen für die Untersuchung der O-Antigene wird die Klassifikation der Klebsiellen mit Hilfe der serologischen Bestimmung des Kapselantigens empfohlen. Gegenwärtig kann man neun O-Antigen-Untergruppen unterscheiden.

Innerhalb der Klebsiella-Gruppe bewirkt die Antigenverwandtschaft der K-Antigene und der O-Antigene zahlreiche Kreuzreaktionen sowohl bei der Kapselquellungsreaktion (Bestimmung der K-Antigene) als auch bei der Agglutination zur Untersuchung der O-Antigene. Außerdem besteht noch eine Antigenverwandtschaft zwischen Serotypen der Klebsiella-Gruppe und verschiedenen Serotypen der E. coli- und Salmonella-Gruppe.

Die Häufigkeit der einzelnen K-Serotypen bei verschiedenen Klebsiella-Species hängt von der Herkunft der isolierten Stämme ab; bei der Species Klebsiella aerogenes sind fast alle bisher beschriebenen K-Serotypen anzutreffen, während sich bei Klebsiella pneumoniae weniger Serotypen finden; bei Klebsiella ozaenae überwiegt der Serotyp K4, und bei Klebsiella rhinoscleromatis ist ausschließlich der Serotyp K3 vertreten.

Hämolysin: Hämolysinbildung durch Klebsiella-Stämme ist selten nachweisbar und ist nicht an bestimmte Serotypen gebunden.

Endotoxine: Die toxische Wirkung der Klebsiellen ist aufgrund der bisherigen Untersuchungen und Beobachtungen hauptsächlich durch Endotoxine bedingt.

Der Nachweis von *Bakteriophagen* ermöglicht eine Typisierung von Klebsiella-Stämmen mit Hilfe der Lysogenie. Durch die Bildung von *Bacteriocinen* (u. a. Pneumocine) ist eine weitere Unterteilung der Klebsiella-Gruppe möglich.

IV. Pathogenese und pathologisch-anatomische Befunde

Keime der Klebsiella-Gruppe werden oft aus klinischem Untersuchungsmaterial isoliert. Es ist jedoch schwer, ihre ätiologische Bedeutung abzugrenzen; insbesondere gilt das für Mischkulturen aus Sputum- und Eiterproben, in denen auch andere potentiell pathogene Keime, wie Staph. aureus, Pseudomonas aeruginosa u. a., vorkommen können. Die Schwierigkeiten, den isolierten Klebsiellastämmen, besonders bei Infektionen der Atem- und Harnwege, eine eindeutige *pathogenetische Rolle* zuzuschreiben, ist durch zahlreiche Untersuchungen aufgezeigt worden. Weitere Schwierigkeiten treten bei der klinischen Bewertung chronischer Infektionen auf (z. B. Klebsiella-Harnwegeinfektionen), wenn als Begleitsymptome akute Verschlechterung oder Nierenversagen fehlen (Steinhauer u. Mitarb.). Bei Infektionen, die von einer Bacteriämie begleitet sind oder sich darin manifestieren, wird den isolierten Keimen eine ätiologische Rolle zuerkannt. Unabhängig vom Ausbreitungsmodus ist für die Entstehung und den Verlauf einer Klebsiellainfektion die individuelle Disposition (u. a. primäre Abwehrschwäche, sekundäre Resistenzminderung) von Bedeutung. Neben lokalisierten Prozessen können auch invasive Verlaufsformen auftreten. Eindeutige Beziehungen zwischen der Pathogenität oder dem Invasionsvermögen und spezifischen Serotypen, sowie zwischen Serotyp und Virulenz sind nicht abgeklärt.

Die bisher durchgeführten Untersuchungen weisen darauf hin, daß die *Virulenz* der Klebsiellen hauptsächlich durch die Kapsel bedingt ist. Im Tierversuch konnte gezeigt werden, daß gewisse Serotypen unterschiedliche Virulenz aufweisen; die Serotypen K1 und K2 erweisen sich als virulent für weiße Mäuse, nicht dagegen die Serotypen K8, 9, 10 u. a. (Kauffmann, 1949).

Die *Tierpathogenität* ist insbesondere abhängig von der Tiergattung bzw. -rasse und vom Infektionsmodus (oral, subcutan, intramuskulär u. a.). Nach subcutaner Injektion von Klebsiellen gehen *weiße Mäuse* innerhalb kurzer Zeit an einer Sepsis zugrunde; Schwellung lokaler Lymphdrüsen, Milztumor, parenchymatische Degenerationen der inneren Organe, teils mit Nekroseherden, werden beobachtet (Ślopek). Die weniger empfindlichen *Meerschweinchen* vertragen subcutane Injektionen gut; eine intraperitonale Inokulation löst bei ihnen eine Peritonitis mit Sepsis aus: Schwellung der Milz sowie der Nebennieren, hyaline Herdbildung in inneren Organen und schleimig-purulentes, zellarmes, Klebsiella-enthaltendes Exsudat werden festgestellt.

Durch intratracheale und intravenöse Infektion ist es gelungen, bei Tieren verschiedener Gattungen mit Klebsiella pneumoniae experimentell eine Pneumonie (u. a. bei weißen Mäusen durch Inhalation eine Pneumonie und Sepsis) zu erzeugen (Ślopek).

Versuche, bei Tieren experimentell eine *Ozaena* oder eine typische, dem menschlichen *Rhinosklerom* entsprechende Veränderung zu erzeugen, sind noch nicht gelungen.

Die *pathologisch-anatomischen Veränderungen* bei einer Infektion mit Klebsiella pneumoniae bzw. aerogenes sind *uncharakteristisch,* sowohl bei Infektion bestimmter Organsysteme als auch posttraumatisch und bei septicämischen Verlaufsformen. Dagegen sind beim *Rhinosklerom* und der *Ozaena* (Rhinitis atrophicans foetida) *spezifische pathologisch-anatomische Veränderungen* zu beobachten, bei letzterer typische histopathologische Befunde besonders im Spätstadium.

Im Verlauf des chronischen Entzündungsprozesses der oberen Atemwege, des *Rhinoskleroms,* tritt nach anfänglicher Bildung von weichen Infiltraten im Nasen- und Rachenraum eine Vernarbung ein, deren Folge eine Nasenhöhlen-Obduration ist; die Infiltrate können über die Rachenenge auf Epipharynx und Hinterwand der Nasen- und Rachenhöhle übergreifen und im Kehlkopf auftreten.

Bei der *Ozaena,* einer chronischen atrophischen Schleimhautentzündung des Nasen- und Rachenraumes, kann die Sekretbildung zu einer Hypertrophie und anschließend Atrophie der gereizten Schleimhaut führen. Später atrophieren die cylindrischen Epithelien und Cilien; unter dem Epithel tritt eine fibröse Gewebewucherung auf. Das unter der Schleimhaut liegende Knochengewebe wird resorbiert; das Nerven- und Drüsengewebe kann ebenfalls in den Degenerationsprozeß einbezogen werden (Ślopek).

Der pathologisch-anatomische Befund der *croupösen Friedländer-Pneumonie* weist Unterschiede gegenüber der wesentlich häufiger vorkommenden *Pneumokokken-Pneumonie* auf. Die Pneumonie ist lobär, meist aus lobulären Herden konfluierend; es besteht Neigung zur Bildung zentraler Einschmelzungen mit sekundären Lungensequestern und Höhlenbildung. Das Exsudat ist schleimig, fadenziehend, klebrig, hämorrhagisch. Die Alveolen sind zum größten Teil mit Keimen und ihren Schleimprodukten gefüllt. Zunächst finden sich alveolär kaum zellige Bestandteile; im weiteren Verlauf werden die Keime massenhaft von Leukocyten phagocytiert (Abel und Hallwachs; Kahler).

V. Epidemiologie

Gegen physikalisch-chemische Umweltsfaktoren erweisen sich die Klebsiellen als relativ widerstandsfähig; sie können in Erd- und Wasserproben nachgewiesen werden und bei Raumtemperatur trotz Austrocknung mehrere Wochen bis Monate überleben. Die Keime werden innerhalb von 30 min bei 55° C abgetötet. Die Kapsel, die einen Schutzfaktor gegen die Phagocytose bildet, spielt nur eine geringe Rolle bei Einwirkung schädlicher Umweltseinflüsse. In der Umgebung des Menschen kommen Klebsiellen *ubiquitär* vor und können als Saprophyten auf der Haut, im Nasen-Rachen-Raum oder im Darm des Menschen nachgewiesen werden. In verschiedenen Darmabschnitten stellen Klebsiellen einen *transienten Anteil der Darmflora* dar.

Die Häufigkeit des Nachweises von Klebsiellen in Stuhlproben ist unterschiedlich; so geben Maasen und Priess eine Häufigkeit von 0,78%, Howard und Allan eine von 2,5% in 400 Stuhlproben an; in mehr als 20% der Stuhlproben wies Seeliger Klebsiellen nach und Ørskov fand eine Häufigkeit von 42% in 180 Stuhlproben und Analabstrichen gesunder Kinder unter 1 Jahr.

Eine epidemiologische Bedeutung besitzen Klebsiella rhinoscleromatis und Klebsiella ozaenae. *Rhinosklerom* ist *endemisch in Osteuropa,* besonders im Südwesten der Sowjetunion und in östlichen Teilen Polens. Sporadische Rhinoskleromfälle werden überall in der Welt registriert. Infektionsquelle ist der Keimträger oder der Erkrankte. Tierische oder parasitäre Reservoire in der Umgebung des erkrankten Menschen konnten nicht gefunden werden. Die Verbreitung der Rhinosklerominfektion beträgt in endemischen Herden etwa 0,8—7,2% der Bevölkerung. *Ozaena-Erkrankungen* sind weit verbreitet und werden, wie auch Rhinosklerom, bei schlechten hygienischen Verhältnissen häufiger angetroffen (Šlopek).

In den letzten Jahren wurde anhand der Ergebnisse des bakteriologischen Routine-Untersuchungsmaterials ein Anstieg der Klebsiellenisolierungen registriert. Siegel fand 1959/1964 Klebsiellen in 1,7% und 1966/1967 in 13,5% der untersuchten Harnwegeinfektionen. Auffallend ist auch die starke *Zunahme von Klebsiellen-Infektionen,* die während eines Krankenhausaufenthalts erfolgen. Im Rahmen des *Hospitalismus* spielen Klebsiellen, wegen der sie häufig kennzeichnenden Mehrfachresistenz, als Problemkeime eine wichtige Rolle.

Bedingt durch das blinde Vertrauen auf die Antibiotica und die dadurch eintretende Vernachlässigung der antiseptischen und aseptischen Maßnahmen, können sich auch Keime der Klebsiella-Gruppe in einem Krankenhaus ansiedeln und ausbreiten. Von verschiedenen klinischen Gebrauchsgegenständen konnten in Krankenhäusern Klebsiellen isoliert werden: z. B. Sonden, Kathetern, Feuchtigkeitsreglern, Inhalationsgeräten u. a.; Lanolin-Handcreme, Hand-Lotionen, Aerosollösungen, Desinfektionslösungen können ebenfalls kontaminiert sein. Die Verwendung von Desinfektionsmitteln, die gegen Klebsiellen unwirksam sind oder bei denen ein Wirksamkeitsverlust durch langes Stehenlassen eintritt, begünstigen eine Kontamination.

Mertz u. Mitarb. beschreiben den Ausbruch von tödlich verlaufenden Klebsiella pneumoniae-Infektionen bei 5 Patienten, die wegen einer Lungenerkrankung einer Aerosol-Inhalationstherapie unterzogen wurden. Die Todesursache war eine Sekundärinfektion (lobäre Pneumonie), die durch Klebsiella pneumoniae Serotyp 2 hervorgerufen worden war. Der isolierte Serotyp erwies sich als ungewöhnlich resistent gegenüber Antibiotica und konnte auch in der verwandten Aerosollösung nachgewiesen werden. Durch Umgebungsuntersuchungen wurde ermittelt, daß während der Zubereitung der Aerosollösung eine Kontamination durch die Inhalationsassistentin stattfand, die sich als Keimträgerin des Serotypes 2 erwies.

Die Häufung von Septicämien durch Klebsiella pneumoniae Serotyp 18 innerhalb einer Intensivabteilung für Herzkranke beschrieben Morse u. Mitarb. Als Infektionsquelle konnte eine massiv verunreinigte Lanolin-Handcreme entdeckt werden, die von den Krankenschwestern vor Legen des Venenkatheters zur Handpflege benutzt wurde.

Insbesondere instrumentelle Eingriffe können bei unsachgemäßer Handhabung eine Keimverschleppung begünstigen: Klebsiella-Meningitis mit Endokarditis und lobärer Pneumonie nach Cystoskopie (Stringer), Klebsiella-Sepsis nach Einführung eines venösen Dauerkatheters (Bently), Klebsiella-Infektionen der Harnwege nach Katheterisieren der Urethra (Turck) wurden beobachtet.

Epidemiologische Untersuchungen über die Verbreitung bestimmter Klebsiella-Serotypen und die Häufigkeit ihrer Isolierung bei Infektionen der Harn- und Atemwege lassen erkennen, daß gewisse *Serotypen endemisch* als Hauskeime in Kliniken vorkommen können *(intrahospitale Epidemiologie).* Steinhauer u. Mitarb. beobachteten am Boston City Hospital, daß Harnwegeinfekte, die während des Krankenhausaufenthaltes erworben wurden, meistens durch den Serotyp 24 verursacht wurden, der sich als resistent gegenüber verschiedenen Antibiotica erwies. In verschiedenen Kliniken Kopenhagens konnten bei Infektionen der Harnwege die Serotypen 8, 9 und 10 nachgewiesen werden, die mit einer gewissen Regelmäßigkeit über Jahre hinaus dort vorkamen (Ørskov).

VI. Klinisches Bild

Allgemeine Symptomatologie

Eine typische Symptomatologie besteht, mit Ausnahme des Rhinoskleroms, der Ozaena sowie der croupösen Friedländer-Pneumonie, für diese Keimgruppe nicht; in Abhängigkeit von Art und Ort der Manifestation verlaufen die Infek-

Tabelle 2. *Klinische Befunde bei Infektionen durch Klebsiellen*

Klinische Befunde	Komplikationen
Respirationstrakt:	
Rhinosklerom (9)	
Ozaena (Rhinitis atrophicans foetida) (9, 10, 11)	
croupöse Friedländer-Pneumonie (1, 2, 3)	Septicämie; Pneumothorax, Pneumomediastinum, Pneumoperitoneum (4); Endotoxin-Schock (5); Lungenabsceß, Lungensequester, Pleuraerguß, Kavernenbildung, Lungenfibr. (6, 7, 8); Trachealdeviat. (7, 8)
akute Bronchopneumonie (8)	
chronische Bronchopneumonie (6, 12, 18)	
Pleuropneumonie (6, 12, 19)	
akute Bronchitis (8)	
chronische Bronchitis (13, 14, 15)	
asthmoide Bronchitis (21)	
spastische Bronchitis (1)	
Bronchiektasen (1)	
Lungenabsceß (6)	
Pleuritis (1)	
Pleuraempyem (6)	
Nasopharyngitis (16)	
Laryngitis (16)	
Sinusitis (17)	
eitrige Rhinitis (42)	Meningitis, Hirnabsceß
Urogenitaltrakt:	
Cystitis (8)	Septicämie
Pyelitis (8)	
Pyelonephritis (8)	Sepsis mit tox. Schädigung v. Herz, Kreislauf, Leber, Knochenmark; Osteomyel. (23)
Nephritis (42)	
Nierenabsceß (42)	
Nephrolithiasis (23)	Osteomyelitis
perinephritischer Absceß (25)	
Urethritis (24)	Endokarditis
Prostatitis (42)	
Orchitis (42)	
Epididymitis (42)	
Testicularabsceß (42)	
Parametritis (42)	
Salpingitis (42)	
Pyocele vaginalis (42)	
Leber, Gallenwege und Pankreas:	
Cholecystitis (8, 34, 36)	Pericholecystitis; Gallenblasenempyem; Peritonitis; Leberabsceß; subphr. Absceß
Cholangitis (37)	biläres Empyem, pleurobiliäre Fistel, Perikarditis
Leberabsceß (34)	Lungenabsceß
akute hämorrhagische Pankreatitis (38)	

Literaturanhang zur Tabelle 2

(1) KORÁNYI u. Mitarb. — (2) HOFFMAN u. PRESTON. — (3) MANFREDI u. Mitarb. — (4) GREENBERG u. KAHN. — (5) ENGSTROEM. — (6) WEISS u. Mitarb. — (7) LERNER u. TILLOTSON. — (8) STEINHAUER u. Mitarb. — (9) ŚLOPEK. — (10) KOSSOWSKI u. Mitarb. (1964a). — (11) KOSSOWSKI. — (12) GASCARD u. Mitarb. — (13) SOSNOWSKI. — (14) FALLON. — (15) GAERTNER u. KNOTHE. — (16) KOSSOWSKI u. Mitarb. (1964b). — (17) REYNOLDS u. Mitarb. — (18) VALOROSO u. SANDOMENICO. — (19) LAMY u. Mitarb. — (20) WEICHSELBAUM, zit. nach ABEL u. HALLWACHS. — (21) BALLARDINI DE MORERE u. Mitarb. — (22) SIEGEL .— (23) SMITH. — (24) MEYER-ROHN. — (25) BRUNO u. OBER. — (26) KAHLER. — (27) OSBORNE. — (28) LOSONCZY u. Mitarb. — (29) KLEMENT. — (30) KARPAS u. BOMAN. — (31) GERGELY u.

Tabelle 2 (Fortsetzung)

Klinische Befunde		Komplikationen
Magendarmtrakt:		
	akute Gastroenteritis (28)	multiple Darmperforationen; Meningitis (29); Sepsis (30)
	Enteritis-Epidemien (insbesondere bei Neugeborenen und Kleinkindern) (28, 31, 32, 60)	Stomatitis; Peritonitis
	Gastroenterocolitis (30, 33)	Perforation; Sepsis
	nekrotisierende Colitis (26)	
	Appendicitis (34)	Perforation, Peritonitis
	primäre Peritonitis (27)	
	Nahrungsmittelintoxikationen (35)	
Herz:	Endokarditis (39)	Sepsis (40); Aorteninsuffizienz (41)
	Perikarditis serosa (42)	
	Perikarditis purulenta (42)	
Ohr:	*akute Otitis media* (43)	Gehirnabsceß, Meningitis, Mastoiditis; Nierenabsceß (1)
	Parotitis (42)	
	chronische eitrige Otitis (44)	
	Mastoiditis (45)	lokale Meningitis; Meningitis
Auge:	Conjunctivitis (46)	
	Dacryocystitis (42)	
	Ulcus cornea (42)	
	Panophthalmitis (47)	
Meningen:		
	seröse Meningitis (48, 49, 52, 53)	Septicämie; Leberabsceß (50); Thrombose des Sinus transvers. (45); Hirnabsceß (51)
	eitrige Meningitis (54)	
	Meningitis-Epidemien auf Frühgeburtenstationen (55, 56)	Sepsis
Bewegungsapparat und Skelettsystem:		
	Osteomyelitis (23, 57)	Phlegmone
	Arthritis (58)	
	Schädeltraumen (53)	Meningitis
Haut:	Nabelinfektion (42)	hämorrhagische Sepsis
	nekrotisierendes Ulcus (42)	Sepsis
	Panaritium (61)	
	Phlegmone (61)	
	Cellulitis mit subcutaner Gasbildung (Bein) (25)	
	Wundinfektionen (8, 36)	
Allgemeininfektion:		
	Septicämien (59)	Hämorrhagien (47); parenchymatose Degenerationen (25); subcutane Gasbildung (25)

Mitarb. — (32) Gergely. — (33) Ujváry u. Mitarb. — (34) Baehr u. Mitarb. (1937a). — (35) Horváth u. Mitarb. — (36) Edwards u. Fife. — (37) Buxbaum. — (38) Villegas Gonzalez. — (39) Stringer. — (40) Crohn. — (41) Wallace u. Mitarb. — (42) Abel u. Hallwachs. — (43) Yoshie. — (44) Toma u. Mitarb. — (45) Simonyi u. Liebermann. — (46) Hoji u. Ijiri. — (47) Benedikt u. Mitarb. — (48) Akbay u. Cetin. — (49) Gennes u. Mitarb. — (50) Boardman u. O'Brien. — (51) Wichmann. — (52) Soscia u. Mitarb. — (53) Spivak u. Mitarb. — (54) Spalek. — (55) Herrmann. — (56) Dortmann u. Mitarb. — (57) Farman. — (58) Weber u. Ansell. — (59) Heredia u. Mitarb. — (60) Despres u. Mitarb. — (61) Aus eigenem Untersuchungsmaterial.

tionen im allgemeinen *uncharakteristisch* und *vielfältig*. Betroffen sind vorwiegend Patienten mit *primärer Abwehrschwäche* (Frühgeburten, untergewichtige Säuglinge) oder *sekundärer Resistenzminderung* (vorgerücktes Alter, vorher bestehende Erkrankungen wie Diabetes, Malignität, Tuberkulose, Asthma, chronische Bronchitis, Leukämie, Lebercirrhose, Hypertonie; funktionelle und strukturelle Abnormitäten der Harnwege; nach operativen Eingriffen; cytostatische und immunsuppressive Maßnahmen; vorangegangene Antibioticatherapie; bei chronischen Alkoholikern). Der *Krankheitsverlauf* hängt ab von der Lokalisation des primären bzw. sekundären Infektionsherdes, von der Resistenz der isolierten Erreger und nicht zuletzt von der Infektionsanfälligkeit aufgrund prädisponierender pathologisch-anatomischer Faktoren.

Eine Übersicht über häufige und seltene durch Klebsiellen verursachte Krankheitsbilder vermittelt Tab. 2.

Respirationstrakt

Die klassische *Friedländer-Pneumonie* ist im Verhältnis zu anderen bakteriellen Pneumonien selten. Die klinischen Kriterien sind auf S. 268 aufgeführt. Das Krankheitsbild verläuft ohne antibiotische Therapie schwer; auch heute noch ist bei gleichzeitiger Bacteriämie die Mortalität hoch (83% !) (Steinhauer u. Mitarb.). Es besteht Neigung zum Übergang in chronische Verlaufsform und Einschmelzungen mit Absceßbildung sind dabei häufig (Weiss u. Mitarb.). Die Allgemeinreaktionen sind nicht sehr stark, selbst bei ausgeprägtem Lungenbefund. Das Sputum weist einen abstoßenden Geruch auf, ist stark schleimig, hämorrhagisch und enthält massenhaft Bakterien. Der vor der Antibiotica-Ära stets beobachtete lytische Temperaturabfall tritt heute bei gezielter antibiotischer Behandlung nur bei 50% der Patienten innerhalb von 48 Std ein (Weiss u. Mitarb.). Meist entwickelt sich die Krankheit langsam. Betroffen sind häufiger Erwachsene, vorwiegend ältere Männer. *Komplikationen* verschiedener Art kommen vor (Pleuritis, Perikarditis, Peritonitis, Meningitis), sind aber nicht häufiger als bei anderen Arten von Pneumonien zu verzeichnen (Weiss u. Mitarb.).

Harnwegeinfektionen

Funktionelle oder strukturelle Abnormitäten des Harntraktes sowie vorausgegangene instrumentelle Untersuchungen spielen bei Harnwegeinfektionen durch Klebsiellen eine große Rolle (Steinhauer u. Mitarb.). Insbesondere die vielfach notwendige Dauerkatheterisierung der Harnblase kann innerhalb weniger Tage zu einer ascendierenden Klebsiella-Infektion der Harnwege führen. Bei chronischen Harnblasenentzündungen beobachteten Porpaczy u. Mitarb., daß die Keimflora hauptsächlich durch Klebsiellen beherrscht wurde; die gleichen Autoren verzeichnen eine Häufung von Klebsiella-Harnwegeinfektionen besonders bei Männern in höherem Lebensalter.

Für Infektionen der Harnwege ist ein bestimmter Klebsiella-Kapseltyp nicht verantwortlich (Steinhauer u. Mitarb.); häufig wird bei Harnwegeinfektionen, die infolge einer bestehenden Abflußbehinderung bzw. Harnstauung auftreten, die Species Klebsiella aerogenes isoliert (Stringer). Der Anteil der Klebsiellen an den Harnkeim-Gesamtzahlen ist bei Mono- und Mischinfektionen seit Jahren im Steigen begriffen. Im Untersuchungsmaterial von Siegel fanden sich im Zeitraum 1959—1964 Klebsiellen in 1,7%, 1966/1967 in 13,5%; im Material von Porpaczy u. Mitarb. wurden unter den gramnegativen Keimen Klebsiellen in 32,3% isoliert. Im Verhältnis zum Respirationstrakt beschreiben Eisenberg u. Mitarb. eine dreimal höhere Erkrankungsziffer des Urogenitaltraktes durch Klebsiellen.

Magendarmtrakt

In der Ätiologie der *Enteritiden im Säuglings- und Kindesalter* kann neben den bekannten enteralen Erregern auch mit Klebsiellen gerechnet werden. Die enteralen Klebsiella-Infektionen haben innerhalb dieser Altersgruppe meistens *epidemischen Charakter* und treten als Epidemien nur in Krankenhäusern auf (Jampolis u. Mitarb., Walcher, 1946, 1949; Olarte u. Mitarb.; Ujváry u. Mitarb.; Despres u. Mitarb.).

Die primäre Abwehrschwäche, die Art der Ernährung, der Ernährungszustand und die Krankenhaus-Umgebung können für die Entstehung der Infektion und den Krankheitsverlauf eine Prädisposition bedeuten. Die Ausschaltung bzw. Verschiebung der normalen Darmflora (Eubiose — Dysbiose), u. a. durch eine orale Antibioticatherapie (Tetracycline, Ampicillin), erleichtert die Verbreitung und Besiedlung des oberen Intestinaltraktes mit Klebsiellen, wie post mortem durchgeführte Untersuchungen des Magen-Darmtraktes von an toxischer Klebsiella-Dyspepsie verstorbenen Säuglingen zeigten (Bendig und Haenel).

Meningitis

Die Infektion erfolgt primär (Schädeltraumen) oder sekundär durch Fortleiten von Infektionen benachbarter Organe (Otitis, Mastoiditis, eitrige Rhinitis, Panophthalmitis) oder hämatogen, wobei als Ausgangsherd eine Pneumonie, Enteritis u. a. beobachtet wurden.

Der Beginn ist schleichend oder akut mit deutlicher Nackensteifigkeit und hohem Fieber. Infolge Verklebung der Meningen ist die Lumbalpunktion oft schwierig. Die *Prognose* ist trotz antibiotischer Behandlung schlecht: Letalität 53%, Defektheilung 35%, Heilungsquote 12%, intrakranielle Abceßbildung als Komplikation in 1,5% aller Meningitisfälle (Spivak). In der Mehrzahl handelt es sich um Erwachsene; geschwächte Patienten und Diabetiker sind häufiger betroffen, aber auch Infektionen bei Kindern kommen vor. Über das Auftreten von *epidemischer Meningitis* mit Sepsis auf Frühgeburtenstationen berichten Herrmann und Dortmann u. Mitarb. Bis 1957 konnte Spivak 151 Meningitisfälle aus der Weltliteratur zusammenstellen.

Endokarditis

Die subakute Endokarditis durch Klebsiellen zeigt ähnlich der subakuten Verlaufsform durch Pseudomonas aeruginosa, E. coli u. a. — abgesehen von akuterem Verlauf und stärkerer Tendenz zu Klappendestruktion und pyämischer Metastasierung — keine typischen Symptome.

Über eine Klebsiella-Endokarditis (Serotyp 19) mit Befall der Aortenklappen, die auf antibiotische Behandlung nicht ansprach und die durch *operative Entfernung* der infizierten Aortenklappen geheilt werden konnte, berichten Wallace u. Mitarb.

Septicämie

Die Katheterisierung großer Gefäße (bei Dauerdialyse u. a.), instrumentelle Manipulationen an den ableitenden Harnwegen (Blasen-Dauerkatheter, transurethrale Prostataresektion) können die Voraussetzung für eine schwere Klebsiella-Allgemeininfektion sein (Vic-Dupont). Eine putride Phlebitis bei Appendicitis, hämorrhagische Recto-Colitis, auch eine Tracheotomie, ausgedehnte Verbrennungen, periphere Phlebitiden bei intravenösem Dauerkatheter können eine Sepsis auslösen. Für eine im Krankenhaus erworbene Sepsis sind am häufigsten venöse Dauerkatheter (Kathetersepsis) verantwortlich zu machen. Dabei entfallen bei diesen Sepsisfällen 15,8% der Fälle auf Klebsiellen (zweithäufigster Keim nach Staph. aureus). Mechanische (Katheter) und chemische (Medikament) Intimareizung können zur Thrombophlebitis führen und so den Ausgangsherd für den Infekt mit septischer Streuung bilden. Vorgerücktes Alter, vorher bestehende Erkrankungen wie Niereninsuffizienz, Lebercirrhose, Malignom, Hypertonie und Diabetes mellitus sowie ein chirurgischer Eingriff verschlechtern die Prognose, ebenso ein septischer Schock, eine häufige Komplikation, die heute noch eine Mortalität von 30—60% aufweist.

VII. Diagnose

Das Fehlen charakteristischer klinischer, bioptischer und pathologisch-anatomischer Befunde bei allen Verlaufsformen der Klebsiellen-Infektionen, mit Ausnahme des Rhinoskleroms, der Ozaena und der klassischen Friedländer-Pneumonie, läßt ihre Diagnose nur mit Hilfe bakteriologisch-serologischer Untersuchungen stellen.

Die Diagnose einer *Klebsiella-Pneumonie* sollte nicht länger begrenzt werden auf Patienten mit klassischen Zeichen einer *Friedländer-Pneumonie* (vier Kriterien nach Bloomfield: 1. Pulmonale Verdichtungen; 2. Klebsiellen in Reinkultur im Sputum; 3. Positive Blutkulturen oder positive Kulturen nach Lungenpunktion; 4. Nachweis spezifischer Kapselpolysaccharide im Blut und Urin) (Weiss u. Mitarb.), da das Krankheitsbild, wie heute bekannt ist, erheblich variieren kann (Gill; Obrinsky u. Mitarb.). Die chronische Verlaufsform kann in die akute übergehen und umgekehrt. Bei Diagnose einer Klebsiella-Pneumonie durch bakteriologischen Nachweis im Sputum findet sich röntgenologisch kein bevorzugter Befall des rechten Oberlappens wie bei der klassischen Friedländer-Pneumonie, bei der die Diagnose erst im fortgeschrittenen Zustand aufgrund der typischen röntgenologischen Veränderungen gestellt wird; es finden sich fleckige Veränderungen in einem oder mehreren Lungenlappen (Weiss u. Mitarb.).

Verschiedentlich wurde der Versuch unternommen, diagnostische Kriterien zur Abgrenzung der Klebsiella-Pneumonie aufzustellen. Nach Anderson liegt eine Klebsiella-Pneumonie vor, wenn a) Klebsiellen während der akuten Krankheitsphase im Sputum nachgewiesen werden können, aber nicht mehr während der Rekonvaleszenz, b) Klebsiellen in der akuten Phase isoliert werden können und die Genesung des Patienten durch gezielte antibiotische Behandlung erfolgt und wenn c) nach dem Tode Klebsiellen aus den Lungen isoliert werden können.

Der *bakteriologische Erregernachweis* aus klinischem Material (Sputum oder Bronchialsekret, Urin, Stuhl, Blut, Wundsekret, Eiter, Punktions- oder Operationsmaterial) gelingt meist ohne Schwierigkeiten. Das mikroskopische Bild und das Wachstum auf künstlichen Nährböden sind kennzeichnend für Klebsiella-Species. Isolierte Klebsiella-Stämme können biochemisch und serologisch differenziert werden. Die Typzugehörigkeit (K-Serotypen) wird durch die Kapselquellung in hochwertigem Anti-K-Serum bestimmt.

Die serologische Differenzierung der isolierten Stämme sowie der Antikörpernachweis im Blut werden bisher nur, hauptsächlich im Rahmen wissenschaftlicher Untersuchungen, in Speziallaboratorien ausgeführt.

Rhinosklerom-Infektionen können erfolgreich durch *Agglutination* und *Komplementbindungsreaktion (KBR)* diagnostiziert werden. Beide Reaktionen sind spezifisch und sind im bestimmten Titerbereich als zuverlässig positiv zu werten (Agglutination: Titer ab 1:400 und höher; KBR: Titer ab 1:25 bis 1:400). Insbesondere stimmt die KBR-Reaktion vollkommen mit dem Krankheitsbild bzw. -verlauf überein; so sind frische Fälle im hohen Prozentsatz positiv, während der Behandlung sinkt der Titer und nach Abklingen der klinischen Symptome wird die Reaktion negativ (Ślopek). Im Anfangsstadium des Rhinoskleroms können die serologischen Reaktionen vor Auftreten der Symptome bereits positiv ausfallen, was besonders bei der Aufdeckung von atypischen und latenten Fällen sowie bei Umgebungsuntersuchungen von Bedeutung ist.

Die Meinungen über die Anwendungsmöglichkeiten des *Allergen-Hauttestes* zur Diagnose des Rhinoskleroms sind wegen der unspezifischen Reaktionen geteilt. Als Ausgangsmaterial für das Hauttestantigen werden Klebsiella rhinoscleromatis-Kulturen oder deren Toxine benutzt. Die Antigen-Applikation wird nach den Methoden von Pirquet und Mantoux durch Scarification durchgeführt, wobei es nach 24 Std zu einer Rötung und Schwellung an der Scarificationsstelle kommt. Intradermale Anwendung des Antigens mit einem 0,5%igen Morphin-Zusatz ergibt noch deutlichere Resultate.

Ozaena-Erkrankungen können ebenfalls durch die *Komplementbindungsreaktion* serologisch diagnostiziert werden, jedoch sind die nötigen Erfahrungen aufgrund der geringen Untersuchungszahl noch unvollständig. Dasselbe gilt auch für die *Allergen-Hautteste*.

Der Nachweis von Antikörpern gegenüber Klebsiellen in Patientensera mit Hilfe der *Präcipitations-Reaktion* ist routinemäßig, unter Benutzung des Agar-Gel-Diffusionsverfahrens sowie der Immunelektrophorese mit Klebsiella-Antigenen, nur von wenigen Untersuchern benutzt worden. Die Untersuchungen von Burns zeigen, daß sich im Serum von Patienten mit chronischen Infektionen der Atmungswege (chronische Bronchitis, Bronchiektasen, chronische Klebsiella-Pneumonie u. a.) elektrophoretisch sehr spezifische Klebsiella-Präcipitine nachweisen lassen.

VIII. Prophylaxe

Für die Prophylaxe der Klebsiellen-Infektion, insbesondere im *Hospitalmilieu*, sind die Verhütung der *exogenen Fremdinfektion* sowie der *endogenen Autoinfektion* die entscheidende Zielsetzung. Erforderlich ist eine strikte Einhaltung der aseptischen Maßnahmen: Sterilität bzw. optimale Desinfektion klinischer Gebrauchsgegenstände, Händedesinfektion des Personals, Desinfektion der Wäsche und der Einrichtungsgegenstände, ausreichende Raumpflege bzw. Raumdesinfektion. Prophylaktische Kontrolluntersuchungen von Haut, Rachen, Stuhl und Urin dienen der Verhütung von endogenen Autoinfektionen, da eine Aktivierung des *latenten Keimträgertums* bis zur klinisch manifesten Infektion, z. B. durch immunsuppressive und cytotoxische Maßnahmen, auftreten kann. Bei Häufung von Klebsiella-Infektionen innerhalb einer Krankenstation oder eines Krankenhauses sind Klebsiella-Keimträger unter dem Personal als mögliche Infektionsquelle zu suchen.

IX. Therapie

Für die Therapie sind *Antibiotica* mit vorwiegend bactericider Wirkung zu bevorzugen, da die natürliche Infektabwehr oft geschwächt ist. Je nach Ausfall der Resistenzprüfung können *halbsynthetische Penicilline*, *Cephalosporine*, *Gentamycin*, *Kanamycin*, *Polymyxin B* oder *Colistin* verabfolgt werden (Eickhoff u. Mitarb.). Auch eine Kombinationstherapie mit Kanamycin/Cephalothin wird empfohlen. Die möglichen toxischen Nebenwirkungen von Gentamycin sind wahrscheinlich im Vergleich mit Polymyxin B, Colistin und Kanamycin überbewertet worden; zu berücksichtigen sind die mögliche Kumulationsgefahr bei gestörter Nierenfunktion sowie die höhere Anfälligkeit bei Kindern.

Zur Vermeidung von Reinfektionen ist die Infektionsquelle möglichst auszuschalten.

Zahlreiche Beobachtungen aus den letzten Jahren zeigen, daß die Empfindlichkeit bzw. Resistenz der Klebsiellen gegen die am häufigsten verabreichten Antibiotica wesentlichen Schwankungen unterliegt, die abhängig von der Art des Antibioticums sowie der Klebsiella-Art sind. Die Ergebnisse der Resistenzbestimmungen von 851 in den Jahren 1965/1966 isolierten Klebsiella-Stämmen zeigen (Ślopek), daß 42% gegen Streptomycin, 13% gegen Polymyxin, 12% gegen Chloramphenicol und 5% gegen Oxytetracyclin *in vitro* resistent waren. Der niedrigste Prozentsatz resistenter Stämme wurde bei Klebsiella ozaenae beobachtet. Unter den 851 Klebsiella-Stämmen konnten gegenüber Streptomycin, Chlorotetracyclin, Oxytetracyclin, Chloramphenicol, Neomycin und Polymyxin 24 verschiedene Resistenztypen festgestellt werden, die eine *Einfach-* bzw. *Mehrfachresistenz* aufwiesen. Die Mehrfachresistenz, die durch den Resistenzfaktor *(R-Faktor)* verursacht wird, stellt ein ernstes Problem dar, da diese Stämme allgemein weit verbreitet sind und durch ihre Fähigkeit der infektiösen Ausbreitung von Jahr zu Jahr mehr Anteile innerhalb der gesamten Population ausmachen.

Resistente Klebsiellen-Stämme gegen Gentamycin sind selten, und daher ist eine Therapie mit diesem Präparat im gegenwärtigen Zeitpunkt ratsam (Modde).

Literatur

Abel, R., u. W. Hallwachs: Die Kapselbacillen (Bac. pneumoniae Friedländer und verwandte Bacillen). In: W. Kolle u. A. von Wassermann: Handbuch der pathogenen Mikroorganismen, 2. Aufl., Bd. **6**, S. 515—544 (1913).

Akbay, Z., and E.T. Cetin: Klebsiella pneumoniae meningitis in the newborn. Tip. Fak. Mec. (Istanbul) **29**, 712—717 (1966).

Anderson, T.: Annual report on the work of infectious diseases hospitals. Glasgow 1965.

Baehr, G., G. Shwartzman, and E.B. Greenspan: Bacillus friedländer infections. Ann. intern. Med. **10**, 1788 (1937a).

— — —, and **B. Friedländer:** Abdominal infections due to perforative lesions of the intestinal tract. J. Mt Sinai Hosp. **4**, 225—228 (1937b).

Ballardini de Morere, S., O.F. Werner de Garcia, and **N. Gazzo de Mariano:** Klebsiella pneumoniae in acute respiratory processes in infants. Arch. Pediat. Urug. **36**, 531—541 (1965).

Bendig, J., u. H. Haenel: Mikroökologische Untersuchungen zum Vorkommen von Keimen der Klebsiella-Aerobacter-Gruppe in menschlichen Faeces. Zbl. Bakt., I. Abt. Orig. **201**, 207—214 (1966).

Benedikt, A., P. Czappán u. Z. Kalmár: Durch Klebsiellen-Stämme verursachte Erkrankungen auf einer Säuglingsstation. Orv. Hetil. **105**, 463; ref. 2463 (1964).

Bently, D.W., and M.H. Lepper: Septicemia related to indwelling venous catheter, J. Amer. med. Ass. **206**, 1749 (1968).

Bloomfield, A.L.: Bull. Johns Hopk. Hosp. **31**, 203 (1920).

Boardman, D.L., and T.D. O'Brien: A case of Klebsiella pneumoniae (Friedlander's bacillus) meningitis in association with a liver abscess. Geront. clin. (Basel) **3**, 183—189 (1961).

Bruno, M.S., and W.B. Ober: Cirrhosis, septicemia and subcutaneous gas formation. N.Y. St. J. Med. **67**, 2852—2860 (1967).

Burns, M.W.: Precipitins to Klebsiella and other enterobacteria in the serum of patients with chronic respiratory disorders. Lancet **1968 I**, No. 7539, 383—385.

Buxbaum, R.C.: Pleurobiliary fistula complicated by Klebsiella pneumoniae infection. Amer. J. Surg. **105**, 674—676 (1963).

Castellani, A., and A.J. Chalmers: Manual of Tropical Medicine. 3 editions. London: Baillière, Tindal & Cox 1919.

Crohn, N.B.: Septische Endokarditis durch Bac. Friedländer. Med. Klin. **26**, 552 (1930).

Despres, P., Cl. Herouin, B. Plainfossé, et Ph. Springe: Discussion du rôle de "Klebsiella pneumoniae" dans les gastro-entérites infantiles. Presse méd. **77**, 463—465 (1969).

Dortmann, A., H. Frasske, K. Hoffmann u. F. Kuester: Dtsch. med. Wschr. **85**, 379 (1960).

Duguid, J.P.: J. Path. Bact. **63**, 673 (1951).

—, and **R.R. Gillies:** J. Path. Bact. **75**, 519 (1958).

Durlakowa, I., Z. Lachowicz, and S. Ślopek: Biochemical properties of Klebsiella bacilli. Arch. Immun. Ther. Exp. **15**, 490—496 (1967).

— — — Serologic characterization of Klebsiella bacilli on the basis of properties of the capsular antigens. Arch. Immun. Ther. Exp. **15**, 497—504 (1967).

Edwards, P.R., and M.A. Fife: Studies on the Klebsiella-Aerobacter group of bacteria. J. Bact. **70**, 382—390 (1955).

Eickhoff, T.C., B.W. Steinhauer, and M. Finland: The Klebsiella-Enterobacter-Serratia division: biochemical and serologic characteristics and susceptibility to antibiotics. Ann. intern. Med. **65**, 1163—1179 (1966).

Eisenberg, M., J.M. O'Loughllin, and H.F. Flippin: Distribution and in vitro antibiotic susceptibility of Klebsiella (Kauffmann). J. Lab. clin. Med. **43**, 707 (1954).

Engstroem, K.: Klebsiella pneumonia with endotoxin shock. Lakartidningen **62**, 11 (1965).

Ewing, W.H.: An outline of nomenclature for the family Enterobacteriaceae. Int. Bull. bact. Nomencl. **13**, 95 (1963).

Fallon, R.J.: Klebsiella in chronic respiratory disease. Lancet **1968 I**, No. 7543, 641—642.

Farman, J.: Friedländer's osteomyelitis. Report on three further cases. S. Afr. med. J. **37**, 351—354 (1963).

Fricke, G.: Z. ges. Hyg. **23**, 380 (1896).

Gaertner, H., u. H. Knothe: Über die Bedeutung der Bronchialflora beim Gesunden und bei der chronischen Bronchitis. Dtsch. med. Wschr. **91**, 1577—1583 (1966).

Gascarde, E., et al.: Sem. Hôp. Paris **39**, 2837—2849 (1963).

Gennes, L. de, H. Bricaire, and R. Peret: Meningitis caused by Klebsiella (an adult case of slow development). Path. et Biol. **7**, 2165—2170 (1959).

Gergely, K., A. Benedikt, P. Czappán, F. Kweiszl, H. Milch, Z. Deák, and P. Báthory: Epidemic Klebsiella enteritis in a ward for premature infants. Gyermekgyógyászat **14**, 111—118 (1963).

— Über eine Enteritis-Epidemie bei Frühgeborenen, verursacht durch Bacillus Klebsiellae. Kinderärztl. Prax. **32**, 375—389 (1964).

Gill, R.J.: Amer. J. Med. Sci. **221**, 5 (1951).

Goslings, W.R., u. **P. Snijders**: Untersuchungen über das Scleroma respiratorium (Sklerom); die antigene Struktur der Scleromastämme im Vergleich mit den anderen Kapselbacterien. Zbl. Bakt., I. Abt. Orig. **136**, 1 (1936).

Greenberg, L.F., and **S.B. Kahn**: Klebsiella pneumonia with pneumothorax, pneumomediastinum and pneumoperitoneum. Dis. Chest **43**, 546—550 (1963).

Heredia, A., **A. Prado Vertiz**, and **J. Carrillo**: Septicemia caused by Klebsiella pneumoniae. Study of 5 cases. Bac. Med. Hosp. Infant. **17**, 899—911 (1960).

Herrmann, W.: Zbl. Bakt., I. Abt. Orig. **174**, 384 (1959).

Hoffman, W.R., and **F.S. Preston**: Friedlander's pneumonia — a report of 11 cases and appraisal of antibiotic therapy. Dis. Chest **53**, 481—486 (1968).

Hoji, K., and **H. Ijiri**: Klebsiella pneumoniae infection in the eye. Folia Ophthal. Jap. **19**, 415—418 (1968).

Horváth, I., **I. Hanny** u. **A. Pethes**: Massenauftreten von Lebensmittelvergiftungen, verursacht durch Bakterien der Gruppe Klebsiella. Zbl. Bakt., I. Abt. Orig. **193**, 191—195 (1964).

Howard and **Allen**, 1949: zit. nach Ujváry, G.: Zbl. Bakt., I. Abt. Orig. **176**, 481—495 (1959).

Jampolis, M., **K.M. Honel**, **J.K. Calvin**, and **M.L. Leventhal**: Bacillus mucosus infection of the newborn. Amer. J. Dis. Child. **43**, 70—88 (1932).

Julianelle, L.A.: A biological classification of Encapsulatus pneumoniae (Friedlander's bacillus). J. exp. Med. **44**, 113 (1926).

Kahler, J.: Bakterien aus der Klebsiella-(Friedländer-)Gruppe als Erreger einer Pseudodysenterie in Gemeinschaft mit einer croupösen Pneumonie. Path. u. Mikrobiol. **14**, 684—691 (1951).

Karpas, C.M., and **I. Boman**: The significance of Klebsiella enteritis. Amer. J. clin. Path. **46**, 632—640 (1966).

Kauffmann, F.: On the serology of the Klebsiella group. Acta path. microbiol. scand. **26**, 381—406 (1949).

— The Differentiation of Escherichia and Klebsiella Types. Springfield/Illinois: Charles C. Thomas 1951.

— On the classification and nomenclature of Enterobacteriaceae. Riv. Ist. Sieroter. ital. **28**, 485 (1953).

— On the classification and nomenclature of the family Enterobacteriaceae. Int. Bull. bact. Nomencl. **13**, 187 (1963).

Klement: zit. nach Simonyi u. Liebermann: HNO (Berl.) **8**, 254—255 (1960).

Koranyi, G., **E. Pesti**, and **G. Somogyi**: Klebsiella pneumoniae pneumonia in prematures and young infants. Acta paediat. Acad. Sci. hung. **9**, 293—303 (1968).

Kossowski, S., et al.: Clinical, bacteriological and serological studies on chronic atrophic fetid nasopharyngitis. Arch. Immun. Ther. Exp. **12**, 483—490 (1964a).

—, et al.: Clinical, bacteriological and serological studies on chronic atrophic nonfetid nasopharyngitis and laryngitis. Arch. Immun. Ther. Exp. **12**, 491—496 (1964b).

— Problems of the etiology, pathogenesis and clinical diagnosis of ozena. Arch. Immun. Ther. Exp. **16**, 314—323 (1968).

Lamy, P., et al.: Ann. Méd. Nancy **3**, 946—954 (1964).

Lehmann, K.B., u. **R.O. Neumann**: Bakteriologie und bakteriologische Diagnostik. München 1920 und 1927.

Lerner, M.A., and **J.R. Tillotson**: Ann. intern. Med. **68**, 1138 (1968).

Losonczy, G., **G. Petrás**, and **J. Haidecker**: Diagnostic and bacteriological data on Klebsiella infections. Orv. Hetil. **105**, 456—459 (1964).

Maasen, W., u. **W. Priess**: Z. ges. Hyg. **130**, 340 (1949).

Manfredi, F., **W.J. Daly**, and **R.H. Behnke**: Clinical observations of acute Friedlander pneumonia. Ann. intern. Med. **58**, 642—653 (1963).

Mertz, J.J., **L. Scharer**, and **J.H. McClement**: A hospital outbreak of Klebsiella pneumonia from inhalation therapy with contaminated aerosol solutions. Amer. Rev. resp. Dis. **95**, 454—460 (1967).

Meyer-Rohn, J.: Gonorrhoe und unspezifische Urethritis. Dtsch. med. Wschr. **90**, 1564—1566 (1965).

Modde, H.: Die In-vitro-Wirksamkeit von Gentamycinsulfat gegen Klebsiella pneumoniae und Proteus vulgaris, nachgewiesen im Dilutionstest. Schweiz. med. Wschr. **98**, 1521—1524 (1968).

Morse, L.J., **H.L. Williams**, **F.P. Green**, **E.E. Eldridge**, and **J.R. Rotta**: Septicemia due to Klebsiella pneumoniae originating from a hand-cream dispenser. New Engl. J. Med. **277**, 472—473 (1967).

Obrinsky, W., **R.E. Dormont**, **R.E.L. Fowler**, and **F. Ruhstaller**: Friedländer aerogenes infection in infancy. Amer. J. Dis. Child. **80**, 621 (1950).

Olarte, J., **W.W. Fergusson**, **W.D. Henderson**, and **D. Torregros**: Klebsiella strains isolated from diarrheal infants. Amer. J. Dis. Child. **101**, 763—770 (1961).

Ørskov, F., I. Ørskov, and **P. Paerregaard:** Nosocomical intestinal infection with Escherichia coli and Klebsiella. Acta path. microbiol. scand. **39**, 67—80 (1956).
Osborne, M.P.: Primary Friedlander bacillus peritonitis. New Engl. J. Med. **238**, 361—364 (1948).
Porpaczy, P., W. Zischka-Konorsa, P. Hermanek, H. Haschek u. **B. Bibus:** Bakteriologische Grundlagen von Diagnose, Klinik und Therapie der unspezifischen chronischen Harnwegsinfektionen. Wien. med. Wschr. **47**, 1042 (1967).
Report of Enterobacteriaceae Subcommittee. Int. Bull. bact. Nomencl. **13**, 63—69 (1963).
Reynolds, R.C., et al.: Bacteriology and antibiotic treatment of acute maxillary sinusitis. Bull. Johns Hopk. Hosp. **114**, 269—278 (1964).
Seeliger, H.P.R.: Zbl. Bakt. I. Abt. Orig. **170**, 288 (1957/58).
Siegel, C.: Klebsiellen-Sepsis als Folge einer Schwangerschaftspyelonephritis. Münch. med. Wschr. **110**, 1122—1126 (1968).
Simonyi, J., u. **T. Liebermann:** Über Klebsiella-Meningitis an Hand eines otologisch seltenen Falles. HNO (Berl.) **8**, 254—255 (1960).
Ślopek, S., and **I. Durlakowa:** Studies on the taxonomy of Klebsiella bacilli. Arch. Immun. Ther. Exp. **15**, 481—487 (1967).
— Klebsiella. In: J. Sedlák u. H. Rische: Enterobacteriaceae-Infektionen, S. 531—557. Leipzig: VEB Georg Thieme 1968.
Smith, A.G.: Haematogenous Friedländers bacillus osteomyelitis. J. Amer. med. Ass. **195**, 1060—1061 (1966).
Soscia, I.L., et al.: Klebsiella pneumoniae meningitis. Report of a case and review of the literature. Arch. intern. Med. **113**, 569—572 (1964).
Sosnowski, W.: Role of bacterial infections in the development of chronic bronchitis in adults. Gruźlica **35**, 385—391 (1967).
Spalek, S.F.: Purulent meningitis caused by Friedlander's bacillus. Vop. Okhrany Materin. Dets. **9**, 87—88 (1964).
Spivak, A.P., G.M. Eisenberg, W. Weiss, and **H.F. Flippin:** Klebsiella meningitis. Amer. J. Med. **22**, 865 (1957).
Steinhauer, B.W., T.C. Eickhoff, J.W. Kislak, and **M. Finland:** The Klebsiella-Enterobacter-Serratia division: clinical and epidemiologic characteristics. Ann. intern. Med. **65**, 1180 to 1194 (1966).
Stringer, P.: Bacterial endocarditis and urology. Brit. med. J. **1965 I**, 1072.
Thornley, M.J., and **R.W. Horne:** Electron microscope observation on the structure of fimbriae, with particular reference to Klebsiella strains, by use of the negative staining technique. J. gen. Microbiol. **28**, 51—56 (1962).
Toenissen, E.: Zbl. Bakt., I. Abt. Orig. **65**, 23 (1912).
Toma, V., R. Toma, and **V. Lacriteanu:** Gram-negative bacilli in chronic suppurative otitis. Otorinolaryngologie **11**, 79—84 (1966).
Turck, M., B. Goffe, and **R.G. Pertersdorf:** The urethral catheter and urinary tract infection. J. Urol. **88**, 834—837 (1962).
Ujváry, G.: Über die Serologie der Klebsiella-Gruppe und das Vorkommen der Serotypen im klinischen Material. Zbl. Bakt., I. Abt. Orig. **176**, 484—495 (1959).
—, **J. Angyal, S. Vörös, B. Lányi, M. Gregács** u. **G. Páll:** Beobachtungen über die Ätiologie der Gastroenterocolitiden des Säuglings- und Kindesalters. Acta microbiol. Acad. Sci. hung. **10**, 241—252 (1963).
Valoroso, L., and **C. Sandomenico:** Chronic bronchopneumonia with disseminated foci caused by Klebsiella pneumoniae (clinico-radiological contribution). Rif. med. **73**, 934—937 (1959).
Vic-Dupont, V.: Les septicémies à bacilles gram négatifs. Concours méd. No. **8**, 1555 (1968).
Villegas Gonzalez, J.: A case of acute hemorrhagic pancreatitis. Bol. méd. Hosp. infant. (Méx.) **19**, 239—245 (1962).
Walcher, D.N.: Bacillus mucosus capsulatus in infantile diarrhea. J. clin. Invest. **25**, 103 (1946).
— Klebsiella pneumoniae associated with infantile diarrhea. Amer. J. Dis. Child. **78**, 61—64 (1949).
Wallace, A.G., W.G. Young, and **S. Osterhout:** Treatment of acute bacterial endocarditis by valve excision and replacement. Circulation **31**, 450—453 (1965).
Weber, R.G., and **B.F. Ansell:** A report of a case of Klebsiella pneumoniae arthritis and a review of extrapulmonary Klebsiella infections. Ann. intern. Med. **57**, 281—289 (1962).
Weichselbaum, zit. nach R. Abel u. W. Hallwachs, 1913.
Weiss, W., G.M. Eisenburg, J.D. Alexander, and **H.F. Flippin:** Klebsiella pulmonary disease. Amer. J. med. Sci. **228**, 148—155 (1954).
Wichmann, S.: Ein kasuistischer Beitrag zur Klebsiella-Meningitis des Erwachsenen. Zbl. Bakt., I. Abt. Orig. **180**, 467—473 (1960).
Yoshie, C.: On otitis media produced by Klebsiella pneumoniae. J. Otorhinolaryng. Soc. Jap. **65**, 389—394 (1962).

Namenverzeichnis

Die *kursiv* gesetzten Seitenzahlen beziehen sich auf die Literaturverzeichnisse; Ziffern in eckigen Klammern geben die Nummern der Zitate im Literaturverzeichnis an.

Sachverzeichnis